MANUEL D'ANATOMIE

ANATOMIE GÉNÉRALE – PROGRAMME DE PACES (UE5)

Sophie DUPONT
Docteur, MCU-PH d'Anatomie

Philippe SÈBE
Docteur, MCU-PH d'Anatomie

Charles BOISTIER
Graphiste, illustrateur médical

ellipses

Dans la collection *PACES*

UE1 : Atomes, biomolécules, génome, bioénergétique, métabolisme

- *Annales de Chimie générale (UE1). QROC et QCM corrigés et commentés*, F. Launay et A. Gédéon
- *Biochimie : cours et QCM*, S. Allouche (dir.)
- *Biochimie métabolique – 2e édition*, J. Borg et A. Reeber
- *Biologie moléculaire, cellulaire et génétique en 1001 QCM (La)*, M. Ghorbal
- *QCM et QROC de biologie moléculaire*, I. Creveaux et L. Blanchon
- *Chimie générale. Cours et QCM corrigés et commentés*, J. Golebiowski, P. Aplincourt
- *Chimie générale en 1001 QCM (La)*, J. Bonin, D. Marchal
- *Chimie générale en UE1 (La). Fiches et QCM (corrigés et commentés)*, A. Gédéon et F. Launay
- *Chimie organique : cours et exercices*, P. Karoyan
- *Chimie organique et isométrie. QCM, exercices et problèmes corrigés*, S. Rubio
- *Considérations moléculaire, métabolique et physiopathologique de la nutrition humaine*, C. Perier
- *Cours de Chimie générale – 2e édition*, A. Gédéon
- *Cours de Chimie organique*, O. Thomas et S. Antoniotti
- *Exercices et annales de Chimie générale corrigés et commentés. Nouveau programme L1 santé*, A. Gédéon
- *Exercices et QCM de chimie organique*, O. Thomas et S. Antoniotti
- *Mécaniques des fluides physiologiques : cours et QCM*, C. Letellier
- *QCM de Chimie organique*, J.-P. Bouillon et F. Estour

UE2 : La cellule et les tissus

- *Bases cellulaires et moléculaires du développement. Méthodes et exercices, 2e édition*, C. Chanoine
- *Biologie cellulaire en 1001 QCM et QROC (La) – 2e édition*, J.-C. Cailliez
- *Biologie cellulaire et moléculaire de la cellule eucaryote*, C. Chanoine et F. Charbonnier
- *Biotechnologies et applications (génie génétique)*, F. Perrin-Schmidt
- *Exercices corrigés et commentés de biologie cellulaire – 4e édition*, P. Cau
- *QCM et exercices corrigés et commentés d'histologie et d'embryologie, nouvelle édition*, D. Haymann (coord.) et M. Berreur
- *UE2 : Biologie cellulaire, embryologie et histologie en 1001 QCM*, M. Ghorbal
- *Biologie de la reproduction et du développement*, Collège Hospitalo-Universitaire de biologie et médecine du développement et de la reproduction

UE3 : Organisation des appareils et systèmes : aspects fonctionnels et méthodes d'études

- *Approche physique du transport de la matière*
- *dans les milieux biologiques*, W. Urbach, M.-C. Fauré, B. C. Forget, J. Berges et N. Taulier
- *Biophysique médicale : magnétostatique, radiofréquences, résonance, magnétique nucléaire*, D. Morvan
- *Biophysique : cours et exercices*, F. Giammarile, C. Houzard, et A. Charrie
- *Cours de Physique*, B. Clerjaud
- *Physique. Cours, exercices et annales corrigés*, D. Benredjem et G. Kesperski
- *Physique. Nouveau programme L1 santé*, C. Lavelle
- *Physique et biophysique. Rappels de cours, exercices et QCM corrigés*, J.-M. Escanye et A. Durand
- *Physique et biophysique. Rappel de cours, exercices et QCM corrigés (volume 2)*, J.-M. Escanye et A. Durand
- *Physique médicale*, E. Hakiki Nour
- *Réussir l'UE3*, J. Pradère

UE4 : Évaluation des méthodes d'analyses appliquées aux sciences de la vie et de la santé

- *Techniques de raisonnement statistique et applications aux sciences de la vie*, P. D'Athis
- *Biomathématiques*, V. Latocha
- *Biostatistiques. Rappels de cours et QCM corrigés – 2e édition*, J.-L. Golmard
- *Élément de biostatistiques. Exercices corrigés, QCM et rappels de cours à l'usage des étudiants en médecine et en biologie*, F. Kohler
- *Évaluation des méthodes d'analyse appliquées aux sciences de la vie et de la santé. Exercices, QCM, problèmes et épreuves corrigés*, M. Mercier (dir.)
- *Exercices de statistiques médicales et biologiques*, F. Borsali
- *Manuel de statistiques – 2e édition. Nouveau programme L1 santé*, G. Forzy
- *Statistiques médicales et biologiques*, F. Borsali

UE5 : Organisation des appareils et systèmes : aspects morphologiques et fonctionnels généraux

- *320 QCM clés d'anatomie*, P. Trouilloud, O. Trost, N. Cheynel
- *Anatomie en 1001 QCM (L') – 2e édition*, G. Biette
- *Anatomie. Tête, cou, nerfs crâniens et organes des sens*, P. Trouilloud, O. Trost
- *Introduction à l'Anatomie*, P. Trouilloud, O. Trost
- *Manuel d'anatomie*, S. Dupont, P. Serbe et C. Boistier
- *Manuel d'anatomie générale*, F. De Peretti et B. Maes
- *QCM illustrés d'anatomie*, F. De Perreti et B. Maes

ISBN 978-2-7298-61049

32, rue Bargue 75740 Paris cedex 15

www.editions-ellipses.fr

Les auteurs tiennent à remercier toutes les personnes ayant contribué à la finalisation de cet ouvrage dont : Yann Richard et Ronan Hamon pour leur contribution dans la composition des pages intérieures du livre ; Pierre-Alexandre Prod'homme pour la couverture et les têtes de chapitres ; Madeleine Boistier, Julie Ménard-Boistier et Geneviève Pétrel pour leur relecture minutieuse des chapitres ; Karine Pétrel pour son travail de relecture et d'indexation des mots-clés ainsi que son soutien ; les illustrateurs Pierre Bourcier, Charlène Letenneur et Eric Vanneste pour leur collaboration dans le travail d'illustration.

Merci à Brieuc Bénézet et Nolwenn Allain-Benmeziane des éditions Ellipses pour leur réactivité et leur soutien.

Toutes les illustrations de cet ouvrage ont été réalisées par Charles Boistier sauf :
les figures 4a-2, 4b-2, 4b-3, 4b-4, de 4c-1 à 4c-8, de 4c-10 à 4c-13, 4d-1, 4d-2 et 4d-4 réalisées par Charlène Letenneur. Les autres illustrations du chapitre 4 sont réalisées par Charles Boistier et Charlène Letenneur sauf l'illustration 4d-3 par Charles Boistier. Les figures 5a-4, 5b-1, 5b-2 et 5b-3 sont réalisées par Eric Vanneste. Les autres illustrations du chapitre 5 sont réalisées par Charles Boistier, Charlène Letenneur et Eric Vanneste sauf l'illustration 5d-2 par Charles Boistier. Les figures 6a-4 (en bas), 6a-5 (haut et bas), 6a-6 et 6b-1 sont réalisées par Pierre Bourcier. Les figures 6a-3 (en bas), 6a-7 (à droite), et 6b-3 sont réalisées par Charles Boistier et Pierre Bourcier.

CHAPITRE 1

ANATOMIE GÉNÉRALE

GÉNÉRALITÉS

TERMINOLOGIE

GLOSSAIRE ANATOMIQUE

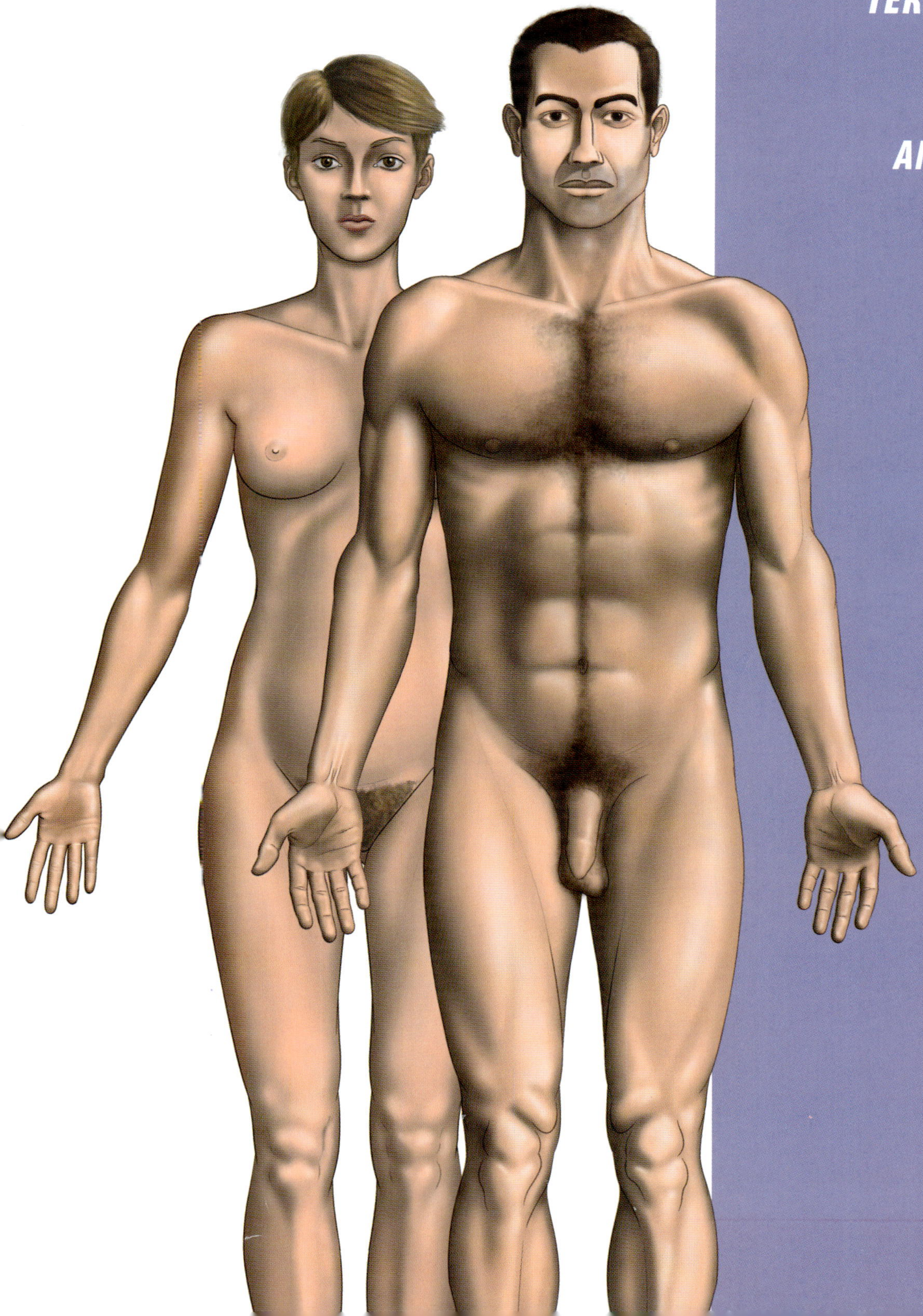

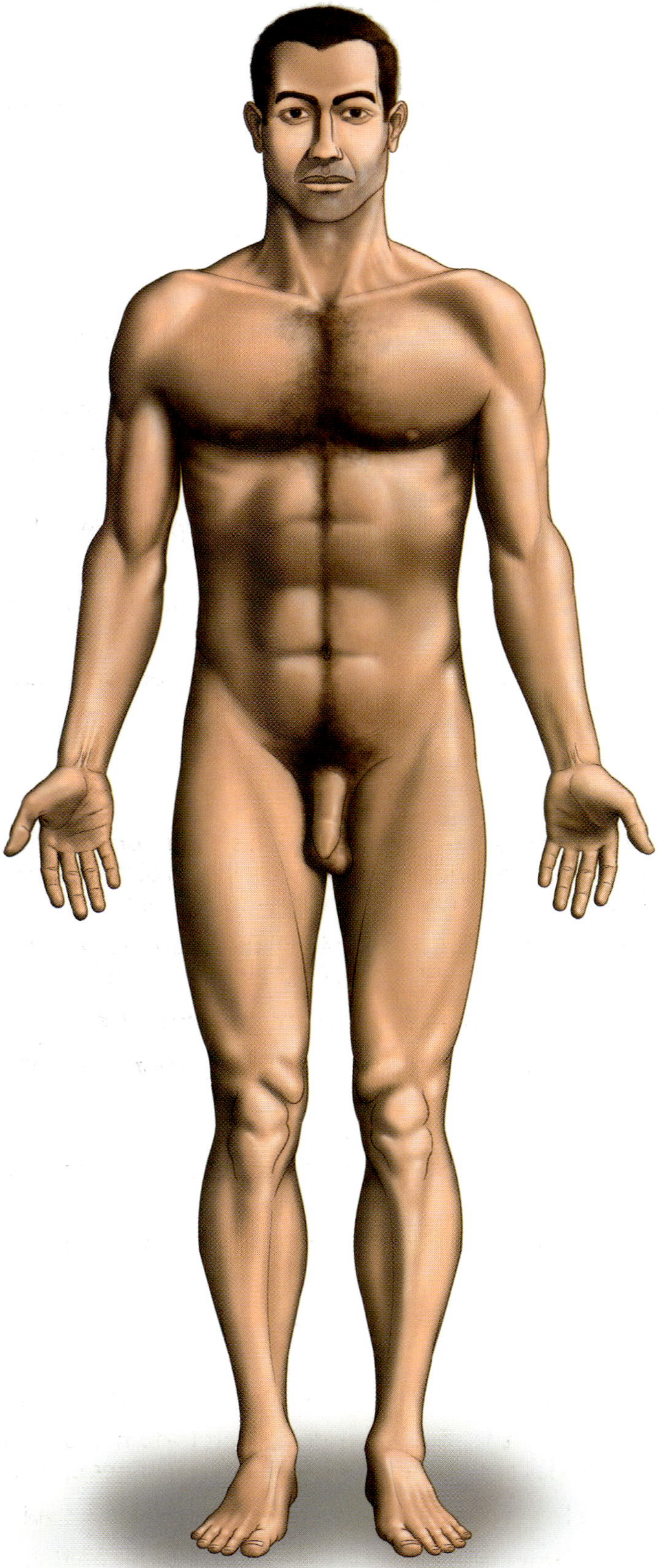

figure 1a-1 : homme en position anatomique de référence

GÉNÉRALITÉS

Définition

L'anatomie est l'étude macroscopique (visible à l'œil nu) des structures du corps humain alors que l'histologie est l'étude microscopique (visible au microscope) des structures du corps humain. On parle également d'anatomie macroscopique et microscopique.

L'anatomie est la base indispensable de la pratique médicale et chirurgicale.

On distingue différents types d'anatomie.

- **L'anatomie générale** qui définit les parties élémentaires du corps humain : tissu, organes, systèmes et appareils.
- **L'anatomie descriptive** qui étudie la morphologie des différentes structures du corps humain.
- **L'anatomie topographique** qui analyse la disposition réciproque et les rapports des organes au sein des régions.
- **L'anatomie fonctionnelle** qui étudie la relation entre la morphologie et la fonction dévolue à un organe ou un appareil.
- **L'anatomie du développement** qui étudie l'évolution des organes de la période embryonnaire et fœtale jusqu'à l'âge adulte.
- **L'anatomie comparée** qui étudie l'évolution et les modifications des organes en fonction des espèces animales.

Anatomie générale

Les tissus correspondent à un ensemble de cellules (plus petit composant vivant de l'organisme, étudié en histologie) ayant la même différentiation fonctionnelle. On distingue différents types de tissus : épithéliaux, conjonctifs et de soutien, musculaires, nerveux, muqueuses…

Un organe est une structure anatomique composée d'un ensemble de tissus différents avec une architecture spécifique concourant à une ou plusieurs fonctions déterminées.

Un système est le regroupement des organes ayant la même structure.

Un appareil est un groupement de systèmes concourant à une même fonction.

On distingue neuf grands appareils.

- **L'appareil locomoteur :** dévolu au mouvement, il regroupe les systèmes osseux, musculaires et articulaires.
- **L'appareil cardio-circulatoire :** dévolu à la circulation du sang et de la lymphe, il regroupe le système cardiaque et circulatoire (ou vasculaire).
- **L'appareil respiratoire :** dévolu aux échanges gazeux entre le sang circulant et l'air ambiant, il regroupe les voies aériennes, les poumons et les muscles respiratoires.
- **L'appareil digestif :** dévolu à la digestion, il regroupe le tube digestif et les glandes annexes.
- **L'appareil endocrinien :** dévolu à la régulation et la coordination des activités métaboliques de l'organisme, il regroupe les glandes endocrines et les cellules endocrines éparses.
- **L'appareil urinaire :** dévolu à l'excrétion urinaire, il regroupe les reins et les voies excrétrices urinaires.
- **L'appareil génital :** dévolu à la reproduction, il regroupe les organes génitaux externes et internes.
- **L'appareil nerveux :** dévolu à la vie relationnelle, et à l'innervation des autres organes, il regroupe le système nerveux central et périphérique.
- **L'appareil sensoriel :** dévolu à la vie relationnelle, il regroupe les organes des sens.

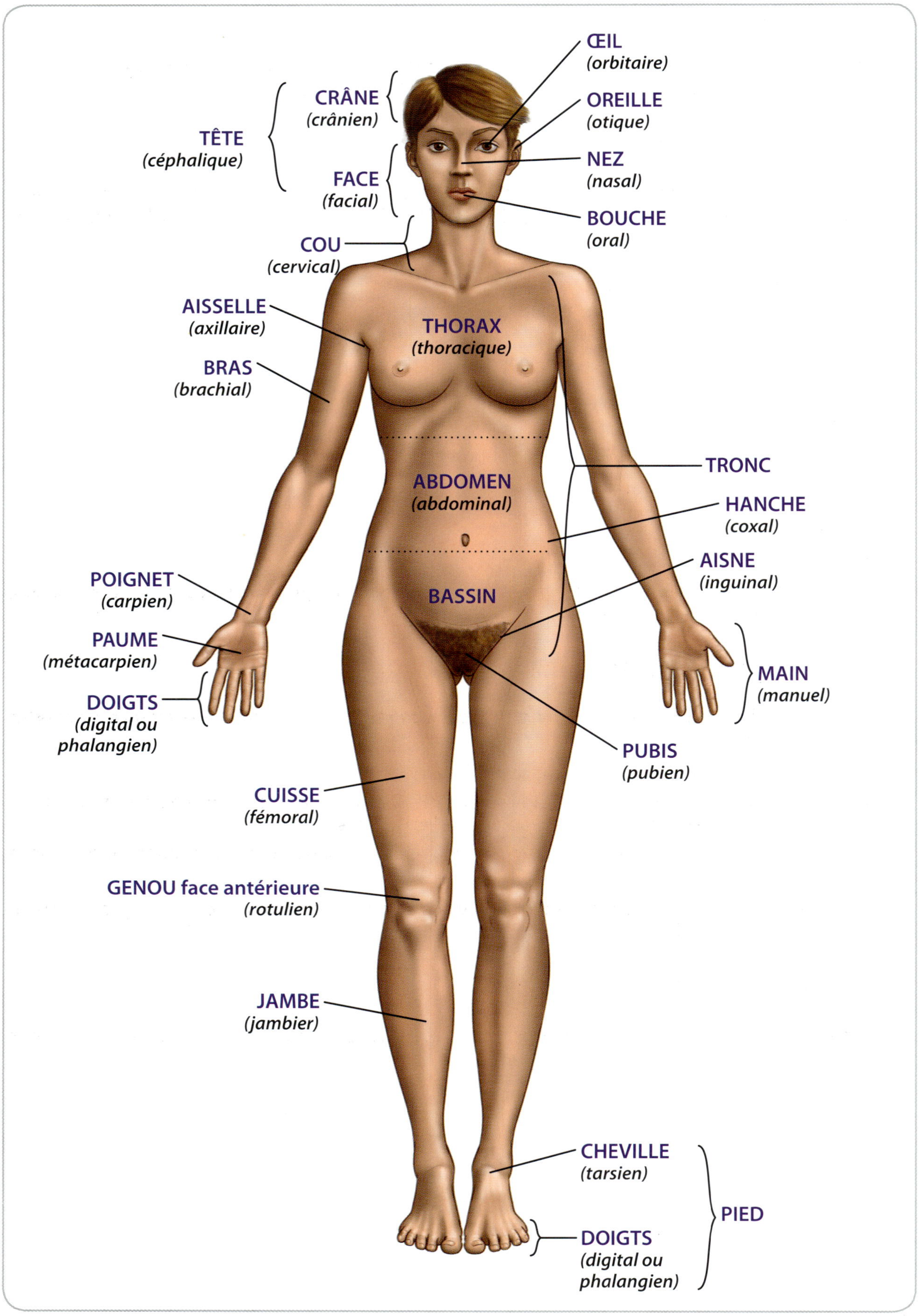

figure 1a-2 : anatomie de surface / vue d'ensemble

Anatomie descriptive

L'anatomie descriptive est une anatomie morphologique décrivant la forme et la structure des organes. On décrit une anatomie morphologique externe (de surface) et interne.

Anatomie topographique

L'anatomie topographique analyse la disposition et les rapports des organes au sein d'une région, leur projection sur le squelette ou la peau (niveaux) ainsi que les différents plans constitutifs de la région de la superficie vers la profondeur.

Les grandes régions anatomiques sont :

- la tête (crâne et face),
- le cou,
- le thorax
- l'abdomen,
- le bassin,
- les membres supérieurs et inférieurs.

Anatomie fonctionnelle

L'anatomie fonctionnelle étudie la relation entre la morphologie, la topographie d'un organe et sa fonction, ansi que le regroupement des organes par fonction (appareils).

Anatomie du développement

L'anatomie du développement étudie l'évolution des organes avant et après la naissance : périodes prénatale et postnatale.

- **La période prénatale** comprend elle-même 2 phases.
  - **La phase embryonnaire :** jusqu'au 60e jour, avec une période d'embryogénèse (formation de l'embryon) et d'organogénèse (développement des organes)
  - **La phase fœtale :** du 60e jour à la naissance, période de croissance et de maturation intra-utérines des organes.
- **La période postnatale** correspond à la croissance des différents éléments du corps jusqu'à leur stade adulte, puis à leur éventuelle involution.

Anatomie comparée

L'anatomie comparée étudie les transformations et évolutions successives des organes au travers des espèces animales et à travers les différentes époques.

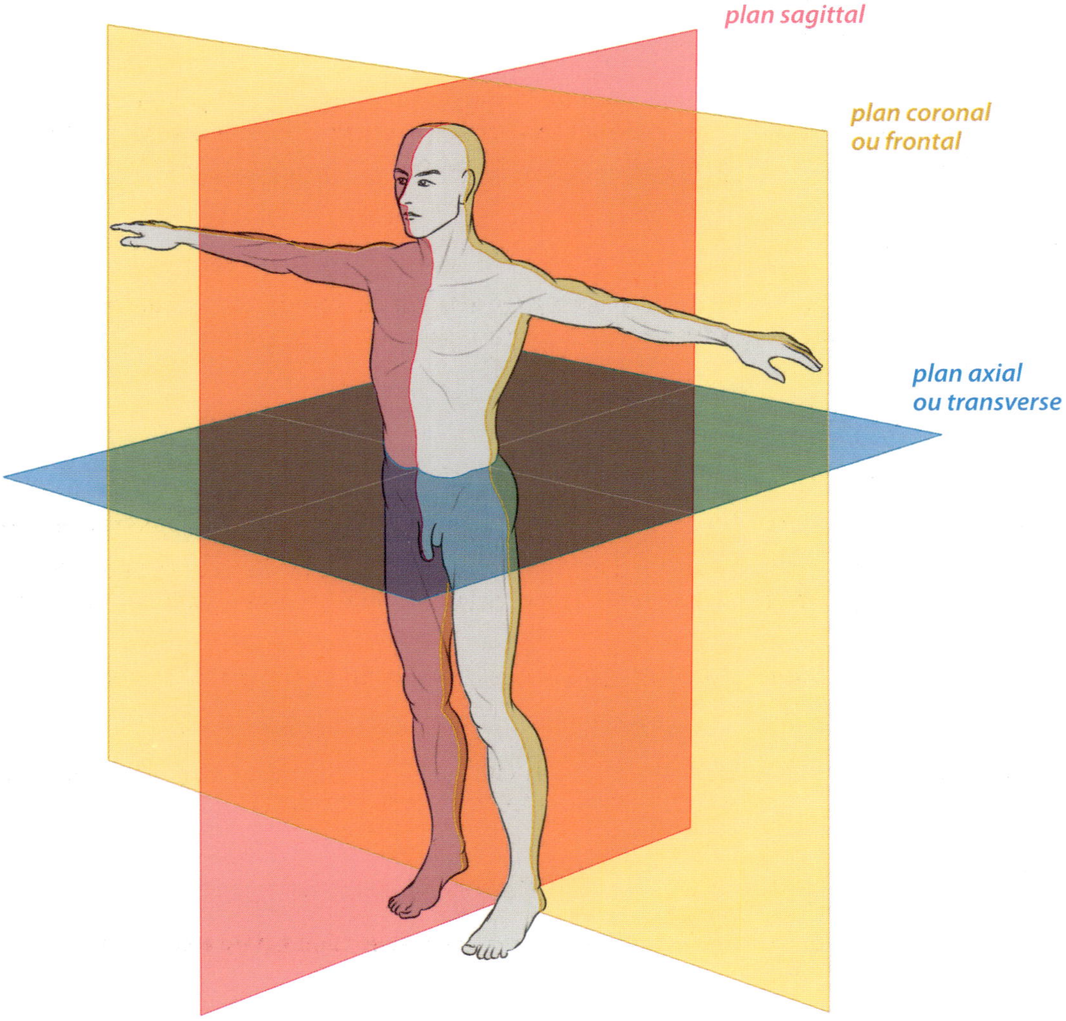

figure 1b-1 : plans anatomiques

TERMINOLOGIE

Nomenclature internationale

Dans un souci d'harmonisation, une seule nomenclature dérivée du Latin est adoptée sur un plan international. **Cette nomenclature internationale est celle retenue dans cet ouvrage**. Un tableau de correspondance avec la nomenclature française ancienne est présent en fin d'ouvrage.

Position anatomique

Par définition, la position anatomique de référence est celle du **corps humain vivant en position debout, les pieds réunis, paumes tournées vers l'avant** (cf. figure 1a-1, homme-complet-ant).

Plans anatomiques

On distingue trois groupes principaux de plans dans la position anatomique :

- **plan axial** ou **plan transverse** : tout plan perpendiculaire à l'axe vertical du corps ou des membres,
- **plan sagittal** : tout plan vertical divisant d'avant en arrière le corps en deux parties droite et gauche. Le plan sagittal passant par le centre du corps et le divisant en deux parties égales droite et gauche est appelé plan sagittal médian,
- **plan coronal ou plan frontal** : tout plan vertical parallèle à la face ventrale du corps et le divisant en deux parties : ventrale et dorsale.

La description ou la représentation anatomique d'un élément doit toujours comporter son orientation par rapport aux trois plans de référence : horizontal, médio-sagittal et frontal.

Orientation

En convention anatomique, **les coupes transverses sont représentées en vue supérieure** : la gauche étant à gauche, la droite à droite.

En convention radiologique, **les coupes transverses sont représentées en vue inférieure** : la gauche étant à droite, la droite à gauche.

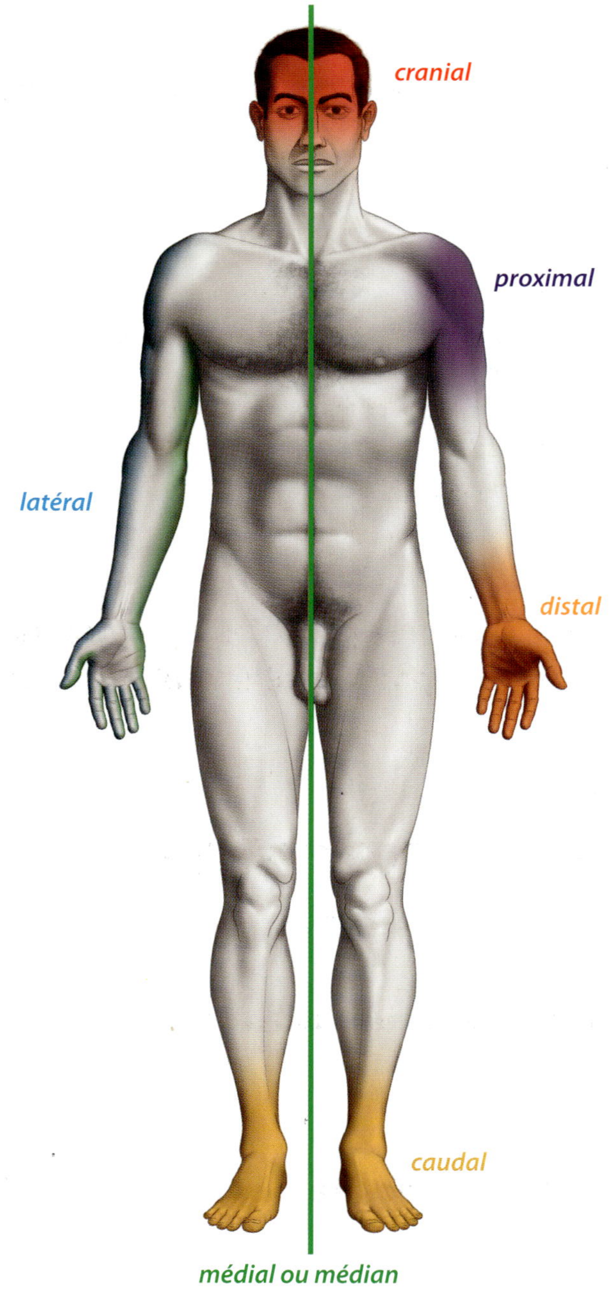

figure 1c-1 : situations / positions

GLOSSAIRE ANATOMIQUE

Termes employés pour décrire...

... La situation d'une structure par rapport au corps dans son ensemble

- **Position relative à l'avant ou arrière du corps**
  - Ventral = antérieur
  - Dorsal = postérieur
- **Position relative au plan sagittal**
  - Médial = interne ou en dedans (proche du plan sagittal médian)
  - Latéral = externe ou en dehors du plan sagittal médian
  - Homolatéral = structure située du même côté du corps qu'une autre structure
  - Controlatéral = structure située de l'autre côté du plan sagittal
- **Position relative à l'axe vertical du corps**
  - Supérieur = vers le haut
  - Inférieur = vers le bas

... La situation d'une structure par rapport à la racine des membres ou, la situation d'une structure par rapport à un élément d'origine (vaisseau, nerf)

- Proximal = proche de l'élément d'origine
- Distal = éloigné de l'élément d'origine

... La situation d'une structure par rapport au tronc

- Crânial = proche de l'extrémité supérieure du tronc
- Caudal = proche de l'extrémité inférieure du tronc

... La situation d'une structure au sein d'une région

- Superficiel
- Profond

... La situation spécifique d'une structure

- **Avant-bras**
  - Bord radial = bord latéral
  - Bord ulnaire = bord médial
- **Paume de la main**
  - Face palmaire = face ventrale
- **Jambe**
  - Bord fibulaire = bord latéral
  - Bord tibial = bord médial
- **Plante du pied**
  - Face plantaire = face inférieure

CHAPITRE 2

APPAREIL LOCOMOTEUR

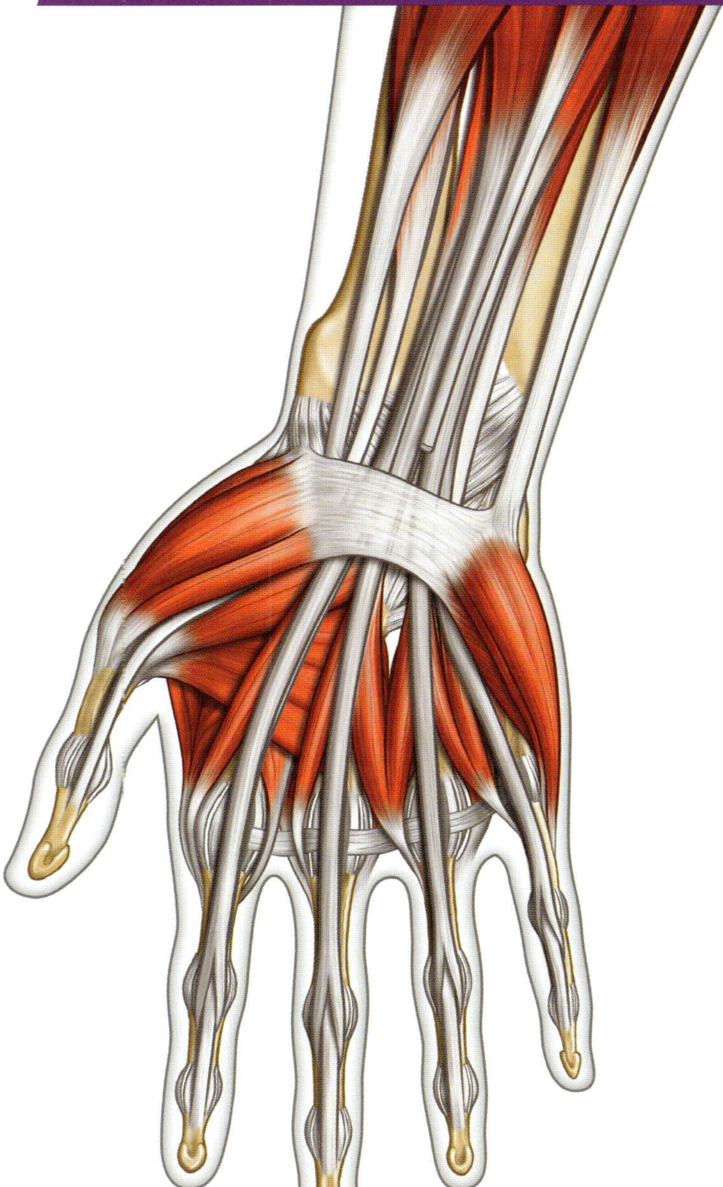

GÉNÉRALITÉS

CEINTURE DU MEMBRE SUPÉRIEUR

MEMBRE SUPÉRIEUR

CEINTURE DU MEMBRE INFÉRIEUR

MEMBRE INFÉRIEUR

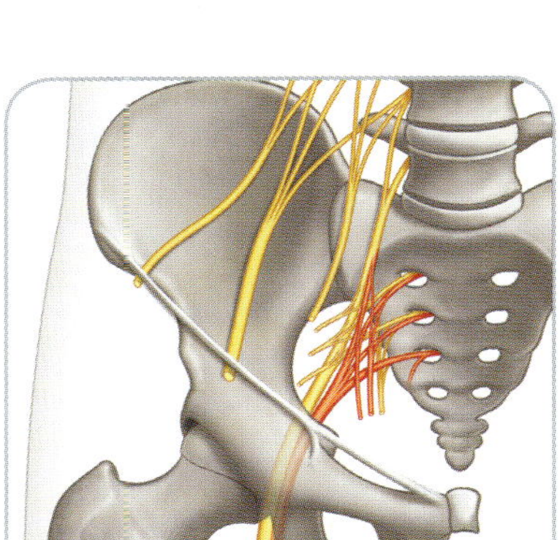

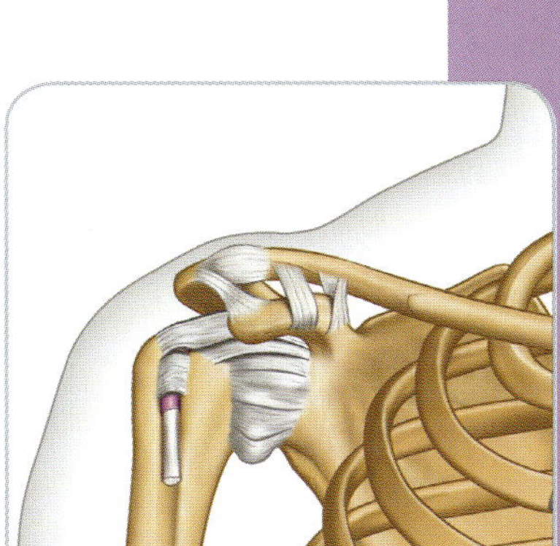

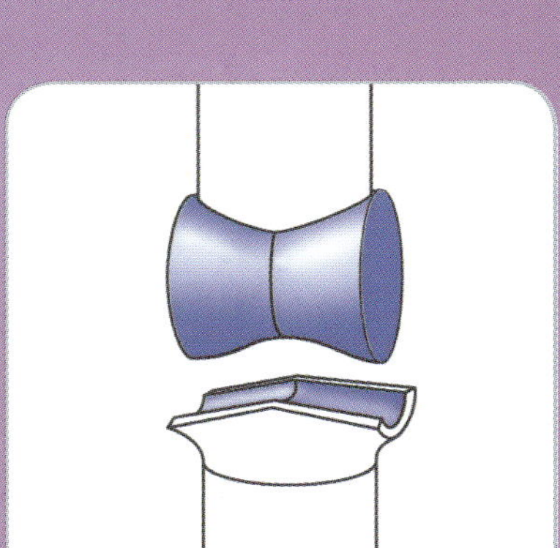

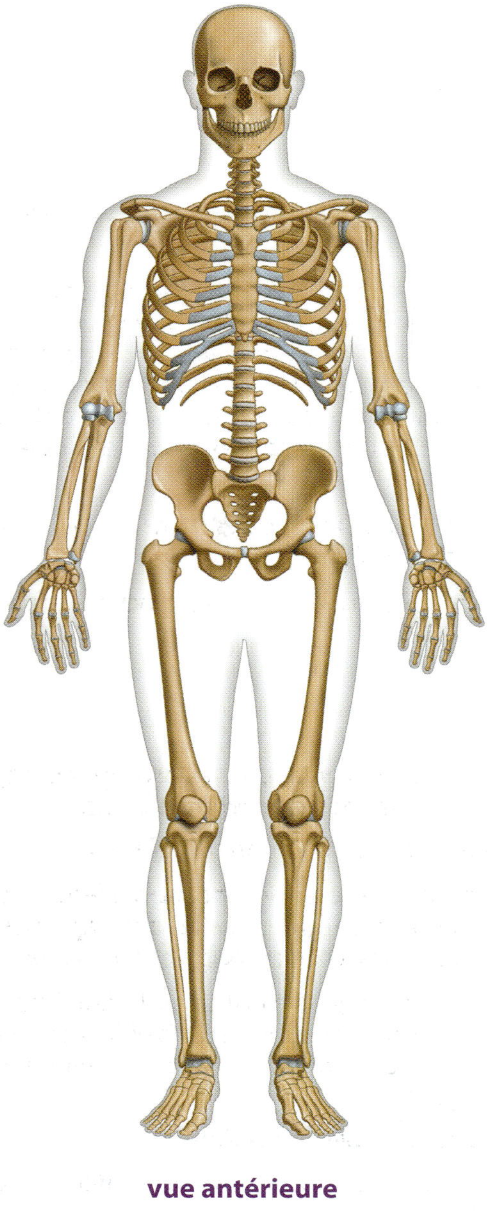

figure 2a-1 : squelette complet

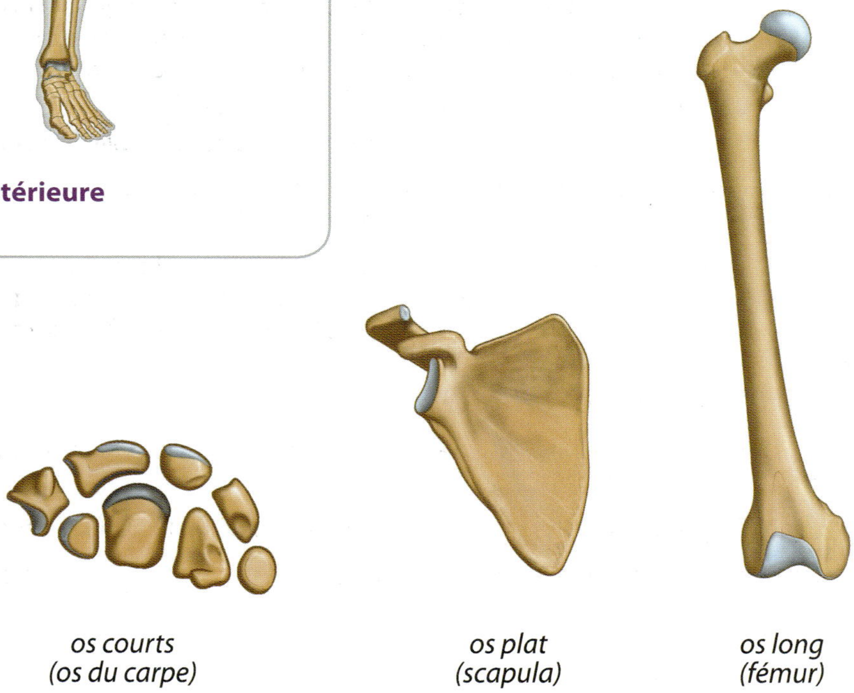

figure 2a-2 : différents types d'os

GÉNÉRALITÉS

Ostéologie

Classification

Le squelette est constitué de 206 os constants. En fonction de leurs dimensions, les os sont classés en 3 types : longs, plats ou courts.

- **Les os longs** ont une dimension prédominante qui est leur longueur. Ils sont constitués d'un corps central appelé diaphyse qui est allongée, et de 2 extrémités appelées épiphyses. La diaphyse possède une couche périphérique appelée corticale, constituée d'os compact (ou os lamellaire), et un canal central. Des lamelles osseuses concentriques sont organisées autour du canal central. Elles sont recouvertes d'un tissu fibreux appelé périoste. Les épiphyses sont constituées d'os spongieux (ou os aréolaire), fait de lamelles osseuses disposées de manière non concentrique autour de cavités polyédriques remplies de moelle osseuse et de capillaires sanguins.
- **Les os plats** ont une longueur et une largeur qui prédominent sur leur épaisseur. Ils sont constitués de 2 lames d'os compact et d'une couche intermédiaire d'os spongieux.
- **Les os courts** ont leurs 3 dimensions équivalentes. Ils sont constitués d'une fine couche périphérique d'os compact, entourant de l'os spongieux.

Morphologie

Entre diaphyse et épiphyse se trouve chez l'enfant, la métaphyse, qui comprend le cartilage épiphysaire, dit de croissance. Le cartilage épiphysaire est temporaire. Il assure la croissance des os longs.

Les épiphyses possèdent des saillies osseuses qui sont soit articulaires, soit non articulaires.

- **Les saillies osseuses articulaires** sont recouvertes de cartilage et constituent une surface articulaire destinée à une articulation. Saillantes et séparées de la diaphyse par un col, elles sont appelées tête (ex : têtes fémorales). En l'absence de col, elles sont appelées condyles (ex : condyles fémoraux).
- **Les saillies osseuses non articulaires** sont dépourvues de cartilage et constituent le lieu d'insertions musculaires. En fonction de leur morphologie, elles sont appelées processus (saillie volumineuse nettement détachée de l'épiphyse), tubérosités (saillie arrondie étendue), tubercule (saillie arrondie peu étendue), épine (saillie pointue) ou crête (saillie oblongue).

Les cavités osseuses sont des dépressions osseuses articulaires ou non articulaires.

- **Les cavités articulaires** sont recouvertes de cartilage et s'articulent avec les saillies osseuses articulaires (ex : acétabulum de l'os coxal et tête fémorale).
- **Les cavités non articulaires** ont une morphologie et une fonction variable. Les fosses sont des cavités étendues d'insertion musculaire (ex : fosse supra-épineuse) ou de réception d'organe (fosses crâniennes). Les sillons sont des cavités de passage (ex : sillon intertuberculaire de l'épiphyse supérieure de l'humérus).

La vascularisation des os est assurée par :

- **Des artères diaphysaires**, qui pénètrent par un foramen nourricier pour vasculariser la corticale profonde et la moelle osseuse.
- **Des artères épiphysaires**, qui réalisent un cercle péri-articulaire pour vasculariser l'os spongieux.
- **Des artères périostées**, qui assurent la vascularisation superficielle de la corticale.

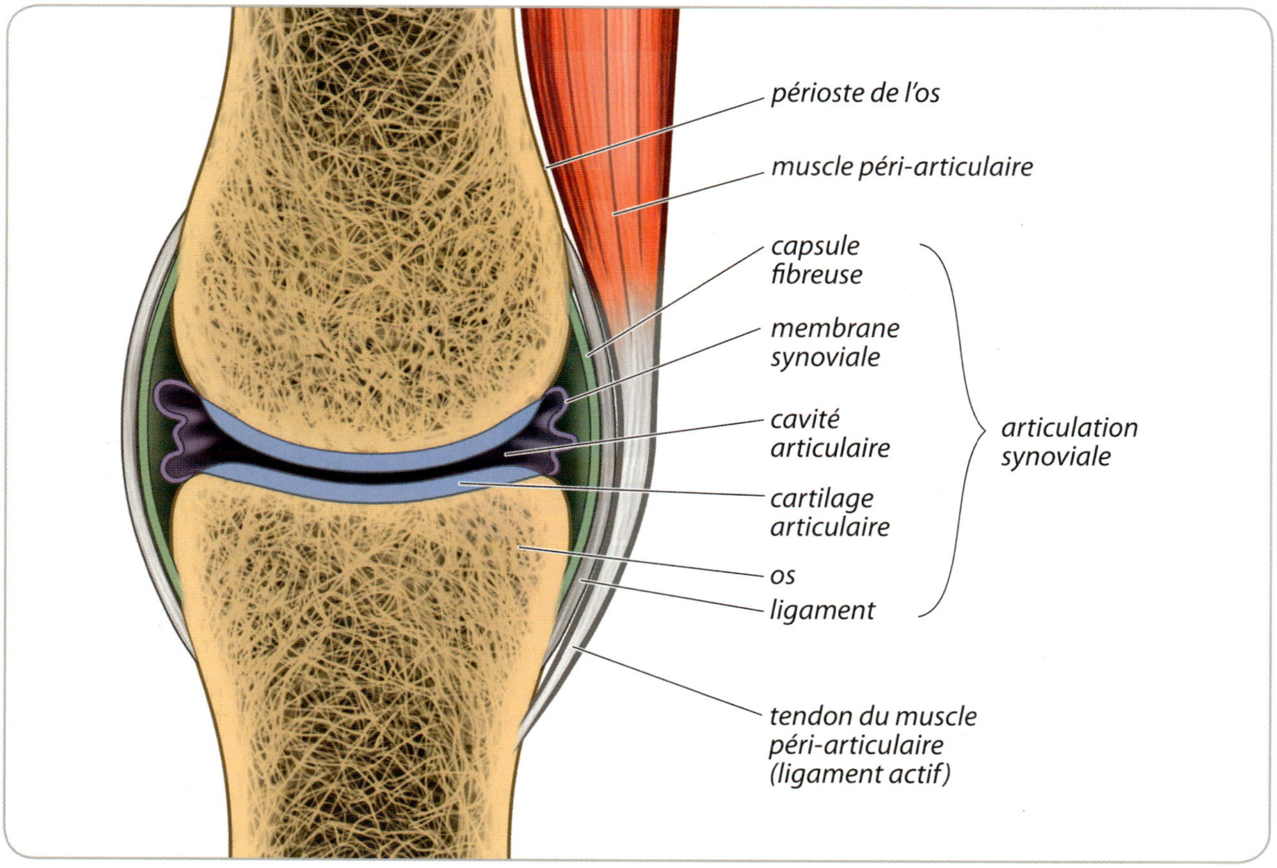

figure 2a-3 : schéma d'une articulation synoviale

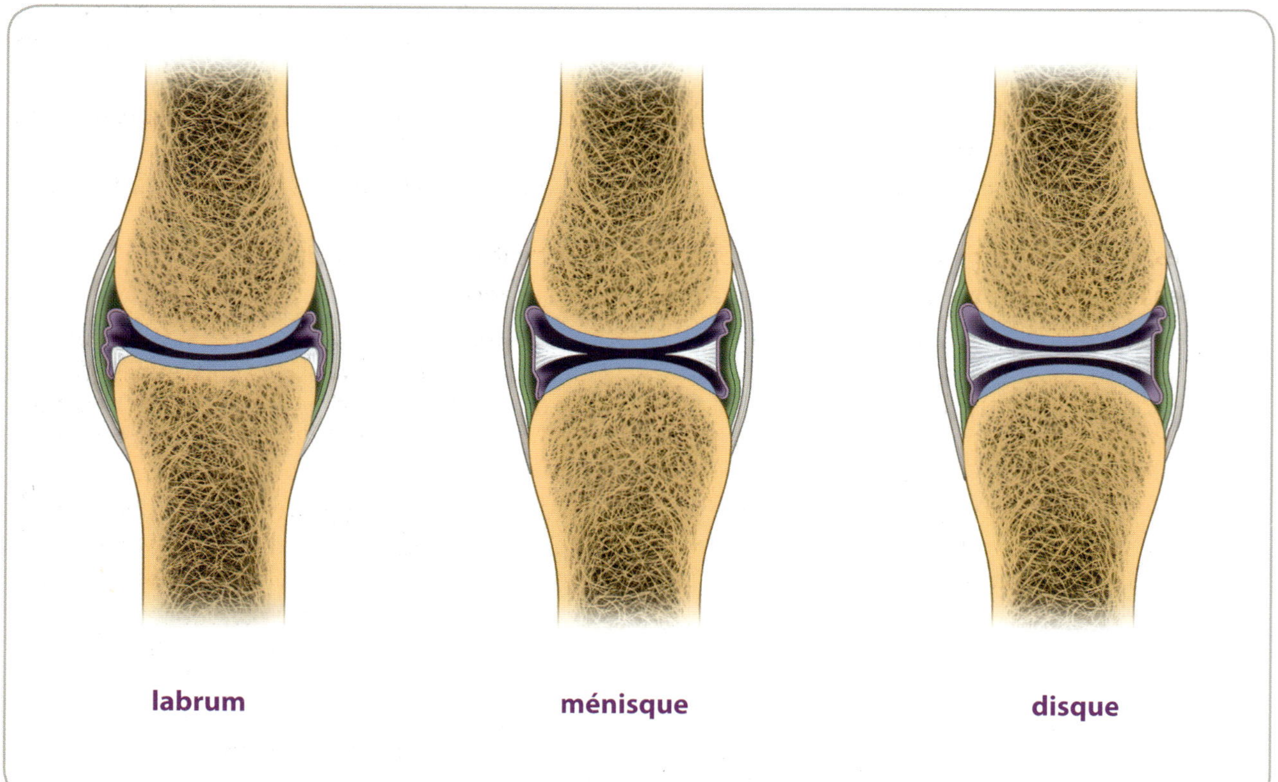

figure 2a-4 : fibrocartilages

Arthrologie

Une articulation est l'union de deux ou plusieurs pièces osseuses ou cartilagineuses. Il existe 3 types d'articulation : synoviale, cartilagineuse ou fibreuse.

▸ **Les articulations synoviales (ou diarthroses)** comportent une cavité remplie de liquide synovial. Elles sont caractérisées par l'existence constante de surfaces articulaires recouvertes de cartilage, d'une capsule articulaire et de ligaments. La capsule est tapissée d'une membrane synoviale qui produit le liquide synovial. Elle est recouverte par les ligaments qui la renforcent. Ce sont des articulations mobiles (ex : articulation scapulo-humérale).

▸ **Les articulations cartilagineuses** ont des surfaces osseuses réunies entre elles par du cartilage. Elles ne possèdent pas de cavité articulaire et sont peu mobiles. On distingue les symphyses et les synchondroses :

- **les symphyses** sont des articulations unies par un bloc de tissu fibro-cartilagineux adhérent aux surfaces osseuses, appelé disque (ex : symphyse pubienne, symphyses intervertébrales),
- **les synchondroses** sont réunies par du tissu cartilagineux (ex : synchondrose xypho-sternale). Elles peuvent être temporaires quand il s'agit de cartilage de croissance (ex : os de la base du crâne).

▸ **Les articulations fibreuses** ont des éléments osseux dépourvus de cartilage et réunis par l'intermédiaire d'un tissu fibreux. Elles sont presque toujours immobiles. On distingue les sutures et les syndesmoses :

- **les sutures** sont caractérisées par une ossification progressive du tissu fibreux (ex : suture des os du crâne),
- **les syndesmoses** ont des surfaces osseuses reliées par un ligament interosseux (ex : syndesmose tibio-fibulaire).

Structure des articulations synoviales

▸ **Le cartilage articulaire** recouvre les surfaces articulaires. Son épaisseur est de 2 à 5 mm.

▸ **La capsule articulaire** est un manchon fibreux, complet, périphérique, résistant, peu élastique. Elle s'insère sur chaque pièce osseuse de l'articulation, le plus souvent à proximité des surfaces articulaires.

▸ **Les ligaments** solidarisent les pièces osseuses de l'articulation. Ils sont de 3 types : intra-capsulaires, capsulaires ou extra-capsulaires :

- **les ligaments intra-capsulaires** sont à l'intérieur de la capsule, mais en dehors de la cavité synoviale (ex : ligaments croisés du genou),
- **les ligaments capsulaires** sont des épaississements de la capsule articulaire,
- **les ligaments extra-capsulaires** sont à distance de la capsule.

▸ **La membrane synoviale** est un épithélium mince et transparent. Elle tapisse la face profonde de la capsule articulaire et se réfléchit sur les surfaces osseuses intra-articulaires libres. Elle possède des franges synoviales vasculaires ou adipeuses. Elle produit le liquide synovial, qui est incolore, filant et visqueux. La synovie a 3 fonctions : lubrification, pour diminuer les frottements lors des mouvements, nutrition du cartilage articulaire, et amortissement.

▸ **Les fibrocartilages intra-articulaires** sont des structures complémentaires qui augmentent l'étendue et la profondeur des surfaces articulaires et donc la congruence articulaire. Ils sont peu vascularisés. Ils en existent 3 types :

- **le labrum** est un anneau fibrocartilagineux complet inséré au pourtour de la surface articulaire. Sa section est triangulaire. Une face basale adhère à l'os, une face périphérique adhère à la capsule et une face axiale (ou libre) est articulaire, couverte de cartilage (ex : labrum glénoïdal de l'articulation scapulo-humérale),
- **le ménisque** a généralement une forme de croissant plus ou moins fermé. Sa section est triangulaire. Une face périphérique adhère à la capsule. Deux faces libres, une supérieure et une inférieure sont articulaires (ex : ménisques du genou),
- **le disque** est complet et sépare l'articulation en 2 compartiments (ex : disque de l'articulation sterno-claviculaire).

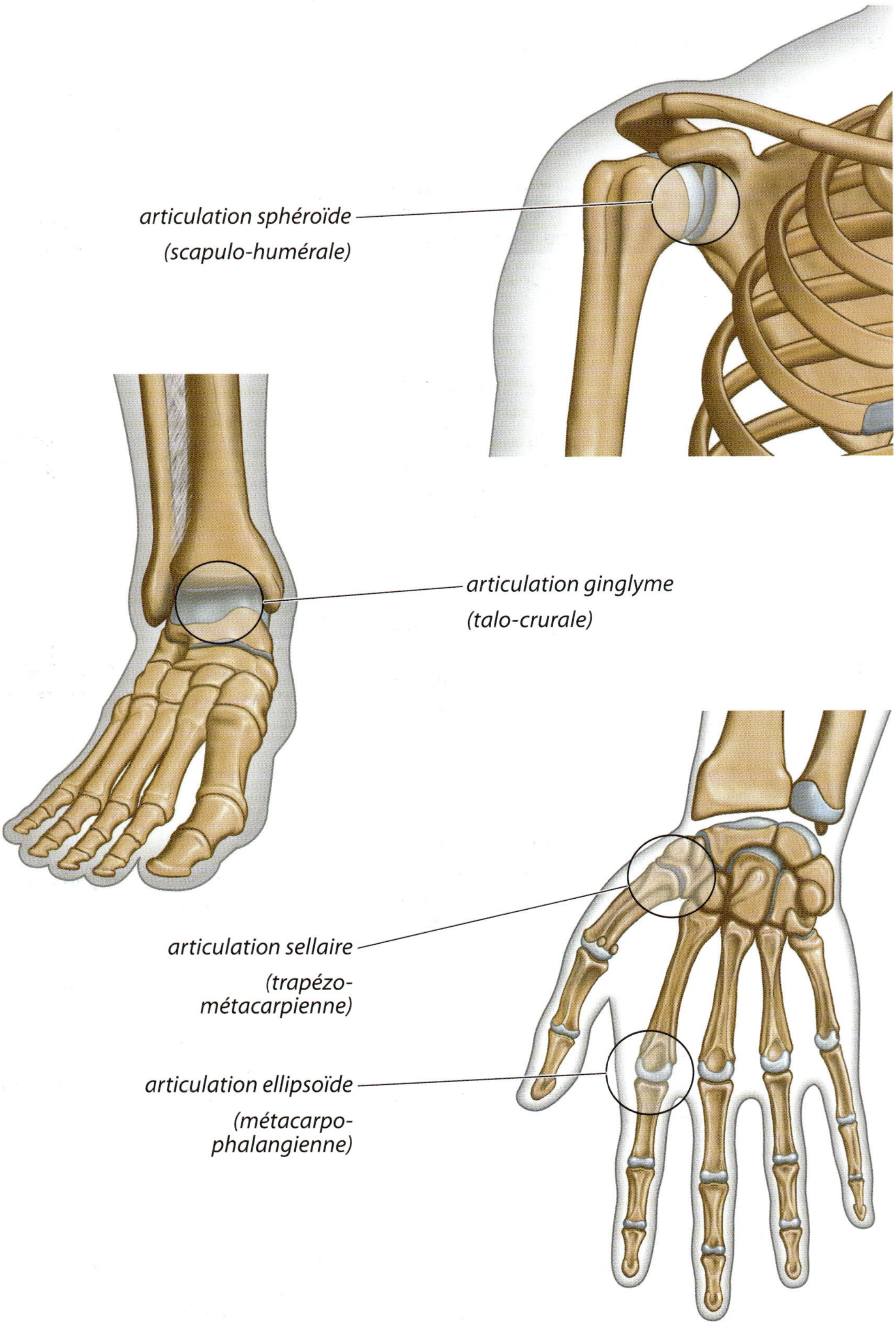

figure 2a-5 : exemples d'articulations synoviales

Classification morphologique des articulations synoviales

Cette classification tient compte de la géométrie des surfaces articulaires

Type	Schémas	Définition	Propriétés	Exemples
Sphéroïde	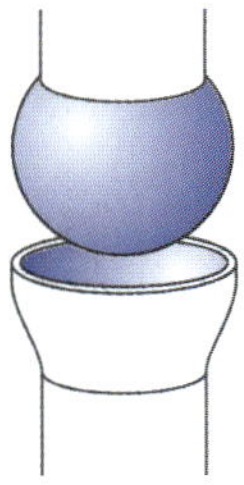	Portion de sphère pleine/portion de sphère creuse, au rayon de courbure identique dans tous les plans	3 degrés de liberté : triaxiale	Scapulo-humérale
Ellipsoïde	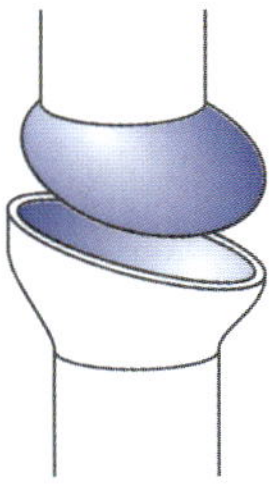	Portion d'ellipsoïde plein/portion d'ellipsoïde creux, au rayon de courbure variable suivant les plans	2 degrés de liberté : biaxiale	Radio-carpienne
Sellaire	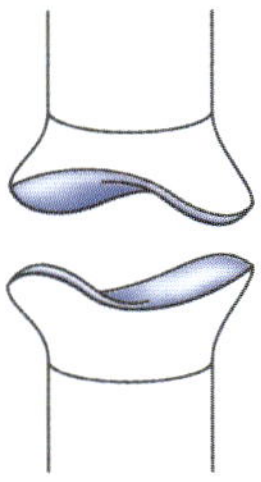	Surface concave/surface convexe, dans des plans perpendiculaires	2 degrés de liberté : biaxiale	Trapézo-métacarpienne du pouce
Ginglyme	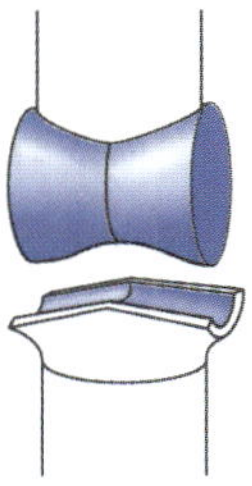	Portion de poulie pleine/portion de poulie creuse (charnière)	1 degré de liberté : monoaxiale	Huméro-ulnaire
Trochoïde	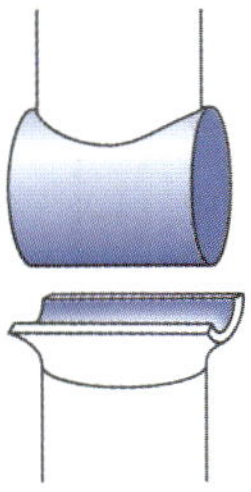	Portion de cylindre plein/portion de cylindre creux	1 degré de liberté : monoaxiale	Radio-ulnaire proximale
Plane	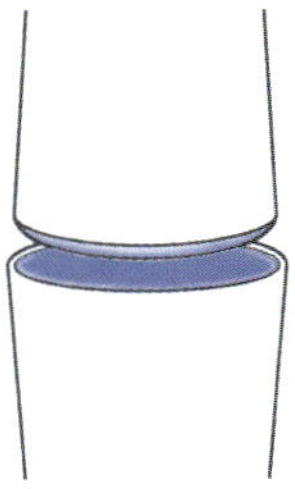	Surfaces planes	0 degré de liberté, simples glissements	Acromio-claviculaire

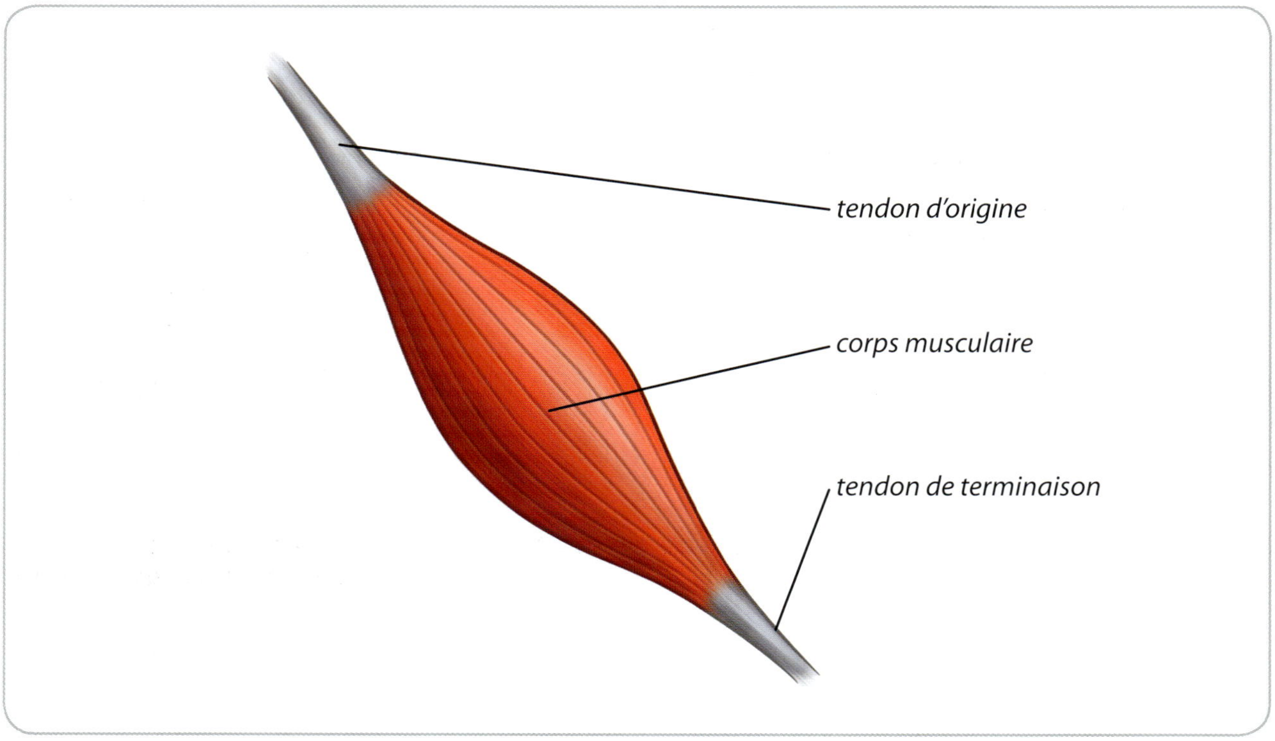

figure 2a-6 : muscle strié squelettique fusiforme

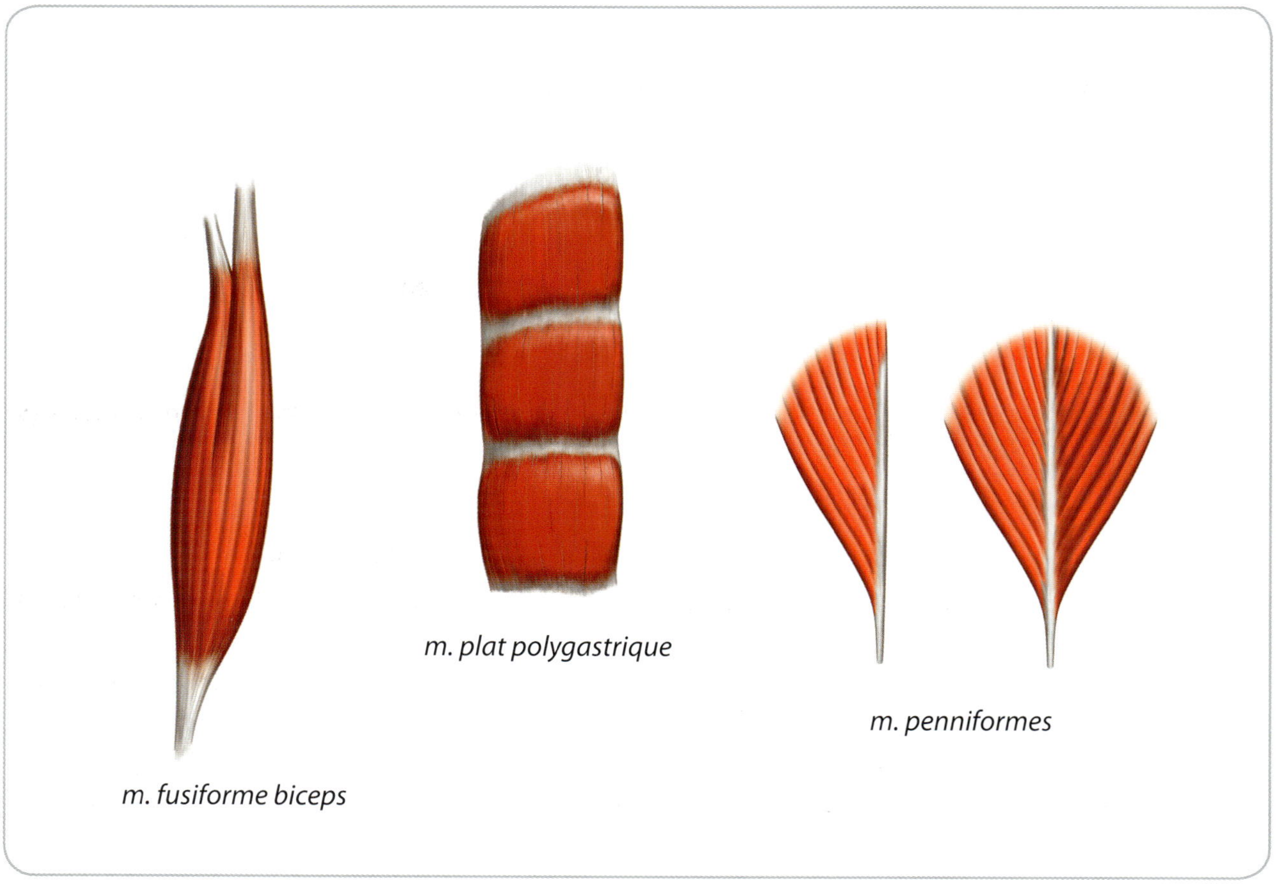

figure 2a-7 : muscles striés squelettiques

Myologie

Il existe 3 types de muscle : strié, lisse et cardiaque.

- **Les muscles striés** ont une contraction volontaire qui obéit au système nerveux cérébrospinal. Les muscles squelettiques sont des muscles striés.
- **Les muscles lisses** ont une contraction involontaire qui dépend du système nerveux végétatif.
- **Le muscle cardiaque** est constitué de fibres musculaires striées stimulées automatiquement par le système de conduction du cœur.

Les muscles striés squelettiques sont le plus souvent constitués de 3 parties : un corps et deux extrémités.

- **Le corps musculaire** ou ventre est constitué par l'ensemble des fibres musculaires. C'est la partie contractile.
- **Les 2 extrémités** sont les tendons d'origine et de terminaison, insérés sur le squelette, ou sur le derme, pour les muscles superficiels dits peauciers.

L'insertion musculaire peut se faire parfois directement par les fibres charnues (ex : muscle brachial). Le plus souvent l'insertion est indirecte par l'intermédiaire d'un tendon ou d'une arcade tendineuse. Il existe 3 types de tendons :

- **Cylindrique**, essentiellement au niveau des membres.
- **Aplati** ou **aponévrotique**, essentiellement sur les parois du tronc.
- **Arcade**, tendue entre 2 pièces osseuses (ex : muscle soléaire).

L'insertion musculo-tendineuse peut se faire bout à bout. Plus fréquemment les fibres musculaires s'insèrent sur les côtés du tendon : **insertion penniforme**.

Les muscles ont une morphologie variable :

- **Longs** ou **fusiformes** (ex : sur les segments des membres).
- **Plats** ou **larges** (ex : sur les parois du tronc).
- **Courts** (ex : au niveau des mains).
- **Orbiculaires** ou **circulaires** (ex : au niveau des yeux).

Un muscle agoniste est un muscle dont l'action provoque le mouvement.

Un muscle antagoniste est un muscle dont l'action s'oppose au muscle agoniste.

Les muscles synergiques ont une action coordonnée destinée à exécuter un mouvement précis. Les muscles peuvent être polyarticulaires s'ils croisent plusieurs articulations.

Les annexes des muscles sont :

- **Les fascias**, enveloppes fibreuses recouvrant l'ensemble des muscles d'une région.
- **Les septums intermusculaires**, cloisons fibreuses délimitant avec les fascias, les différentes loges musculaires d'une région.
- **Les gaines fibreuses des tendons**, parfois doublées d'une gaine synoviale comme pour les tendons de la main.
- **Les bourses synoviales**, sacs membraneux remplis de liquide, favorisant le glissement.
- **Les rétinaculums**, formations fibreuses maintenant les muscles ou les tendons (ex : rétinaculum des fléchisseurs).

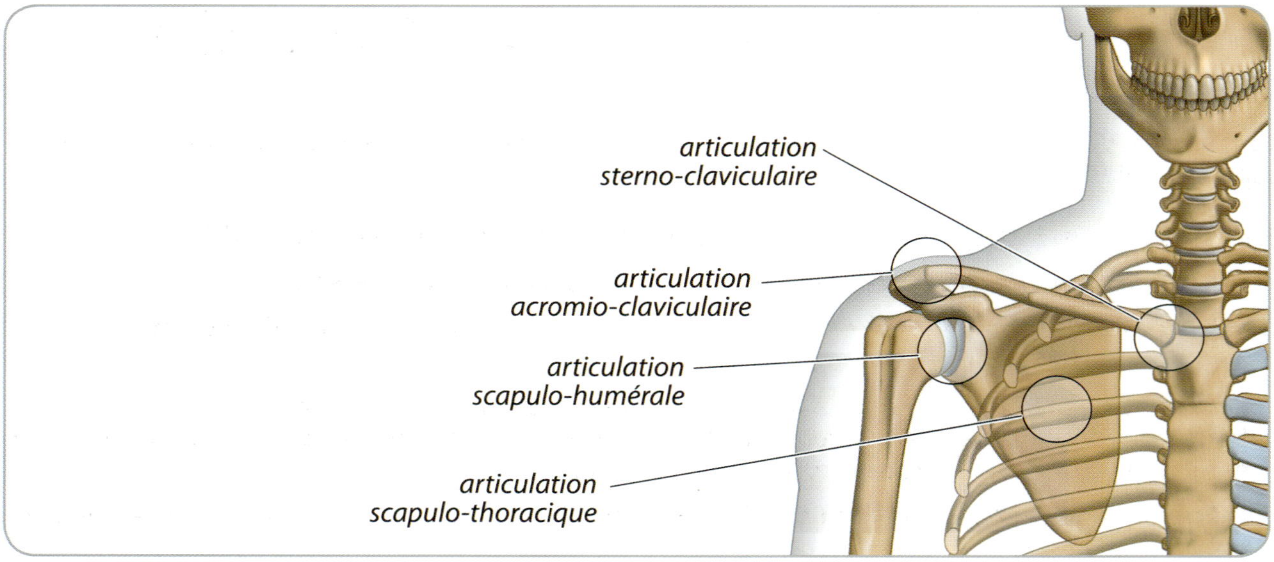

figure 2b-1 : ceinture scapulaire droite

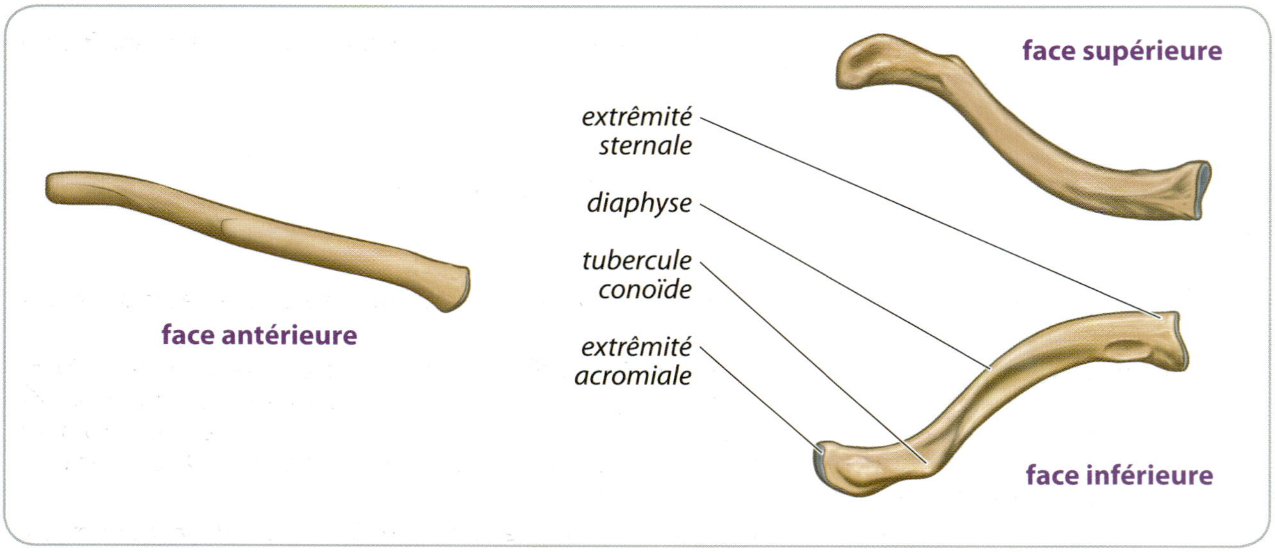

figure 2b-2 : clavicule droite

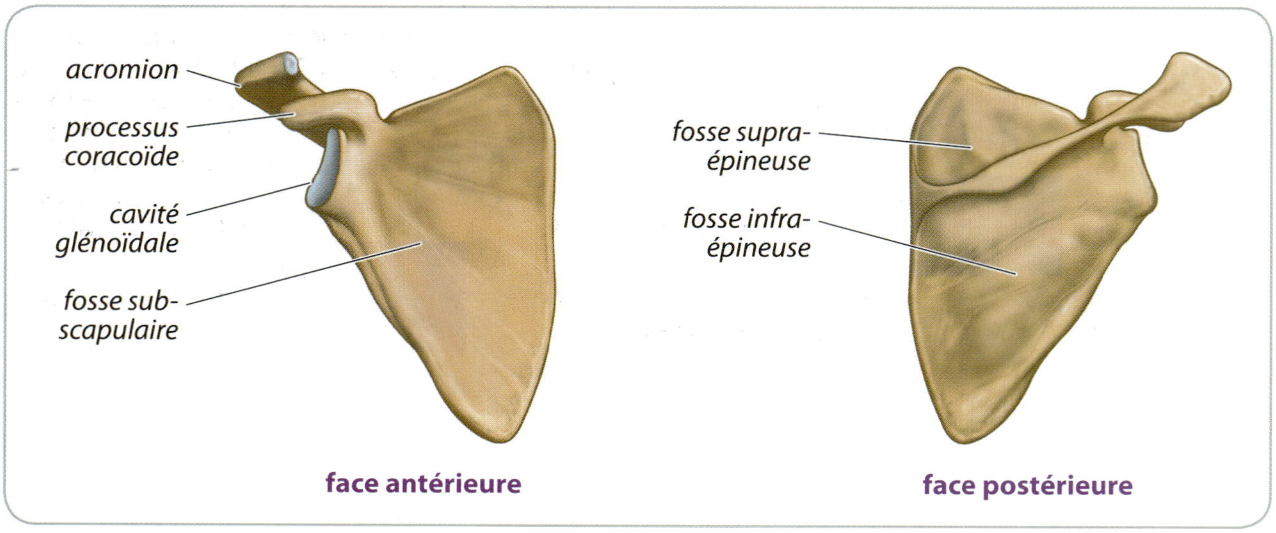

figure 2b-3 : scapula droite

CEINTURE DU MEMBRE SUPÉRIEUR

La ceinture du membre supérieur ou ceinture du membre thoracique est la portion du membre supérieur qui est fixée au thorax.

Elle est constituée de deux os, la clavicule en avant et la scapula en arrière et comprend 3 articulations.

▶ La première est **l'articulation acromio-claviculaire** qui unit la clavicule et la scapula.

▶ La deuxième est **l'articulation sterno-claviculaire** qui est la seule jonction du membre supérieur avec le squelette thoracique.

▶ La véritable union de la ceinture scapulaire au thorax se fait par l'intermédiaire de muscles et de leurs fascias, qui rattachent la scapula au thorax pour constituer **une syssarcose scapulo-thoracique** (ou espace de glissement), 3e articulation de la ceinture scapulaire.

▶ Enfin la scapula s'articule avec l'humérus pour constituer **l'articulation scapulo-humérale** et la bourse subdeltoïdienne.

L'ensemble de ces articulations constitue **le complexe articulaire de l'épaule**.

La ceinture scapulaire augmente la force et l'amplitude des mouvements du bras et de la main. Elle est, contrairement à la ceinture pelvienne, très mobile.

Ostéologie de la ceinture du membre supérieur

▶ La clavicule

- **Définition :** os pair allongé de la ceinture scapulaire, situé à la partie antéro-supérieure du thorax, à la base du cou.
- **Morphologie :** os constitué d'un corps, de 2 extrémités, sternale et acromiale et de 2 faces, antérieure et postérieure. Le corps est cylindrique et contourné en S italique. L'extrémité sternale, médiale, est renflée et s'articule avec l'incisure claviculaire du sternum. L'extrémité acromiale, latérale, est aplatie et s'articule avec l'acromion de la scapula. Le bord antérieur est concave dans son tiers latéral et convexe dans ses 2/3 médiaux.
- **Fonction :** seul point d'appui osseux de la ceinture scapulaire sur le thorax, elle est appelée le « gouvernail de l'épaule ».

▶ La scapula

- **Définition :** os pair de la ceinture scapulaire, situé à la partie postéro-supérieure du thorax. Elle est amarrée à la paroi thoracique postérieure en regard du 1er et du 7e espace intercostal.
- **Morphologie :** os plat et triangulaire possédant deux faces (antérieure et postérieure), trois bords (supérieur, médial et latéral) et trois angles (supérieur, inférieur et latéral). La face antérieure ou costale est concave et constitue la fosse subscapulaire. Des crêtes musculaires parcourent la fosse en direction de l'angle latéral. La face postérieure ou dorsale est divisée en deux fosses, supra-épineuse et infra-épineuse par l'épine de la scapula, qui se termine latéralement par l'acromion, volumineux processus aplati projeté en avant. L'angle latéral présente le processus coracoïde, en forme de doigt demi-fléchi, et la cavité glénoïdale, ovalaire, tous deux orientés vers l'avant et latéralement.
- **Fonction :** elle relie le membre supérieur au thorax et participe à sa mobilité. Ses mouvements augmentent la force et l'amplitude des mouvements du bras.

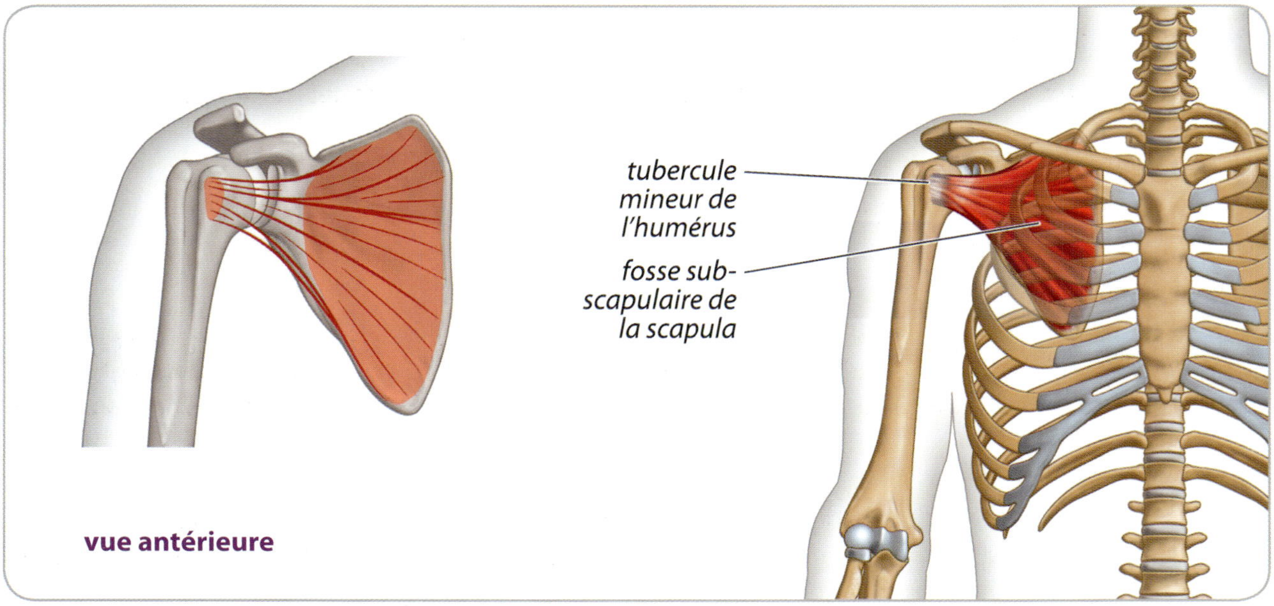

figure 2b-4 : muscle subclavier (coiffe des rotateurs)

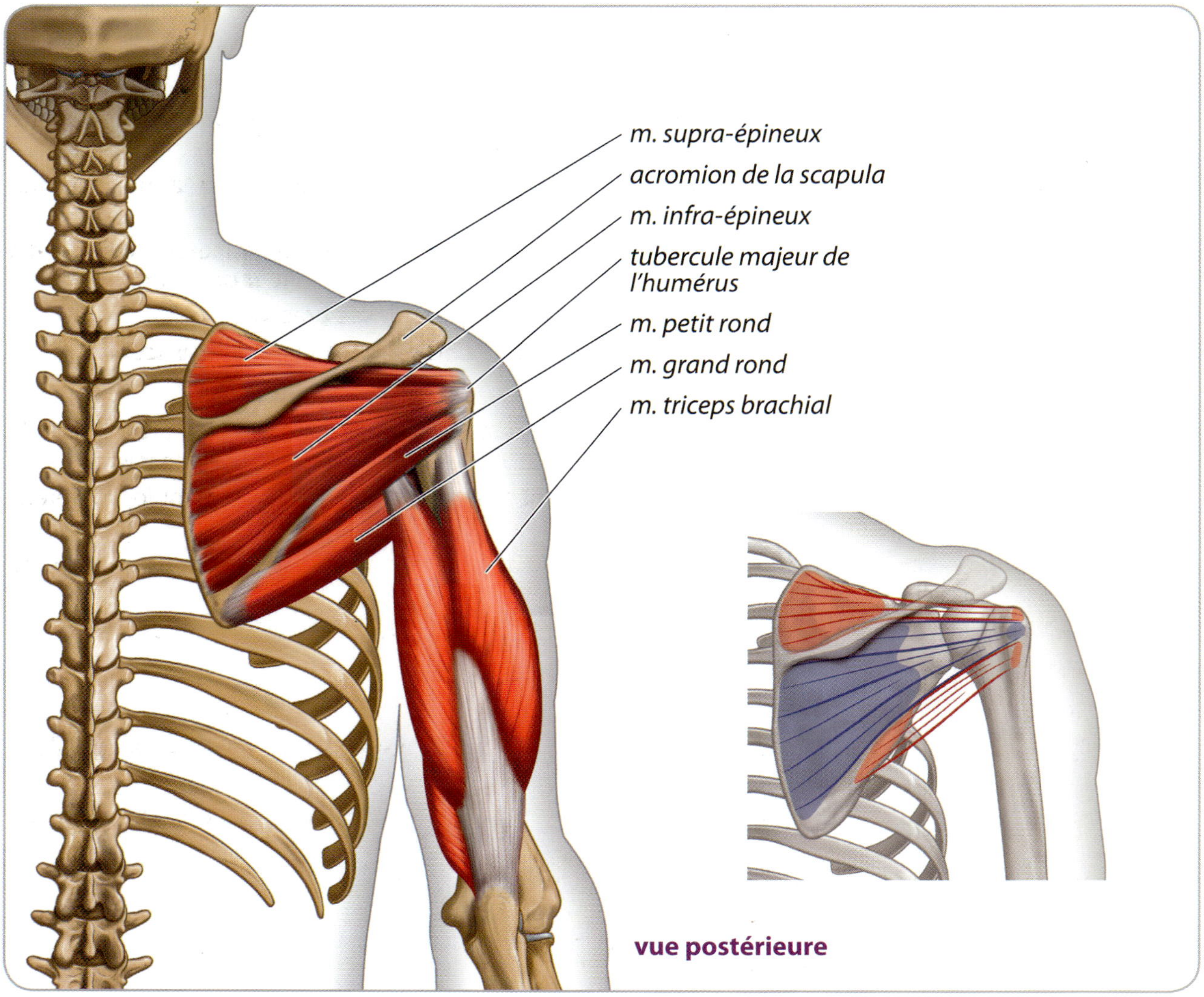

figure 2b-5 : muscles postérieurs de la coiffe des rotateurs

Myologie de la ceinture du membre supérieur

Les muscles de la ceinture scapulaire se décomposent en muscles intrinsèques et muscles extrinsèques de l'épaule.

Muscles intrinsèques de l'épaule

Ils s'étendent de la ceinture scapulaire à l'extrémité supérieure de l'humérus.

Muscles de la coiffe des rotateurs :

Les muscles de la coiffe des rotateurs sont quatre muscles postérieurs de l'épaule : le subscapulaire, le supra-épineux, l'infra-épineux, et le petit rond. Leurs tendons convergent vers l'épiphyse proximale de l'humérus et constituent des ligaments actifs de l'articulation de l'épaule, en adhérant à la capsule articulaire.

▶ Muscle subscapulaire

- **Origine** : triangulaire et épais, il s'insère sur toute l'étendue de la fosse subscapulaire.
- **Trajet** : ses fibres convergent obliquement vers la face antérieure de l'articulation scapulo-humérale.
- **Terminaison** : par un court tendon qui s'insère sur la facette supérieure du tubercule mineur de l'humérus.
- **Innervation** : les nerfs subscapulaires supérieur et inférieur (branches collatérales du plexus brachia , niveau médullaire [nm] C5-C6).
- **Fonction** : rotation médiale du bras.

▶ Muscle supra-épineux

- **Origine** : pyramidal et épais, il s'insère sur les deux tiers médiaux de la fosse supra-épineuse et sur la face profonde du fascia supra-épineux qui le recouvre.
- **Trajet** : ses fibres convergent latéralement et passent au-dessous de l'articulation acromio-claviculaire.
- **Terminaison** : par un tendon qui croise l'articulation scapulo-humérale, en adhérant fortement à la capsule articulaire et s'insère sur la facette supérieure du tubercule majeur de l'humérus.
- **Innervation** : le nerf supra-scapulaire (branche collatérale du plexus brachial, nm C5).
- **Fonction** : abduction du bras et ligament actif de l'épaule (tenseur de la capsule articulaire).

▶ Muscle infra-épineux

- **Origine** : triangulaire et aplati, il s'insère sur les trois quarts médiaux de la fosse infra-épineuse de la scapula, et sur le tiers médial de la face profonde du fascia infra-épineux qui le recouvre.
- **Trajet** : ses fibres convergent latéralement et passent en arrière de l'articulation scapulo-humérale, en adhérant à la capsule.
- **Terminaison** : par un tendon qui s'insère sur la facette moyenne du tubercule majeur de l'humérus.
- **Innervation** : le nerf supra-scapulaire (branche collatérale du plexus brachial, nm C5-C6).
- **Fonction** : rotation latérale et abduction du bras.

▶ Muscle petit rond

- **Origine** : allongé et aplati, il s'insère le long de la moitié supérieure du bord latéral de la scapula et sur la face profonde du fascia qui le recouvre.
- **Trajet** : ses fibres longent le bord inférieur du muscle infra-épineux et passent en arrière de l'articulation scapulo-humérale.
- **Terminaison** : par un tendon qui s'insère sur le tubercule majeur de l'humérus.
- **Innervation** : le nerf axillaire (branche terminale du plexus brachial, nm C5-C6).
- **Fonction** : rotation latérale et adduction du bras.

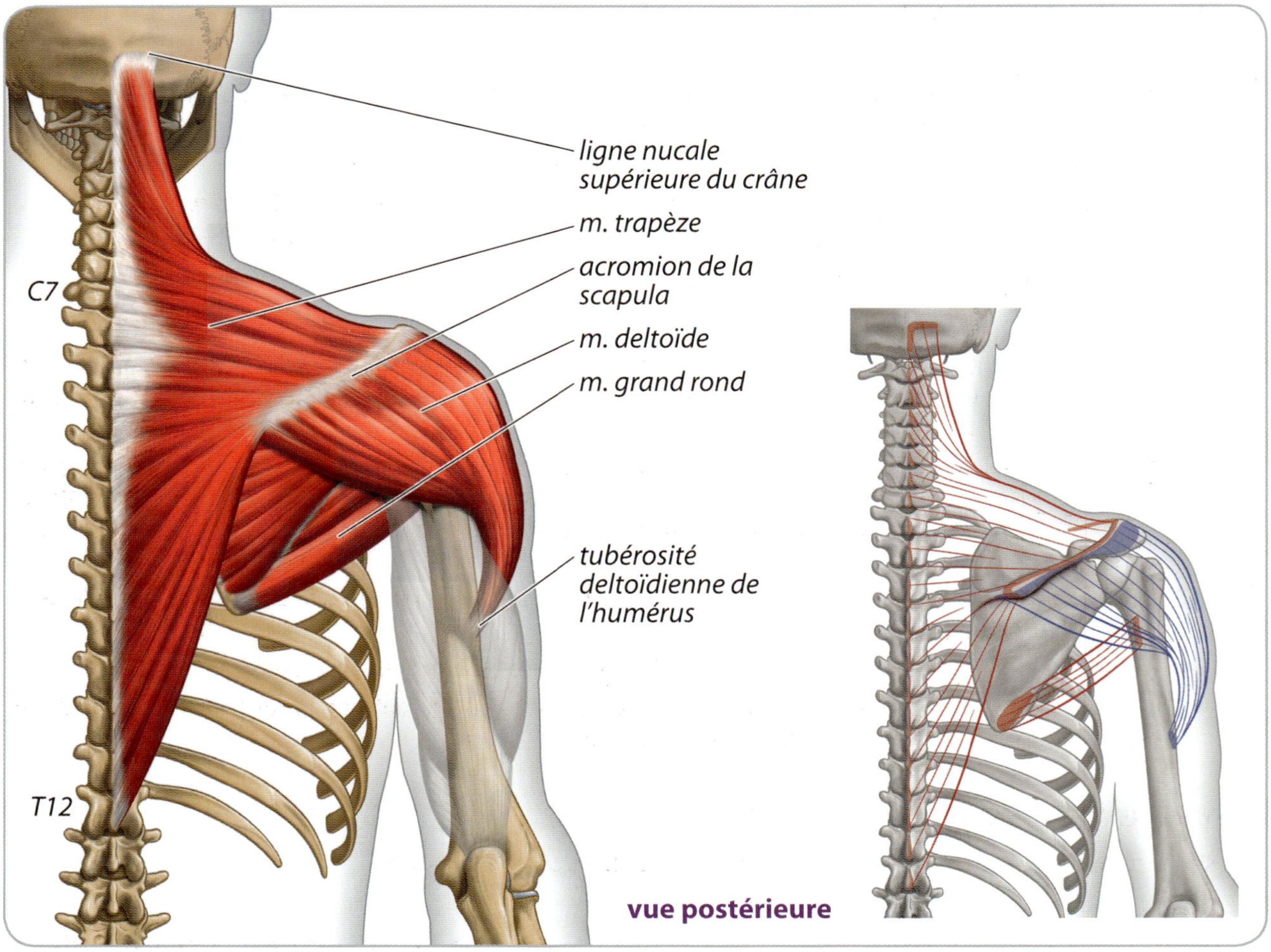

figure 2b-6

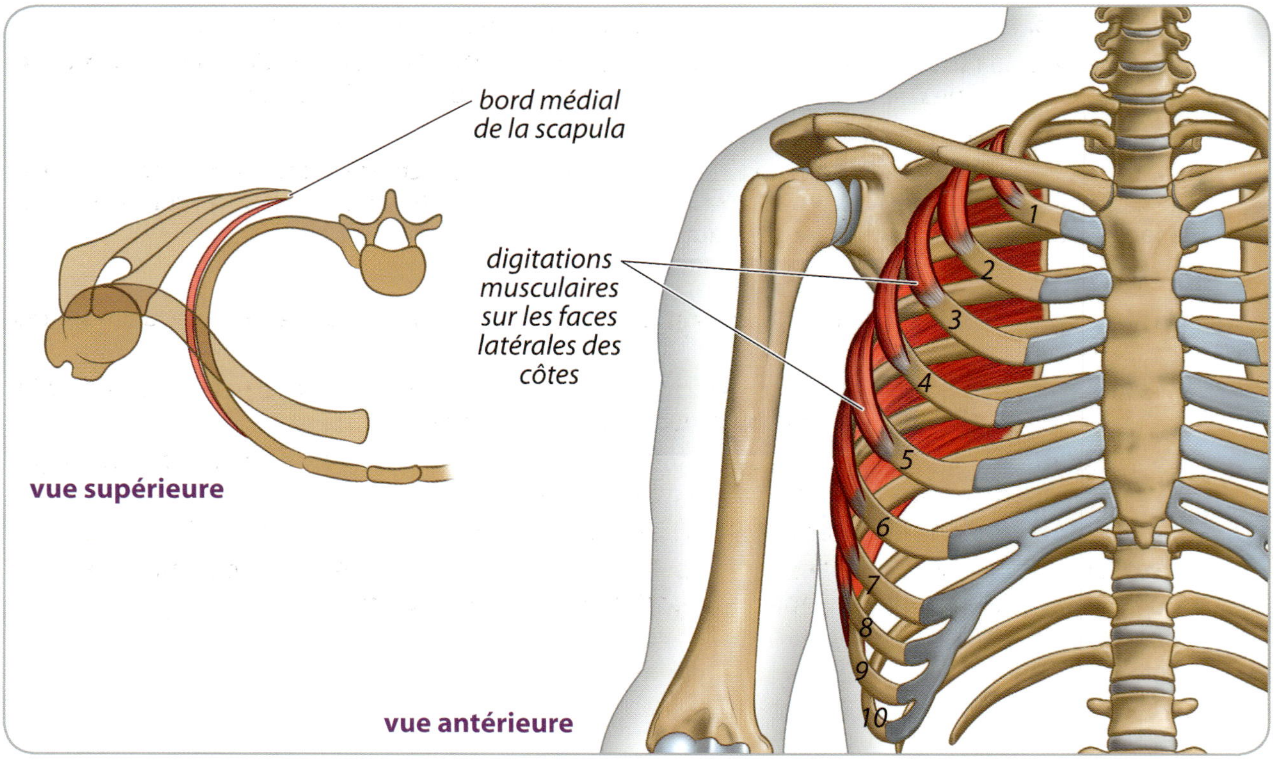

figure 2b-7 : muscle dentelé antérieur

Autres muscles intrinsèques :

▸ Muscle grand rond

- **Origine** : allongé et aplati, il est épais et s'insère le long de la moitié inférieure du bord latéral de la scapula et sur la face profonde du fascia qui le recouvre.
- **Trajet** : ses fibres longent le bord inférieur du muscle petit rond.
- **Terminaison** : par un large tendon qui s'insère sur le tubercule mineûr de l'humérus.
- **Innervation** : le nerf subscapulaire inférieur (branche collatérale du plexus brachial, nm C6).
- **Fonction** : adduction et rotation médiale du bras.

▸ Muscle deltoïde

- **Origine** : de forme triangulaire, c'est un muscle épais qui s'insère en haut sur le 1/3 latéral du bord antérieur de la clavicule, le bord latéral de l'acromion, et la lèvre inférieure du bord postérieur de l'épine de la scapula.
- **Trajet** : de ces 3 faisceaux (claviculaire, acromial et scapulaire), le faisceau acromial est le plus puissant. Il comporte des lamelles tendineuses intramusculaires qui lui donnent un aspect penniforme. Il recouvre l'articulation scapulo-humérale et les muscle péri-articulaires dont il est séparé par une bourse subdeltoïdienne.
- **Terminaison** : ses fibres convergent vers la tubérosité deltoïdienne située sur la face latérale, à la partie moyenne de l'humérus.
- **Innervation** : le nerf axillaire (branche terminale du plexus brachial, nm C5-C6).
- **Fonction** : muscle abducteur principal du bras, accessoirement rotateur médial par son faisceau claviculaire, rotateur latéral par son faisceau épineux.

Muscles extrinsèques de l'épaule

Ils s'étendent des parois du tronc à la ceinture scapulaire ou à l'humérus.

▸ Muscle trapèze

- **Origine** : large et triangulaire, il naît du tiers médial de la ligne nucale supérieure, de la protubérance occipitale externe, du ligament nucal, des processus épineux des vertèbres C7 à T12 et des ligaments interépineux correspondants.
- **Trajet** : ses fibres convergent vers la ceinture scapulaire en formant trois faisceaux.
- **Terminaison** : le faisceau supérieur se termine sur le tiers latéral de la clavicule, le faisceau moyen sur le bord médial de l'acromion et le faisceau inférieur sur l'épine de la scapula.
- **Innervation** : le nerf accessoire (XI).
- **Fonction** : muscle élévateur de l'épaule et fixateur de la scapula contre le thorax. Si le point fixe est sur la scapula, il imprime à la tête un mouvement d'inclinaison latérale et de rotation controlatérale, la face regardant côté opposé vers le haut.

▸ Muscle dentelé antérieur

- **Origine** : aplati et quadrilatère, il est constitué de digitations musculaires qui s'insèrent sur les faces latérales des côtes 1 à 10.
- **Trajet** : les digitations convergent ensuite en trois faisceaux : supérieur (inséré sur les côtes 1 et 2), moyen (inséré sur les côtes 2, 3 et 4) et inférieur (inséré sur les côtes 5 à 10).
- **Terminaison** : les faisceaux supérieur, moyen et inférieur se terminent respectivement sur l'angle supérieur, le bord médial et l'angle inférieur de la scapula.
- **Innervation** : le nerf thoracique long (branche collatérale du plexus brachial, nm C5-C7).
- **Fonction** : muscle fixateur de la scapula sur le thorax (stabilisateur de l'épaule), en synergie avec le muscle trapèze, il est abducteur, abaisseur et rotateur latéral de la scapula.

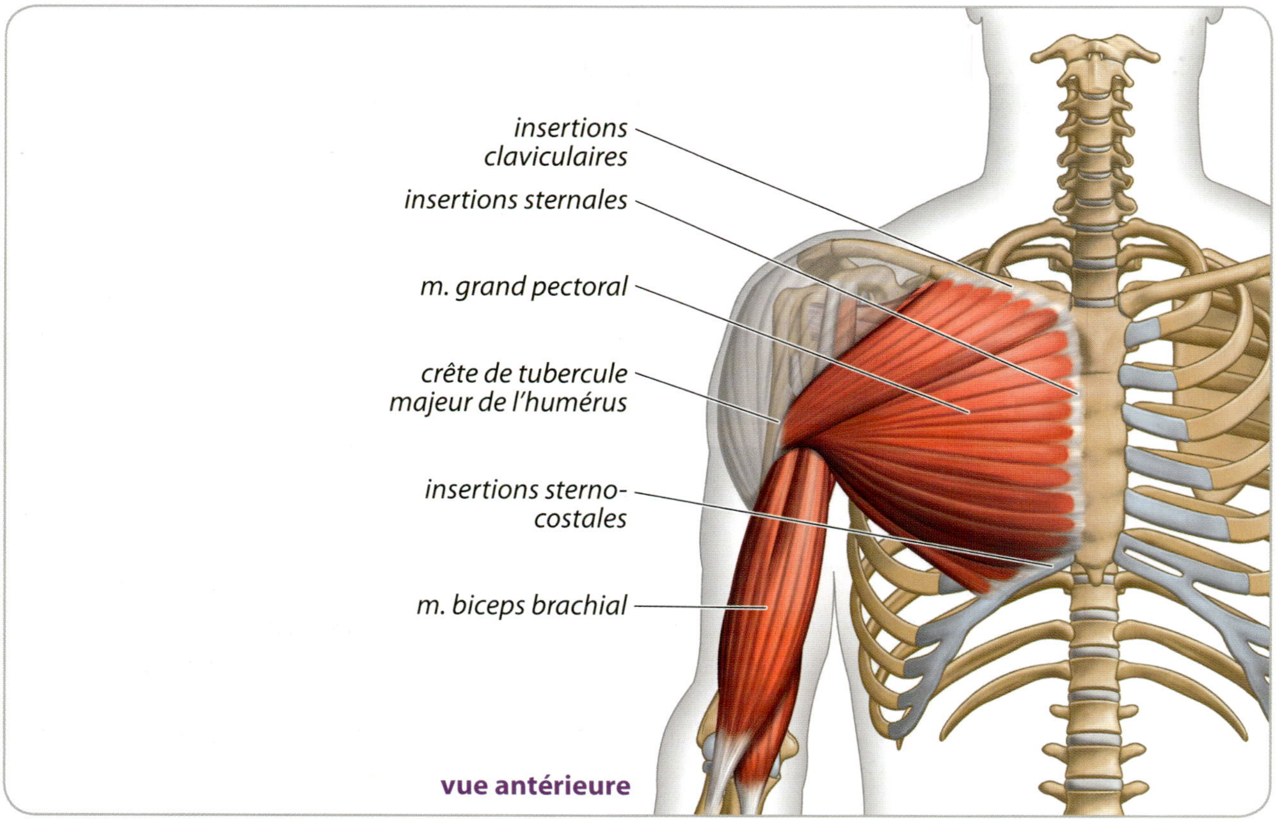

figure 2b-8 : muscle grand pectoral

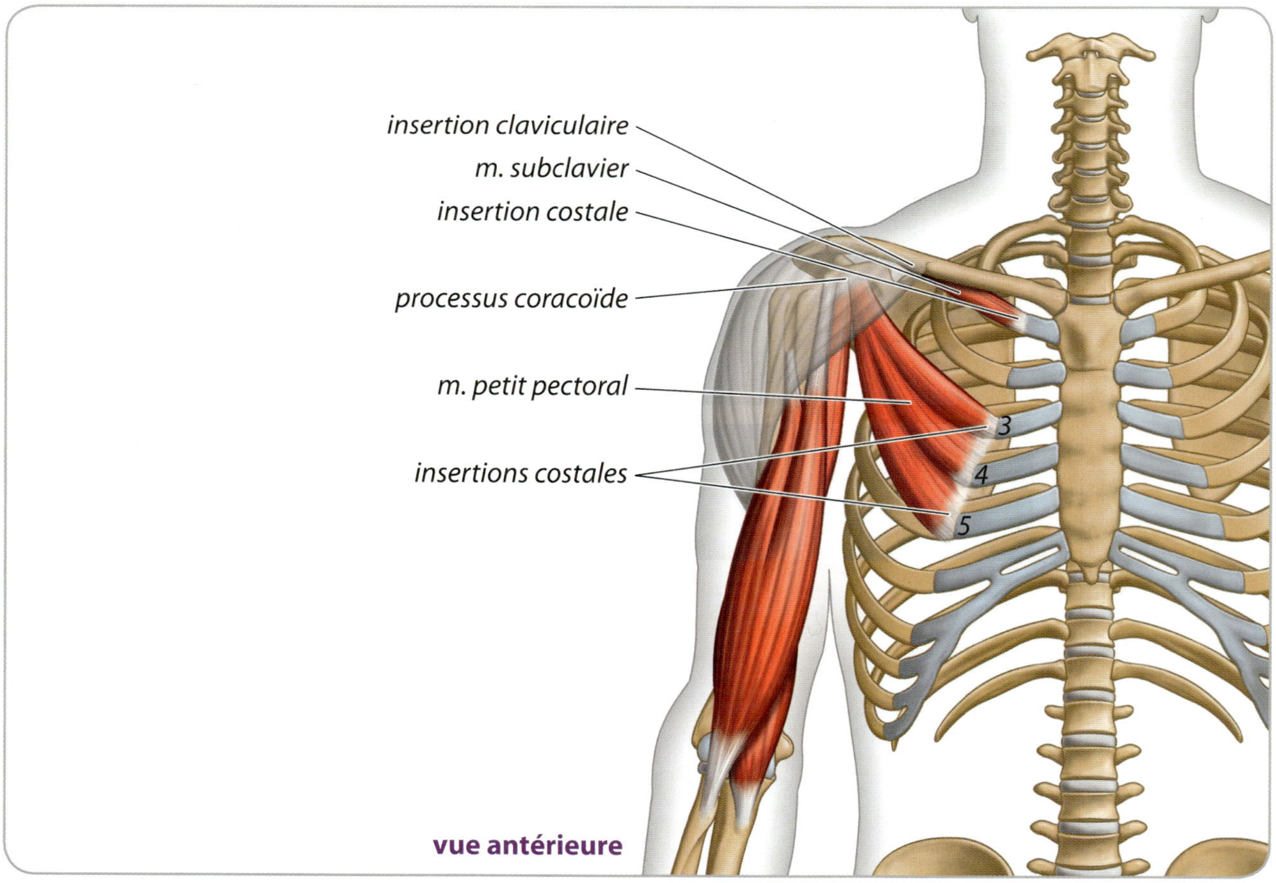

figure 2b-9 : muscles petit pectoral et subclavier

▸ Muscle grand pectoral

- **Origine** : épais et triangulaire, il est constitué de trois faisceaux :
  - ***claviculaire***, inséré sur les deux tiers médiaux de la face antérieure de la clavicule,
  - ***sterno-costal*** inséré sur la face antérieure du manubrium sternal, du corps du sternum et des six 1ers cartilages costaux,
  - ***abdominal***, inséré sur la gaine du muscle droit de l'abdomen.
- **Trajet** : les trois faisceaux convergent latéralement.
- **Terminaison** : par un tendon en forme de « U » sur la crête du tubercule majeur de l'humérus.
- **Innervation** : les nerfs pectoraux latéral (nm C5-C7) et médial (nm C8-T1), branches collatérales du plexus brachial.
- **Fonction** : adduction et rotation médiale du bras. Il est élévateur du thorax si le point fixe est sur l'humérus.

▸ Muscle petit pectoral

- **Origine** : aplati et triangulaire, il est constitué de 3 digitations qui s'insèrent chacune par un tendon sur les côtes 3 à 5.
- **Trajet** : les trois digitations convergent vers le haut et latéralement en une lame musculaire.
- **Terminaison** : sur la portion horizontale du processus coracoïde de la scapula.
- **Innervation** : les nerfs pectoraux latéral (nm C5-C7) et médial (nm C8-T1), branches collatérales du plexus brachial.
- **Fonction** : muscle abaisseur de l'épaule si le point fixe est sur l'humérus. Muscle élévateur des côtes et inspirateur si le point fixe est sur la scapula.

▸ Muscle subclavier

- **Origine** : court, il s'insère sur la 1re côte et le 1er cartilage costal.
- **Trajet** : oblique vers le haut et en dehors.
- **Terminaison** : sur la face inférieure de la clavicule (1/3 latéral).
- **Innervation** : le nerf subclavier (branche collatérale du plexus brachial, nm C5-C6).
- **Fonction** : muscle abaisseur de la clavicule.

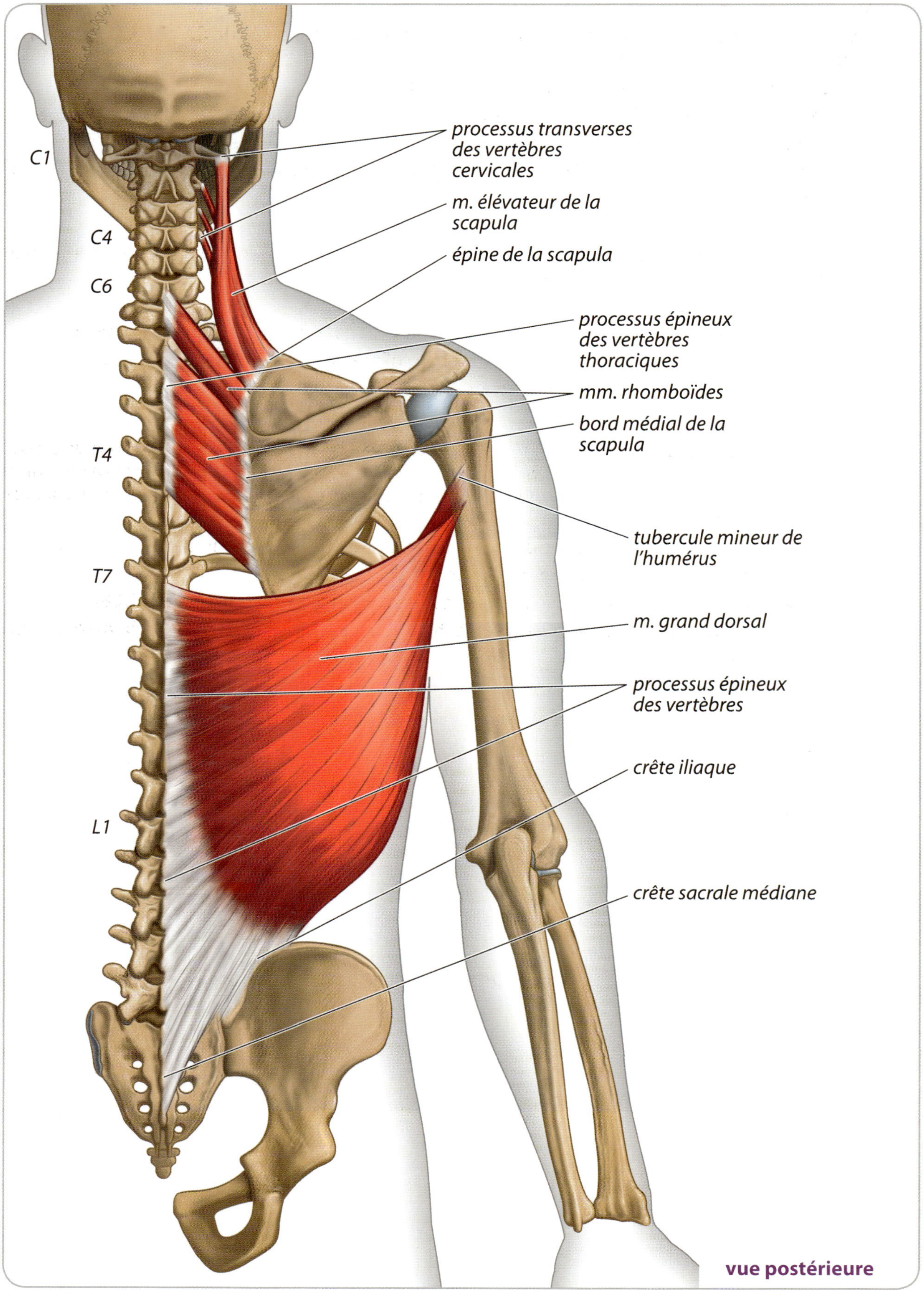
C1
C4
C6
T4
T7
L1
processus transverses des vertèbres cervicales
m. élévateur de la scapula
épine de la scapula
processus épineux des vertèbres thoraciques
mm. rhomboïdes
bord médial de la scapula
tubercule mineur de l'humérus
m. grand dorsal
processus épineux des vertèbres
crête iliaque
crête sacrale médiane
vue postérieure

figure 2b-10

Muscles petit et grand rhomboïde

- **Origine** : aplatis et quadrilatères, ils s'insèrent sur les processus épineux de C6 à T4 et les ligaments interépineux correspondants.
- **Trajet** : leurs fibres se dirigent en bas et latéralement.
- **Terminaison** : sur le bord médial de la scapula.
- **Innervation** : le nerf dorsal de la scapula (branche collatérale du plexus brachial, nm C5).
- **Fonction** : muscles adducteurs et élévateurs de la scapula ainsi que fixateurs de la scapula contre le thorax.

Muscle élévateur de la scapula

- **Origine** : il s'insère par quatre tendons sur les tubercules dorsaux des processus transverses des quatre premières vertèbres cervicales.
- **Trajet** : oblique en caudal et latéral.
- **Terminaison** : au bord médial de la scapula au dessus de l'origine de l'épine de la scapula.
- **Innervation** : le nerf dorsal de la scapula (branche collatérale du plexus brachial, nm C5).
- **Fonction** : élévation, rotation médiale et adduction de la scapula.

Muscle grand dorsal

- **Origine** : large, aplati et triangulaire, il s'insère par l'intermédiaire de l'aponévrose thoraco-lombaire sur les processus épineux de T7 à L5 et les ligaments interépineux correspondants, sur la crête sacrale médiane et le tiers postérieur de la crête iliaque, et par quatre languettes musculaires sur les quatre dernières côtes.
- **Trajet** : ses fibres convergent vers le creux de l'aisselle et forment un tendon aplati.
- **Terminaison** : sur le tubercule mineur de l'humérus.
- **Innervation** : le nerf thoraco-dorsal (branche collatérale du plexus brachial, nm C6-C8).
- **Fonction** : adduction et rotation médiale du bras. Quand le point fixe est sur l'humérus, il est élévateur du bassin.

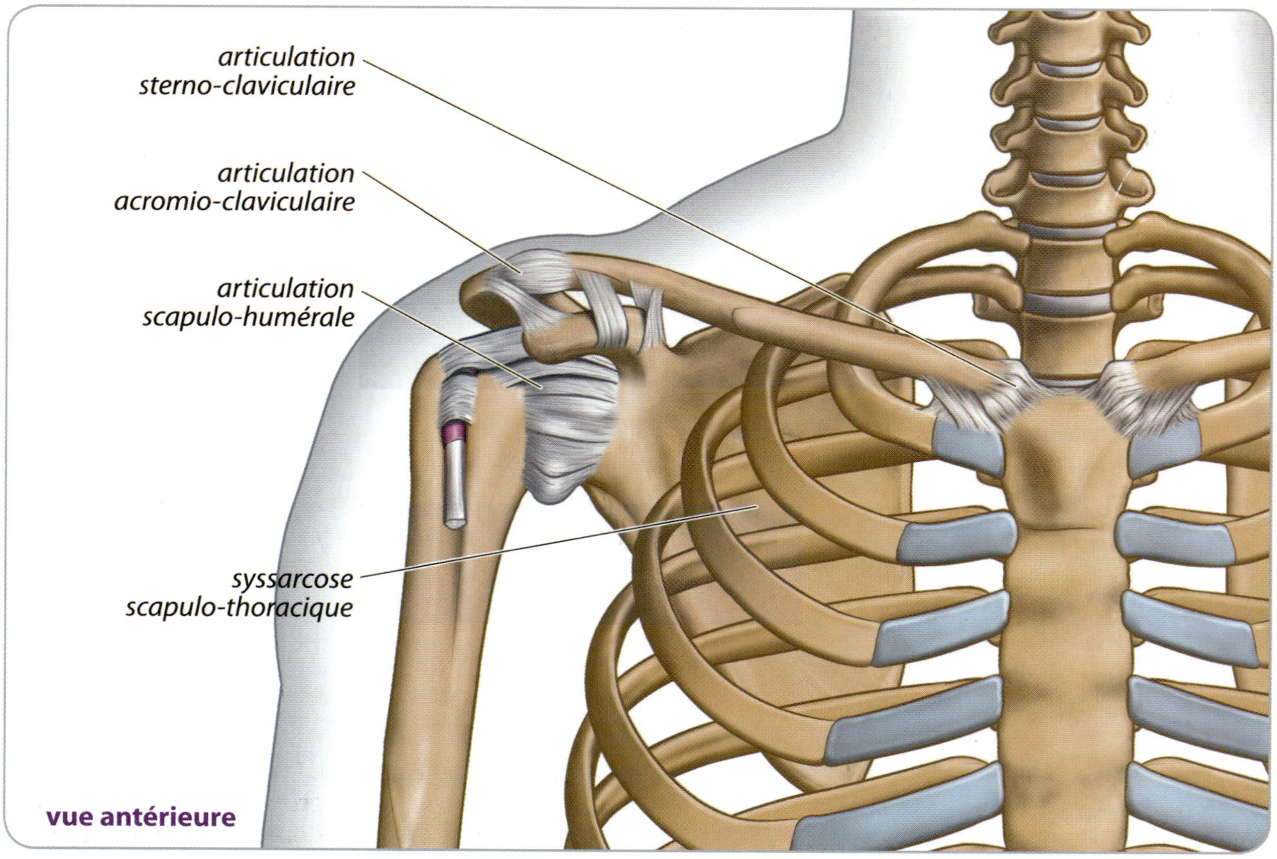

figure 2b-11 : articulations de la ceinture scapulaire

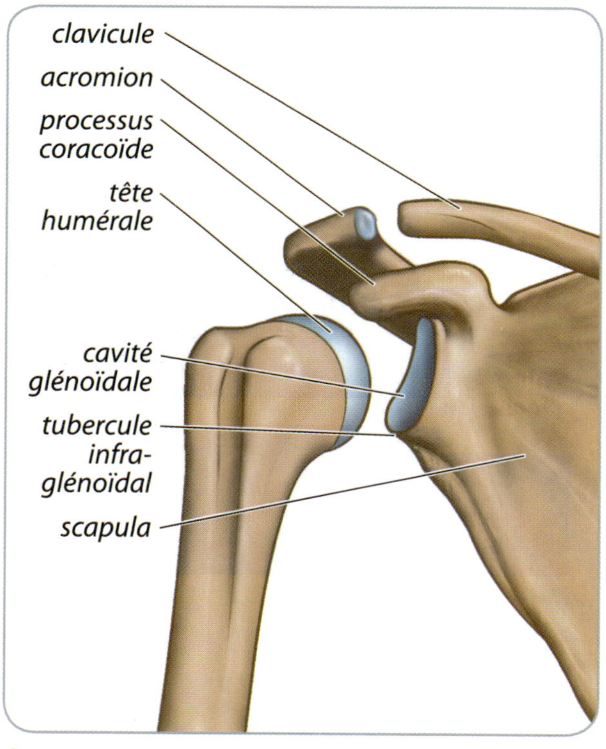

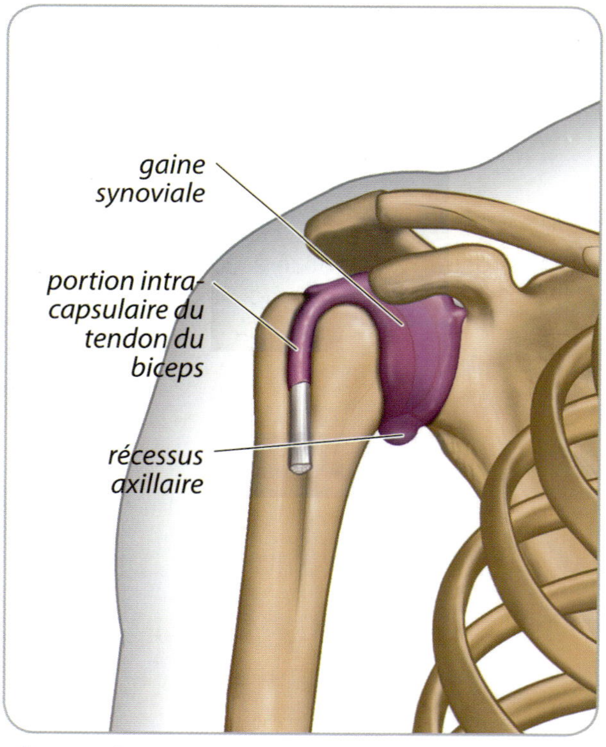

figure 2b-12 : cartilages et capsule de l'articulation scapulo-humérale

Arthrologie de la ceinture du membre supérieur

Le complexe articulaire de la ceinture scapulaire comprend 4 articulations :

▶ **3 articulations synoviales** : la sterno-costo-claviculaire, l'acromio-claviculaire, et la scapulo-humérale.

▶ **1 syssarcose scapulo-thoracique**, qui permet le glissement de la scapula sur le thorax.

Toutes ces articulations ont pour fonction d'offrir au membre supérieur une grande mobilité permettant d'utiliser la main dans toutes les directions.

Articulation scapulo-humérale

Type :

▶ **Articulation synoviale sphéroïde**. Elle est la plus mobile du corps et possède 3 degrés de liberté :
- **abduction** (60°, 180° en mobilisant la ceinture scapulaire)/adduction (30°),
- **flexion** (60°, 180° en mobilisant la ceinture scapulaire)/extension (30°),
- **rotation latérale** (40°)/médiale (120°).

La combinaison des 2 premiers degrés de liberté s'appelle la circumduction.

Surfaces articulaires :

▶ **Cavité glénoïdale :** peu excavée (1/6 de sphère creuse), au contour piriforme, située à l'angle latéral de la scapula. Elle est orientée vers le dehors, l'avant et légèrement vers le haut. Au centre un tubercule glénoïdien est saillant. L'incisure glénoïdale est une dépression du bord antérieur. Au pôle supérieur et au pôle inférieur sont situés respectivement un tubercule supraglénoïdal et un tubercule infraglénoïda .

▶ **Labrum glénoïdal (cf. *supra*) :** anneau fibrocartilagineux complet inséré sur le pourtour de la cavité glénoïdale, qui augmente la concavité articulaire et la congruence.

▶ **Tête humérale :** 1/3 de sphère, d'environ 30 mm de rayon. Elle est orientée vers le haut, le dedans et l'arrière. Elle est portée par un col huméral très court (col anatomique). L'axe de la tête humérale est orienté par rapport à la diaphyse :
- angle de déclinaison = 45° par rapport à l'horizontale,
- angle d'inclinaison = 135° et correspond à l'angle entre le col et la diaphyse,
- angle de rétroversion = 20°.

Moyens d'unions :

▶ **La capsule :** elle s'insère du côté scapulaire sur le pourtour de la cavité glénoïdale et le labrum glénoïdal et du coté huméral sur le col anatomique de l'humérus. Lâche, elle forme du côté médial des replis (frenula capsulae) lorsque le bras pend le long du corps. La synoviale tapisse la face axiale de la capsule, se fixe sur le labrum glenoïdal et envoie une expansion qui engaine la portion intra-capsulaire du tendon de la longue portion du biceps brachial.

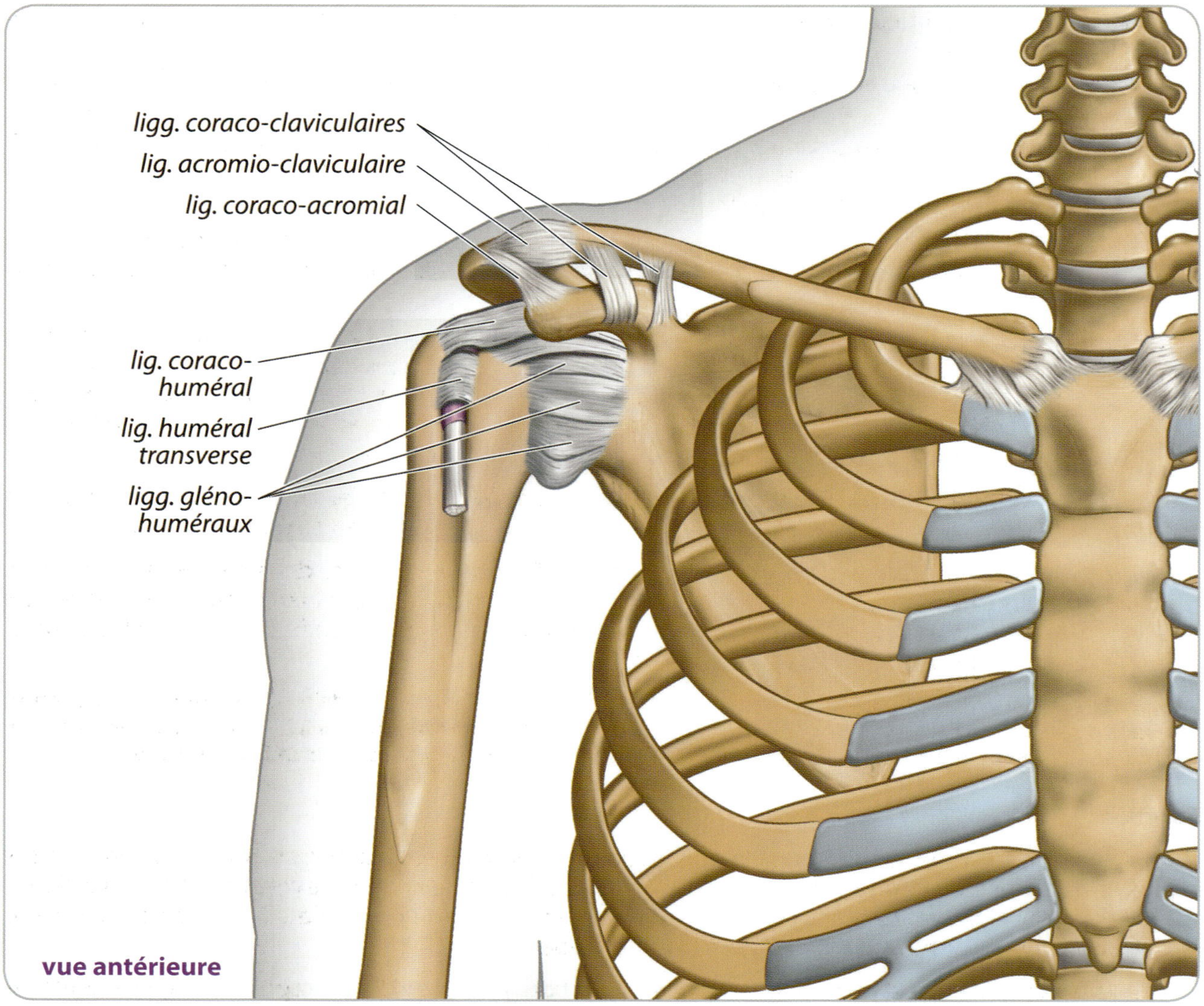

figure 2b-13 ligaments des articulations scapulo-humérale et acromio-claviculaire

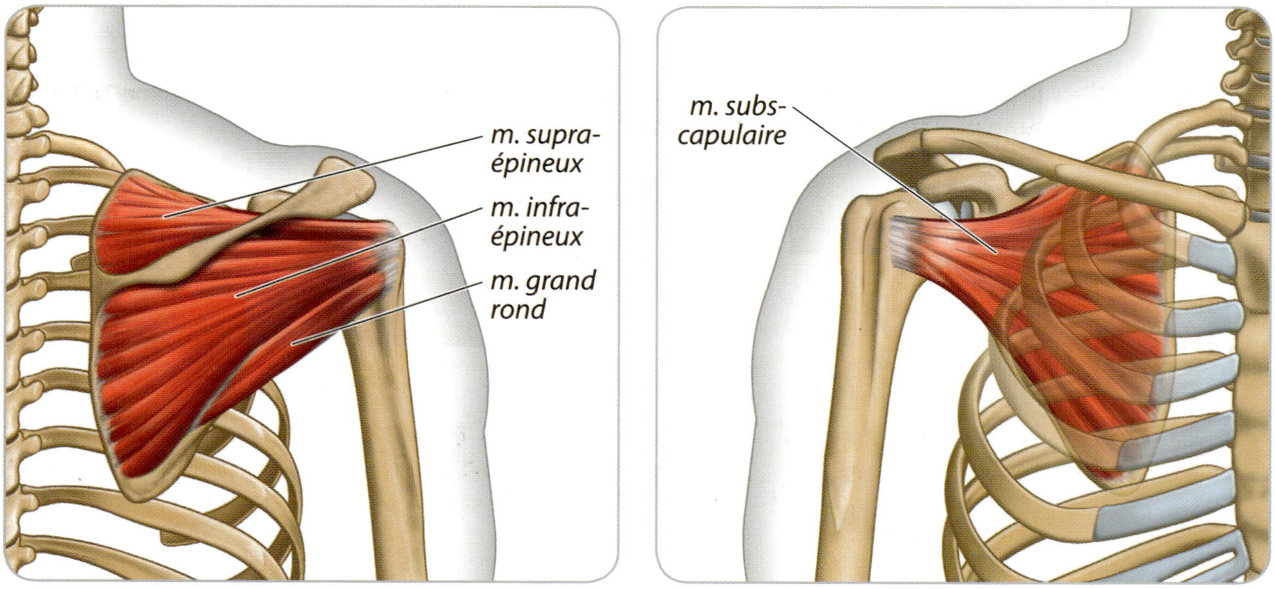

figure 2b-14 : coiffe des rotateurs

▶ **Les ligaments gléno-huméraux** renforcent en avant et en bas la capsule articulaire, en formant un Z. Ils limitent la rotation latérale :

- ***le ligament gléno-huméral supérieur*** est tendu entre la partie supérieure du col de la scapula et du labrum du coté scapulaire et le tubercule majeur et le col anatomique du coté huméral. Il longe la face profonde du tendon de la longue portion du biceps dans sa portion articulaire. Avec le ligament coraco-huméral il constitue un véritable pilier interne au niveau de la partie supérieure et médiale du sillon intertuberculaire, s'opposant à la luxation interne du long biceps,
- ***le ligament gléno-huméral moyen*** situé au-dessous du précédent a un rôle plus secondaire dans la stabilité de l'épaule. Il est tendu entre le col de la scapula, et le tubercule mineur et le col anatomique du coté huméral,
- ***le ligament gléno-huméral inférieur*** est l'élément le plus important car il assure la stabilité antérieure de l'épaule. Il forme un « hamac » inférieur et antérieur tendu entre la partie antérieure et inférieure du col chirurgical de l'humérus (sous le tubercule mineur) et la partie inférieure et antérieure du labrum glénoïdal (entre 5h et 3h sur un cadran horaire). La désinsertion du labrum glénoïdal et du ligament gléno-huméral inférieur crée la lésion responsable de l'instabilité antérieure de l'épaule.

▶ **Le ligament coraco-huméral :** il naît du processus coracoïde et s'élargit devant la capsule pour constituer 2 faisceaux se terminant respectivement sur le tubercule mineur et le tubercule majeur de l'humérus.

▶ **Les tendons des muscles de la coiffe des rotateurs** : ils adhèrent à la face dorsale de la capsule et leur action concertée mobilise fermement la tête de l'humérus dans la cavité glénoïde. Le muscle supra-épineux empêche le déplacement de la tête de l'humérus vers le haut, vers l'avant et l'arrière. Le muscle infra-épineux et le petit rond empêchent les déplacements vers l'arrière.

La douleur à l'épaule du lanceur ou du passeur est caractérisée par une fragilisation de cet ensemble tendineux. Lancer requiert une extension, une abduction et une rotation externe du bras immédiatement suivie par une adduction forcée et une rotation interne. Les muscles foncièrement utilisés dans ce mouvement sont ceux de la coiffe des rotateurs.

Fonction :

▶ La caractéristique constitutionnelle de l'articulation scapulo-humérale est la mauvaise congruence de ses surfaces articulaires. La surface de la tête humérale est 2 à 3 fois plus étendue que celle de la cavité glénoïdale. De plus, la faible concavité de la glène fait que les surfaces sont peu emboîtées. Du point de vue osseux, l'articulation est donc très mobile mais aussi très vulnérable.

▶ La faible congruence est compensée en partie par : le bourrelet glénoïdien, la capsule, les ligaments gléno-huméraux et la coaptation musculaire pour les travaux de force. L'adduction est la position de verrouillage.

Articulation acromio-claviculaire

Type :

▶ **Articulation synoviale plane**. Les surfaces planes ne permettent que des mouvements de glissement, avec une mobilité réduite (2 degrés de liberté).

Surfaces articulaires :

▶ Surface acromiale de la clavicule, surface claviculaire de l'acromion, et le disque articulaire.

Moyens d'union :

▶ **Une capsule articulaire**.

▶ **Un ligament acromio-claviculaire** : sur la face supérieure de la capsule, qui constitue le plan de solidité.

▶ **Deux ligaments coraco-claviculaires (trapézoïde et conoïde)** : ils sont extrinsèques (= non capsulaires) et tendus entre la base de la portion horizontale du processus coracoïde et la face inférieure de la clavicule (1/3 latéral). Le ligament trapézoïde, latéral, est tendu dans le plan sagittal et le conoïde, plus médian dans le plan frontal.

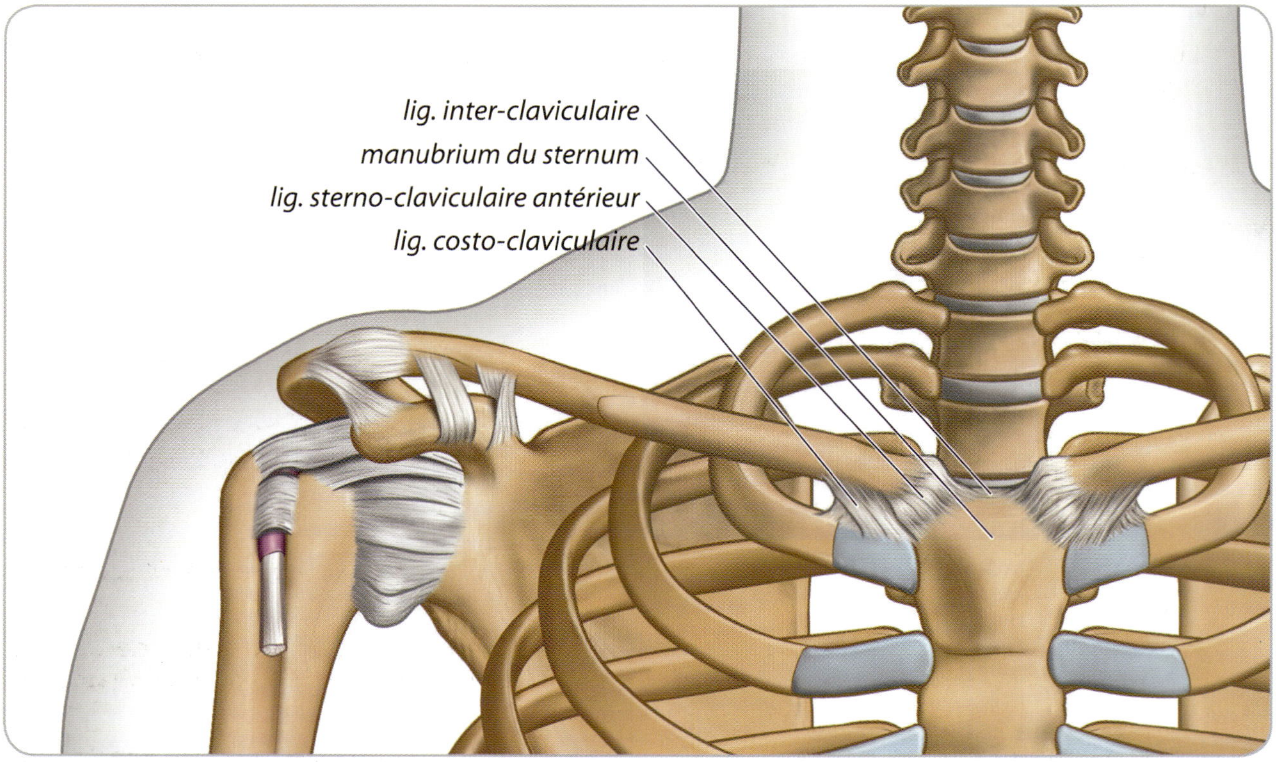

figure 2b-15 : articulationsterno-costo-claviculaire

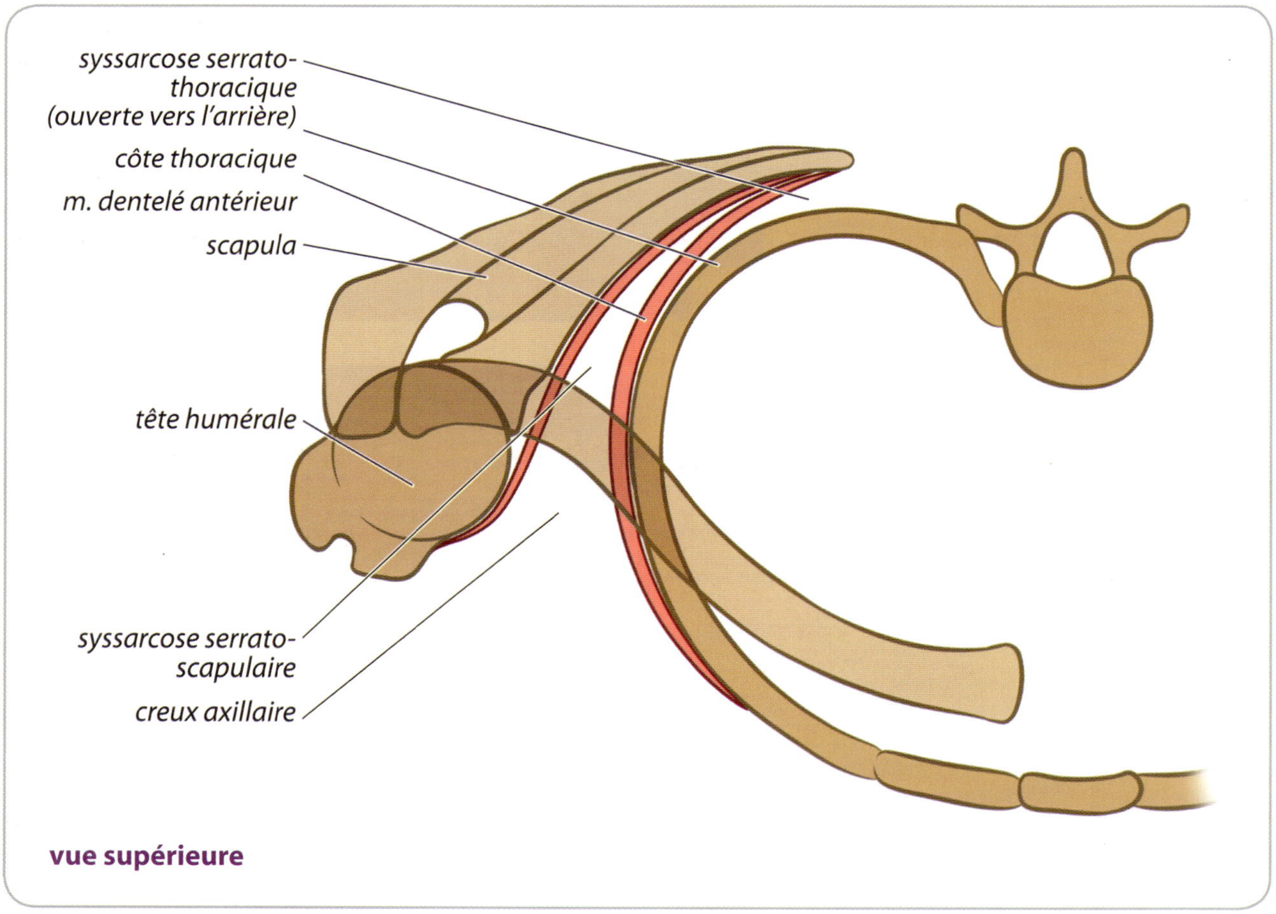

figure 2b-16 : articulation scapulo-thoracique

Fonction :

- Deux degrés de liberté : abduction et antépulsion. Mouvements de faible amplitude : l'angle entre clavicule et scapula varie peu.

Articulation sterno-costo-claviculaire

Type :

- Articulation synoviale en selle.

Surfaces articulaires :

- Extrémité médiale de la clavicule, convexe.
- Incisure claviculaire du manubrium sternal et du 1er cartilage costal, concaves et perpendiculaires à la surface articulaire claviculaire. Un disque articulaire augmente la surface de l'incisure claviculaire.

Moyens d'union :

- **La capsule articulaire** : le rôle de la capsule articulaire est de limiter le déplacement médial et supérieur de la clavicule.
- **Les ligaments sterno-claviculaires antérieur et postérieur** : le ligament sterno-claviculaire antérieur est la structure la plus épaisse et la plus résistante. Il maintient l'épaule en position «haute» et lutte contre l'abaissement du bord médial de la clavicule.
- **Le ligament interclaviculaire** : il relie les extrémités médiales des 2 clavicules, au bord supérieur du sternum, au niveau de leur capsule articulaire. Cette structure ligamentaire semble intervenir dans le maintien de l'épaule en position « haute ».
- **Le ligament costo-claviculaire** : structure courte et résistante, il est formé de deux faisceaux, l'un antérieur et l'autre postérieur. Il s'attache en bas au niveau de la jonction costo-chondrale et en haut au niveau du bord inféro-médial de la clavicule. Les 2 faisceaux ont une forme hélicoïdale stabilisant la clavicule lors de sa rotation et de son élévation.
- **Le muscle subclavier** est stabilisateur de cette articulation.

Fonction :

- Mobile (3 degrés de liberté) : élévation - abaissement (35°), antépulsion - rétropulsion (50°), rotation (30°).
- Point d'amarrage de la ceinture scapulaire.

Articulation scapulo-thoracique

Entre le thorax et la scapula, il existe deux espaces celluleux disposés de part et d'autre du muscle grand dentelé :

- **une syssarcose serrato-scapulaire**, qui est ouverte en avant vers le creux axillaire,
- **une syssarcose serrato-thoracique**, qui est ouverte en arrière.

Grâce à ces espaces, la scapula se déplace sur le thorax comme une articulation à trois degrés de liberté :

- abduction - adduction,
- rotation latérale - rotation médiale,
- élévation et abaissement de la scapula.

Ces mouvements amplifient en les multipliant par deux les amplitudes de l'articulation scapulo-humérale. L'abduction passe de 90° à 160°.

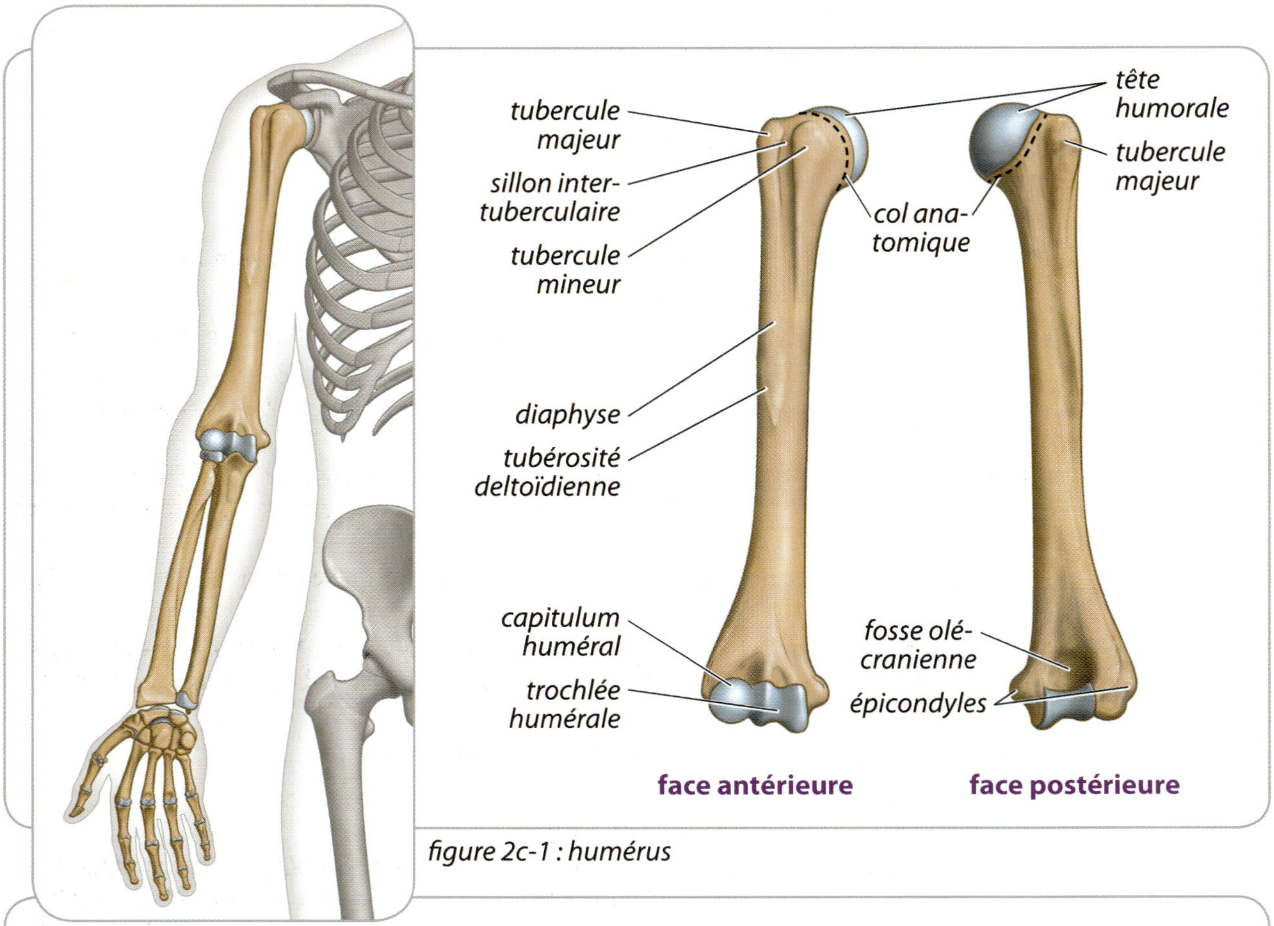

figure 2c-1 : humérus

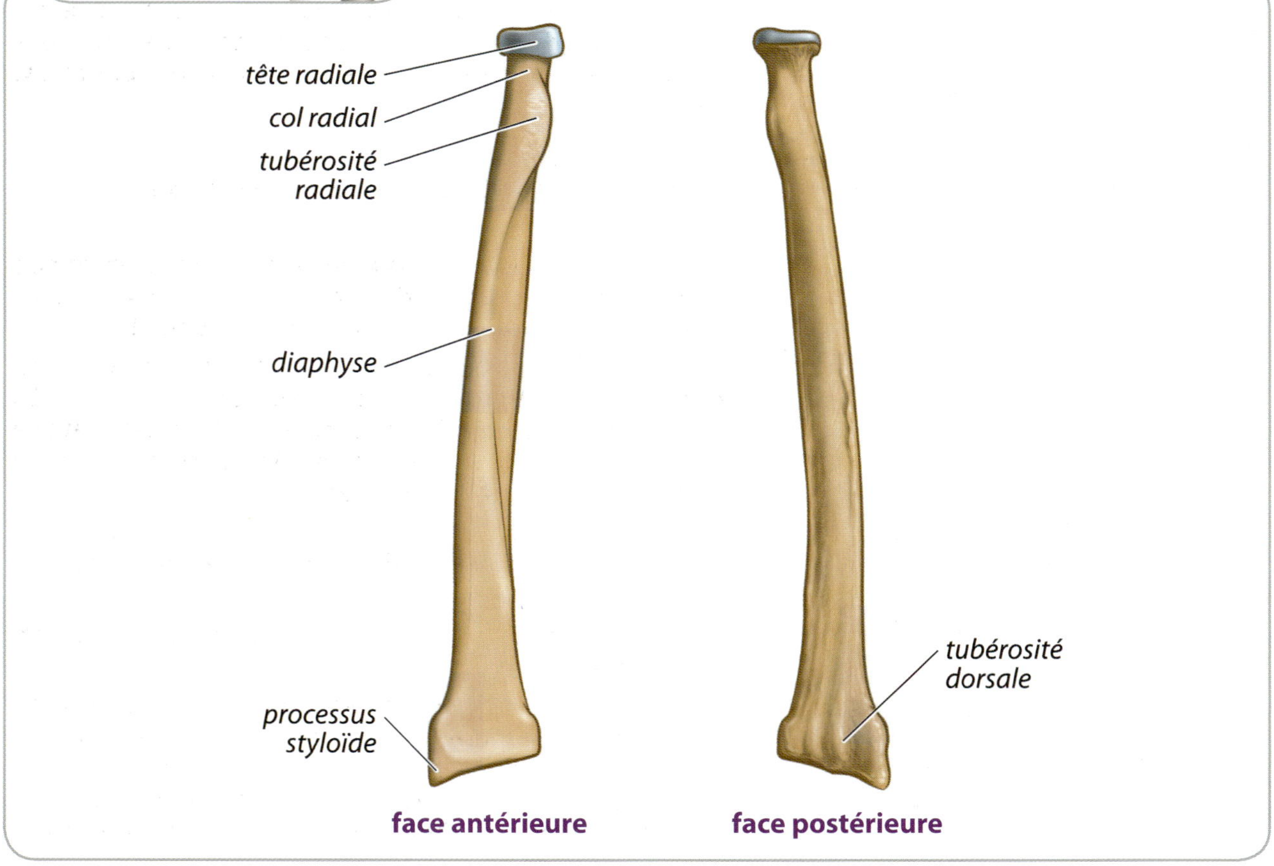

figure 2c-2 : radius

MEMBRE SUPÉRIEUR

Ostéologie du membre supérieur

▶ Humérus

- **Définition** : os long constitué d'une diaphyse et de deux épiphyses, proximale et distale.
- **Morphologie** :
  - *la diaphyse* est presque rectiligne, cylindrique en haut et prismatique triangulaire en bas,
  - *l'épiphyse proximale* est constituée du col chirurgical, de la tête humérale, du col anatomique, et des tubercules majeur et mineur, séparés par le sillon intertuberculaire. Le col chirurgical sépare l'épiphyse proximale et la diaphyse,
  - *la tête humérale* est une saillie articulaire, correspondant au tiers d'une sphère de 30 mm de rayon, orientée médialement et en haut. Le col anatomique sépare la tête humérale des tubercules,
  - *le tubercule majeur* est une grosse saillie latérale et *le tubercule mineur*, une petite saillie antérieure,
  - *l'épiphyse distale*, aplatie d'avant en arrière, est constituée du condyle huméral et des condyles médial et latéral. L'épicondyle médial est plus volumineux que le latéral. Le condyle huméral est composé de 3 pièces juxtaposées :
    - le capitulum huméral, latéral, saillie semi-sphérique antérieure,
    - la zone capitulo-trochléaire, intermédiaire,
    - la trochlée humérale, médiale, en forme de poulie.
- **Fonction** : la tête humérale s'articule avec la cavité glénoïdale de la scapula pour constituer l'articulation de l'épaule. Le capitulum huméral s'articule avec la tête radiale, et la trochlée humérale avec l'incisure trochléaire de l'ulna, pour constituer l'articulation du coude. Juste au-dessus du condyle huméral, il existe sur la face antérieure une fosse radiale, latérale, et une fosse coronoïdienne, médiale, et sur la face postérieure une fosse olécrânienne. Ces fosses permettent la flexion et l'extension complètes du coude.

▶ Radius

- **Définition** : os long constitué d'une diaphyse et de deux épiphyses, proximale et distale.
- **Morphologie** :
  - *la diaphyse* est incurvée (courbure à concavité médiale dans le plan frontal) et prismatique triangulaire (3 bords et 3 faces). La courbure est dite « pronatrice » et permet les mouvements de pronosupination. La diaphyse augmente progressivement de volume de haut en bas,
  - *l'épiphyse proximale* est constituée de la tête radiale en haut, en segment de cylindre, puis du col radial, portion rétrécie, et enfin de la tubérosité radiale, saillie antéro-médiale. La circonférence articulaire du radius est la surface articulaire périphérique de la tête radiale s'articulant avec le ligament annulaire du radius et l'incisure radiale de l'ulna. La fossette radiale est la face supérieure de la tête radiale destinée au capitulum huméral,
  - *la tubérosité radiale* se prolonge par une crête qui constitue le bord antérieur de la diaphyse. La face latérale du radius se prolonge au niveau de l'épiphyse distale par le processus styloïde du radius, qui est une saillie osseuse pyramidale,
  - *l'épiphyse distale* est donc plus volumineuse, et de forme quadrangulaire. Sa face inférieure ou surface articulaire carpienne est triangulaire.
- **Fonction** : le radius est uni à l'ulna par l'articulation radio-ulnaire, proximale et distale, la corde oblique (puissant ligament) et la membrane interosseuse antébrachiale. Il permet ainsi les mouvements de pronosupination. La tête radiale s'articule avec le capitulum huméral et avec l'incisure radiale de l'ulna et fait partie de l'articulation du coude. La face inférieure de l'épiphyse distale s'articule avec le scaphoïde et l'os lunatum pour constituer l'articulation radio-carpienne.

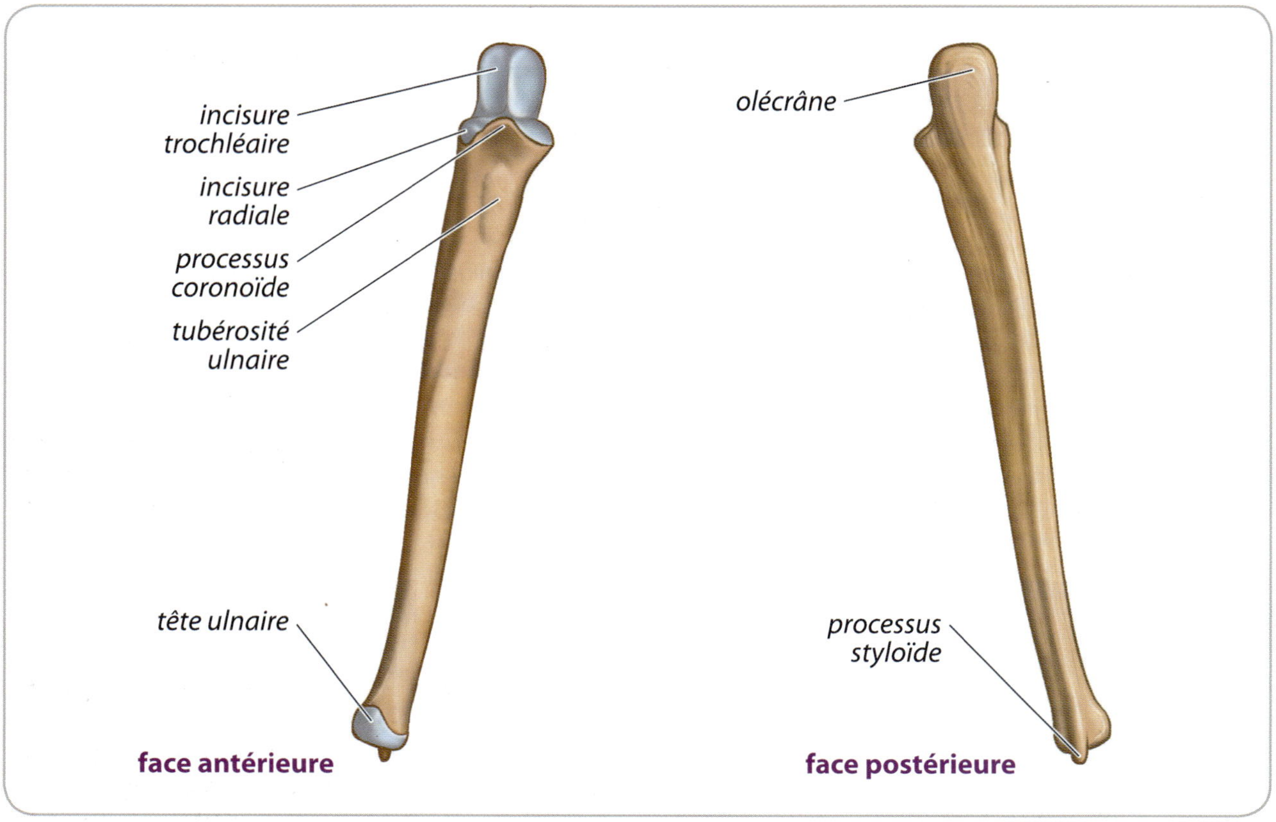

figure 2c-3 : ulna

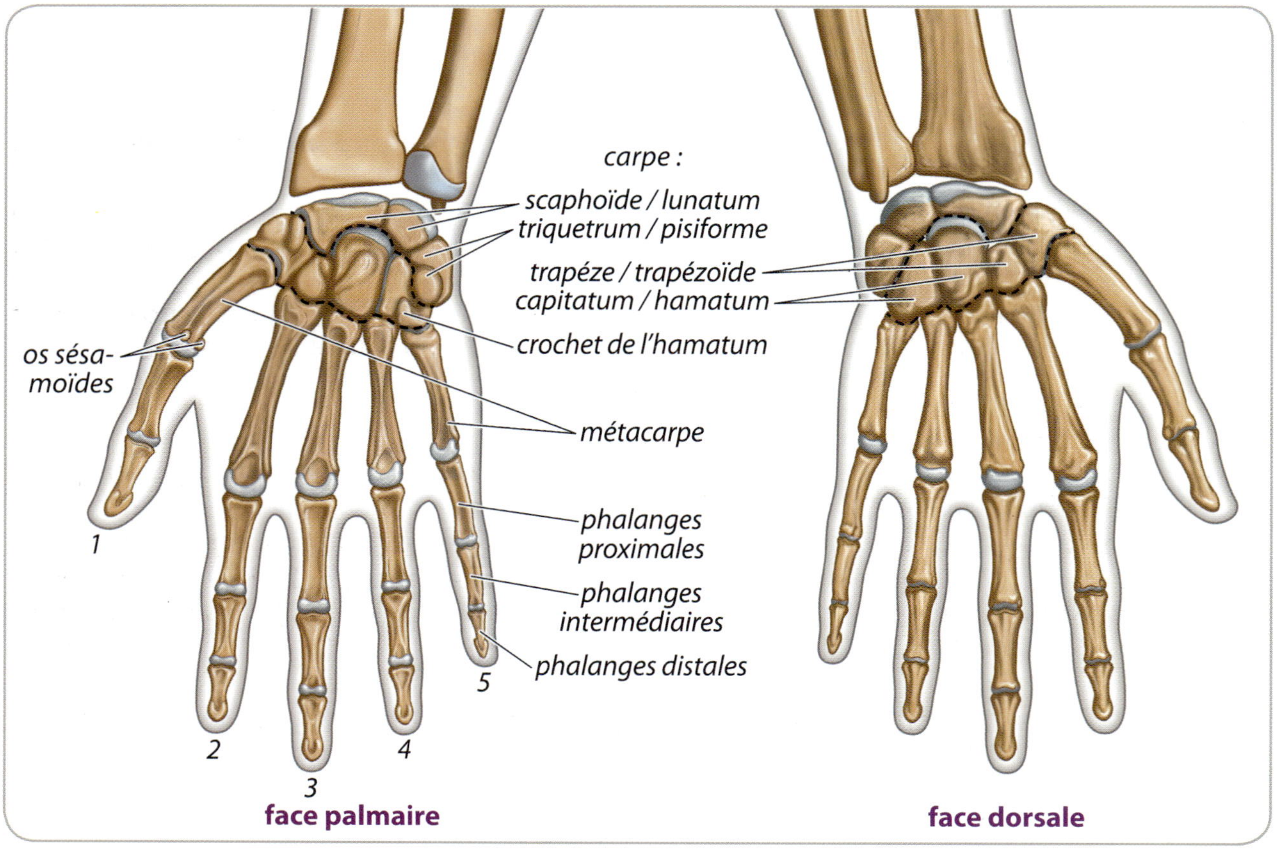

figure 2c-4 : os de la main

▶ Ulna

- **Définition** : os long constitué d'une diaphyse et de deux épiphyses, proximale et distale.
- **Morphologie** :
  - *la diaphyse* est incurvée et prismatique triangulaire. Elle augmente progressivement de volume de bas en haut,
  - *l'épiphyse proximale* est volumineuse, constituée de l'olécrâne, saillie verticale et supérieure, et du processus coronoïde, saillie horizontale et antérieure,
  - *l'olécrâne* et le processus coronoïde circonscrivent l'incisure trochléaire. Sur la face latérale de l'épiphyse proximale, il existe une incisure radiale destinée à la tête radiale,
  - *l'épiphyse distale* comprend la tête ulnaire, latérale et arrondie, et le processus styloïde ulnaire, saillie conique et antéro-médiale. La circonférence articulaire de l'ulna est la surface articulaire convexe de la face latérale de la tête de l'ulna.
- **Fonction** : l'ulna est uni au radius par l'articulation radio-ulnaire, proximale et distale, la corde oblique (puissant ligament) et la membrane interosseuse antébrachiale. Il permet ainsi les mouvements de pronosupination. L'incisure trochléaire s'articule avec la trochlée humérale et fait partie de l'articulation du coude.

▶ Le carpe

- **Définition** : ensemble de huit os de la main.
- **Morphologie** : les os du carpe sont des os courts, groupés en deux rangées, proximale et distale. La rangée proximale comprend de dehors en dedans les os scaphoïde, lunatum, triquétrum et pisiforme. La rangée distale comprend de dehors en dedans les os trapèze, trapézoïde, capitatum et hamatum. Le carpe présente une face antérieure concave, qui forme le sillon carpien. Sur les bords du sillon, s'insère le rétinaculum des fléchisseurs qui délimite le canal carpien. Les tendons fléchisseurs des doigts glissent dans le canal carpien.
- **Fonction** : la rangée proximale est unie au radius et au cubitus et la rangée distale aux os du métacarpe. Les os du carpe constituent une chaîne articulaire dont la cohérence assure l'harmonie fonctionnelle de la main.

▶ Le métacarpe

- **Définition** : ensemble de cinq os de la main, situés entre les os du carpe et les phalanges. Appelés métacarpiens, ils sont numérotés de I à V en allant du pouce vers le petit doigt.
- **Morphologie** : les métacarpiens sont des os longs, présentant chacun un corps, une extrémité proximale ou base, et une extrémité distale ou tête. Le corps est prismatique triangulaire. La base est cuboïde. La tête est aplatie transversalement et constitue la saillie osseuse du poing.
- **Fonction** : ils s'articulent en haut avec les os de la rangée distale du carpe et en bas avec les premières phalanges des doigts. Ils constituent le squelette de la paume de la main.

▶ Les phalanges

- **Définition** : les doigts, sauf le pouce, possèdent trois phalanges, proximale, intermédiaire et distale. Le pouce en a seulement deux, proximale et distale.
- **Morphologie** : chaque phalange est un os long constitué d'un corps, d'une base et d'une tête. Les phalanges ont une base présentant une cavité glénoïdale articulaire. Les phalanges proximale et intermédiaire ont une tête présentant une surface articulaire qui s'étend sur la face palmaire. La phalange distale a un corps court et aplati, et une tête non articulaire, répondant à la pulpe du doigt.
- **Fonction** : les phalanges proximales s'articulent avec les têtes des métacarpiens. Les phalanges constituent le squelette des doigts.

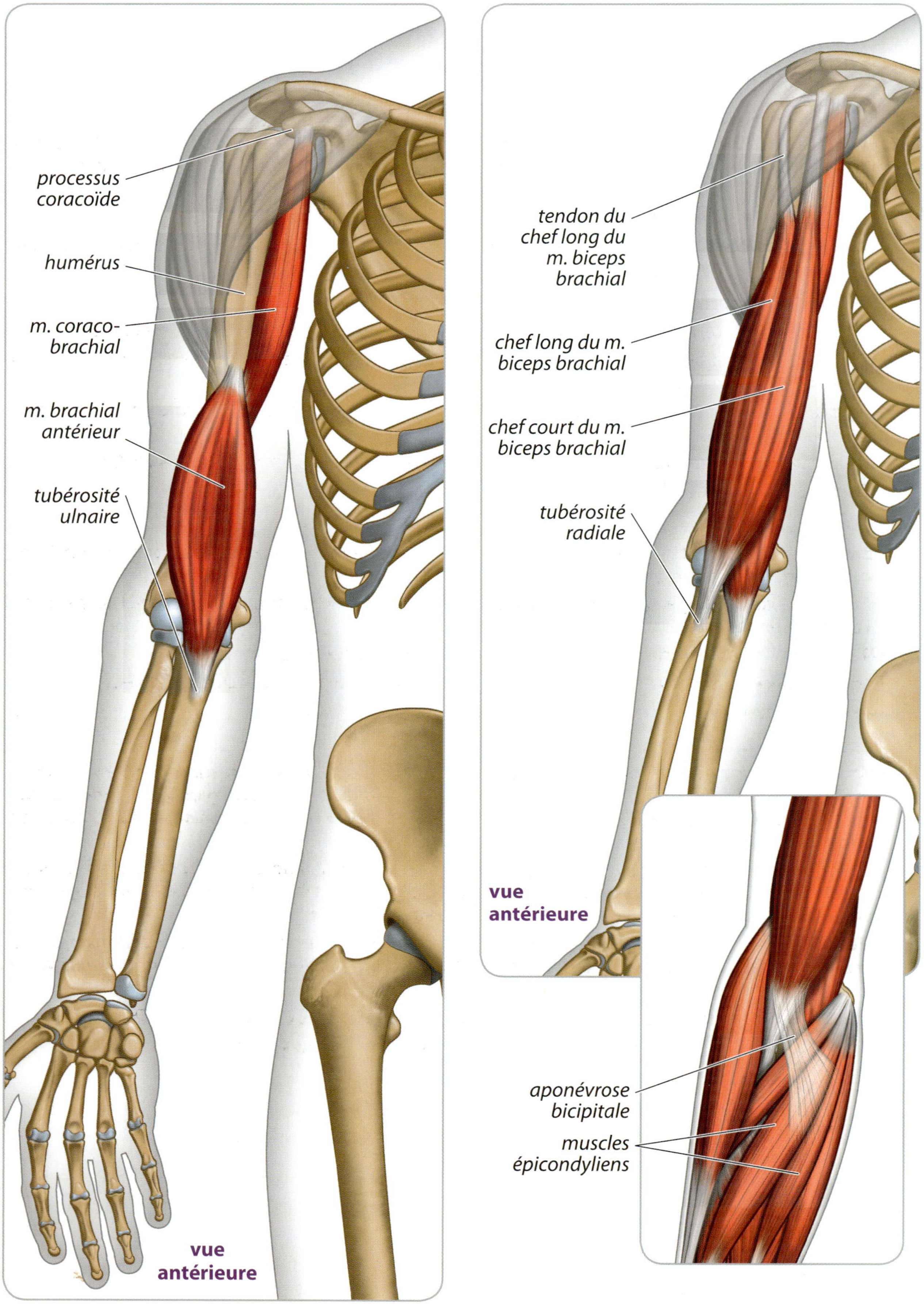

figure 2c-5 : muscles de la loge brachiale antérieure

Myologie du membre supérieur

Muscles du bras

Les muscles du bras sont recouverts par le fascia brachial. Ils sont délimités en 2 loges par le septum intermusculaire médial du bras tendu entre le bord médial de l'humérus et le fascia brachial et par le septum intermusculaire latéral du bras tendu entre le bord latéral de l'humérus et le fascia brachial.

Muscles de la loge brachiale antérieure :

La loge antérieure du bras est constituée de 2 plans musculaires. Le plan profond comprend le muscle coraco-brachial et le muscle brachial. Le plan superficiel comprend le muscle biceps brachial.

▶ Muscle coraco-brachial

- **Origine** : par un tendon sur le bord médial du sommet du processus coracoïde de la scapula.
- **Trajet** : allongé et aplati, il traverse la région axillaire puis pénètre dans le bras. Au milieu de son trajet, il est traversé par le nerf musculo-cutané.
- **Terminaison** : par un tendon court et aplati sur le tiers moyen de la face médiale de la diaphyse humérale.
- **Innervation** : le nerf musculo-cutané (branche terminale du plexus brachial, nm C6-C7).
- **Fonction** : flexion et adduction du bras.

▶ Muscle brachial

- **Origine** : moitié inférieure des faces médiale et latérale de l'humérus et sur les septums intermusculaires du bras.
- **Trajet** : muscle allongé, aplati et épais, ses fibres convergent et passent en avant de la capsule de l'articulation du coude.
- **Terminaison** : large tendon aplati sur la tubérosité ulnaire du processus coronoïde.
- **Innervation** : le nerf musculo-cutané (branche terminale du plexus brachial, nm C6-C7).
- **Fonction** : flexion de l'avant-bras sur le bras.

▶ Muscle biceps brachial

- **Origine** : fusiforme et allongé, il est épais et se divise dans sa portion supérieure en 2 chefs : long et court. Le chef long s'insère par un tendon sur le tubercule supraglénoïdal de la scapula et le bourrelet glénoïdal. Le chef court s'insère par un tendon sur le bord latéral du sommet du processus coracoïde de la scapula.
- **Trajet** : le chef long parcourt l'articulation de l'épaule dans la capsule articulaire, au-dessus de la tête humérale, et descend dans le sillon intertuberculaire où il est recouvert par le ligament huméral transverse. Les deux chefs se réunissent au tiers moyen du bras.
- **Terminaison** : au pli du coude par un fort tendon qui subit une torsion pour se fixer sur la moitié postérieure de la tubérosité du radius. Du bord médial et antérieur du tendon se détache l'aponévrose bicipitale.
- **Innervation** : le nerf musculo- cutané (branche terminale du plexus brachial, nm C5-C6).
- **Fonction** : flexion de l'avant-bras sur le bras et supination de l'avant-bras.

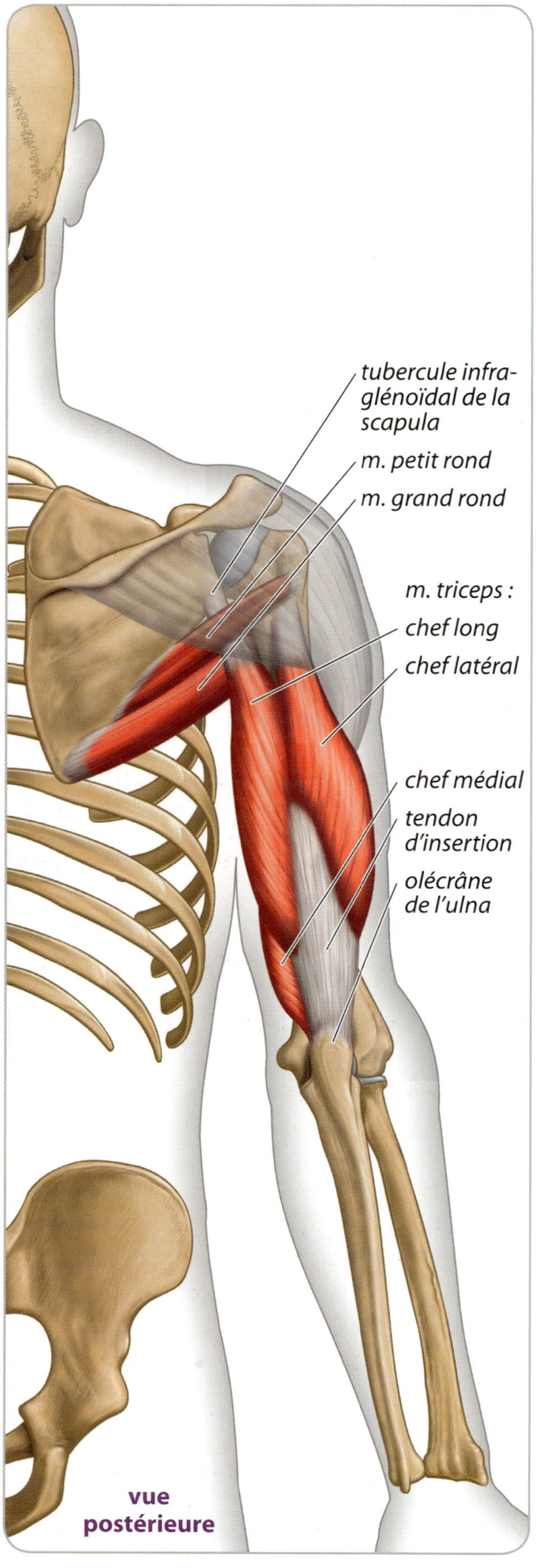

figure 2c-6 : muscle triceps brachial

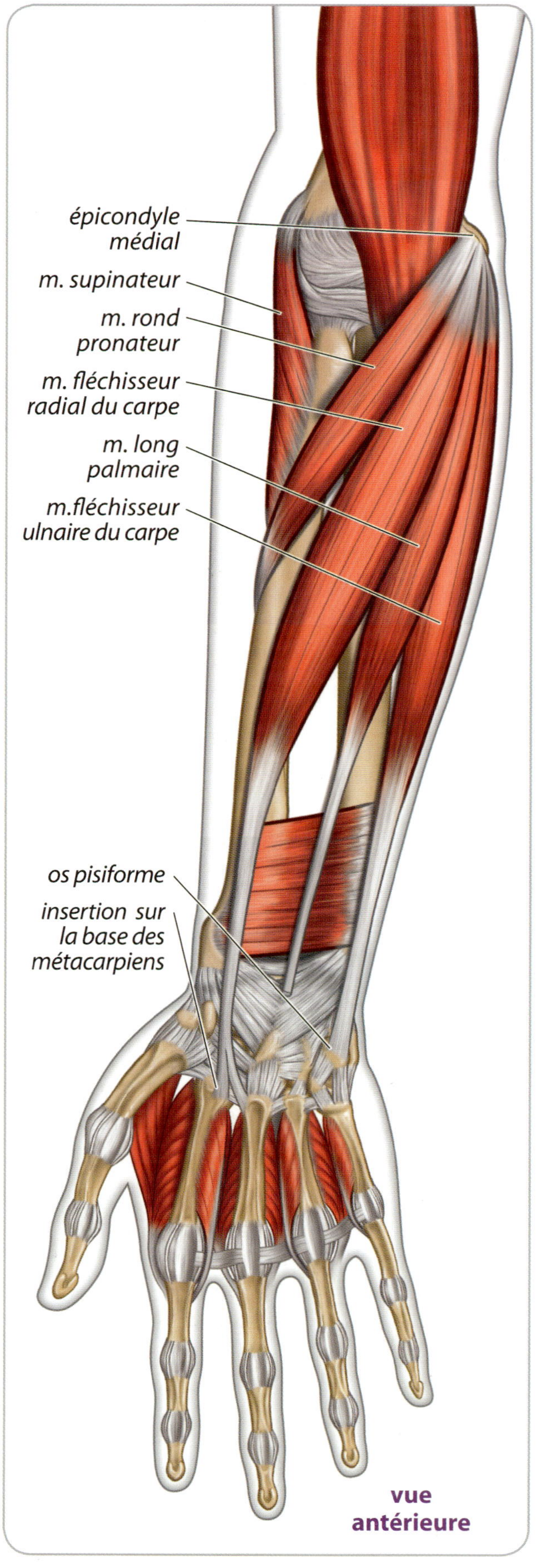

figure 2c-7 : muscles épicondyliens médiaux

Muscle de la loge brachiale postérieure :

▶ **Muscle triceps brachial**

- **Situation** : muscle de la région postérieure du bras, il s'étend de la scapula et de l'épiphyse proximale de l'humérus, à l'épiphyse proximale de l'ulna.
- **Origine** : fusiforme et épais, se divisant dans sa portion supérieure en 3 chefs : long, latéral et médial, qui s'insèrent respectivement sur le tubercule infraglénoïdal de la scapula et le bourrelet glénoïdal, sur la face postérieure de l'humérus en dehors du sillon du nerf radial et sur le septum musculaire médial du bras.
- **Trajet** : le chef long chemine sous la capsule articulaire gléno-humérale. Les 3 chefs se rejoignent pour former un tendon commun.
- **Terminaison** : par un tendon aplati, qui se dégage au milieu de la face postérieure du muscle et se fixe sur la partie postérieure de la face supérieure de l'olécrâne.
- **Innervation** : le nerf radial (branche terminale du plexus brachial, nm C7-C8).
- **Fonction** : extension de l'avant-bras, extension et adduction du bras par le chef long.

Muscles de l'avant-bras

Les muscles de l'avant-bras sont recouverts par le fascia antébrachial. Ils sont délimités en 3 loges par la membrane interosseuse et par des cloisons fibreuses.

Muscles de la loge antébrachiale antérieure :

Les muscles de la loge antébrachiale antérieure sont fléchisseurs. Ils sont disposés en 2 plans.

Groupe musculaire antérieur superficiel :

Il s'agit du plan des 4 muscles épicondyliens médiaux superficiels. Ils s'insèrent par un tendon commun sur l'épicondyle médial de l'humérus. La partie superficielle de ce tendon est constituée de haut en bas et de dehors en dedans par le muscle rond pronateur, le muscle fléchisseur radial du carpe, le muscle long palmaire, le muscle fléchisseur ulnaire du carpe et la partie profonde par le muscle fléchisseur superficiel des doigts.

▶ **Muscle rond pronateur**

- **Origine** : par 2 chefs, un chef huméral sur l'épicondyle médial de l'humérus et un chef ulnaire sur le processus coronoïde de l'ulna.
- **Trajet** : oblique vers le bas et le dehors, traversé par le nerf médian entre ses 2 chefs.
- **Terminaison** : sommet de la courbure pronatrice du radius.
- **Innervation** : nerf médian (branche terminale du plexus brachial, nm C6-C7).
- **Fonction** : pronation de l'avant-bras.

▶ **Muscle fléchisseur radial du carpe**

- **Origine** : face antérieure de l'épicondyle médial de l'humérus.
- **Trajet** : presque vertical vers le bas, son tendon terminal délimitant médialement au niveau du poignet la gouttière du pouls radial. Il passe ensuite dans un dédoublement du rétinaculum des fléchisseurs.
- **Terminaison** : face palmaire de la base du 2e métacarpien (et parfois du 3e métacarpien).
- **Innervation** : nerf médian (branche terminale du plexus brachial, nm C6-C7).
- **Fonction** : flexion de l'avant-bras et de la main, abduction (inclinaison radiale) de la main.

▶ **Muscle long palmaire** (inconstant)

- **Origine** : face antérieure de l'épicondyle médial de l'humérus.
- **Trajet** : vertical vers le bas, tendineux sur une grande partie de son trajet distal, passant en superficie du rétinaculum des fléchisseurs.
- **Terminaison** : tendon s'élargissant en membrane fibreuse, formant l'aponévrose palmaire se terminant par le fascia palmaire superficiel.
- **Innervation** : nerf médian (branche terminale du plexus brachial, nm C7-C8).
- **Fonction** : flexion de l'avant-bras et de la main.

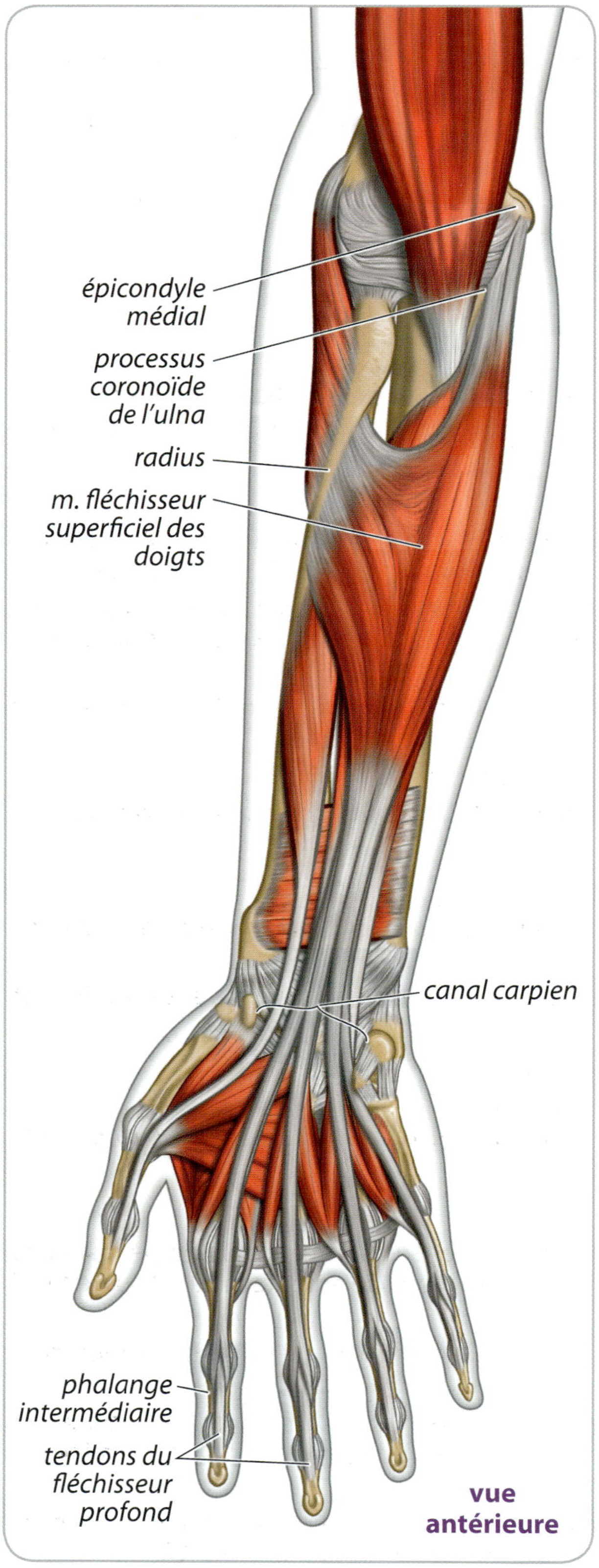

figure 2c-8 : muscle fléchisseur superficiel des doigts

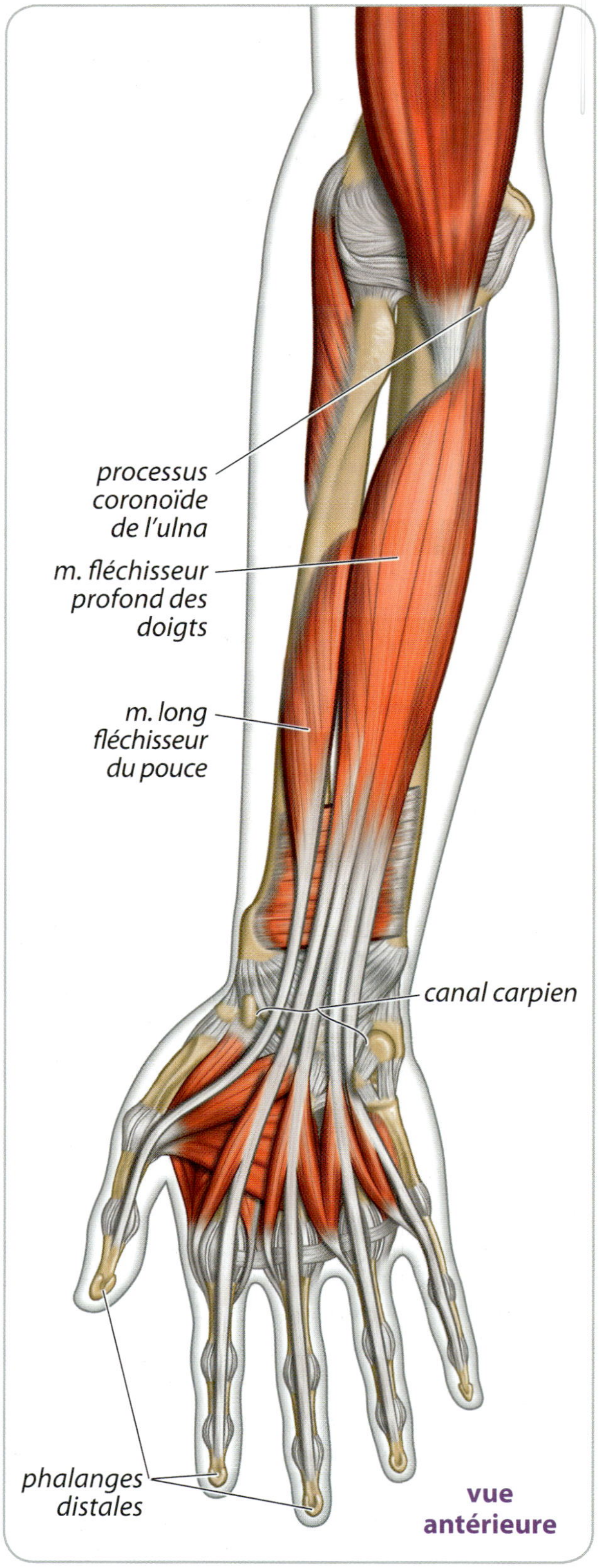

figure 2c-9 : muscles fléchisseurs profonds

▸ Muscle fléchisseur ulnaire du carpe

- **Origine** : par 2 chefs, un chef huméral sur l'épicondyle médial de l'humérus et un chef ulnaire sur le bord postérieur de l'olécrâne et de l'ulna.
- **Trajet** : vertical vers le bas, formant relief du bord médial de l'avant-bras. Il passe en superficie du rétinaculum des fléchisseurs.
- **Terminaison** : os pisiforme, hamulus (crochet) de l'hamatum et base du 5e métacarpien.
- **Innervation** : nerf ulnaire (branche terminale du plexus brachial, nm C8).
- **Fonction** : flexion de l'avant-bras et de la main, adduction (inclinaison ulnaire) de la main.

Groupe musculaire antérieur profond :

Groupe de 4 muscles répartis en 2 plans : un plan moyen pour le muscle fléchisseur superficiel des doigts et un plan profond pour le muscle long fléchisseur du pouce, le muscle fléchisseur profond des doigts et le muscle carré pronateur.

▸ Muscle fléchisseur superficiel des doigts

- **Origine** : par 3 chefs, un chef huméral sur l'épicondyle médial de l'humérus, un chef ulnaire sur le processus coronoïde de l'ulna et un chef radial sur la face antérieure de la diaphyse radiale.
- **Trajet** : vertical vers le bas, présentant 2 corps : un corps superficiel pour doigts III et IV et un corps profond pour les doigts II et V. Il donne donc 4 tendons pour les doigts II à V, qui passent dans le canal carpien.
- **Terminaison** : Chaque tendon se divise au niveau du doigt en 2 languettes qui se terminent sur les bords des phalanges intermédiaires.
- **Innervation** : nerf médian (branche terminale du plexus brachial, nm C7-T1).
- **Fonction** : flexion de l'avant-bras et de la main, flexion des phalanges proximales et intermédiaires.

▸ Muscle long fléchisseur du pouce

- **Origine** : trois-quarts supérieurs de la face antérieure du radius et membrane interosseuse antébrachiale.
- **Trajet** : volumineux et long, descendant en avant du radius et du carré pronateur et se continuant par un tendon qui traverse le canal carpien et l'éminence thénar.
- **Terminaison** : il se fixe sur la base de la phalange distale du pouce.
- **Innervation** : nerf médian (branche terminale du plexus brachial, nm C8-T1).
- **Fonction** : flexion de la phalange distale du pouce sur la proximale, puis de cette dernière sur le premier métacarpien. Abduction de la main.

▸ Muscle fléchisseur profond des doigts

- **Origine** : épais et large, il s'insère par des fibres musculaires sur les trois-quarts supérieurs des faces antérieure et médiale de l'ulna, sur la membrane interosseuse antébrachiale et sur le bord médial du radius sous la tubérosité radiale.
- **Trajet** : vertical vers le bas, se continuant par 4 tendons qui traversent le canal carpien puis divergent vers les doigts II à V.
- **Terminaison** : Au niveau de la phalange proximale, chaque tendon traverse un anneau formé par le dédoublement du tendon du muscle fléchisseur superficiel correspondant, puis se termine sur la face palmaire de la base de la phalange distale.
- **Innervation** : double, nerf médian (branche terminale du plexus brachial) pour la moitié latérale, et nerf ulnaire (branche terminale du plexus brachial) pour la moitié médiale (nm C8-T1).
- **Fonction** : flexion des phalanges distales sur les phalanges intermédiaires des 4 derniers doigts, des phalanges intermédiaires sur les proximales, et des phalanges proximales sur les métacarpiens et de la main sur l'avant-bras.

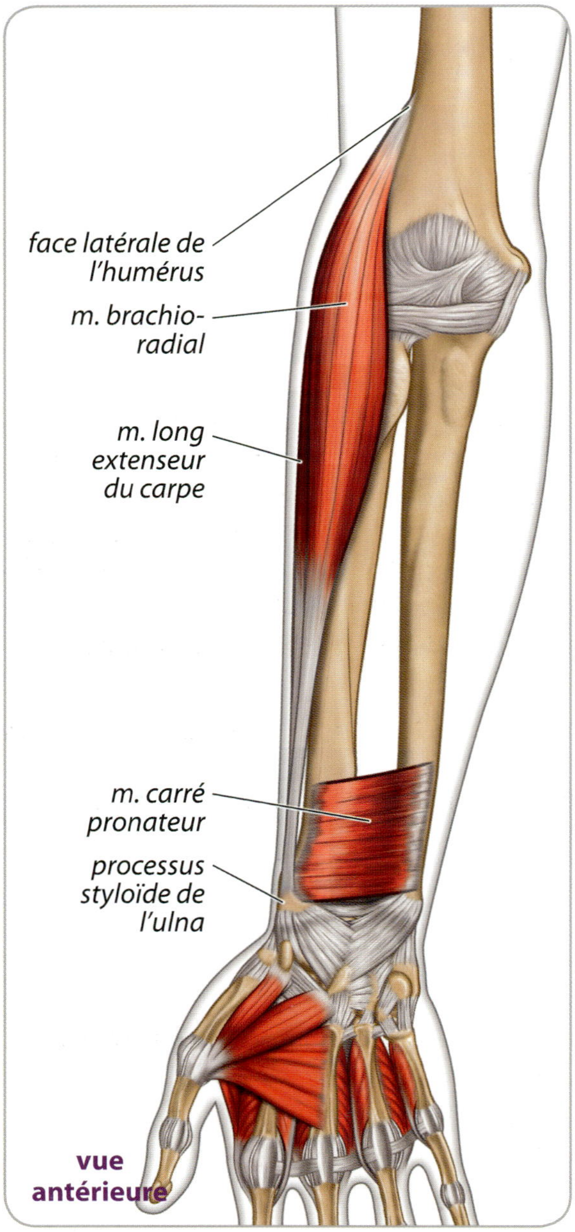

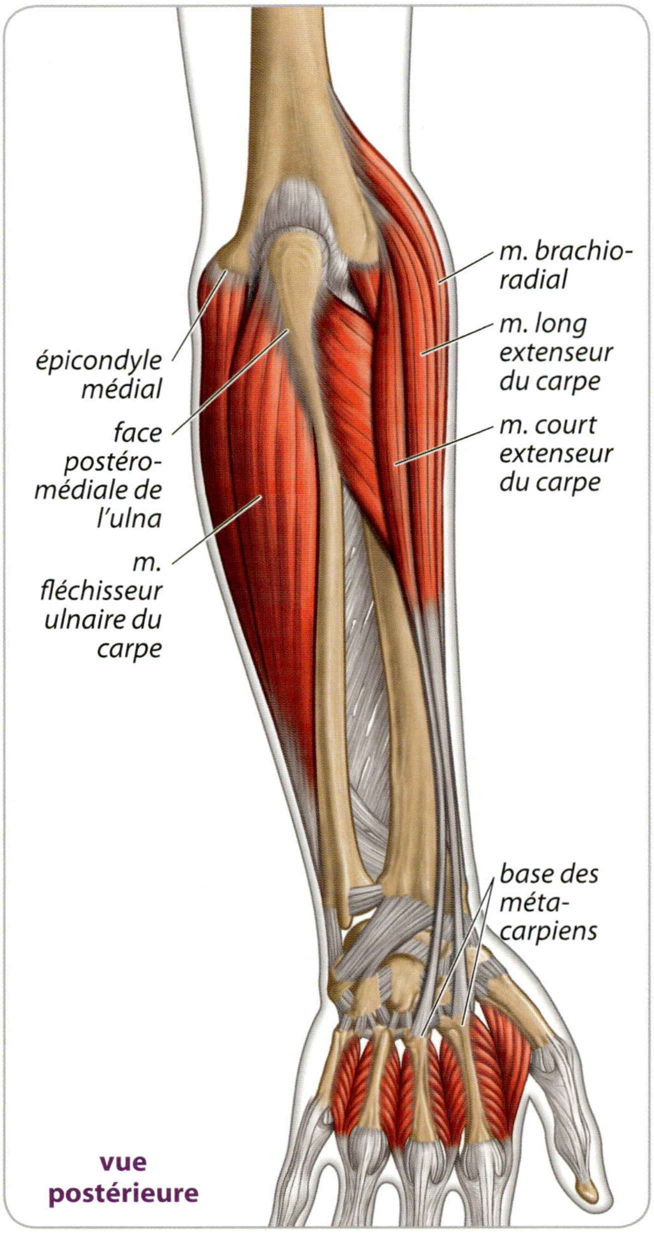

figure 2c-10 : muscles de la loge antébrachiale latérale et muscle carré pronateur

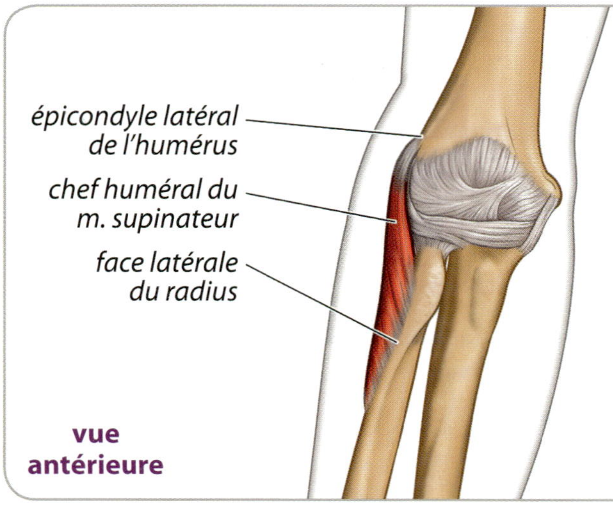

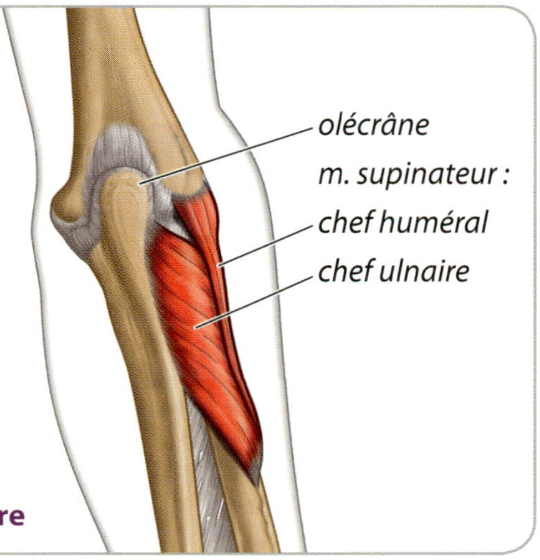

figure 2c-11 : muscle supinateur

▸ Muscle carré pronateur

- **Origine** : quadrilatère et aplati, il s'insère par des fibres musculaires sur le quart inférieur de la face antérieure de l'ulna.
- **Trajet** : les fibres se dirigeant transversalement.
- **Terminaison** : quart inférieur de la face antérieure et du bord médial du radius.
- **Innervation** : nerf médian (branche terminale du plexus brachial, nm C8-T1).
- **Fonction** : pronation de l'avant-bras.

Muscles de la loge antébrachiale latérale :

▸ Muscle brachio-radial

- **Origine** : muscle aplati et allongé, il s'insère par des fibres tendineuses sur le tiers inférieur du bord latéral de l'humérus et par des fibres musculaires sur le septum intermusculaire latéral du bras.
- **Trajet** : spiralé à son origine, son corps passant au-dessous de l'articulation du coude.
- **Terminaison** : au tiers moyen de l'avant-bras, il se prolonge par un tendon aplati, qui se termine sur le processus styloïde du radius. Ce tendon délimite latéralement la gouttière du pouls radial.
- **Innervation** : nerf radial (branche terminale du plexus brachial, nm C5-C6).
- **Fonction** : flexion de l'avant-bras et supination lorsque l'avant-bras est en pronation complète.

▸ Muscle long extenseur radial du carpe

- **Origine** : allongé, il s'insère sur la crête supra-condylaire latérale de l'humérus et le septum intermusculaire latéral du bras.
- **Trajet** : se prolongeant par un long tendon qui s'engage sous le rétinaculum des extenseurs.
- **Terminaison** : face dorsale de la base du 2e métacarpien.
- **Innervation** : nerf radial (branche terminale du plexus brachial, nm C6-C7).
- **Fonction** : extension et abduction de la main.

▸ Muscle court extenseur radial du carpe

- **Origine** : épicondyle latéral de l'humérus.
- **Trajet** : se prolongeant par un long tendon qui s'engage sous le rétinaculum des extenseurs.
- **Terminaison** : face dorsale de la base du 3e métacarpien.
- **Innervation** : nerf radial (branche terminale du plexus brachial, nm C6-C7).
- **Fonction** : extension et abduction de la main.

▸ Muscle supinateur

- **Origine** : par 2 chefs, un chef huméral sur l'épicondyle latéral de l'humérus et un chef ulnaire sur l'olécrâne et la crête du muscle supinateur.
- **Trajet** : corps musculaire s'enroulant autour de l'extrémité proximale du radius.
- **Terminaison** : face antérieure de la diaphyse radiale.
- **Innervation** : nerf radial (branche terminale du plexus brachial, nm C6).
- **Fonction** : supination de l'avant-bras.

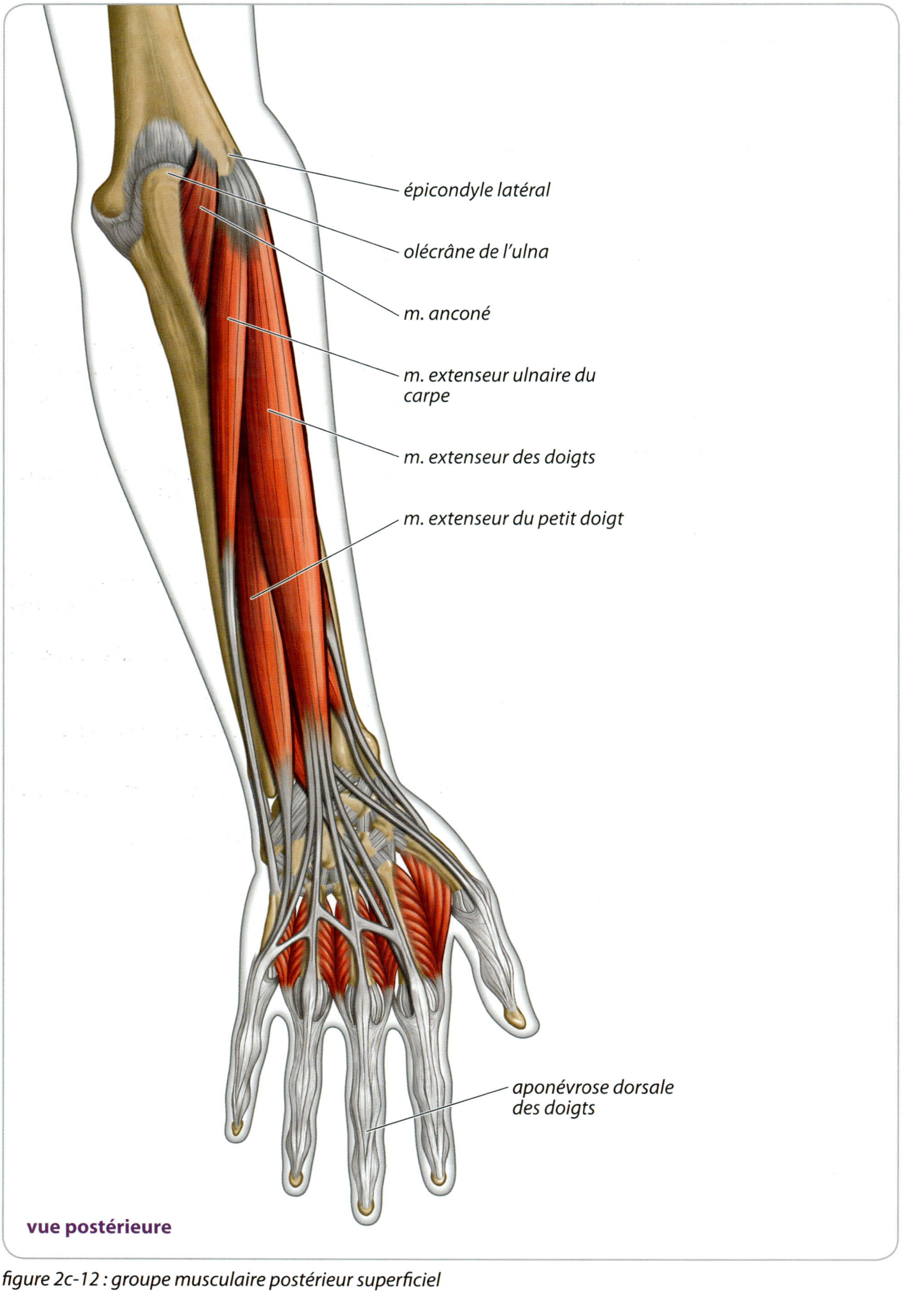

figure 2c-12 : groupe musculaire postérieur superficiel

Muscles de la loge antébrachiale postérieure :

Les muscles de la loge antébrachiale postérieure sont extenseurs. Ils sont disposés en 2 plans.

Groupe musculaire postérieur superficiel :

▶ Muscle anconé

- **Origine** : épicondyle latéral de l'humérus (face postérieure).
- **Trajet** : oblique vers le bas, l'arrière et le dedans.
- **Terminaison** : face postérieure de l'olécrâne et de l'ulna.
- **Innervation** : nerf radial.
- **Fonction** : extension de l'avant-bras (branche terminale du plexus brachial, nm C7-C8).

▶ Muscle extenseur des doigts

- **Origine** : épicondyle latéral de l'humérus (face postérieure).
- **Trajet** : oblique vers le bas et volumineux, se prolongeant au 1/3 inférieur de l'avant-bras par 4 tendons qui s'engagent sous le rétinaculum des extenseurs puis divergent vers les doigts II à V.
- **Terminaison** : aponévrose dorsale de la phalange proximale, base dorsale de la phalange intermédiaire et de la phalange distale.
- **Innervation** : nerf radial (branche terminale du plexus brachial, nm C6-C8).
- **Fonction** : extension des phalanges distales et intermédiaires. Participe à l'extension des phalanges proximales en association avec les muscles interosseux et à l'extension de la main.

▶ Muscle extenseur du petit doigt

- **Origine** : épicondyle latéral de l'humérus (face postérieure).
- **Trajet** : vertical vers le bas, se prolongeant par un tendon qui s'engage sous le rétinaculum des extenseurs puis diverge vers le doigt V où il rejoint le tendon du doigt V du muscle extenseur des doigts.
- **Terminaison** : aponévrose dorsale du doigt V, base dorsale de la phalange intermédiaire et de la phalange distale du doigt V.
- **Innervation** : nerf radial (branche terminale du plexus brachial, nm C7-C8).
- **Fonction** : extension des phalanges du doigt V, extension de la main et abduction du doigt V.

▶ Muscle extenseur ulnaire du carpe

- **Origine** : par 2 chefs, un chef huméral sur l'épicondyle latéral de l'humérus (face postérieure) et un chef ulnaire sur le bord postérieur de l'ulna.
- **Trajet** : vertical vers le bas, son tendon passant sous le rétinaculum des extenseurs.
- **Terminaison** : base du 5e métacarpien.
- **Innervation** : nerf radial (branche terminale du plexus brachial, nm C7-C8).
- **Fonction** : extension de la main, adduction (inclinaison ulnaire) de la main.

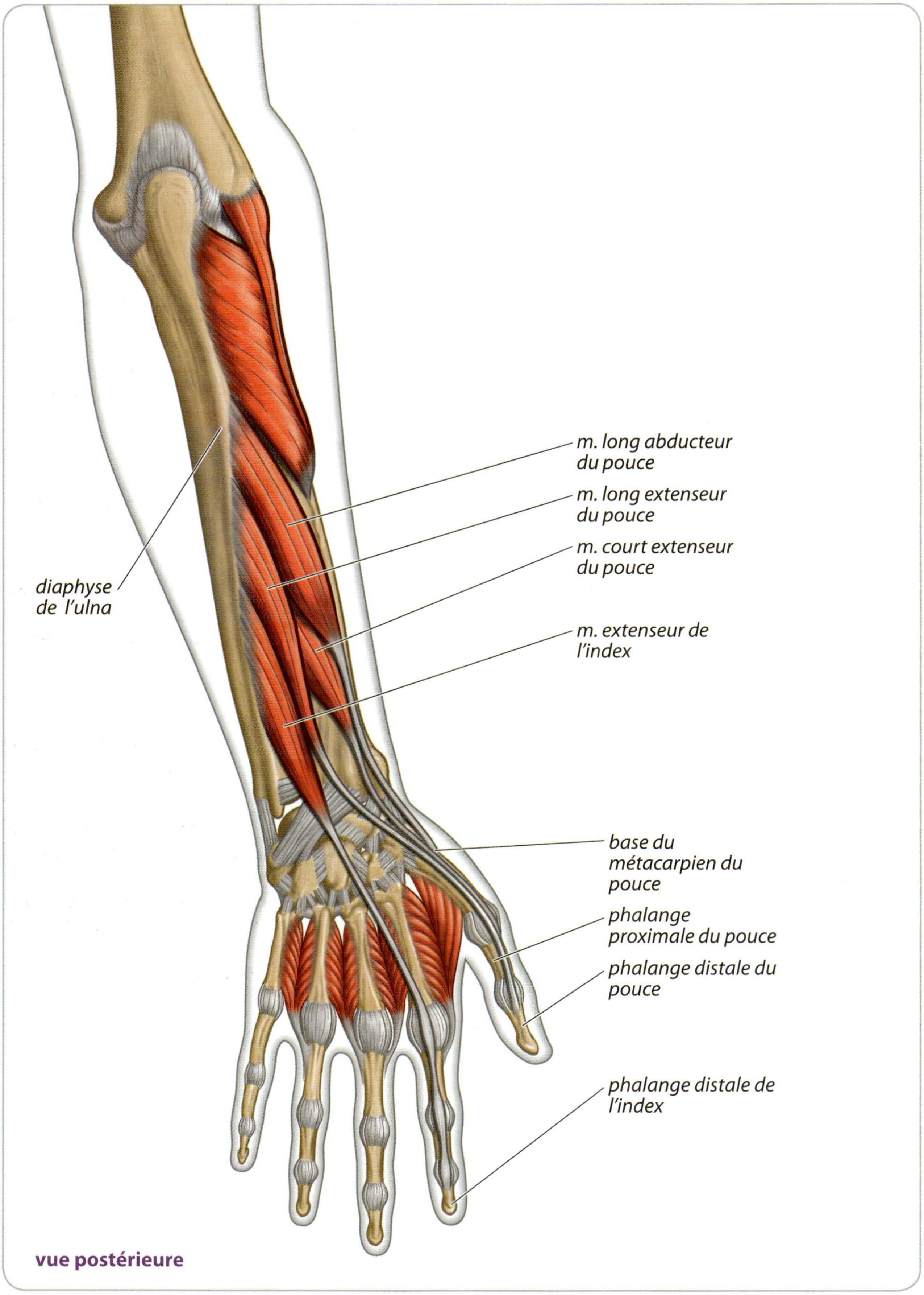

figure 2c-13 : groupe musculaire postérieur profond

Groupe musculaire postérieur profond :

▶ Muscle long abducteur du pouce

- **Origine** : diaphyse de l'ulna et du radius (faces postérieures au 1/3 moyen) et membrane interosseuse antébrachiale.
- **Trajet** : oblique vers le bas et le dehors, son tendon passant sous le rétinaculum des extenseurs.
- **Terminaison** : base du 1er métacarpien.
- **Innervation :** nerf radial (branche terminale du plexus brachial, nm C7-C8).
- **Fonction** : abduction et extension du pouce (ouverture du 1er espace interdigital), abduction (inclinaison radiale) de la main.

▶ Muscle court extenseur du pouce

- **Origine** : diaphyse de l'ulna et du radius (faces postérieures au 1/3 moyen) et membrane interosseuse antébrachiale ; insertions situées en dessous et en dedans de celles du muscle long abducteur du pouce.
- **Trajet** : oblique vers le bas et le dehors, son tendon passant sous le rétinaculum des extenseurs (dans la même gaine que le muscle long abducteur du pouce ; les 2 tendons constituant les limites latérales de la tabatière anatomique).
- **Terminaison** : phalange proximale du pouce (face postérieure).
- **Innervation** : nerf radial (branche terminale du plexus brachial, nm C7-C8).
- **Fonction** : abduction (inclinaison radiale) de la main, extension du 1er métacarpien et de la phalange proximale du pouce.

▶ Muscle long extenseur du pouce

- **Origine** : diaphyse de l'ulna (face postérieure, 1/3 distal) et membrane interosseuse antébrachiale.
- **Trajet** : oblique vers le bas et le dehors, son tendon passant sous le rétinaculum des extenseurs (tendon constituant la limite médiale de la tabatière anatomique).
- **Terminaison** : phalange distale du pouce (face postérieure).
- **Innervation** : nerf radial (branche terminale du plexus brachial, nm C7-C8).
- **Fonction** : extension de la main, accessoirement abduction (inclinaison radiale) de la main, extension du 1er métacarpien, et extension des phalanges du pouce.

▶ Muscle extenseur de l'index

- **Origine** : diaphyse de l'ulna (face postérieure au 1/3 distal) et membrane interosseuse antébrachiale ; insertions situées en dessous et en dedans de celles du muscle long extenseur du pouce.
- **Trajet** : vertical vers le bas, se prolongeant par un tendon qui s'engage sous le rétinaculum des extenseurs puis diverge vers le doigt II où il rejoint le tendon du doigt II du muscle extenseur des doigts.
- **Terminaison** : aponévrose dorsale du doigt II (phalange proximale), base dorsale de la phalange intermédiaire et de la phalange distale du doigt V.
- **Innervation** : nerf radial (branche terminale du plexus brachial, nm C7-C8).
- **Fonction** : extension de la main, extension des phalanges du doigt II.

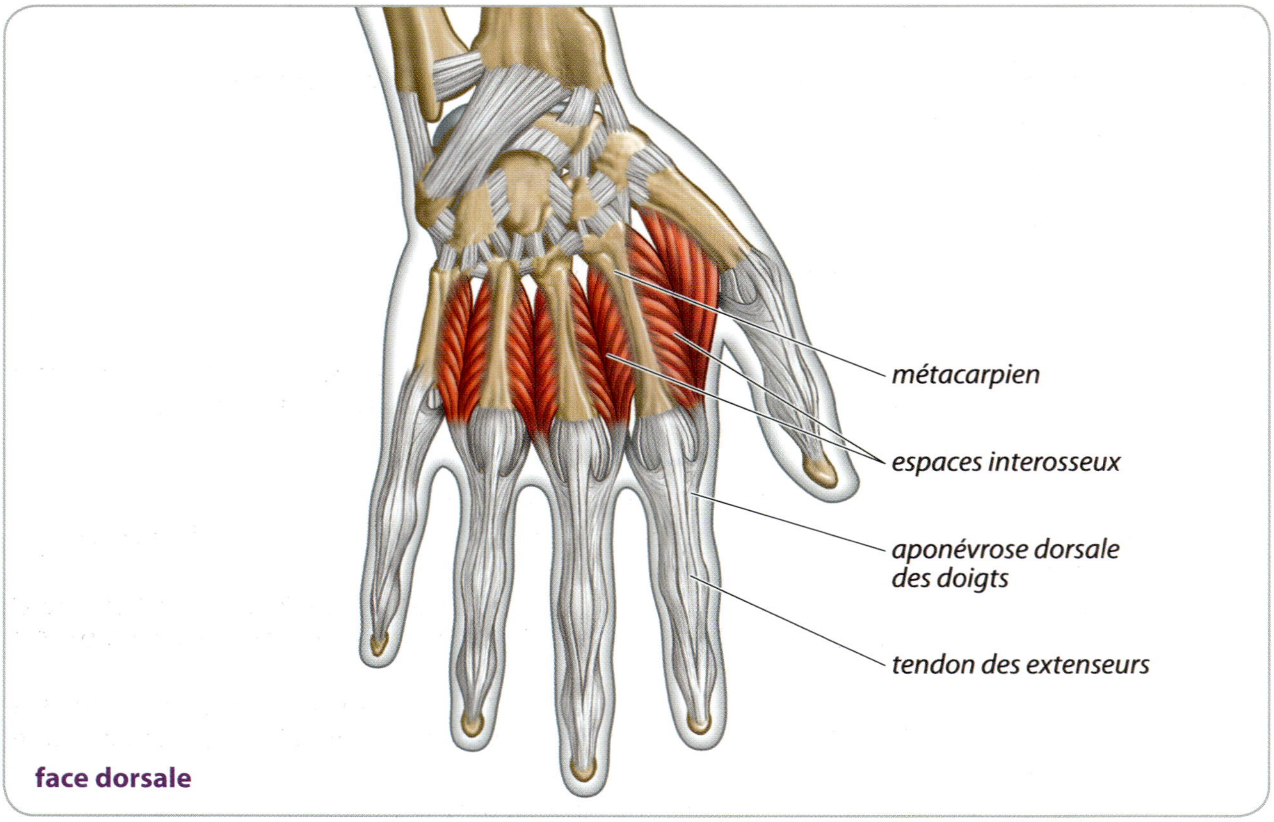

figure 2c-14 : muscles interosseux dorsaux de la main

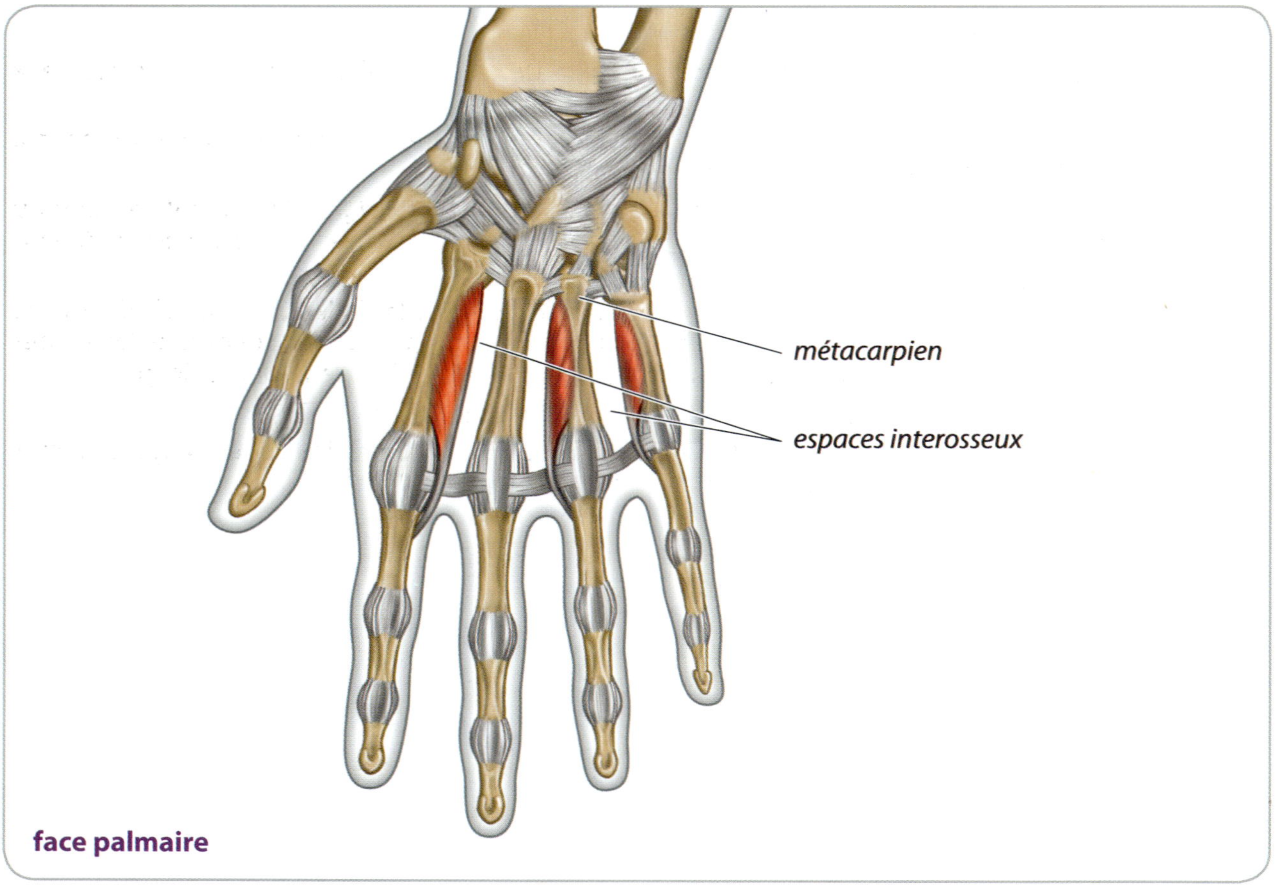

figure 2c-15 : muscles interosseux palmaires de la main

Muscles de la main

Les muscles intrinsèques de la main sont au nombre de 19 et sont répartis en 4 groupes :

- **muscles interosseux** (7),
- muscles de la région palmaire moyenne ou **muscles lombricaux** (4),
- muscles palmaires annexés au pouce ou **muscle thénariens** (4),
- muscles palmaires annexés au petit doigt ou **muscles hypothénariens** (4).

Muscles interosseux :

Ils sont disposés en 2 groupes : interosseux dorsaux et interosseux palmaires. Leur disposition est liée à l'axe fonctionnel de la main par le 3e rayon digital. Ils sont tous innervés par le nerf ulnaire.

Muscles interosseux dorsaux

Un muscle interosseux dorsal par espace interdigital, numéroté de 1 à 4.

- **Origine** : os métacarpiens I à V, par 2 chefs : face médiale d'un métacarpien et face latérale du métacarpien adjacent.
- **Trajet** : muscles bipennés (en forme de plume d'oiseau) dirigés distalement. Tendons du 1er et du 2e interosseux se courbant en dedans, et tendons du 3e et 4e interosseux se courbant en dehors (vers le doigt III, axe fonctionnel de la main).
- **Terminaison** : base de la phalange proximale des doigts II à IV (côtés latéraux pour les doigts II et III, côtés médiaux pour les doigts III et IV), aponévrose dorsale des doigts II à IV, puis fusion avec le tendon correspondant du muscle extenseur des doigts.
- **Innervation** : nerf ulnaire (branche terminale du plexus brachial, nm C8-T1).
- **Fonction** : abduction des doigts II et IV, flexion de la phalange proximale des doigts II, III, et IV, extension des phalanges intermédiaires et distales des doigts II, III et IV.

Muscles interosseux palmaires

Un muscle interosseux dorsal par espace interdigital médial, numéroté de 1 à 3. Pas d'interosseux palmaire dans le 1er espace interdigital.

- **Origine** : os métacarpiens II, IV et V, par un chef sur la face médiale pour le métacarpien II et sur la face latérale pour les métacarpiens IV et V.
- **Trajet** : muscles semi-pennés (en forme de demi-plume d'oiseau) dirigés distalement. Tendons du 1er interosseux se courbant en dehors, et tendons du 2e et 3e interosseux se courbant en dedans (fuyant le doigt III, axe fonctionnel de la main).
- **Terminaison** : complémentaire des interosseux dorsaux, base de la phalange proximale des doigts II, IV et V (côté médial pour le doigt II, côtés latéraux pour les doigts IV et V), aponévrose dorsale des doigts II, IV et V, puis fusion avec le tendon correspondant du muscle extenseur des doigts.
- **Innervation** : nerf ulnaire (branche terminale du plexus brachial, nm C8-T1).
- **Fonction** : adduction des doigts II, IV et V, flexion de la phalange proximale des doigts II, IV, et V, extension des phalanges intermédiaires et distales des doigts II, IV et V.

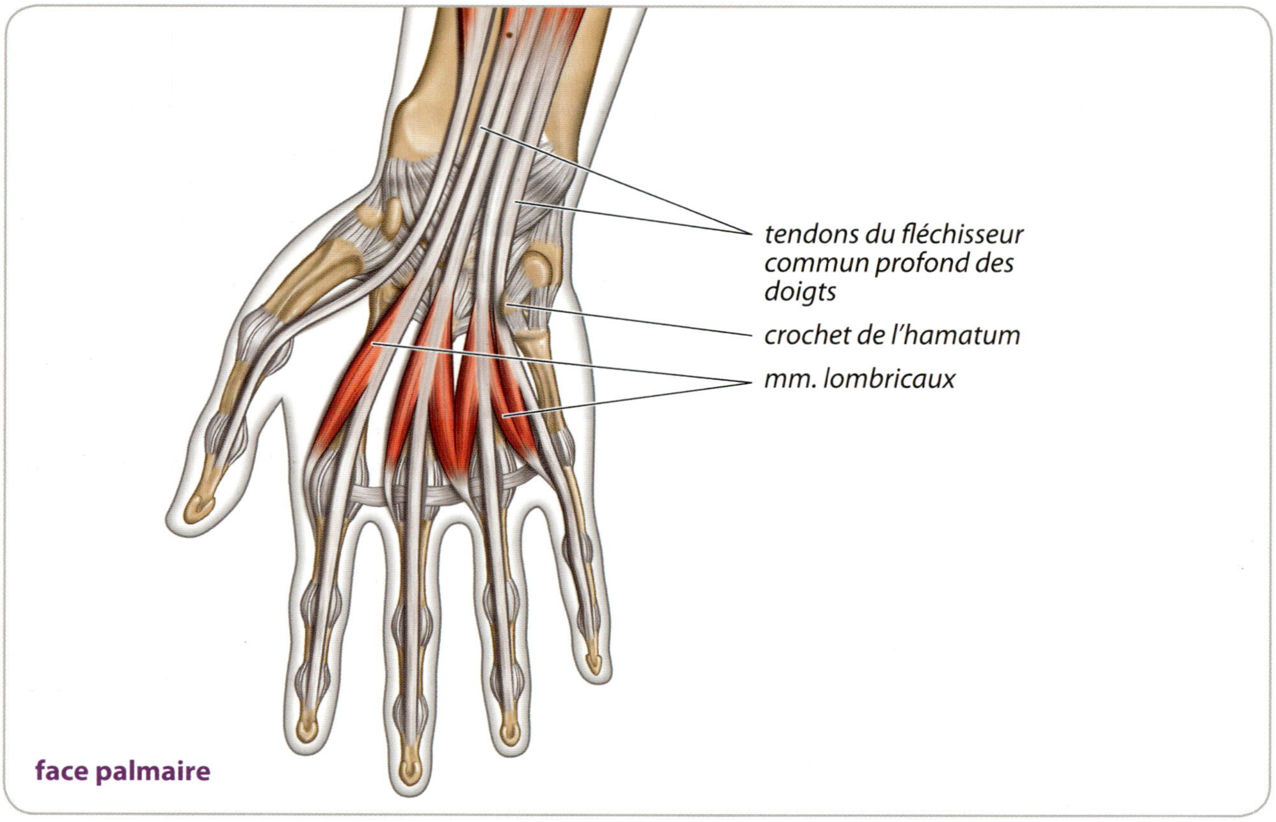

figure 2c-16 : muscles lombricaux

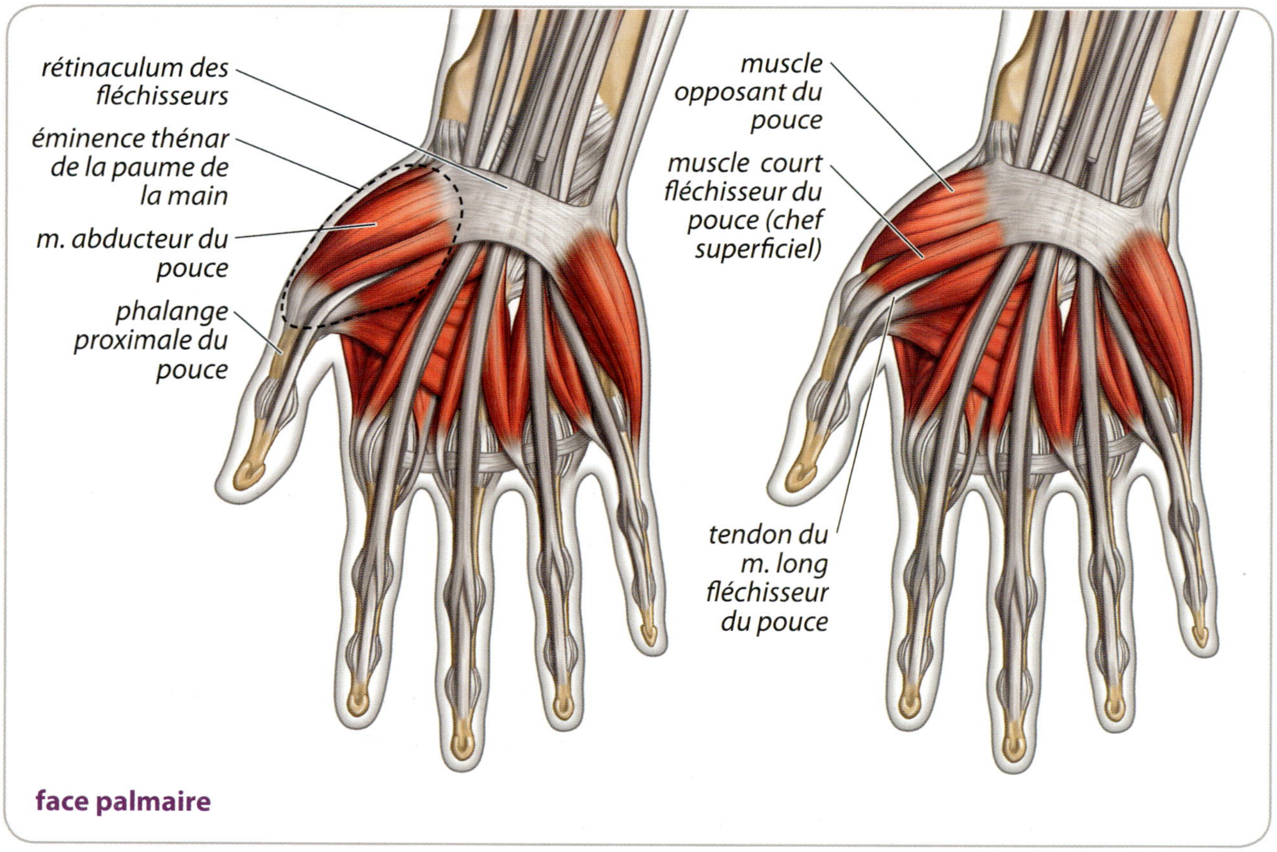

figure 2c-17 : muscles thénariens

Muscles de la région palmaire moyenne :

▶ Muscles lombricaux

Groupe de quatre muscles de la région de la paume de la main annexés aux tendons du muscle fléchisseur profond des doigts. Ils sont numérotés de 1 à 4 de dehors en dedans.

- **Origine** : tendons du muscle fléchisseur profond des doigts : bord latéral du 2e et du 3e tendon pour les lombricaux 1 et 2, espaces intertendineux sur les bords des 2 tendons adjacents pour les lombricaux 3 et 4.
- **Trajet** : tendons se courbant médialement vers les doigts II à V, passant du côté au dos de la phalange proximale.
- **Terminaison** : aponévrose dorsale des doigts II à IV, puis fusion avec le tendon correspondant du muscle interosseux et du muscle extenseur des doigts. ; nm C8-T1.
- **Innervation** : nerf médian pour lombricaux 1 et 2, nerf ulnaire pour lombricaux 3 et 4.
- **Fonction** : flexion de la phalange proximale des doigts II à V, extension des phalanges intermédiaires et distales des doigts II à V.

Muscles palmaires annexés au pouce (ou muscles thénariens) :

Groupe de 4 muscles situés sur l'éminence thénar, saillie latérale de la paume de la main.

Ils sont superposés de la superficie vers la profondeur dans l'ordre suivant : muscle court abducteur du pouce, muscle opposant du pouce, muscle court fléchisseur du pouce qui comprend un chef superficiel et un chef profond et muscle adducteur du pouce.

▶ Muscle court abducteur du pouce

- **Origine** : os scaphoïde et rétinaculum des fléchisseurs.
- **Trajet** : oblique vers le bas et le dehors.
- **Terminaison** : os sésamoïde métacarpo-phalangien latéral et phalange proximale du pouce.
- **Innervation** : nerf médian (branche terminale du plexus brachial, nm C6-T1).
- **Fonction** : abduction du pouce (voire adduction en fonction de sa position initiale), flexion du métacarpien du pouce.

▶ Muscle opposant du pouce

- **Origine** : os trapèze et rétinaculum des fléchisseurs.
- **Trajet** : oblique vers le bas et le dehors.
- **Terminaison** : diaphyse du 1er métacarpien (face antéro-latérale).
- **Innervation** : nerf médian (branche terminale du plexus brachial, nm C6-T1).
- **Fonction** : opposition du pouce.

▶ Muscle court fléchisseur du pouce

chef superficiel

- **Origine** : rétinaculum des fléchisseurs.
- **Trajet** : oblique vers le bas et le dehors.
- **Terminaison** : os sésamoïde métacarpo-phalangien latéral et phalange proximale du pouce.
- **Innervation** : nerf médian (branche terminale du plexus brachial, nm C6-T1).

chef profond

- **Origine** : os trapèze.
- **Trajet** : oblique vers le bas et le dehors.
- **Terminaison** : os sésamoïde métacarpo-phalangien médial et phalange proximale du pouce.
- **Innervation** : nerf ulnaire (branche terminale du plexus brachial, nm C6-T1).
- **Fonction** : flexion de la phalange proximale du pouce et adduction du pouce.

Entre les 2 chefs passe le tendon du muscle long fléchisseur du pouce.

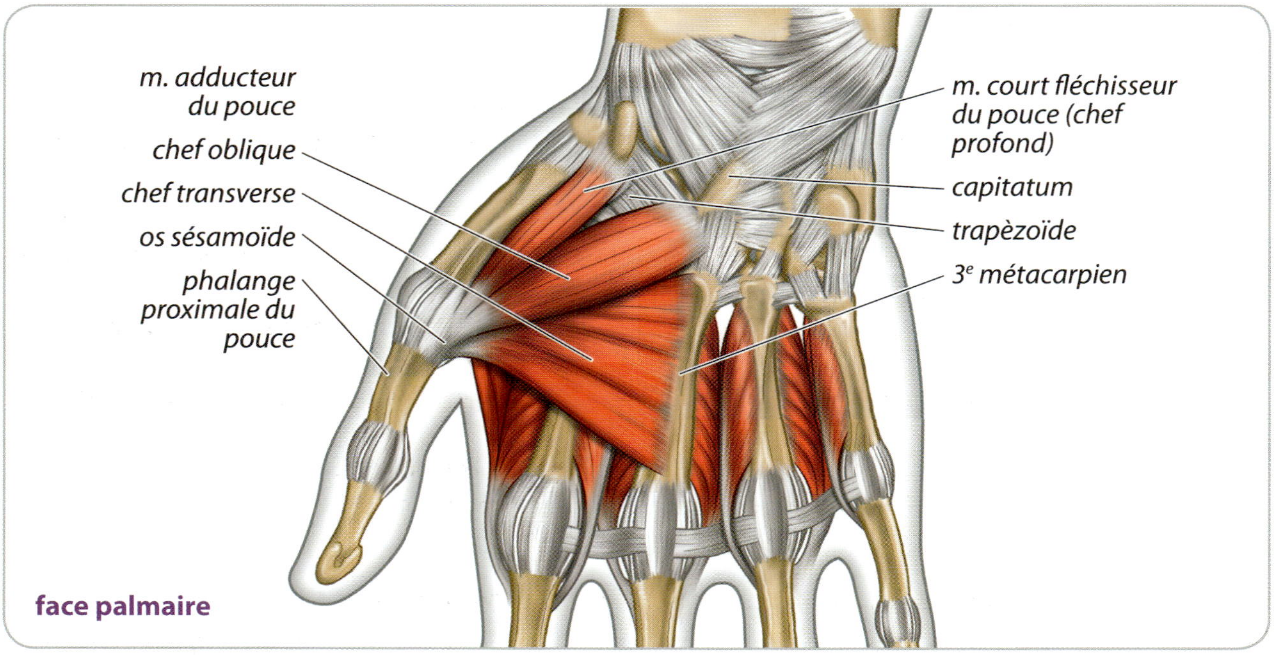

figure 2c-18 : muscle adducteur du pouce

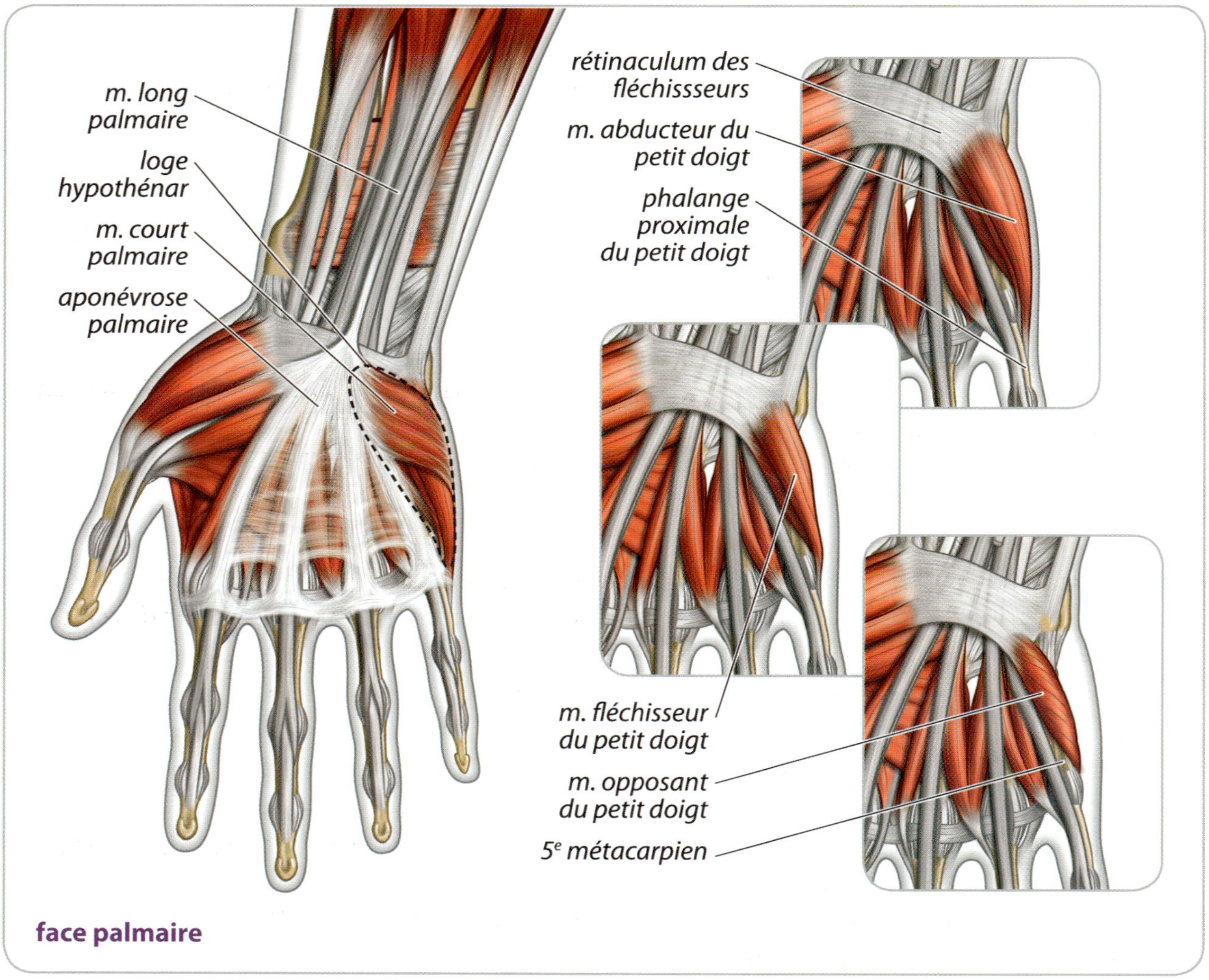

figure 2c-17 : muscles hypothénariens

▶ Muscle adducteur du pouce

Chef oblique

- **Origine** : os trapézoïde, os capitatum et base du 2e métacarpien.
- **Trajet** : oblique vers le bas et le dehors, satellite du chef profond du muscle court fléchisseur du pouce.

Chef transverse

- **Origine** : diaphyse du 3e métacarpien et capsule articulaire de l'articulation métacarpo-phalangienne du doigt III.
- **Trajet** : forme triangulaire à base médiale au niveau du 3e métacarpien et à sommet latéral.

- **Terminaison commune** : os sésamoïde métacarpo-phalangien médial et phalange proximale du pouce.
- **Innervation** : nerf ulnaire (branche terminale du plexus brachial, nm C8-T1).
- **Fonction** : adduction du pouce, flexion de la phalange proximale du pouce.

Muscles palmaires annexés au petit doigt (ou muscles hypothénariens) :

Groupe de 4 muscles situés sur l'éminence hypothénar, saillie médiale de la paume de la main.

Ils sont superposés de la superficie vers la profondeur dans l'ordre suivant : muscle court palmaire, muscle abducteur du petit doigt, muscle court fléchisseur du petit doigt et muscle opposant du petit doigt. Ils sont tous innervés par le nerf ulnaire.

▶ Muscle court palmaire

Muscle accessoire vestigial constitué de quelques faisceaux musculaires sous-cutanés.

- **Origine** : aponévrose palmaire.
- **Trajet** : oblique vers le bas et le dedans.
- **Terminaison** : peau de l'éminence hypothénar.
- **Innervation** : nerf ulnaire (branche terminale du plexus brachial, nm C8-T1).
- **Fonction** : pas d'action locomotrice.

▶ Muscle abducteur du petit doigt

- **Origine** : hamulus de l'os hamatum et rétinaculum des fléchisseurs.
- **Trajet** : oblique vers le bas et le dedans, formant le bord médial charnu de la paume de la main.
- **Terminaison** : phalange proximale du petit doigt.
- **Innervation** : nerf ulnaire (branche terminale du plexus brachial, nm C6-T1).
- **Fonction** : flexion du petit doigt.

▶ Muscle court fléchisseur du petit doigt

- **Origine** : hamulus de l'os hamatum et rétinaculum des fléchisseurs.
- **Trajet** : oblique vers le bas et le dedans, formant le bord médial charnu de la paume de la main.
- **Terminaison** : phalange proximale du petit doigt.
- **Innervation** : nerf ulnaire (branche terminale du plexus brachial, nm C6-T1).
- **Fonction** : flexion du petit doigt.

▶ Muscle opposant du petit doigt

- **Origine** : hamulus de l'os hamatum et rétinaculum des fléchisseurs.
- **Trajet** : oblique vers le bas et le dedans, formant le bord médial charnu de la paume de la main.
- **Terminaison** : diaphyse du 5e métacarpien.
- **Innervation** : nerf ulnaire (branche terminale du plexus brachial, nm C6-T1).
- **Fonction** : opposition du petit doigt.

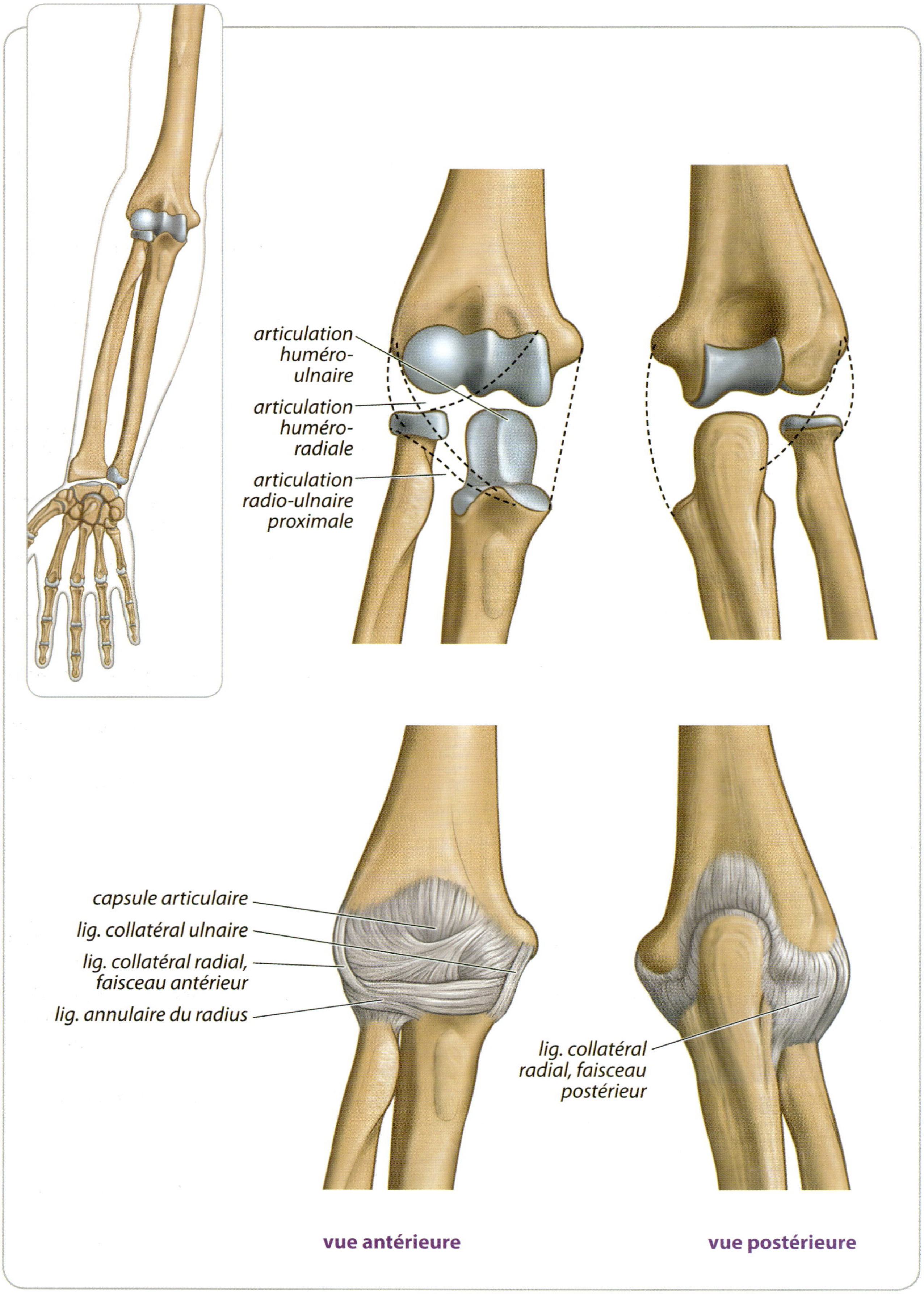

figure 2c-18 : articulations du coude

Arthrologie du membre supérieur

Articulation du coude

Type :

▶ **Articulation synoviale**, qui unit l'épiphyse distale de l'humérus et les épiphyses proximales du radius et de l'ulna. Complexe, elle est composée de trois articulations ayant la même cavité articulaire :

- **l'articulation huméro-ulnaire** : entre trochlée humérale et incisure trochléaire de l'ulna, de type ginglyme,
- **l'articulation huméro-radiale** : entre le capitulum huméral et la fossette de la tête radiale, de type sphéroïde,
- **l'articulation radio-ulnaire proximale** : la circonférence articulaire de la tête radiale s'articule avec l'incisure radiale de l'ulna et le ligament annulaire du radius. Elle est de type trochoïde.

Surfaces articulaires :

▶ **Trochlée humérale** : poulie asymétrique ayant un axe horizontal. Elle est constituée de 2 berges : la berge médiale descendant plus bas que la berge latérale, et d'une gorge désaxée dans le plan sagittale, responsable du valgus physiologique du coude. Elle est surmontée en avant par la fosse coronoïde et en arrière par la fosse olécranienne.

▶ **Incisure trochléaire de l'ulna** : grande échancrure articulaire concave en avant. Elle est constituée de 2 versants séparés par une crête mousse longitudinale qui répond à la gorge de la trochlée humérale.

▶ **Capitulum huméral** : demi-sphère pleine (180 °) orientée vers l'avant et vers le bas. Elle est surmontée en avant par la fosse radiale.

▶ **Fossette de la tête radiale** : face supérieure de la tête du radius. C'est un segment de sphère creuse.

▶ **Circonférence articulaire de la tête radiale** : périphérie de la tête du radius, c'est un cylindre plein (360 °) de section elliptique.

▶ **Incisure radiale de l'ulna** : portion de cylindre creux vertical (1/5 de circonférence) située sur la face latérale de l'épiphyse proximale de l'ulna, en continuité avec l'incisure trochléaire.

▶ **Ligament annulaire du radius** : il s'insère sur les bords antérieur et postérieur de l'incisure radiale de l'ulna. Il entoure la circonférence articulaire de la tête radiale sur ses 4/5.

Moyens d'union :

▶ **La capsule articulaire** : elle est commune aux 3 articulations.

▶ **Le ligament collatéral ulnaire** : il est divisé en 3 faisceaux qui ont une origine commune sur l'épicondyle médial de l'humérus. Les faisceaux antérieur et moyen se terminent sur le bord médial du processus coronoïde de l'ulna. Le faisceau postérieur se termine sur le bord médial de l'olécrâne.

▶ **Le ligament collatéral radial** : il est divisé en 3 faisceaux qui ont une origine commune sur l'épicondyle latéral de l'humérus. Le faisceau antérieur se termine sur le bord antérieur de l'incisure radiale de l'ulna. Le faisceau moyen se termine sur le ligament annulaire du radius. Le faisceau postérieur se termine sur le bord latéral de l'olécrâne.

Les ligaments collatéraux ulnaire et radial ont donc comme particularité de ne pas s'insérer sur le radius afin de ne pas limiter la rotation de la tête radiale dans les mouvements de pronosupination.

▶ **Le ligament annulaire du radius** : cf. *supra*.

▶ **Le ligament carré**. Il s'insère du bord inférieur de l'incisure radiale de l'ulna au col du radius. Il renforce le ligament annulaire du radius.

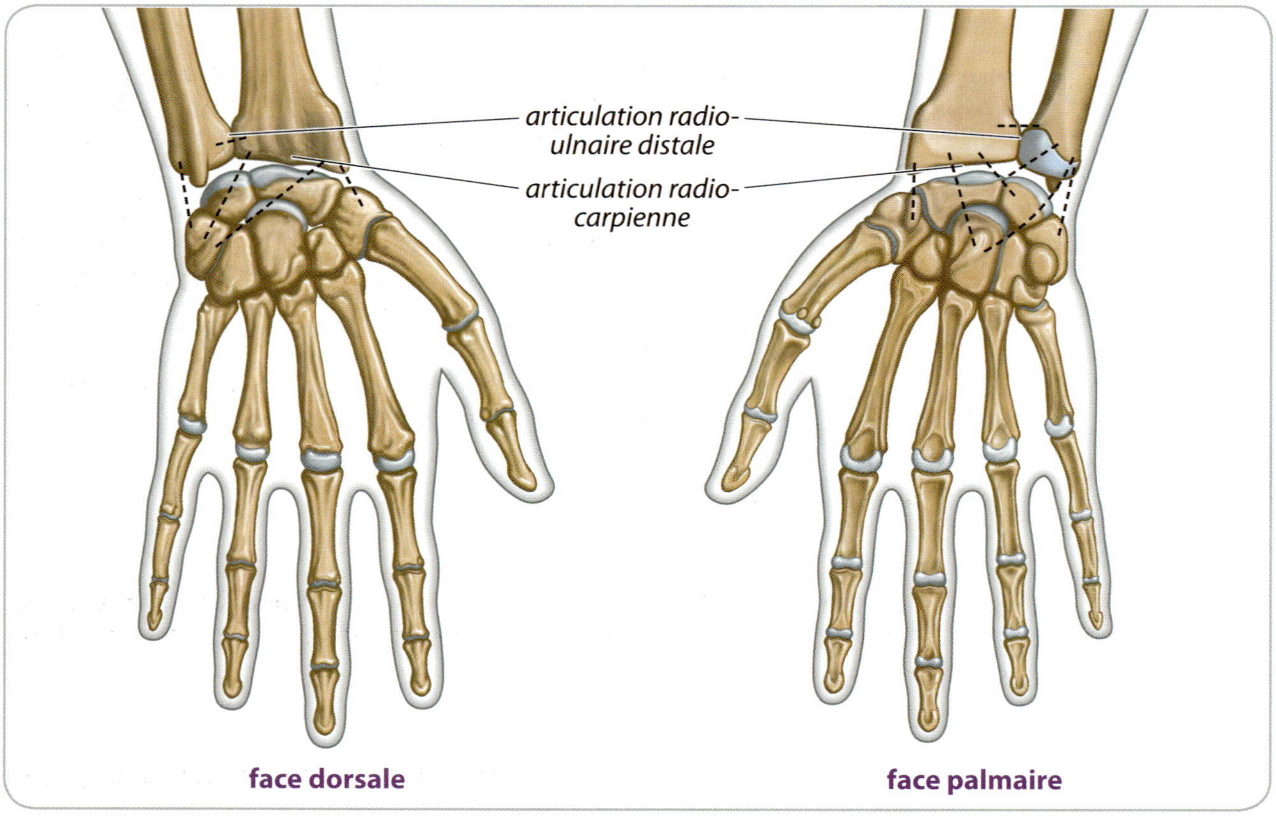

figure 2c-19 : articulations radio-ulnaire et radio-carpienne

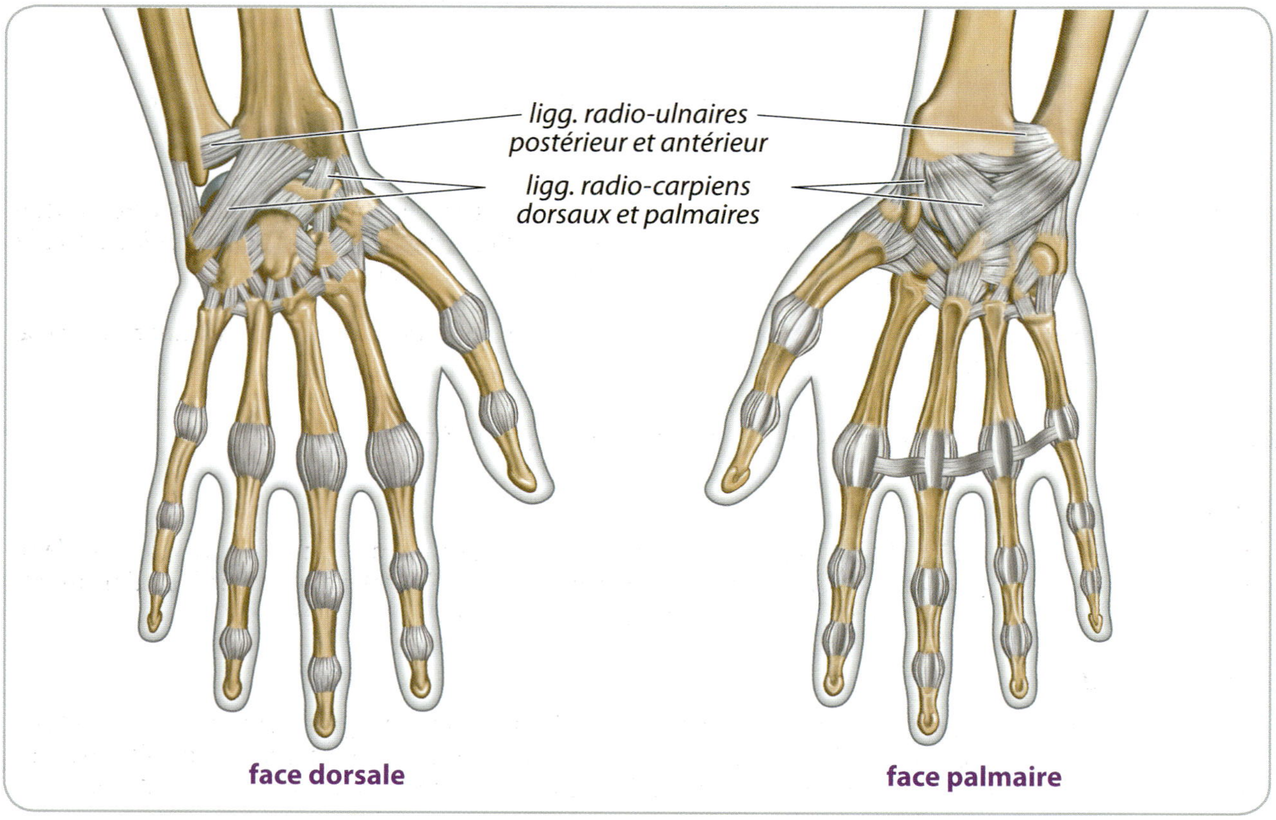

figure 2c-20 : ligaments des articulations radio-ulnaire et radio-carpienne

Fonctions :

▶ L'articulation huméro-ulnaire est une articulation mobile, à deux degrés de liberté, qui permet les mouvements de l'avant-bras sur le bras, en flexion (140°, limitée par les muscles de la loge brachiale antérieure) et extension (0 à 5°, limitée par la butée osseuse de l'olécrâne dans la fosse olécranienne de l'humérus).

▶ Les mouvements de pronation et de supination sont réalisés au niveau de l'articulation radio-ulnaire proximale en synergie avec l'articulation radio-ulnaire distale. Le coude fléchi à 90 °, la pronation oriente la paume de la main vers le bas (pour « prendre ») et la supination vers le haut (pour « supporter »). Les 2 principaux muscles pronateurs sont le rond pronateur et le carré pronateur. Les 2 principaux muscles supinateurs sont le muscle biceps brachial et le muscle supinateur.

▶ L'articulation huméro-radiale permet l'indépendance entre les 2 articulations précédentes. La pronosupination peut être réalisée quel que soit le degré de flexion du coude.

Articulation radio-ulnaire distale

Type :

▶ **Articulation synoviale trochoïde**, qui unit les épiphyses distales du radius (incisure ulnaire) et de l'ulna (circonférence articulaire) et le disque articulaire radio-ulnaire (fibro-cartilage de séparation avec l'articulation radio-carpienne).

Surfaces articulaires :

▶ **Incisure ulnaire du radius** : portion de cylindre creux vertical située à la face médiale de l'épiphyse distale du radius.

▶ **Circonférence articulaire de la tête de l'ulna** : portion de cylindre plein vertical (2/3 de circonférence).

▶ **Disque articulaire radio-ulnaire** : lame de fibro-cartilage de forme triangulaire insérée entre le bord inférieur de l'incisure ulnaire du radius et le processus styloïde de l'ulna.

Moyens d'union :

▶ **La capsule articulaire**, renforcée par les ligaments radio-ulnaires antérieur et postérieur.

Fonction :

▶ articulation mobile, elle est solidaire de l'articulation radio-ulnaire proximale grâce à une syndesmose radio-ulnaire assurée par la membrane interosseuse antébrachiale, et la corde oblique tendue entre la tubérosité de l'ulna et la face antéro-médiale du radius sous la tubérosité radiale.

Les deux articulations radio-ulnaires permettent les mouvements de l'avant-bras en pronation - supination avec une amplitude totale de 180°, coude en extension.

Articulation radio-carpienne ou articulation du poignet

Type :

▶ **Articulation synoviale ellipsoïde :** elle unit l'épiphyse distale du radius (surface articulaire carpienne), le disque articulaire radio-ulnaire (fibro-cartilage de séparation avec l'articulation radio-ulnaire distale) et les surfaces radiales du scaphoïde, du lunatum et du triquétrum.

Surfaces articulaires :

▶ **Surface articulaire carpienne du radius** : portion d'ellipsoïde creux à grand axe transversal, située à la face inférieure de l'épiphyse distale du radius. Elle est séparée en 2 facettes par une crête mousse sagittale. La facette latérale s'articule avec l'os scaphoïde et la facette médiale avec l'os lunatum.

▶ **Disque articulaire radio-ulnaire** : (cf. *supra*) sa face inférieure s'articule avec l'os lunatum et l'os triquetrum.

▸ **Surfaces radiales du scaphoïde, du lunatum et du triquétrum** : elles forment une portion d'ellipsoïde plein à grand axe transversal.

Moyens d'union :

▸ **La capsule articulaire,** renforcée par les ligaments radio-carpiens palmaire (entre radius et os lunatum et capitatum) et dorsal (entre radius et os triquetrum), le ligament ulno-carpien palmaire (entre tête de l'ulna et os capitatum), et les ligaments collatéraux radial (entre processus styloïde du radius et os scaphoïde) et ulnaire du carpe (entre processus styloïde de l'ulna et os triquetrum et pisiforme).

Fonction :

▸ articulation extrêmement mobile, elle constitue avec les articulations du carpe une chaîne articulaire assurant l'harmonie fonctionnelle de la main. Elle possède trois degrés de liberté et permet les mouvements de la main sur l'avant-bras : en flexion (80°) - extension (50°), en abduction (15°) - adduction (40°), en rotation (amplitude limitée).

Articulation médio-carpienne

Type :

▸ **Articulation synoviale** complexe associant 2 ellipsoïdes inversés, dans un compartiment latéral et un compartiment médial. La rangée proximale des os du carpe (sauf le pisiforme) s'articule avec la rangée distale, l'interligne articulaire formant un « S ». A l'intérieur de chaque rangée les articulations intercarpiennes sont planes.

Surfaces articulaires :

▸ **Compartiment latéral** : la facette inférieure de l'os scaphoïde (portion d'ellipsoïde plein à grand axe transversal) s'articule avec la facette articulaire supérieure des os trapèze et trapézoïde (portion d'ellipsoïde creux à grand axe transversal).

▸ **Compartiment médial** : la facette médiale de l'os scaphoïde et la facette inférieure des os lunatum et triquetrum (portion d'ellipsoïde creux à grand axe transversal) s'articule avec la facette articulaire supérieure des os capitatum et hamatum (portion d'ellipsoïde plein à grand axe transversal).

Moyens d'union :

▸ **La capsule articulaire**, renforcée par des ligaments rayonnants : ligament radié du carpe (ensemble des ligaments à la face palmaire du carpe), ligaments intercarpiens palmaires, ligaments intercarpiens dorsaux, prolongements des ligaments collatéraux du carpe, ligaments intercarpiens interosseux.

Fonction :

▸ Ses mouvements sont combinés avec ceux de l'articulation radio-carpienne. La flexion du poignet est essentiellement assurée par la radio-carpienne. En revanche en extension, l'os lunatum butte rapidement contre le bord postérieur du radius et l'essentiel du mouvement se fait dans la médio-carpienne.

Articulation carpo-métacarpienne du pouce (ou articulation trapézo-métacarpienne)

Type :

▸ **Articulation synoviale** de type sellaire.

Surfaces articulaires :

▸ **Surface articulaire distale de l'os trapèze** : en forme de selle avec 2 courbures inversées (concave dans l'axe transversal et convexe dans l'axe sagittal).

▸ **Surface articulaire de la base du 1er métacarpien** : en forme de selle avec 2 courbures inversées et opposées à l'os trapèze (convexe dans l'axe transversal et concave dans l'axe sagittal).

Moyens d'union :

▶ **La capsule articulaire**, renforcée par les ligaments carpo-métacarpiens palmaires et dorsaux.

Fonctions :

▶ Deux degrés de liberté :
- flexion (45°) - extension (20°) autour de l'axe transversal,
- abduction (45°) - adduction (30°) autour de l'axe sagittal.

▶ Les mouvements combinés font la particularité des mouvements du pouce essentiels pour assurer les fonctions de la main. L'opposition associe la flexion et l'abduction permettant à la pulpe du pouce de toucher la pulpe des doigts médiaux. La circumduction associe tous les mouvements.

Articulations carpo-métacarpiennes et intermétacarpienne (des doigts II à V)

▶ Articulations synoviales complexes, composées de multiples facettes planes.

▶ Il existe une seule cavité articulaire. Les mouvements sont très limités : glissement et élasticité.

Articulations métacarpo-phalangiennes

Type :

▶ **Articulations synoviales** de type ellipsoïde.

Surfaces articulaires :

▶ **La surface articulaire de la tête d'un métacarpien (I à V)** qui est une portion d'ellipsoïde plein (dans l'axe sagittal), s'articule avec **la surface articulaire de la base de la phalange proximale (I à V)** qui est une portion d'ellipsoïde creux.

▶ Il existe au niveau du pouce 2 os sésamoïdes métacarpo-phalangiens constants (médial et latéral).

Moyens d'union :

▶ La capsule articulaire présente une différenciation fibro-cartilagineuse palmaire appelée plaque palmaire. Elle est renforcée par un ligament collatéral médial, un ligament collatéral latéral et un ligament palmaire.

Fonction :

▶ Deux degrés de liberté :
- Flexion (90°) - extension (30 °) autour de l'axe transversal,
- Abduction (30°) - adduction (30°) autour de l'axe sagittal.

▶ Pour les doigts médiaux, la circumduction associe tous les mouvements.

Articulations interphalangiennes proximales et distales

▶ Articulations synoviales de type ginglyme avec une poulie pleine proximale et une poulie creuse distale.

▶ Les moyens d'union sont identiques à ceux des articulations métacarpo-phalangiennes. Il existe un degré de liberté en flexion (90°) - extension (0°).

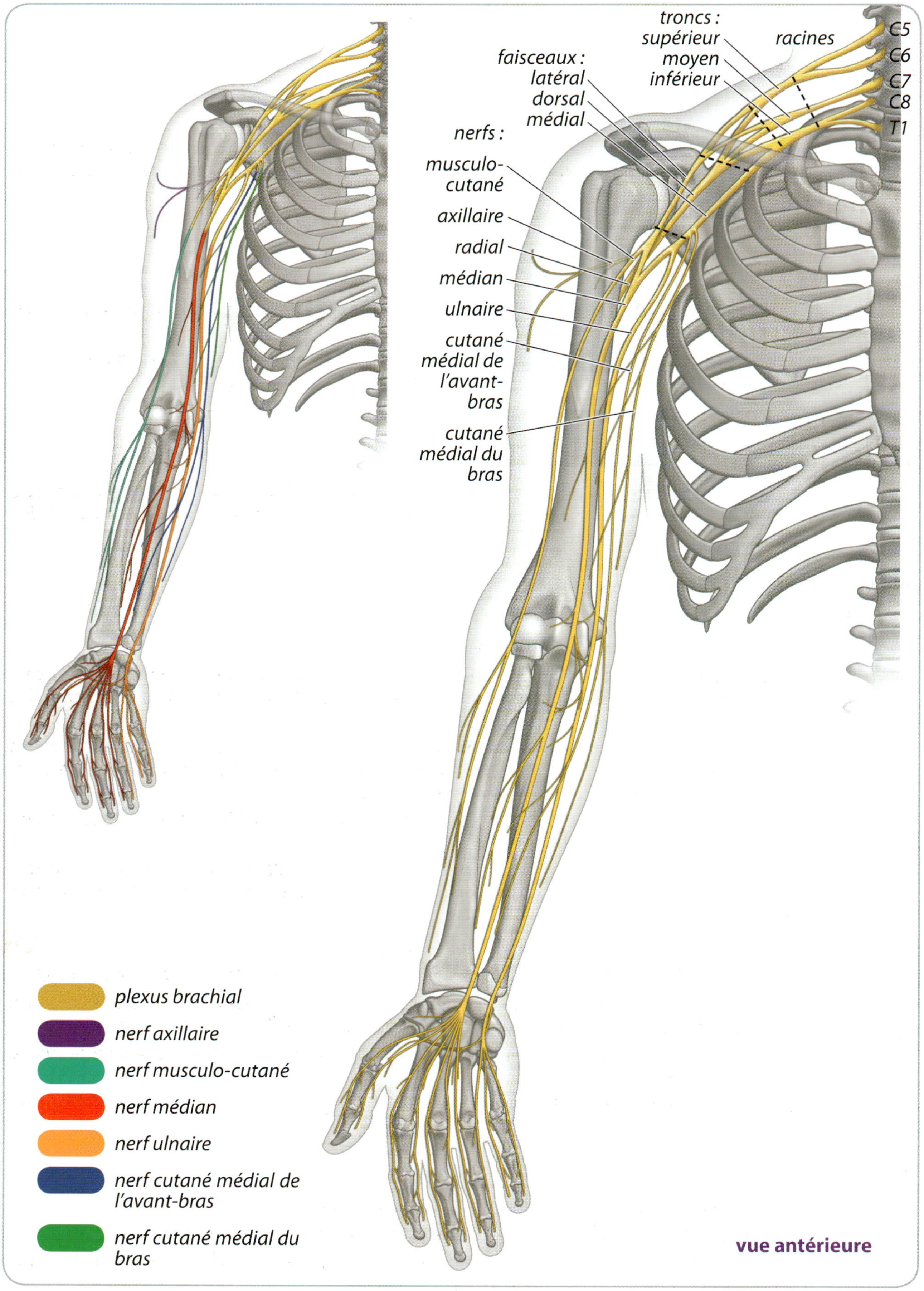

figure 2c-21 : innervation du membre supérieur

Innervation du membre supérieur

Plexus brachial

Définition :

▸ **Le plexus brachial** est destiné à l'innervation sensitive et motrice des membres supérieurs ; il est constitué par l'union des rameaux ventraux de nerfs spinaux cervicaux et thoraciques unis en 3 troncs :

- le tronc supérieur (C5, C6),
- le tronc moyen (C7),
- le tronc inférieur (C8, T1).

▸ Chaque tronc donne une division antérieure et une division postérieure, qui fusionnent en 3 faisceaux :

- le faisceau latéral est constitué par les divisions antérieures des troncs supérieur et moyen,
- le faisceau médial est constitué par la division antérieure du tronc inférieur,
- le faisceau postérieur est constitué par les divisions postérieures des trois troncs.

Situation :

▸ Il traverse la région cervicale où il chemine dans l'espace inter-scalénique, puis il passe en arrière de la clavicule pour traverser la région axillaire où il est organisé autour de l'artère axillaire, en arrière des muscles pectoraux.

Branches collatérales :

▸ Elles sont au nombre de 8.

▸ Dans la région cervicale, il donne 4 nerfs moteurs :

- **le nerf dorsal de la scapula** : il naît du rameau ventral de C5, traverse le muscle scalène moyen, longe le bord médial de la scapula et innerve le muscle élévateur de la scapula et les muscles rhomboïdes,
- **le nerf thoracique long** (ancien nerf respiratoire externe de Charles Bell) : il naît par 3 racines des rameaux ventraux des nerfs spinaux C5 à C7, traverse le muscle scalène moyen, longe la paroi latérale du thorax et innerve le muscle dentelé antérieur,
- **le nerf subclavier (C5, C6)** : il naît du tronc supérieur, longe le bord latéral du muscle scalène antérieur et innerve le muscle subclavier,
- **le nerf suprascapulaire (C5, C6)** : il naît du tronc supérieur, passe dans l'incisure scapulaire sous le ligament transverse supérieur de la scapula et gagne la fosse supraépineuse. Il innerve les muscles supra- et infra-épineux.

▸ Dans la région axillaire, il donne également 4 nerfs moteurs :

- **le nerf pectoral médial (C8, T1)** : il naît du faisceau médial et innerve le muscle petit pectoral,
- **le nerf pectoral latéral (C5 à C7)** : il naît du faisceau latéral et innerve le muscle grand pectoral. Il forme avec le nerf pectoral médial une anse anastomotique, appelée « anse des pectoraux »,
- **le nerf subscapulaire (C5, C6)** : il naît du faisceau postérieur et innerve le muscle subscapulaire et le muscle grand rond,
- **le nerf thoraco-dorsal (C6 à C8)** : il naît du faisceau postérieur et innerve le muscle grand dorsal.

Branches terminales :

▸ Au nombre de 7, elles prennent leur origine dans la région axillaire :

- le faisceau latéral donne le nerf musculo-cutané et la racine latérale du nerf médian,
- le faisceau médial donne la racine médiale du nerf médian, le nerf ulnaire, le nerf cutané médial de l'avant-bras et le nerf cutané médial du bras,
- le faisceau postérieur donne le nerf radial et le nerf axillaire.

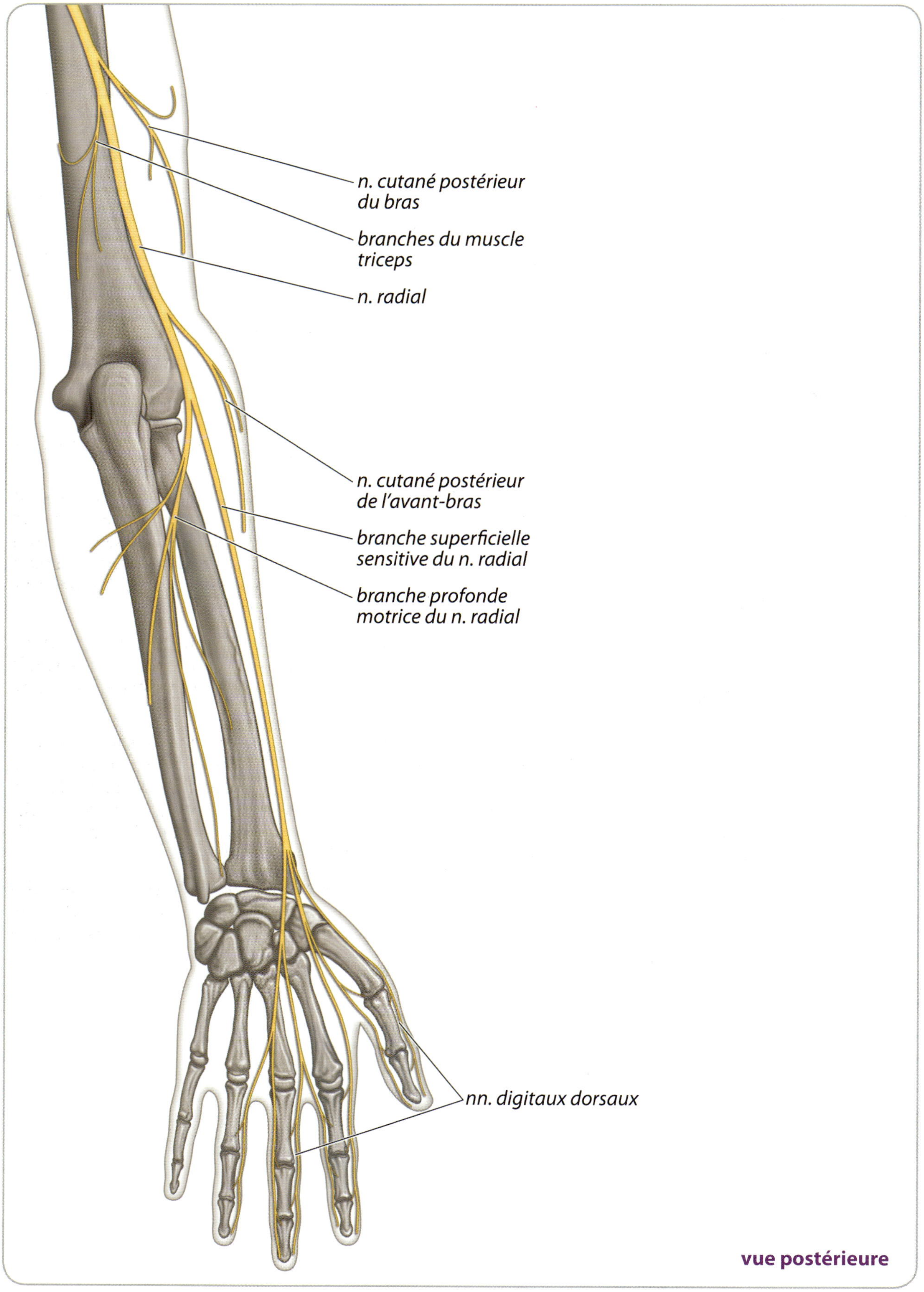

figure 2c-22 : nerf radial

Nerf musculo-cutané

▶ **Origine** : nerf mixte issu du faisceau latéral (C5, C6).

▶ **Trajet** : il naît sur le bord latéral de l'artère axillaire, puis il descend latéralement dans la région brachiale antérieure, où il perfore le muscle coraco-brachial. Il chemine sous le muscle biceps brachial pour rejoindre le sillon bicipital latéral. Il se termine au niveau du coude pour donner le nerf cutané latéral de l'avant-bras.

▶ **Branches motrices** : il innerve les muscles de la région brachiale antérieure : muscle coraco-brachial, muscle biceps brachial et muscle brachial.

▶ **Branche sensitive** : il se termine par le nerf cutané latéral de l'avant-bras qui se divise en deux branches, antérieure et postérieure. La branche antérieure descend dans la région antéro-latérale de l'avant-bras et la branche postérieure dans la région postéro-latérale.

▶ **Fonction** : nerf mixte, il est moteur dans le bras et sensitif dans l'avant-bras. Il permet la flexion et la supination de l'avant-bras. Son territoire sensitif est la face latérale de l'avant-bras.

Nerf médian

▶ **Origine** : nerf mixte issu des faisceaux médial et latéral (C5, C6, C7, C8, T1). Son origine a un aspect caractéristique en « Y ».

▶ **Trajet** : il naît en avant de l'artère axillaire, puis il descend dans la région brachiale antérieure, le long du bord médial de l'artère brachiale pour rejoindre le sillon bicipital médial. Il traverse ensuite la région du pli du coude, passe entre les 2 chefs du rond pronateur, passe sous l'arcade tendineuse du muscle fléchisseur superficiel des doigts, puis descend le long de l'axe médian de la région antébrachiale antérieure jusqu'au poignet où il est situé dans le canal carpien. Il se termine au bord inférieur du rétinaculum des fléchisseurs en rameaux musculaires et sensitifs.

▶ **Branches collatérales** : il donne successivement le nerf diaphysaire de l'humérus, le nerf de l'artère brachiale, un rameau articulaire pour le coude, le nerf des muscles épicondyliens médiaux, le nerf interosseux antébrachial antérieur et le rameau palmaire du nerf médian qui innerve la peau de l'éminence thénar et la paume de la main.

▶ **Branches terminales** : situées dans la loge palmaire moyenne, les branches terminales sont le rameau musculaire thénarien et les nerfs digitaux palmaires communs I, II et III. Le nerf digital commun I donne les nerfs digitaux palmaires propres du pouce, le nerf digital palmaire propre latéral du doigt II et le nerf du muscle 1er lombrical. Le nerf digital commun II donne les nerfs digitaux palmaires propres médial du doigt II et latéral du doigt III, et le nerf du 2e lombrical. Le nerf digital commun III donne les nerfs digitaux palmaires propres médial du doigt III et latéral du doigt IV.

▶ **Fonction** : nerf mixte, il permet la flexion et la pronation de la main, et la pince pouce-index. Ses territoires sensitifs sont la région palmaire latérale limitée par une ligne passant par l'axe médian du doigt IV et la région dorsale des deux dernières phalanges des 4 premiers doigts en dehors du bord médial du doigt IV.

Nerf ulnaire

▶ **Origine** : nerf mixte issu du faisceau médial du plexus brachial (C8, T1).

▶ **Trajet** : il naît entre les vaisseaux axillaires. Dans le tiers supérieur du bras, il descend médialement dans la région brachiale antérieure puis il traverse la région brachiale postérieure puis la région postérieure du coude, en arrière de l'épicondyle médial. Il chemine ensuite dans la région antébrachiale antérieure sous le muscle fléchisseur ulnaire du carpe. Au poignet, il rejoint le canal ulnaire et longe médialement l'artère ulnaire.

▶ **Branches collatérales** : des rameaux articulaires sont destinés au coude. Des rameaux musculaires innervent le muscle fléchisseur ulnaire du carpe et le muscle fléchisseur profond des doigts. Un rameau dorsal donne les nerfs digitaux dorsaux médial et latéral des doigts IV et V et le nerf digital dorsal médial du III. Un rameau palmaire innerve la peau de l'éminence hypothénar.

▶ **Branches terminales** : superficielle et profonde. La branche superficielle suit l'artère ulnaire et donne le nerf du court palmaire, le nerf digital palmaire propre médial du V, le nerf digital palmaire commun IV, qui se divise en nerfs digitaux palmaires médial du doigt IV et latéral du doigt V. La branche profonde accompagne l'arcade palmaire profonde et donne des branches collatérales aux muscles hypothénariens, 3ᵉ et 4ᵉ interosseux, et 3ᵉ et 4ᵉ lombricaux.

▶ **Fonction** : nerf mixte, il permet la préhension et les mouvements latéraux des doigts. Ses territoires sensitifs sont la face palmaire médiale limitée par une ligne passant par l'axe médian du doigt IV et la face dorsale médiale limitée par une ligne passant par l'axe du doigt III, à l'exception de la moitié latérale de la première phalange du doigt III, des deux dernières phalanges du doigt III et de la moitié latérale des deux dernières phalanges du doigt IV.

Nerf cutané médial du bras

▶ **Origine** : nerf sensitif issu du faisceau médial (C8, T1).

▶ **Trajet** : il naît entre les vaisseaux axillaires, puis descend en arrière de la veine axillaire. Dans le bras, il longe le bord médial de la veine brachiale puis perfore le fascia brachial pour se terminer dans la partie médiale de la région brachiale antérieure.

▶ **Fonction** : ses territoires sensitifs sont les faces antéro-médiale et postéro-médiale du bras.

Nerf cutané médial de l'avant-bras

▶ **Origine** : nerf sensitif issu du faisceau médial (C8, T1).

▶ **Trajet** : il naît entre les vaisseaux axillaires, puis descend en avant de la veine axillaire. Dans le bras, il longe le bord médial de la veine basilique puis perfore avec elle le fascia brachial pour se terminer dans la région du pli du coude.

▶ **Branches collatérales** : rameaux cutanés pour la face antérieure du bras.

▶ **Branches terminales** : au-dessus de l'épicondyle médial, il donne deux branches : antérieure et postérieure. La branche antérieure longe la veine basilique et donne des rameaux pour la face antéro-médiale de l'avant-bras. La branche postérieure descend vers la face postéro-médiale de l'avant-bras.

▶ **Fonction** : ses territoires sensitifs sont le segment médian de la face antérieure du bras, les faces antéro-médiales et postéro-médiales de l'avant-bras et du poignet.

Nerf radial

▶ **Origine** : nerf mixte issu du faisceau postérieur (C5, C6, C7, C8, T1).

▶ **Trajet** : il naît en arrière de l'artère axillaire, puis descend dans la région brachiale postérieure, le long de la face postérieure de l'humérus, dans le sillon radial. Il traverse ensuite le septum intermusculaire brachial latéral pour rejoindre le sillon bicipital latéral où il se termine au niveau de l'épicondyle latéral en 2 branches. Une branche superficielle sensitive est satellite du muscle brachio-radial. Une branche profonde motrice passe entre les chefs du muscle supinateur sous l'arcade du muscle supinateur.

▶ **Branches collatérales** : il donne, de haut en bas, le nerf cutané postérieur du bras, les branches du muscle triceps brachial (nerf du chef long du triceps, nerfs supérieur et inférieur du vaste médial, nerf du vaste latéral), le nerf cutané postérieur de l'avant-bras, le nerf du brachio-radial et le nerf du long extenseur radial du carpe.

▶ **Branches terminales** :

- ***la branche superficielle, sensitive,*** longe la face profonde du muscle brachio-radial et le bord médial de l'artère radiale. Dans le tiers inférieur de l'avant-bras, elle rejoint la région antébrachiale postérieure et donne les nerfs digitaux dorsaux latéraux et médiaux des doigts I et II.
- ***la branche profonde, motrice,*** donne des rameaux musculaires au muscle supinateur et au muscle court extenseur radial du carpe. Elle se termine par le nerf interosseux brachial postérieur et par des rameaux musculaires pour les muscles extenseurs des doigts, extenseur du doigt V, extenseur ulnaire du carpe, long abducteur du pouce, long extenseur du pouce, court extenseur du pouce et extenseur du doigt II.

▶ **Fonction** : nerf mixte, il permet essentiellement l'extension du coude, du poignet et des doigts ; et accessoirement la supination de l'avant-bras et l'abduction du pouce. Ses territoires sensitifs sont : la face postérieure du bras et postéro-latérale du coude, le segment médian de la face postérieure de l'avant-bras, la partie dorso-latérale de la main limitée par une ligne passant dans l'axe de l'espace entre les doigts III et IV, à l'exception des deux dernières phalanges des doigts II et III et une petite zone de la base de l'éminence thénar.

Nerf axillaire

▶ **Origine** : nerf mixte issu du faisceau postérieur du plexus brachial (C5, C6).

▶ **Trajet** : il naît en arrière de l'artère axillaire, passe dans l'espace axillaire latéral, contourne le col chirurgical de l'humérus et se termine en arrière du muscle deltoïde.

▶ **Branches motrices** : il innerve le muscle deltoïde et le muscle petit rond. Il est essentiellement abducteur du bras.

▶ **Branches sensitives** : il innerve le moignon de l'épaule et la partie supérieure et latérale du bras.

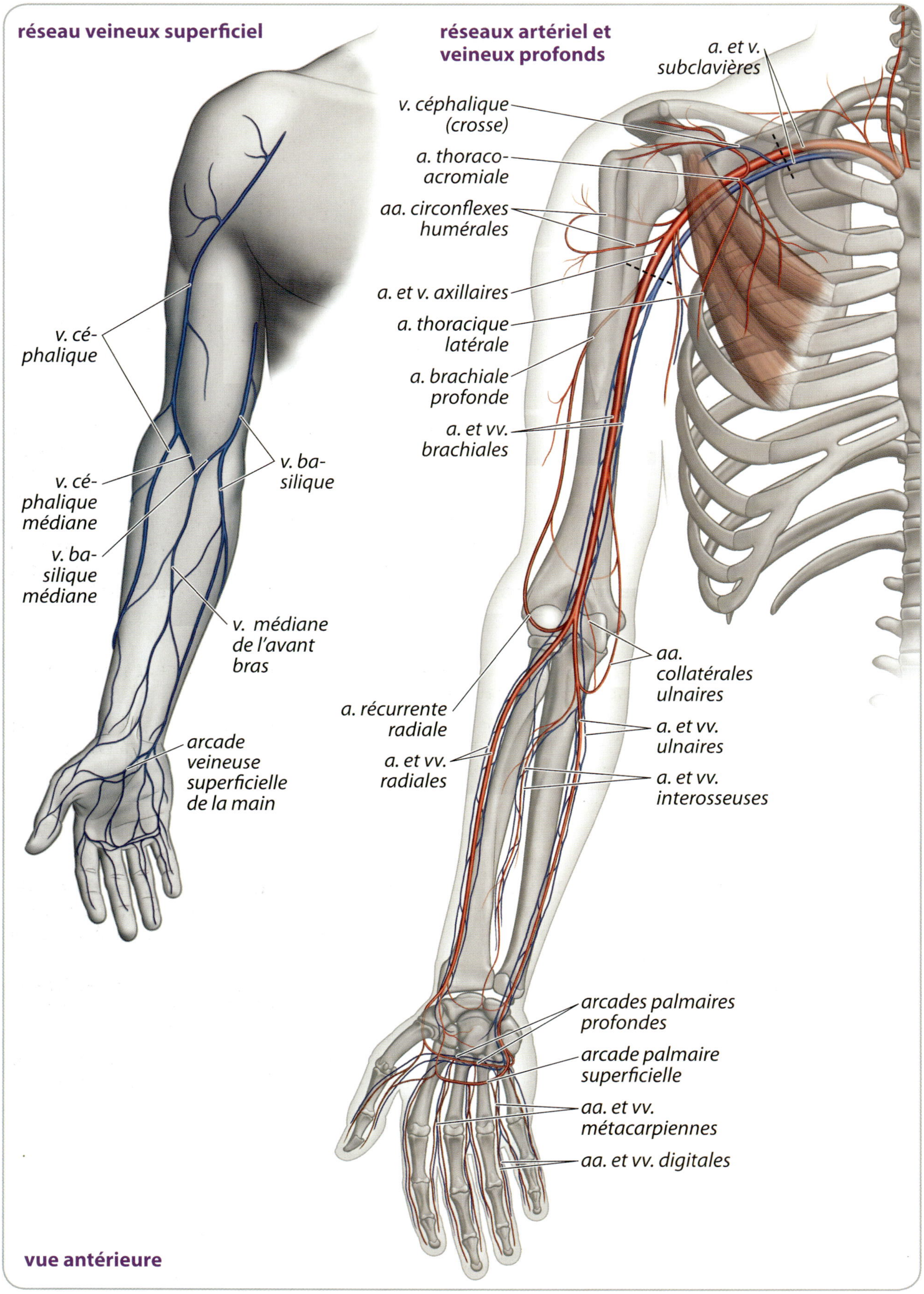

figure 2c-23 : vascularisation du membre supérieur

Vascularisation du membre supérieur

Vascularisation artérelle

Artère axillaire

▶ **Origine et terminaison** : en arrière de la clavicule, l'artère subclavière devient l'artère axillaire jusqu'au bord inférieur du muscle grand pectoral où elle devient l'artère brachiale.

▶ **Trajet** : L'artère axillaire accompagnée de la veine axillaire et des branches principales du plexus brachial traverse en diagonale le creux axillaire.

▶ **Branches collatérales (de haut en bas)** :

- ***l'artère thoracique suprême***, qui est destinée aux muscles pectoraux,
- ***l'artère thoraco-acromiale***, qui bifurque en une branche interne, thoracique, destinée aux muscles pectoraux et à la région mammaire, et une branche externe, acromiale, destinée au muscle deltoïde et à l'articulation scapulo-humérale,
- ***l'artère thoracique latérale***, qui est destinée au creux de l'aisselle,
- ***l'artère subscapulaire***, volumineuse, qui donne une artère thoraco-dorsale pour les muscles de la paroi interne du creux axillaire (dentelé antérieur et grand dorsal) et une artère circonflexe de la scapula qui contourne le bord latéral de la scapula sous le tendon du long biceps et gagne la fosse sous-épineuse où elle s'anastomose avec les artères supra-scapulaire et scapulaire dorsale, branches de la subclavière, pour former le cercle anastomotique périscapulaire,
- ***les artères circonflexes humérales antérieure et postérieure***, souvent issues d'un tronc commun contournent le col chirurgical de l'humérus, et s'anastomosent entre elles. Elles vascularisent l'articulation scapulo-humérale, et les muscles coraco-brachial, biceps brachial et deltoïde.

Artère brachiale

▶ **Origine et terminaison** : artère principale du bras, elle fait suite à l'artère axillaire et se termine au niveau du pli du coude en 2 branches, l'artère radiale et l'artère ulnaire.

▶ **Trajet** : elle chemine dans la région antérieure du bras et du coude accompagnée de deux veines et du nerf médian, jusqu'au niveau de la tubérosité bicipitale. On la palpe au 1/3 inférieur du bras dans le sillon bicipital latéral, formé par les muscles, brachial et biceps brachial.

▶ **Branches collatérales (de haut en bas)** :

- *l'artère **deltoïdienne***,
- *l'artère **nourricière de l'humérus***,
- ***l'artère brachiale profonde***, la plus volumineuse, qui s'engage dans la gouttière radiale de l'humérus, accompagnée du nerf radial. Elle vascularise le muscle triceps brachial. Au bord latéral de l'humérus, au-dessus de l'épicondyle, elle se divise en 2 branches antérieure et postérieure qui vont participer au cercle artériel du coude,
- ***l'artère collatérale ulnaire supérieure***, qui chemine dans la partie moyenne du bras, en arrière de la cloison inter-musculaire médiale, accompagnée du nerf ulnaire. Elle participe au cercle artériel du coude en s'anastomosant avec le rameau postérieur de l'artère récurrente ulnaire,
- ***l'artère collatérale ulnaire inférieure***, qui naît au-dessus du pli du coude et se divise en 2 branches antérieure et postérieure anastomosées avec les rameaux homologues de l'artère récurrente ulnaire.

Artère radiale

► **Origine et terminaison** : Branche de bifurcation latérale de l'artère brachiale, elle se termine dans la paume de la main en s'anastomosant avec le rameau palmaire profond de l'artère ulnaire pour former l'arcade palmaire profonde.

► **Trajet** : Elle chemine latéralement dans la région antérieure de l'avant-bras accompagnée de 2 veines et de la branche antérieure du nerf radial. Elle longe le radius jusqu'à la gouttière du pouls.

► **Branches collatérales (de haut en bas)** :

- ***l'artère récurrente radiale***, qui remonte dans le sillon bicipital latéral du pli du coude et s'anastomose avec l'artère collatérale radiale, branche de l'artère brachiale profonde,
- ***le rameau carpien palmaire,***
- ***le rameau palmaire superficiel***, qui se détache en regard du processus styloïde radial et se dirige vers la paume de la main où elle s'anastomose avec l'artère ulnaire pour former l'arcade palmaire superficielle. Il vascularise les muscles de l'éminence thénar,
- ***le rameau carpien dorsal***, qui s'anastomose en arrière du carpe avec son homologue issu de la radiale (arcade dorsale du carpe),
- ***la 1re artère métacarpienne dorsale***, l'artère principale du pouce et l'artère radiale de l'index.

Artère ulnaire

► **Origine et terminaison** : Branche de bifurcation médiale de l'artère brachiale, elle se termine dans la paume de la main en s'anastomosant avec le rameau palmaire superficiel de l'artère radiale pour former l'arcade palmaire superficielle.

► **Trajet** : Elle chemine dans la partie médiale de la région antérieure de l'avant-bras accompagnée de deux veines et du nerf ulnaire.

► **Branches collatérales** :

- ***l'artère récurrente ulnaire,*** qui naît près de l'origine de l'ulnaire et se divise en 2 branches antérieure et postérieure anastomosées avec les rameaux homonymes de l'artère collatérale ulnaire inférieure. Elle vascularise les muscles épicondyliens médiaux,
- ***l'artère interosseuse commune***, qui se divise en 2 branches antérieure et postérieure qui cheminent de part et d'autre de la membrane interosseuse et se rejoignent au niveau du poignet,
- ***le rameau carpien dorsal***, qui s'anastomose en arrière du carpe avec son homologue issu de la radiale (arcade dorsale du carpe),
- ***le rameau carpien palmaire***,
- ***le rameau palmaire profond***, qui s'enfonce dans l'éminence hypothénar, et va s'anastomoser avec la radiale pour former l'arcade palmaire profonde.

Artères de la main

► La vascularisation artérielle de la main est assurée par 2 arcades palmaires (superficielle et profonde) et une arcade dorsale.

► Les différents systèmes communiquent entre eux par des anastomoses et des perforantes. Les variantes anatomiques sont très nombreuses.

► **Arcade palmaire superficielle :**

- Elle est formée par l'anastomose de l'artère ulnaire et du rameau palmaire superficiel de l'artère radiale.
- Elle repose sur les tendons fléchisseurs des doigts. L'arcade décrit une boucle anguleuse à convexité inférieure en projection du carpe. Elle donne naissance aux artères digitales destinées aux 4 derniers doigts.

▶ **Arcade palmaire profonde**

- Elle est formée par l'anastomose de l'artère radiale et du rameau palmaire profond de l'artère ulnaire.
- Elle est située entre les deux plans des muscles profonds de l'éminence thénar. Elle décrit une large boucle qui se projette sur les têtes des métacarpiens. Elle donne des rameaux ascendants articulaires, des rameaux postérieurs perforants et 4 artères métacarpiennes palmaires (une pour chaque espace interosseux) qui s'anastomosent avec les artères digitales à la commissure des doigts.

▶ **Arcade dorsale du carpe**

- L'artère interosseuse postérieure et les collatérales dorsales issues de la radiale et de l'ulnaire forment une arcade en arrière du carpe, sous les tendons extenseurs.
- Ses collatérales sont les interosseuses dorsales qui cheminent dans les 3 derniers espaces interosseux dorsaux et se divisent en collatérales dorsales.

Vascularisation veineuse

▶ La circulation veineuse du membre supérieur est constituée de deux réseaux :

- **les veines profondes sous aponévrotiques,** paires, satellites des artères homonymes,
- **les veines superficielles sus aponévrotiques**.

▶ Les veines des deux réseaux présentent des valvules.

▶ Des veines communicantes peu nombreuses relient les 2 systèmes. Elles sont avalvulées, ce qui permet au sang veineux profond de se drainer vers le réseau superficiel.

Le réseau veineux profond :

Au niveau de la main, les veines collatérales se drainent dans les veines digitales qui se jettent dans les arcades palmaires. L'arcade palmaire profonde se poursuit à l'avant-bras par les veines profondes radiales, ulnaires et interosseuses. Les veines d'un même couple sont reliées par des anastomoses en échelle. Les veines se réunissent en un couple de veines brachiales latérale et médiale, qui se drainent dans une volumineuse veine axillaire unique, satellite de l'artère, à laquelle fait suite la veine subclavière.

Le réseau veineux superficiel :

Le réseau de la face dorsale de la main se poursuit dans l'avant-bras par les veines basilique (médiale), céphalique (latérale) et médiane de l'avant-bras. Au « M veineux» du pli du coude, la veine médiane de l'avant-bras bifurque en donnant en dedans la veine médiane basilique, et en dehors la veine médiane céphalique. Au bras, la veine basilique, plus volumineuse, se jette à la racine du membre dans une veine du réseau profond, la veine brachiale médiale. La veine céphalique a un trajet plus latéral et se termine par une crosse dans la veine axillaire.

Vascularisation lymphatique

▶ La vascularisation lymphatique du membre supérieur est constituée de vaisseaux lymphatiques profonds, de vaisseaux lymphatiques superficiels et de lymphonœuds.

▶ La lymphe est drainée vers le système veineux. Les vaisseaux lymphatiques du membre supérieur se drainent dans les vaisseaux lymphatiques et lymphonœuds axillaires puis dans le tronc lymphatique subclavier.

▶ Les vaisseaux lymphatiques profonds sont satellites des artères et veines profondes : radiales, ulnaires, brachiales et axillaires.

▶ Les vaisseaux lymphatiques superficiels sont situés dans le tissu sous-cutané principalement au voisinage de la veine céphalique et de la veine basilique.

▶ Les lymphonœuds sont situés en relais des vaisseaux lymphatiques et sont principalement localisés au niveau de la fosse axillaire, après un relais au niveau du coude.

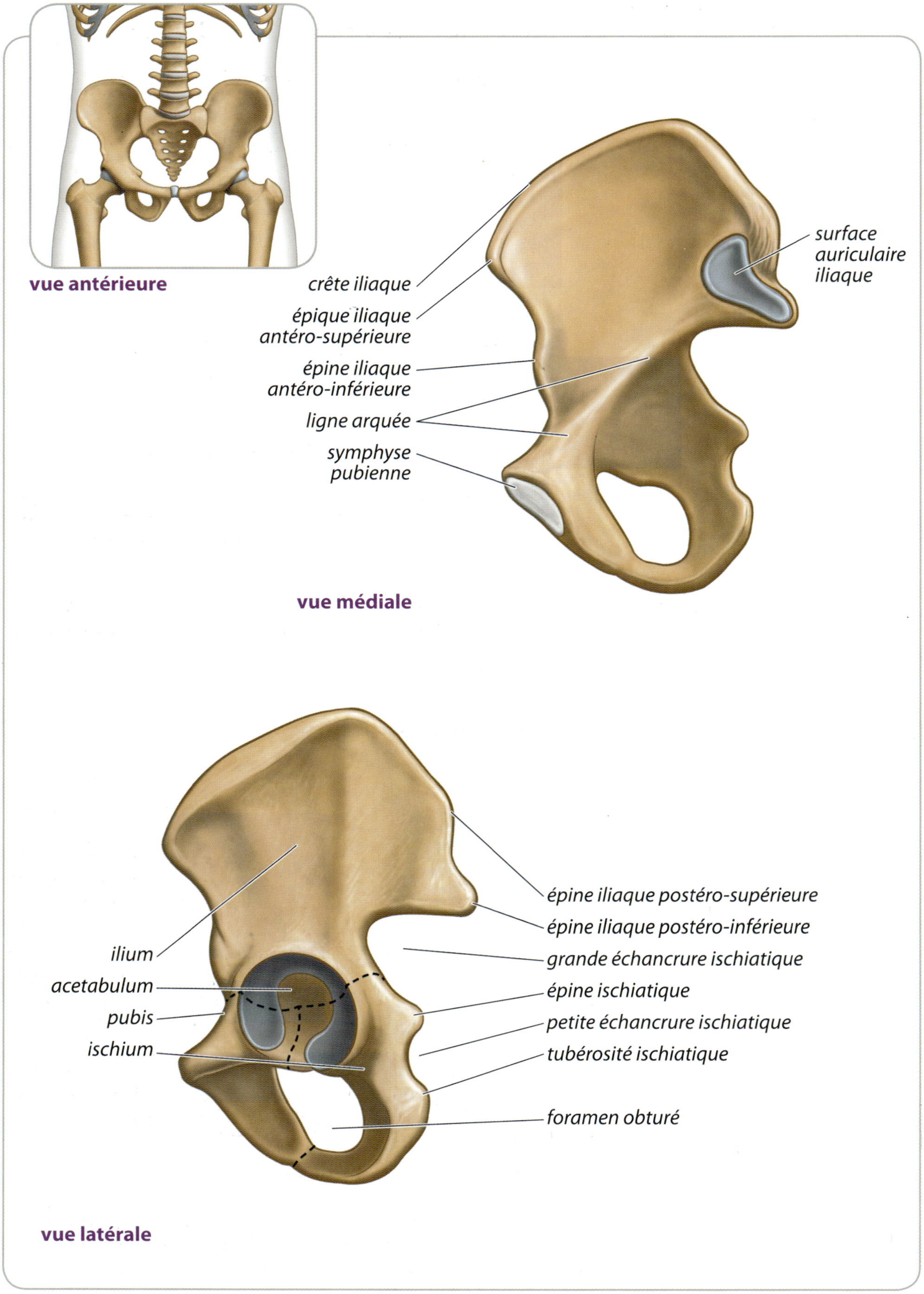

figure 2d-1 : os iliaque

CEINTURE DU MEMBRE INFÉRIEUR

La ceinture du membre inférieur ou **ceinture pelvienne** (ou pelvis, ou bassin) est une ceinture osseuse constituée des 2 os coxaux, du sacrum et du coccyx, délimitant la cavité pelvienne.

Cette cavité est divisée par un relief osseux circulaire, appelé ligne terminale, en deux parties : le grand pelvis en haut et le petit pelvis en bas. L'espace circonscrit par la ligne terminale est appelé ouverture supérieure du pelvis (ou détroit supérieur).

La ligne terminale est constituée d'arrière en avant par :

- **le promontoire du sacrum**,
- **le bord antérieur de l'aile sacrale**,
- **la ligne arquée de l'ilium**,
- **le bord supérieur de la branche supérieure du pubis (ou pecten du pubis)**,
- **la symphyse pubienne**.

Le grand pelvis est évasé et ses parois sont formées par les ailes sacrales et les fosses iliaques.

Le petit pelvis est un entonnoir dont les parois sont constituées par la face pelvienne : de la symphyse pubienne, du cadre du foramen obturé et du sacrum. L'ouverture inférieure du pelvis (ou détroit inférieur) est losangique et délimitée par le bord inférieur de la symphyse pubienne, le sommet du coccyx et les tubérosités ischiatiques.

Le grand pelvis correspond à la région abdominale inférieure et est occupé par les viscères pelviens. Le petit pelvis contient d'avant en arrière, la vessie, les organes génitaux et le rectum. Il forme l'assise sur laquelle repose le tronc.

Ostéologie de la ceinture du membre inférieur

Os coxal

- **Définition** : os pair et symétrique constituant les parois antéro-latérales du bassin osseux. On lui décrit une face endopelvienne et une face exopelvienne.
- **Morphologie** : os plat, il a une forme d'hélice à deux pales, dont la pale inférieure est perforée par le foramen obturé. Il est constitué de 3 parties : l'ilium, l'ischium et le pubis. La jonction du corps des trois parties se fait au niveau de **l'acetabulum**, profonde excavation sphéroïde située sur la face exopelvienne.
  - **L'ilium** est la partie supérieure et comprend une vaste aile iliaque et un corps. La face interne (endopelvienne) de l'aile est divisée en deux parties par la ligne arquée, la partie supérieure comprenant la fosse iliaque. Le bord supérieur de l'aile constitue la crête iliaque. Le bord antérieur présente deux saillies, les épines iliaques antéro-supérieure et antéro-inférieure.
  - **L'ischium** est la partie inféro-postérieure et comprend un corps et une branche. Le bord postérieur de la branche est irrégulier et comprend de haut en bas, l'épine iliaque postéro-supérieure, puis l'épine iliaque postéro-inférieure, puis une échancrure profonde appelée grande incisure ischiatique puis deux saillies : l'épine ischiatique et la tubérosité ischiatique, séparées par la petite incisure ischiatique.
  - **Le pubis** est la partie inféro-antérieure et comprend un corps, une branche supérieure et une branche inférieure.
- **Fonction** : les ailes iliaques s'articulent avec le sacrum pour constituer les articulations sacro-iliaques. L'acétabulum s'articule avec la tête fémorale pour constituer l'articulation coxo-fémorale. Les branches inférieures des pubis constituent la symphyse pubienne. Les os coxaux constituent le squelette de la ceinture du membre inférieur avec le sacrum.

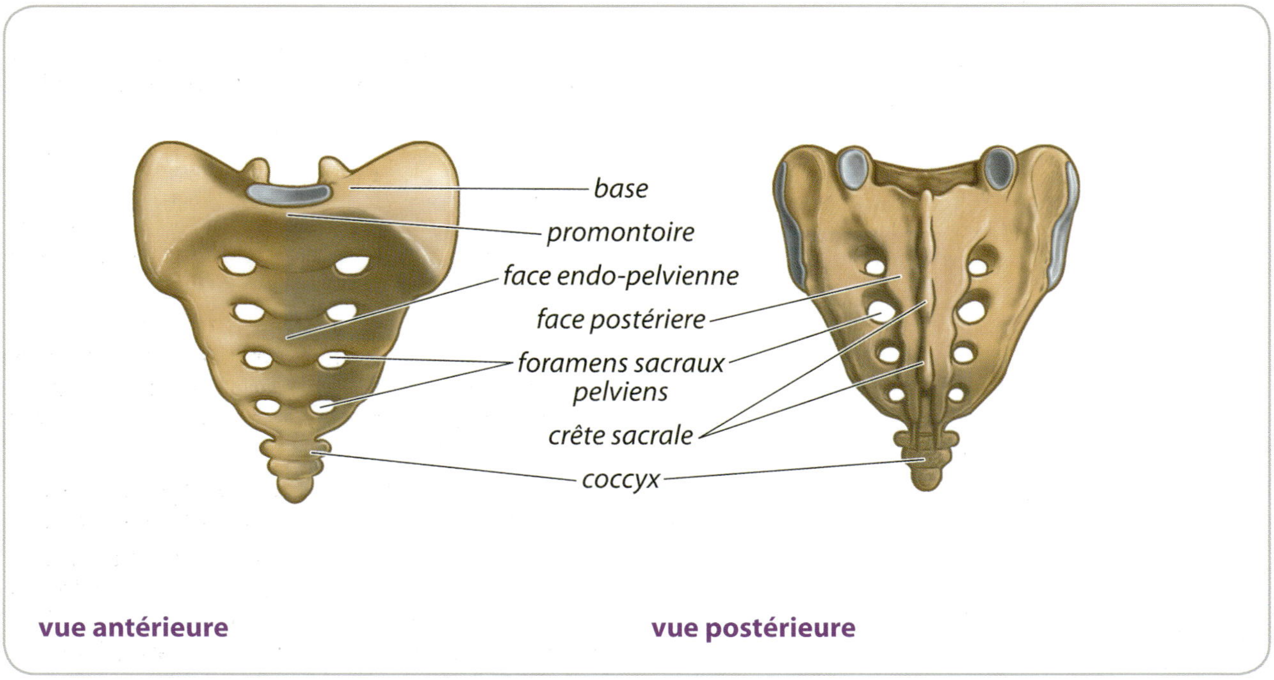

figure 2d-2 : sacrum

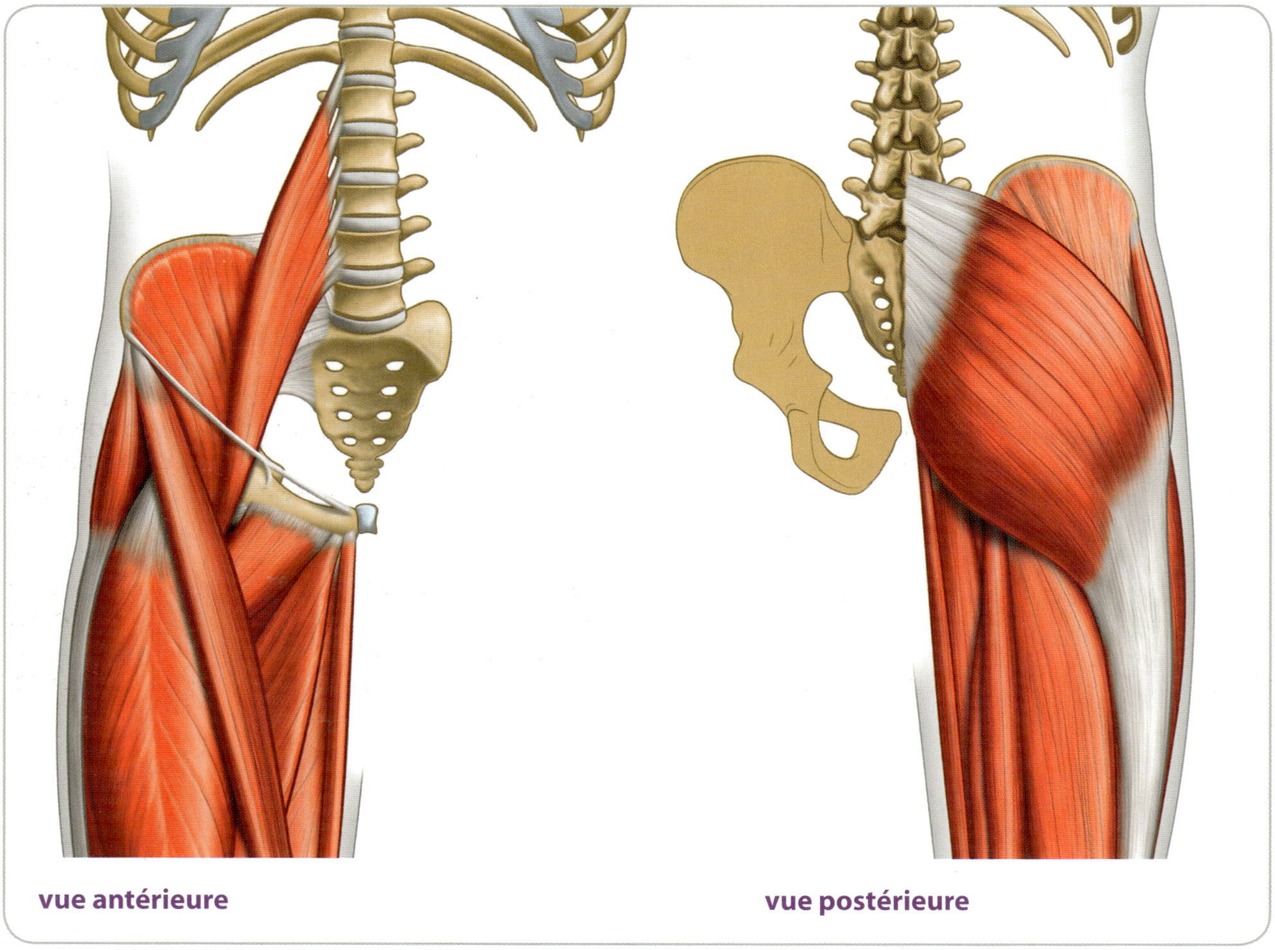

figure 2d-3 : vue globale de la ceinture du membre inférieur

▶ **Le sacrum**

- **Définition** : os impair situé à la partie caudale de la colonne vertébrale. Il constitue un os de la partie dorsale de la ceinture pelvienne, compris entre les deux os coxaux, résultant de la réunion des cinq vertèbres sacrales.
- **Morphologie** : os plat en forme de pyramide quadrangulaire, à base supérieure. Il forme avec la colonne lombale un angle obtus, saillant en avant, appelé promontoire du sacrum.
  - ***Sa face endopelvienne*** est concave et régulière. Elle est occupée médialement par les corps vertébraux séparés les uns des autres par quatre crêtes sacrales. Aux extrémités des crêtes, il existe de chaque côté quatre foramens sacraux pelviens.
  - ***Sa face postérieure*** est convexe et irrégulière. Elle présente sur la ligne médiane une crête sacrale. De chaque coté de la crête, on trouve quatre foramens sacraux dorsaux. Entre les corps et la crête chemine le canal sacral qui occupe l'axe longitudinal du sacrum et constitue la partie terminale du canal vertébral. Le canal sacral donne naissance de chaque côté à quatre canaux qui se bifurquent pour donner les foramens sacraux pelviens et dorsaux.
  - ***Les faces latérales*** comprennent les surfaces articulaires qui répondent aux ailes iliaques. La base est occupée latéralement par des larges surfaces lisses et triangulaires, les ailes sacrales.
- **Fonction** : les faces latérales s'articulent avec les ailes iliaques pour constituer les articulations sacro-iliaques. La base du sacrum s'articule avec la 5e vertèbre lombale pour constituer l'articulation lombo-sacrale, charnière entre la colonne vertébrale mobile et la colonne vertébrale fixe. Son sommet répond au coccyx, petite pièce osseuse formée par la réunion de vertèbres atrophiées.

Myologie de la ceinture du membre inférieur

Muscles de la région glutéale

La région glutéale est constituée par l'ensemble des parties molles situées en arrière de l'aile iliaque et de l'articulation de la hanche.

Ses limites sont :

- ▶ la crête iliaque en haut,
- ▶ le pli glutéal en bas,
- ▶ une ligne verticale entre épine iliaque postéro-supérieure et coccyx médialement,
- ▶ une ligne entre épine iliaque antéro-supérieure et grand trochanter latéralement.

Sous le plan cutané et le fascia glutéal, les muscles superficiels sont le muscle grand glutéal sur les 3/4 médiaux et le muscle tenseur du fascia lata sur le quart latéral. Les muscles profonds sont de haut en bas : le muscle moyen glutéal recouvrant le muscle petit glutéal latéralement, le muscle piriforme, le muscle jumeau supérieur, le muscle obturateur interne, le muscle jumeau inférieur et le muscle carré fémoral, limite musculaire inférieure de la région.

Dans le foramen supra-piriforme, cheminent l'artère glutéale supérieure et ses veines homonymes, et le nerf glutéal supérieur ; dans le foramen infra-piriforme (de dedans en dehors) : l'artère glutéale inférieure, le nerf rectal supérieur, le nerf pudendal, l'artère pudendale interne et ses veines homonymes, le nerf obturateur interne, le nerf du carré fémoral, le nerf glutéal inférieur, le nerf cutané postérieur de la cuisse, et le nerf ischiatique.

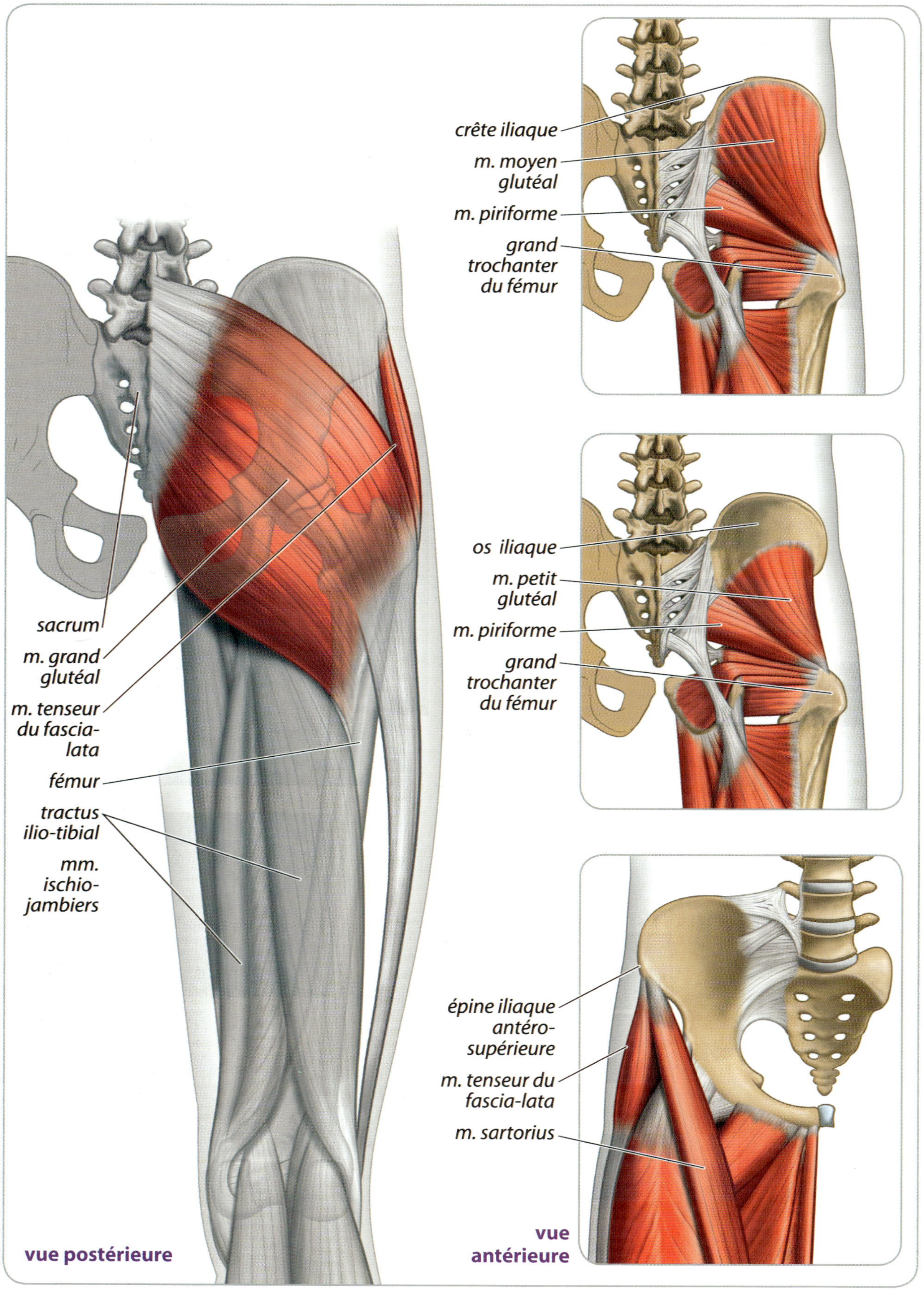

figure 2d-4 : muscles glutéaux

Muscles glutéaux

Ils sont au nombre de 4.

▶ Muscle grand glutéal

- **Origine** : quart postérieur de la crête iliaque, de la face externe de l'ilium (en arrière de la ligne glutéale postérieure), de la crête sacrale latérale, des bords latéraux du sacrum et du coccyx, du ligament sacro-tubéral et du fascia glutéal qui recouvre les muscles de la région glutéale.
- **Trajet** : muscle le plus volumineux et le plus puissant des muscles du corps, il est situé dans le plan superficiel de la région glutéale. Muscle quadrilatère, large et épais, il est ensuite formé de deux faisceaux, l'un superficiel et l'autre profond.
- **Terminaison** : le faisceau superficiel s'insère sur le tractus ilio-tibial du fascia lata. Le faisceau profond se termine sur la tubérosité glutéale à la partie supéro-latérale de la ligne âpre du fémur.
- **Innervation** : le nerf glutéal inférieur (branche collatérale du plexus sacral, nm L5-S2).
- **Fonction** : extension et rotation latérale de la cuisse. En position debout, il stabilise le bassin, en évitant son antéversion.

▶ Muscle moyen glutéal

- **Origine** : 3/4 antérieurs de la crête iliaque, de la face externe de l'ilium (entre les lignes glutéales antérieure et postérieure), et du fascia glutéal.
- **Trajet** : muscle du plan moyen de la région glutéale, son corps est pyramidal (à sommet inféro-latéral), large et épais. Ses fibres charnues convergent vers le bas.
- **Terminaison** : par un large tendon sur la face latérale du grand trochanter.
- **Innervation** : le nerf glutéal supérieur (branche collatérale du plexus sacral, nm L4-S1).
- **Fonction** : abduction de la cuisse. En appui monopodal, il stabilise latéralement le bassin.

▶ Muscle petit glutéal

- **Origine** : face externe de l'ilium, entre les lignes glutéales antérieure et inférieure.
- **Trajet** : muscle du plan profond de la région glutéale, son corps est triangulaire (à sommet inféro-latéral) et épais. Ses fibres charnues convergent vers le bas et recouvrent la face supérieure de l'articulation coxo-fémorale.
- **Terminaison** : il se termine par un fort tendon sur le bord antérieur du grand trochanter.
- **Innervation** : le nerf glutéal supérieur (branche collatérale du plexus sacral, nm L4-S1).
- **Fonction** : abduction et rotation médiale de la cuisse.

▶ Muscle tenseur du fascia lata

- **Origine** : extrémité antérieure de la crête iliaque, de l'épine iliaque antéro-supérieure et du fascia glutéal.
- **Trajet** : muscle du plan superficiel de la région glutéale, son corps est aplati, allongé, charnu en haut, tendineux en bas. Ses fibres charnues convergent vers le bas et en arrière. Au niveau du tiers supérieur de la cuisse, elles se continuent par une large lame tendineuse qui descend le long de la face externe de la cuisse jusqu'au genou.
- **Terminaison** : sur le tractus ilio-tibial du fascia lata et sur le condyle latéral du tibia. Le fascia lata est un fascia épais qui engaine le muscle sartorius. Dans sa partie latérale, le tractus ilio-tibial est une forte bande fibreuse qui prolonge le fascia glutéal et se fixe sur le condyle latéral du tibia.
- **Innervation** : le nerf glutéal supérieur (branche collatérale du plexus sacral, nm L4-S1).
- **Fonction** : extension de la jambe. Muscle « glutéal accessoire », il contribue au maintien de la station érigée en renforçant la cohérence des articulations coxo-fémorale et tibio-fémorale.

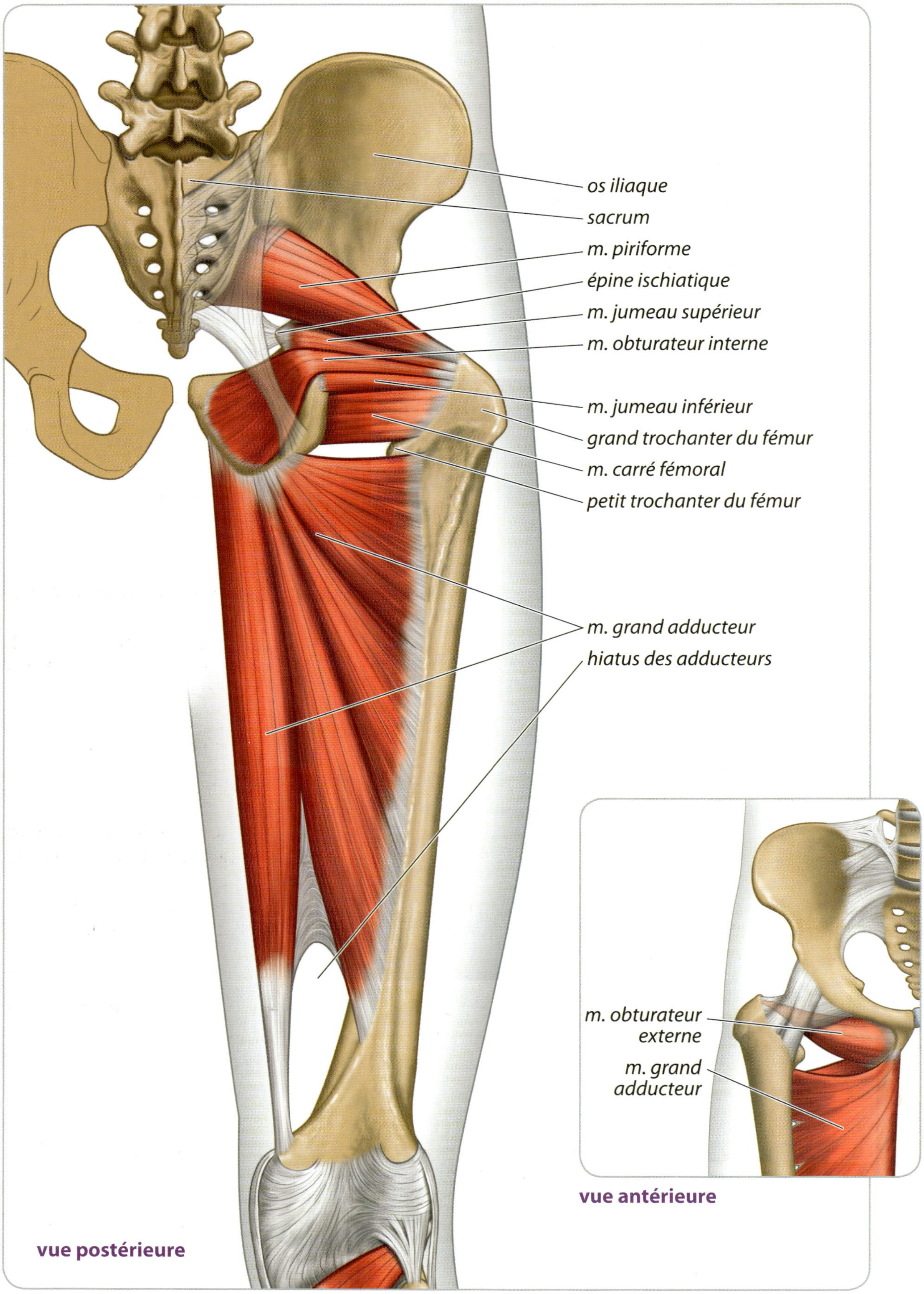

figure 2d-5 : muscles pelvi-trocantériens

Muscles pelvi-trochantériens

Ils sont au nombre de 6, avec de haut en bas :

▶ Muscle piriforme

- **Origine** : face pelvienne du sacrum par trois digitations charnues séparées par les 2e et 3e foramens sacraux pelviens.
- **Trajet** : muscle du plan profond de la région glutéale, aplati et triangulaire, ses fibres se dirigent en avant et en bas, passent à travers la grande incisure ischiatique et pénètrent dans la région glutéale. Il chemine en arrière de l'articulation coxofémorale.
- **Terminaison** : sur le grand trochanter.
- **Innervation** : le nerf du piriforme (branche collatérale du plexus sacral, nm S1-S2).
- **Fonction** : rotation latérale de la cuisse.

▶ Muscle obturateur externe

- **Origine** : face externe de la membrane obturatrice (lame fibreuse obstruant partiellement le foramen obturé) et du pourtour du foramen obturé.
- **Trajet** : muscle profond de la région glutéale, son corps est triangulaire et aplati. Ses fibres convergent vers un tendon qui surcroise la tubérosité ischiatique. Il chemine en arrière de l'articulation coxofémorale.
- **Terminaison** : grand trochanter.
- **Innervation** : le nerf obturateur (branche terminale du plexus lombal, nm L2-L4).
- **Fonction** : muscle rotateur latéral de la cuisse.

▶ Muscle obturateur interne

- **Origine** : face pelvienne de l'ischium, de la membrane obturatrice et du pourtour du foramen obturé.
- **Trajet** : muscle du plan profond de la région glutéale, son corps est aplati, et rayonné en éventail. Ses fibres convergent vers la petite incisure ischiatique de l'os coxal où elles se réfléchissent à angle droit. Elles cheminent ensuite en arrière de l'articulation coxofémorale.
- **Terminaison** : par un tendon sur le grand trochanter.
- **Innervation** : le nerf obturateur interne (branche collatérale du plexus sacral, nm L5-S2).
- **Fonction** : rotation latérale de la cuisse.

▶ Muscles jumeaux

- **Origine** : le muscle jumeau supérieur naît de l'épine ischiatique et chemine le long du bord supérieur du muscle obturateur interne. Le muscle jumeau inférieur naît de la tubérosité ischiatique et chemine le long du bord inférieur du muscle obturateur interne.
- **Trajet** : muscles du plan profond de la région glutéale, ils constituent des faisceaux accessoires supérieur et inférieur du muscle obturateur interne. Les tendons des deux jumeaux fusionnent avec le tendon de l'obturateur interne.
- **Terminaison** : grand trochanter.
- **Innervation** : le nerf de l'obturateur interne pour le jumeau supérieur (nm L5-S2) et le nerf du carré fémoral pour le jumeau inférieur (nm L4-S1).
- Fonction : rotation latérale de la cuisse.

▶ Muscle carré fémoral

- **Origine** : tubérosité ischiatique.
- **Trajet** : muscle profond de la région glutéale, son corps est quadrilatère et aplati. Ses fibres cheminent latéralement en arrière de l'articulation coxo-fémorale.
- **Terminaison** : crête intertrochantérienne.
- **Innervation** : le nerf du muscle carré fémoral (branche collatérale du plexus sacral, nm L4-S1).
- **Fonction** : muscle rotateur latéral et adducteur de la cuisse.

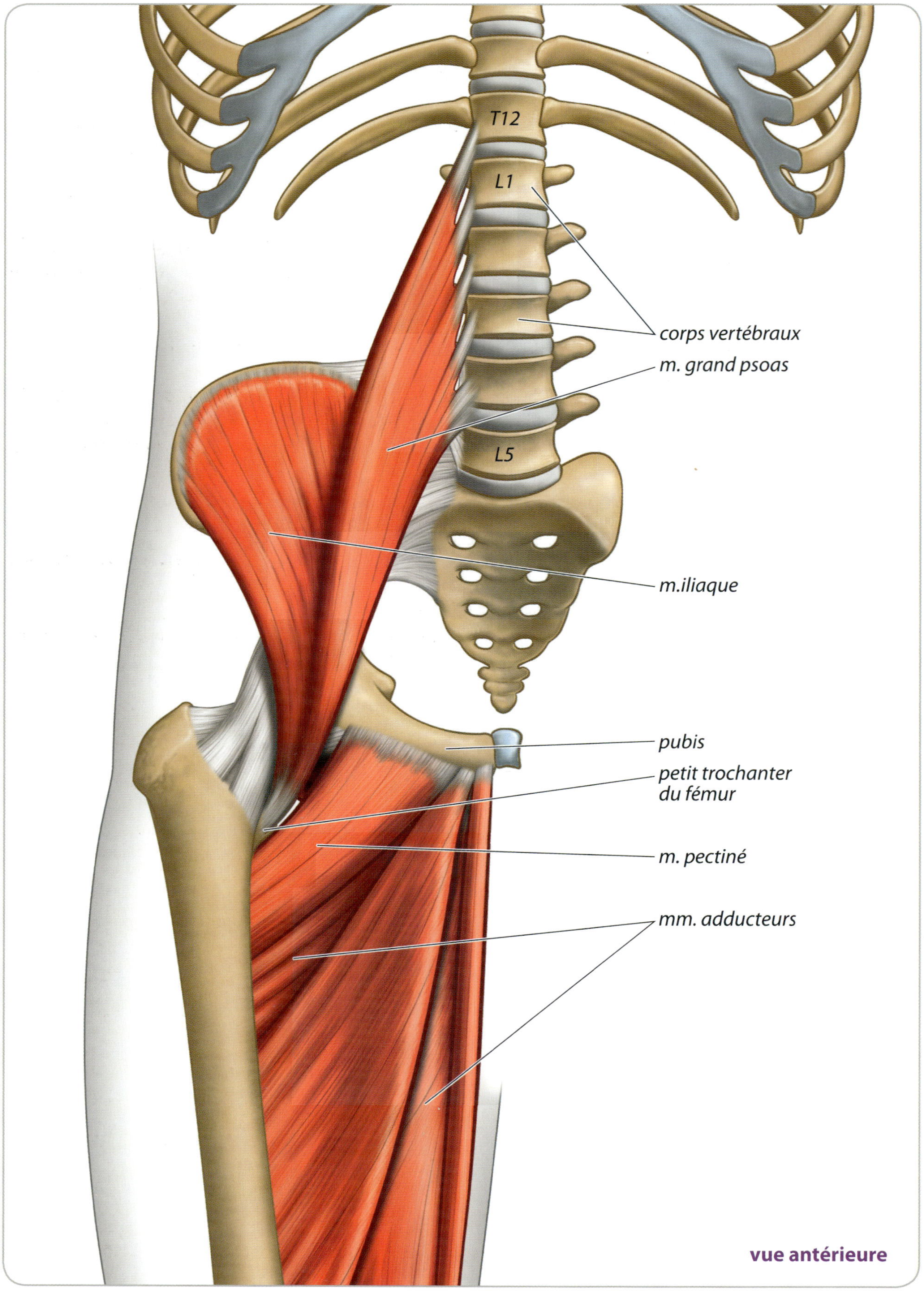

figure 2d-6 : muscles antérieurs de la hanche

Muscles antérieurs de la hanche

▶ Muscle ilio-psoas

- **Origine** : il est constitué de deux muscles volumineux unis à leur terminaison : le muscle grand psoas et le muscle iliaque.
  - Le **muscle grand psoas** a une double insertion. Il s'insère par des arcades fibreuses sur la face latérale des corps vertébraux de T12 à L5 et sur les disques inter-vertébraux correspondants, et il s'insère sur les processus transverses des vertèbres lombaires L1 à L4,
  - large, épais et triangulaire, le **muscle iliaque** s'insère sur la crête iliaque, la fosse iliaque et l'aile du sacrum.
- **Trajet** : muscle profond, il s'étend de la colonne lombaire et de l'ilium, au petit trochanter. Ses fibres convergent en bas et latéralement sur un large tendon. Le corps charnu descend ainsi le long du rachis lombaire, traverse la fosse iliaque et glisse sur la face antérieure de l'articulation coxo-fémorale.
- **Terminaison** : le muscle iliaque se termine sur les faces antérieure et latérale du tendon du grand psoas qui se termine sur le petit trochanter.
- **Innervation** : des branches collatérales du plexus lombal pour le muscle grand psoas (nm L1-L3) et le nerf fémoral (branche terminale du plexus lombal, nm L2-L4) pour le muscle iliaque.
- **Fonction** : principal muscle fléchisseur de la cuisse sur le bassin et muscle rotateur latéral de la cuisse.

▶ Muscle pectiné

- **Origine** : il s'insère sur le pecten du pubis et de l'éminence ilio-pectinée.
- **Trajet** : muscle antérieur de la hanche et de la loge fémorale médiale, il appartient aux muscles adducteurs.
- **Terminaison** : ligne pectinée et ligne âpre du fémur.
- **Innervation** : double, par le nerf obturateur (branche terminale du plexus lombal, nm L2-L4) et par le nerf fémoral (branche terminale du plexus lombal, nm L2-L4).
- **Fonction** : adduction, flexion et rotation latérale de la cuisse.

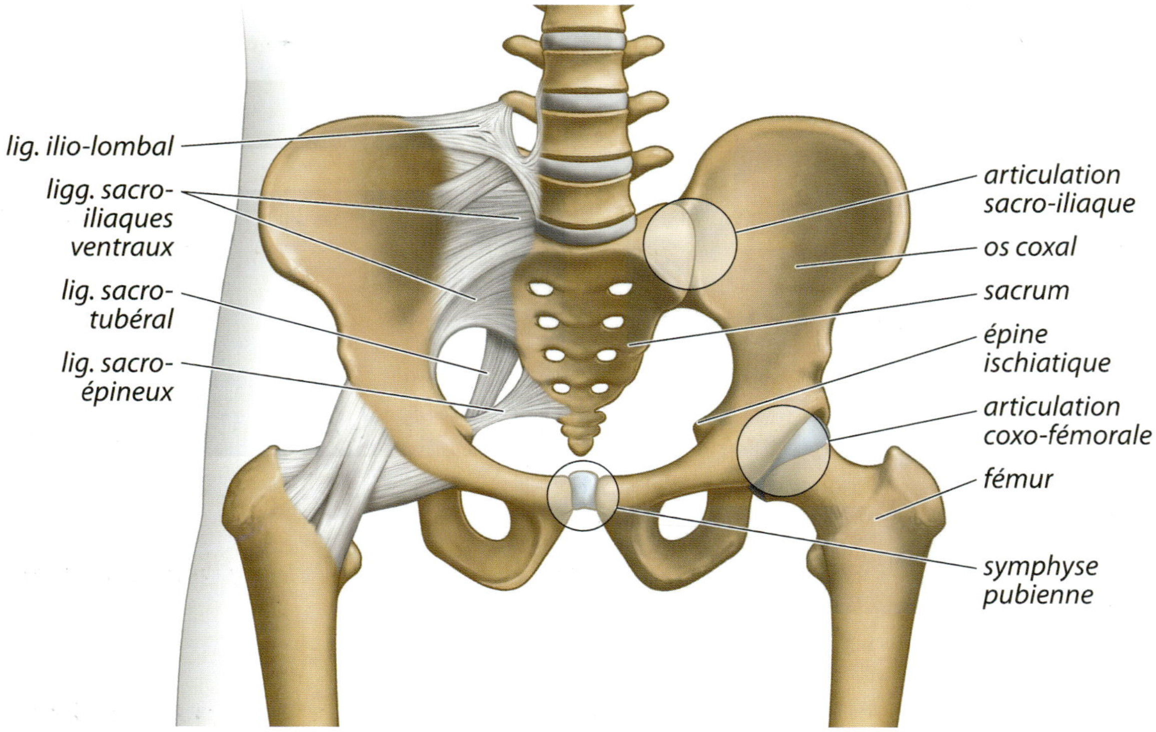

vue antérieure

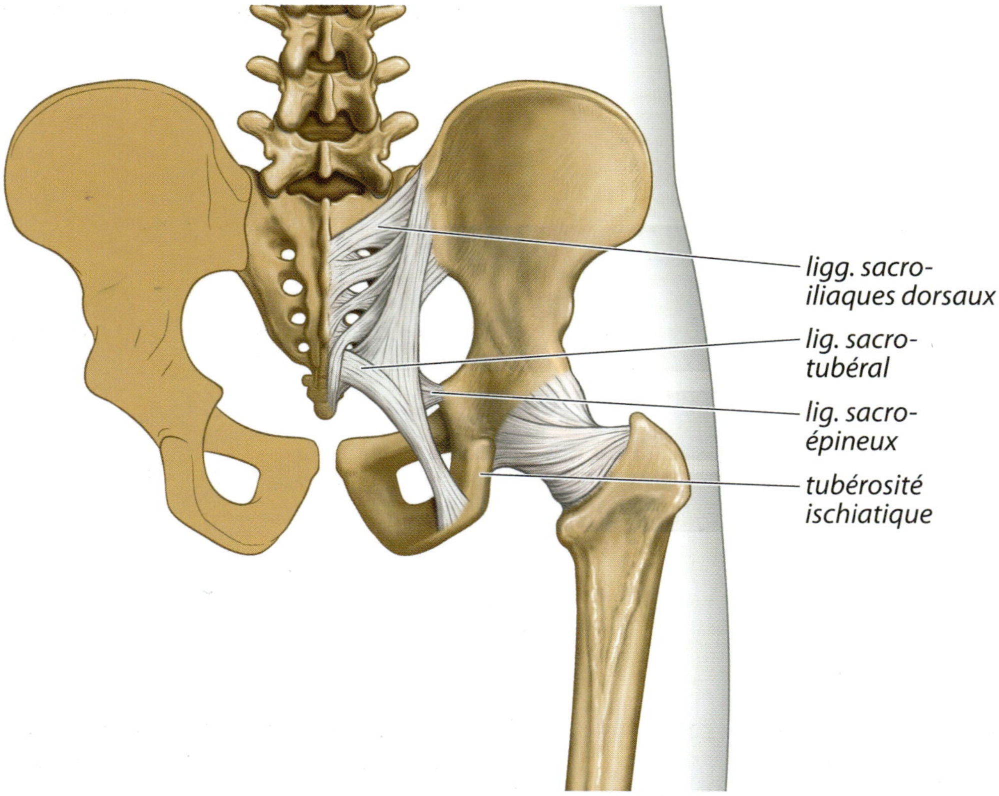

vue postérieure

figure 2d-7 : articulations de la ceinture pelvienne

Arthrologie de la ceinture du membre inférieur

La ceinture pelvienne est constituée de deux os :

- **l'os coxal** en avant et latéralement,
- **le sacrum** en arrière.

Ils sont maintenus solidement par trois articulations : les deux articulations sacro-iliaques et la symphyse pubienne, et par deux ligaments pairs, les ligaments sacro-tubéral et sacro-épineux. L'os coxal s'articule avec le fémur pour constituer l'articulation coxo-fémorale (ou articulation de la hanche).

Articulation sacro-iliaque

Type :

- Articulation paire et postérieure de la ceinture pelvienne, synoviale atypique (cartilage fibreux et non hyalin).

Surfaces articulaires :

- La surface auriculaire de l'aile iliaque s'articule avec la surface auriculaire de la face latérale du sacrum au niveau de S1-S2.

Moyens d'union :

- La capsule articulaire, le ligament sacro-iliaque interosseux, et les ligaments sacro-iliaques dorsaux et ventraux.

Fonction :

- Élément d'union et de contention des os de la ceinture pelvienne, ses mouvements sont extrêmement réduits en dehors de la grossesse.

Symphyse pubienne

Type :

- Articulation antérieure de la ceinture pelvienne, cartilagineuse, qui unit les pubis.

Surfaces articulaires :

- Les surfaces symphysaires du pubis s'articulent avec le disque interpubien, qui est un fibrocartilage comblant l'interligne articulaire.

Moyens d'union :

- Les ligaments supérieur, antérieur et postérieur du pubis, et le ligament arqué du pubis.

Fonction :

- De mobilité réduite, il existe de très discrets mouvements de glissement à la marche.

Ligament sacro-tubéral

Éventail fibreux vertical pair, dont la base se fixe sur les bords latéraux du sacrum et du coccyx, et le sommet sur le bord médial de la tubérosité ischiatique et sur le bord médial de la branche ascendante de l'ischion, par une prolongation fibreuse appelée processus falciforme.

Ligament sacro-épineux

Ligament triangulaire horizontal pair dont la base s'insère sur les bords latéraux du sacrum et le sommet sur l'épine ischiatique.

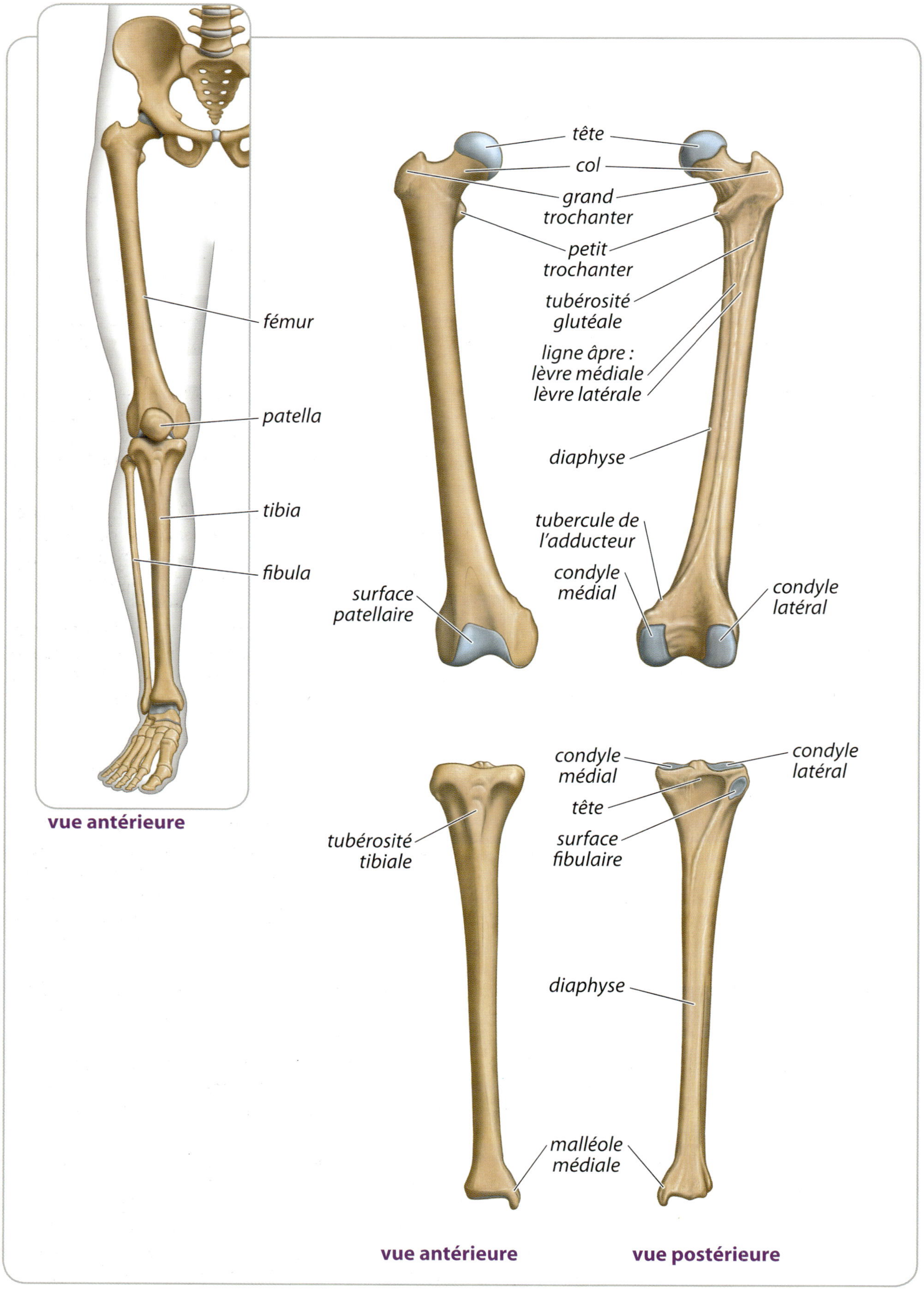

figure 2e-1 : fémur et tibia

MEMBRE INFÉRIEUR

Ostéologie du membre inférieur

▶ Fémur

- **Définition** : os long constitué de deux épiphyses, proximale et distale, et d'une diaphyse.
- **Morphologie** :
  - *l'épiphyse proximale* est constituée d'une tête, d'un col, et du grand et du petit trochanter. La tête fémorale est une saillie articulaire, correspondant aux 2/3 d'une sphère de 25 mm de rayon, orientée médialement et en haut. Le col fémoral, cylindrique, sépare la tête fémorale des trochanters. Il forme un angle de 135° par rapport à la diaphyse (angle cervico-diaphysaire). Le grand trochanter est une grosse saillie supéro-latérale et le petit trochanter, une petite saillie inféro-médiale,
  - *la diaphyse* est prismatique triangulaire, incurvée en avant. Les 3 faces sont lisses alors que le bord postérieur, saillant et rugueux, est appelé ligne âpre. La ligne âpre possède une lèvre latérale et une lèvre médiale. La ligne pectinée prolonge la ligne âpre en direction supérieure et médiale vers le petit trochanter. La tubérosité glutéale la prolonge en direction supérieure et latérale,
  - *l'épiphyse distale* est volumineuse. Sa face antérieure est occupée par la surface patellaire. Sa face postérieure, saillante, est séparée en deux condyles, latéral et médial, par la fosse intercondylaire. Au-dessus du condyle latéral se trouve un relief osseux appelé épicondyle latéral. Au-dessus du condyle médial se trouve l'épicondyle médial et le tubercule de l'adducteur.
- **Fonction** : la tête fémorale s'articule avec l'acetabulum de l'os coxal pour constituer l'articulation coxo-fémorale ou articulation de la hanche. Les condyles fémoraux s'articulent avec les condyles tibiaux et la surface patellaire avec la patella pour constituer l'articulation du genou. Il constitue le squelette de la cuisse et le lieu d'insertion de muscles du pelvis associés au membre inférieur, des muscles de la hanche, de la cuisse et du genou. Sa mobilité est essentielle à la marche.

▶ Tibia

- **Définition** : os long constitué de deux épiphyses, proximale et distale, et d'une diaphyse.
- **Morphologie** :
  - *l'épiphyse proximale* est volumineuse, allongée transversalement, et constituée de deux condyles, médial et latéral, portions d'ellipsoïdes creux. Il existe une asymétrie des surfaces condylaires avec une surface médiale plus longue, plus étendue et légèrement concave alors que la surface latérale est concave dans le plan frontal mais convexe dans le plan sagittal (léger aspect en selle). Sur sa face antérieure, la tubérosité du tibia est une saillie sous-cutanée triangulaire. Sur sa face postérieure, la surface fibulaire, latérale, s'articule avec la tête de la fibula,
  - *la diaphyse* est prismatique triangulaire, légèrement contournée en S inversé. Sa face médiale est lisse, plane et sous-cutanée. Sa face latérale est excavée et sa face postérieure séparée en deux par la ligne du muscle soléaire,
  - *l'épiphyse distale*, moins volumineuse, est aplatie d'avant en arrière. Sa face médiale se prolonge en bas par la malléole médiale ou malléole tibiale. Sa face latérale est creusée d'une incisure fibulaire qui s'articule avec la malléole latérale de la fibula. Sa face inférieure comprend deux surfaces articulaires, qui s'articulent avec le talus.
- **Fonction** : le tibia est solidement uni à la fibula par la membrane interosseuse crurale et par les articulations tibio-fibulaires, proximale et distale. Les condyles tibiaux s'articulent avec les condyles fémoraux pour constituer l'articulation tibio-fémorale, qui fait partie de l'articulation du genou. Le tibia, la fibula et le talus constituent l'articulation talo-crurale ou articulation de la cheville. Il constitue le squelette médial de la jambe et le lieu d'insertion de muscles du bassin associés au membre inférieur, de muscles de la cuisse, du genou, de la cheville et du pied. Sa mobilité est essentielle à la marche.

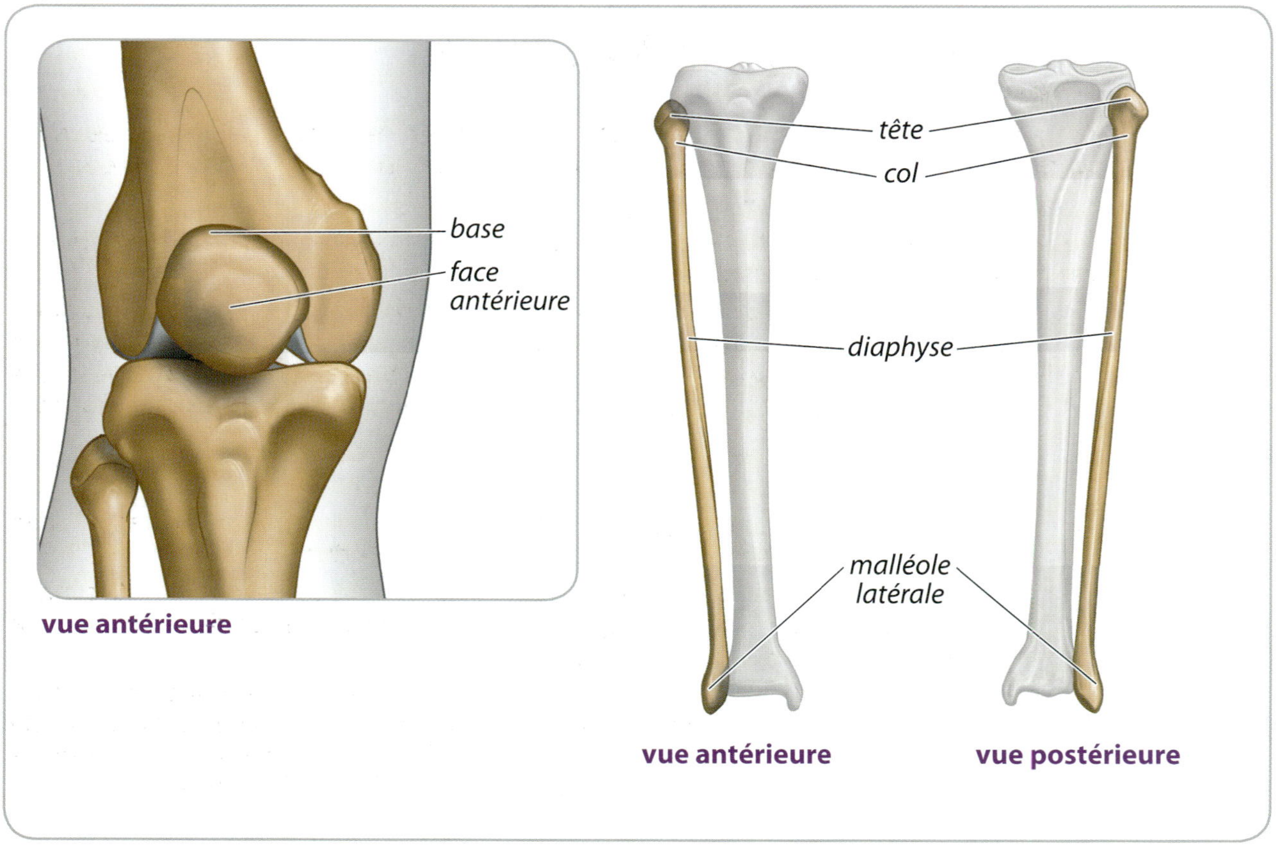

figure 2e-2 : patella et fibula

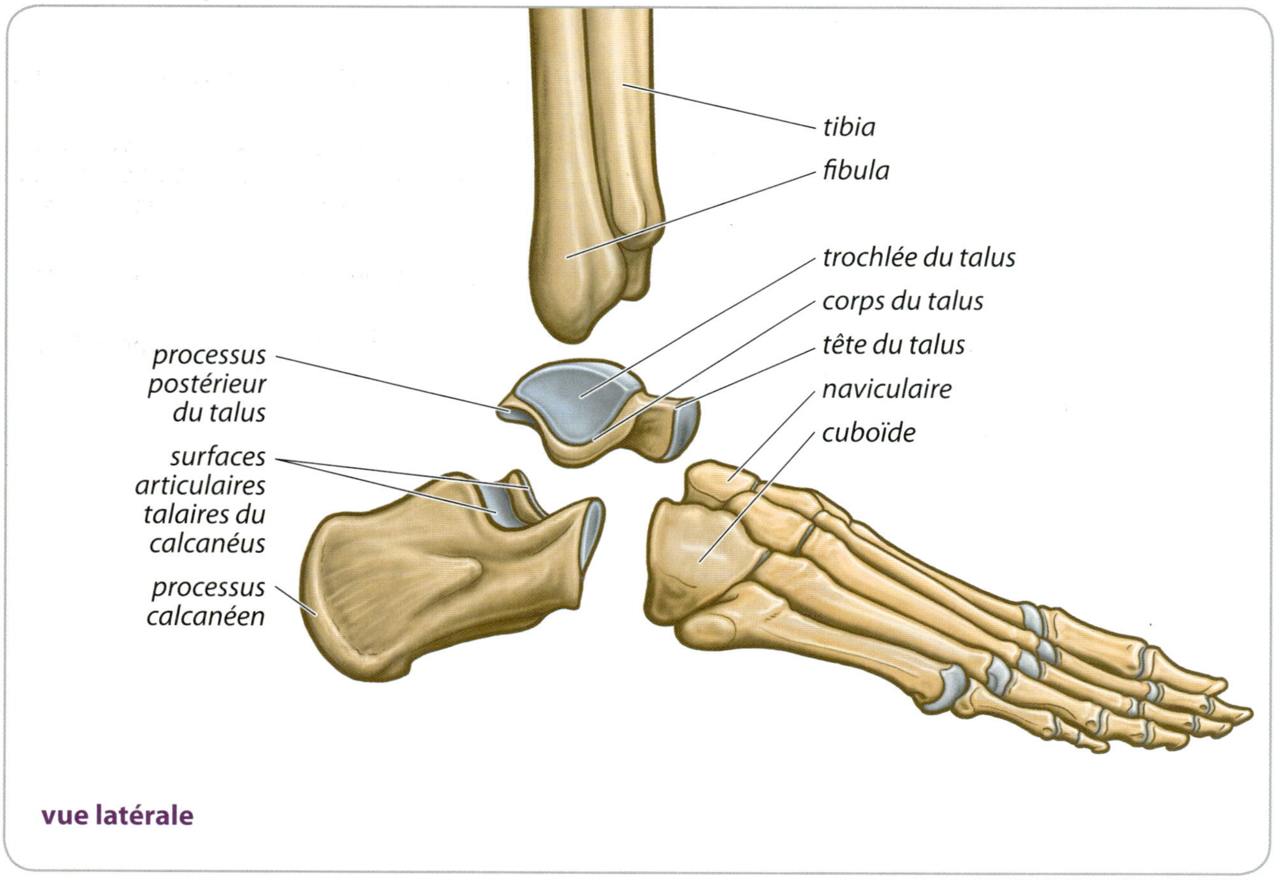

figure 2e-3 : talus et articulation talo-crurale

▸ Fibula

- **Définition** : os long, constitué de deux épiphyses, proximale et distale et d'une diaphyse.
- **Morphologie** :
  - *l'épiphyse proximale* est constituée d'une tête et d'un col. La tête fibulaire présente une surface articulaire médiale qui répond à la surface fibulaire du tibia. Le col est une portion rétrécie,
  - *la diaphyse* est grêle et prismatique triangulaire,
  - *l'épiphyse distale* est appelée malléole latérale ou malléole fibulaire. Sur sa face médiale, une surface articulaire répond à la surface malléolaire latérale du talus.
- **Fonction** : la fibula est solidement unie au tibia par la membrane interosseuse crurale et par les articulations tibio-fibulaires, proximale et distale (ou syndesmose tibio-fibulaire). Le col est en contact latéralement avec le nerf fibulaire commun. Elle constitue le squelette latéral de la jambe et le lieu d'insertion de muscles de la jambe, de la cheville et du pied. Elle est essentielle dans la stabilité de la cheville.

▸ Patella

- **Définition** : petit os plat et triangulaire à base supérieure, de la région antérieure du genou, situé dans le tendon du quadriceps fémoral, en avant de l'épiphyse distale du fémur.
- **Morphologie** : sa face antérieure est convexe et palpable. Sa face postérieure comprend la surface articulaire de la patella dans ses 2/3 supérieurs, qui s'articule avec la surface patellaire du fémur. Le 1/3 inférieur est une zone non articulaire.
- **Fonction** : elle appartient à l'articulation du genou. Sa base est le lieu d'insertion du tendon du muscle quadriceps fémoral. Son apex est le lieu d'insertion du ligament patellaire, partie terminale du tendon quadricipital. Elle protège en avant l'articulation du genou et participe à sa stabilité sagittale. Les contraintes subies par la patella augmentent avec la flexion du genou.

▸ Talus

- **Définition** : os postéro-supérieur du tarse « charnière », il constitue, avec le calcaneus, le squelette de la moitié postérieure du tarse.
- **Morphologie** : os volumineux, allongé sagittalement et constitué d'une tête, d'un col et d'un corps :
  - *la tête*, antérieure, comprend une surface articulaire sphéroïde, étendue sur la face plantaire. La tête s'articule avec l'os naviculaire et le calcanéus,
  - *le corps* est cuboïde et forme les trois quarts de l'os. Il est caractérisé par une volumineuse saillie dorsale articulaire, appelée trochlée. Le corps répond à la face inférieure du tibia et aux malléoles latérale et médiale pour constituer l'articulation talo-crurale (ou articulation de la cheville),
  - *sa face postérieure*, étroite, est appelée processus postérieur du talus et comprend 2 tubercules, médial et latéral.
- **Fonction** : le talus est essentiel dans la mobilité du pied lors de la marche et pour son adaptation aux irrégularités du sol. Il a la particularité de n'avoir aucune insertion musculaire.

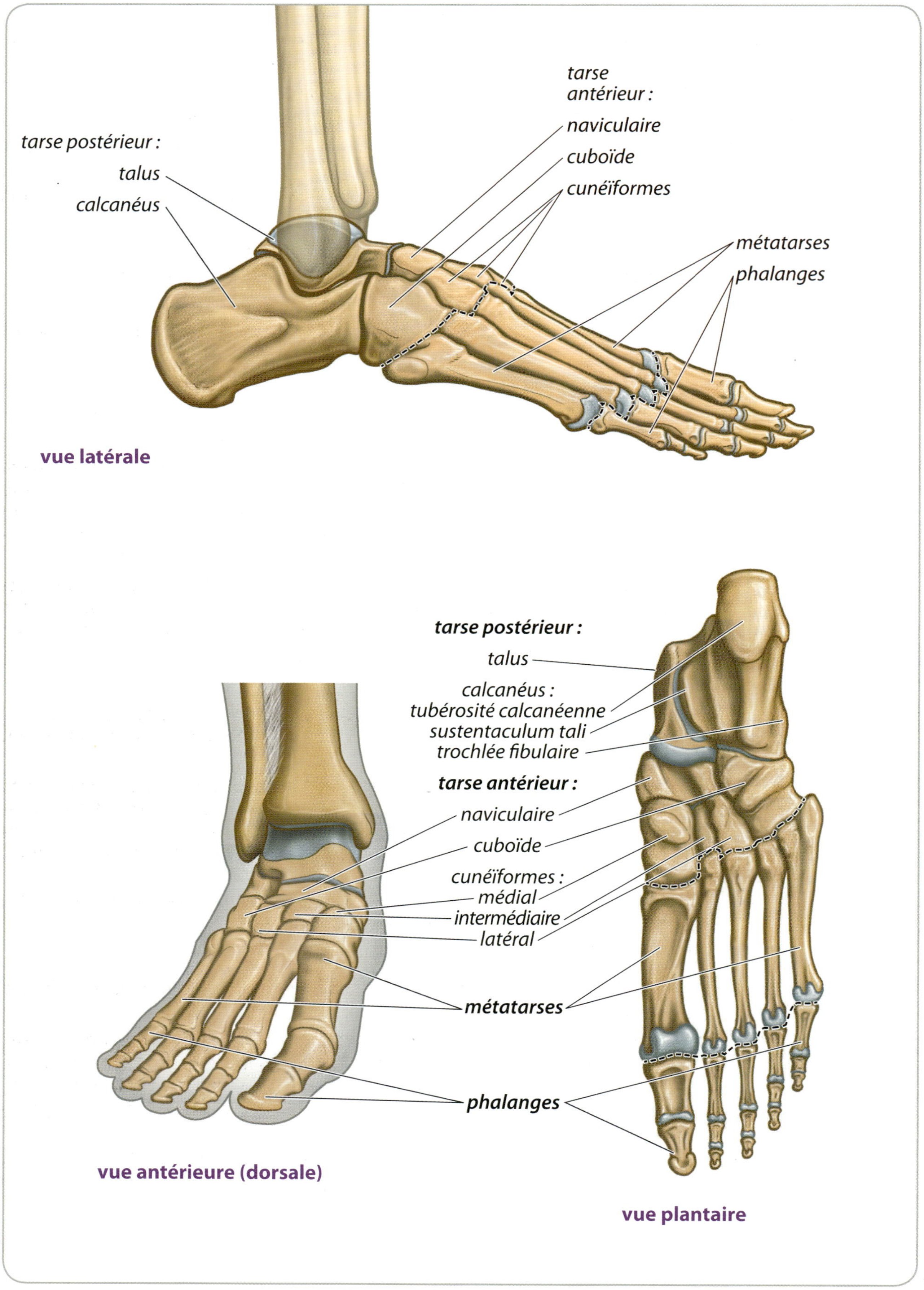

figure 2e-4 : os du pied

▶ Calcaneus

- **Définition** : os postéro-inférieur du tarse, il constitue le squelette de la moitié postérieure du pied.
- **Morphologie** : os le plus volumineux du tarse, allongé sagittalement et présentant 6 faces :
  - *la face dorsale* présente les surfaces articulaires talaires antérieure, moyenne et postérieure,
  - en arrière de ***la face plantaire***. La tubérosité calcanéenne fait saillie et forme le relief du talon,
  - deux petits processus se détachent des ***faces latérale et médiale***, la trochlée fibulaire et le sustentaculum tali,
  - ***la face dorsale*** s'articule avec le talus et ***la face antérieure*** avec l'os cuboïde,
  - ***la face postérieure*** et la tubérosité calcanéenne sont le lieu d'insertion du tendon calcanéen,
  - ***le sinus du tarse*** est un canal osseux compris entre le talus et le calcanéus.
- **Fonction** : la tubérosité calcanéenne constitue le principal point d'appui postérieur du pied. Le tarse postérieur est essentiel dans la mobilité de la cheville et la statique du pied.

▶ Tarse

- **Définition** : ensemble de sept os du pied groupés en deux rangées, postérieure et antérieure. La rangée postérieure comprend le calcanéus, surmonté du talus (cf. *supra*).
- **Morphologie** : la rangée antérieure est composée de l'os cuboïde latéralement et de l'os naviculaire médialement. L'os naviculaire est coiffé en avant des trois os cunéiformes, latéral, intermédiaire et médial. L'os cuboïde répond en arrière au calcanéus, en avant aux métatarsiens IV et V et médialement à l'os naviculaire et au cunéiforme latéral. L'os naviculaire répond au talus en arrière et aux cunéiformes en avant. Les cunéiformes s'articulent avec les métatarsiens I, II et III.
- **Fonction** : le tarse constitue le squelette de la moitié postérieure du pied. Le tarse postérieur est essentiel dans la mobilité de la cheville et la statique du pied. Les os du tarse antérieur assurent la souplesse du pied en diminuant par des petits mouvements de glissement les contraintes subies par le pied lors de son contact avec le sol.

▶ Métatarse

- **Définition** : ensemble de cinq os de la moitié antérieure du pied, situés entre les os du tarse et les phalanges. Appelés métatarsiens, ils sont numérotés de I à V en allant de l'hallux vers le petit orteil.
- **Morphologie** : os longs, ils présentent chacun un corps, prismatique triangulaire, une extrémité proximale ou base, cuboïde et une extrémité distale ou tête, aplatie transversalement. Les bases des métatarsiens IV et V s'articulent avec l'os cuboïde et celles des métatarsiens I, II et III avec les os cunéiformes. Les têtes s'articulent avec les phalanges proximales pour constituer les articulations métatarso-phalangiennes.
- **Fonction** : ils constituent le squelette antérieur des arches de la voute plantaire. Les têtes des métatarsiens constituent le principal point d'appui antérieur du pied.

▶ Phalanges

- **Définition** : les orteils, sauf l'hallux, possèdent trois phalanges, proximale, intermédiaire et distale. L'hallux en a seulement deux, proximale et distale.
- **Morphologie** : chaque phalange est un os long constitué d'un corps, d'une base et d'une tête. Les phalanges ont une base présentant une cavité glénoïdale articulaire. Les phalanges proximale et intermédiaire ont une tête présentant une surface articulaire qui s'étend sur la face palmaire. La phalange distale a un corps court et aplati, et une tête non articulaire, répondant à la pulpe du doigt. Les phalanges proximales s'articulent avec les têtes des os du métatarse.
- **Fonction** : les phalanges proximales s'articulent avec les têtes des métacarpiens. Elles constituent le squelette des orteils.

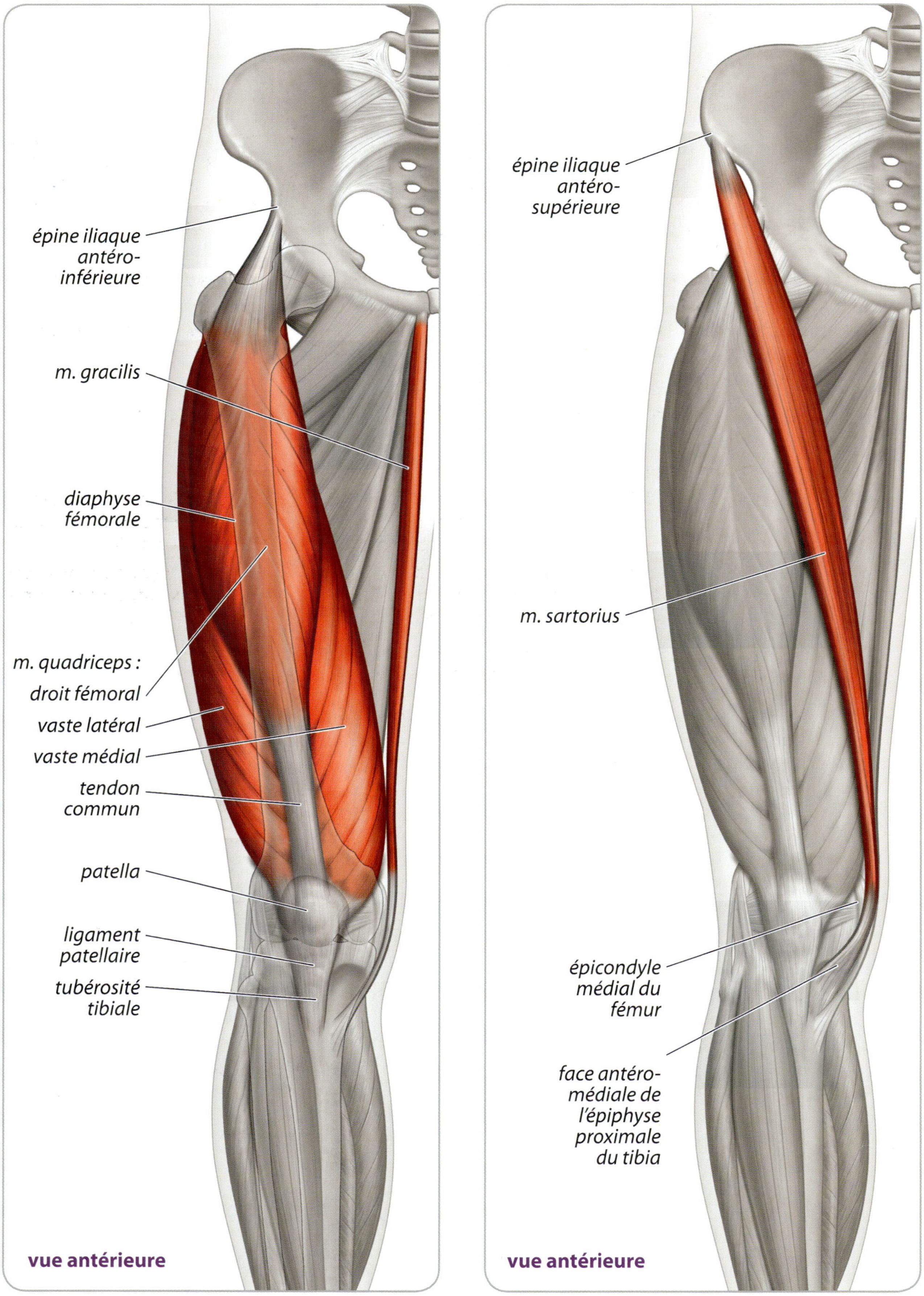

figure 2e-5 : muscles quadriceps et sartorius

Myologie du membre inférieur

Muscles de la région antérieure de la cuisse

▶ Muscle quadriceps fémoral

- **Origine** : volumineux, il naît par quatre chefs musculaires : le droit fémoral, le vaste latéral, le vaste médial et le vaste intermédiaire, qui ne sont pas disposés sur le même plan. Le plus profond est le vaste intermédiaire qui s'insère sur les deux tiers supérieurs de la diaphyse fémorale. Il est recouvert par les vastes latéral et médial qui s'insèrent sur la ligne âpre et les septums intermusculaires. En avant est placé le droit fémoral qui s'insère par un tendon bifurqué sur l'épine iliaque antéro-inférieure et dans le sillon supra-acétabulaire.
- **Trajet** : muscle profond de la région antérieure de la cuisse, il engaine presque complètement le fémur.
- **Terminaison** : les quatre chefs se terminent sur la patella par un tendon commun et sur la tubérosité du tibia par l'intermédiaire du ligament patellaire.
- **Innervation** : le nerf fémoral (branche terminale du plexus lombal, nm L2-L4).
- **Fonction** : extension de la jambe et flexion de la cuisse sur le pelvis par le droit fémoral.

▶ Muscle sartorius

- **Origine** : très long et aplati, il naît de l'épine iliaque antéro-supérieure.
- **Trajet** : muscle superficiel de la région antérieure de la cuisse, il s'étend de l'ilium de l'os coxal à l'épiphyse proximale du tibia. Ses fibres se dirigent en bas obliquement vers la face médiale de la cuisse. Elles descendent ensuite verticalement et contournent le condyle médial du fémur.
- **Terminaison** : par un tendon qui s'étale largement sur la partie supérieure de la face médiale du tibia et le bord médial de la tubérosité tibiale. Sa terminaison est commune aux autres muscles de la patte d'oie : les muscles gracilis et semi-tendineux.
- **Innervation** : le nerf fémoral (branche terminale du plexus lombal, nm L2-L3).
- **Fonction** : flexion de la jambe sur la cuisse et de la cuisse sur le pelvis.

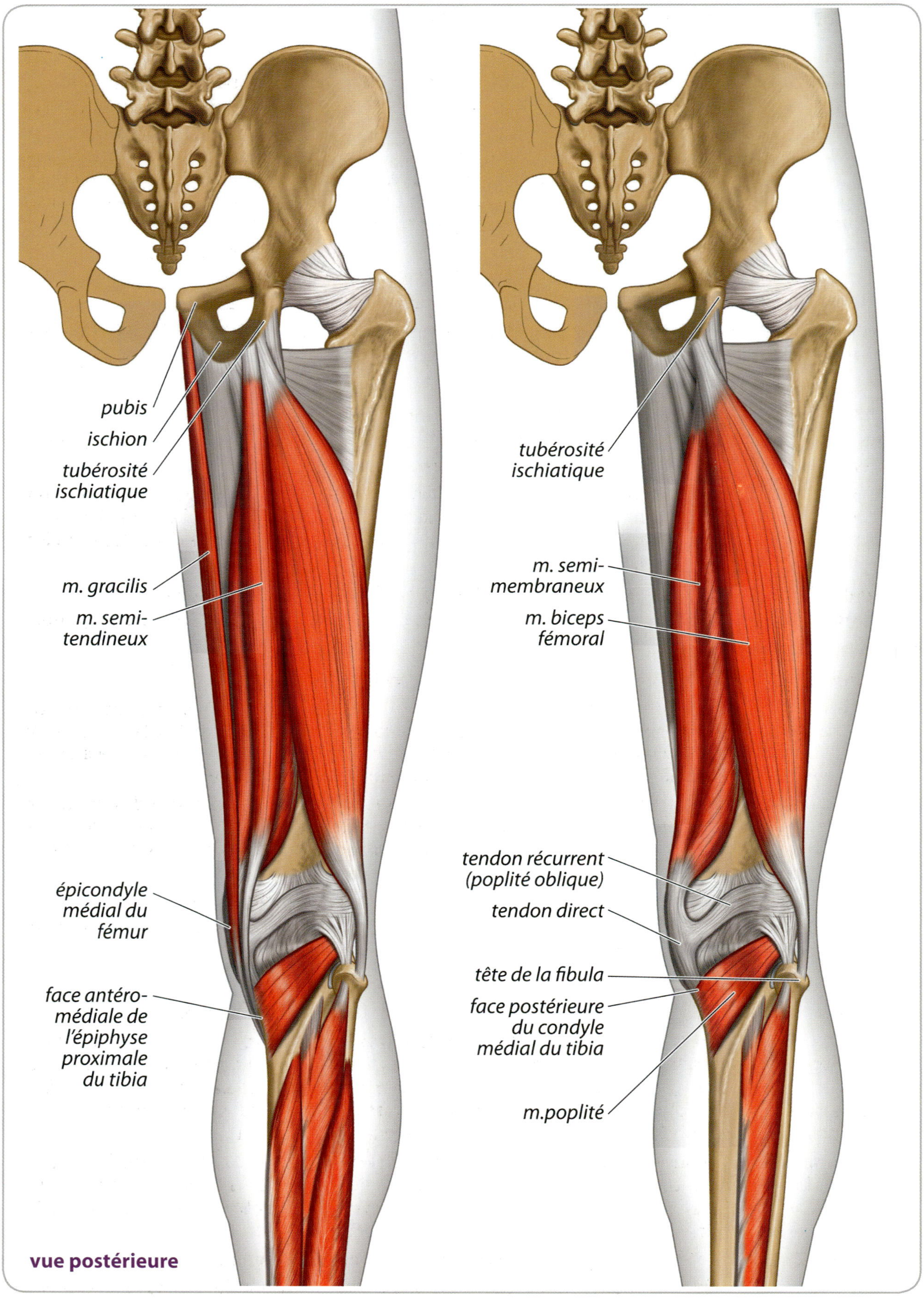

figure 2e-6 : muscles de la région postérieure de la cuisse

Muscles de la région postérieure de la cuisse

▶ Muscle biceps fémoral

- **Origine** : fusiforme et allongé, il est volumineux et se divise en 2 chefs : long et court. Le chef long s'insère par un tendon sur la tubérosité ischiatique et le chef court par des fibres charnues sur la ligne âpre.
- **Trajet** : muscle latéral de la région postérieure de la cuisse, il appartient aux muscles ischio-jambiers avec les muscles semi-tendineux et semi-membraneux. Le chef long descend latéralement le long du muscle semi-tendineux, dont il se sépare au tiers inférieur de la cuisse et limite avec lui le sommet supérieur de la fosse poplitée. Le chef court chemine latéralement.
- **Terminaison** : les deux chefs se réunissent sur un tendon terminal qui s'insère sur la tête de la fibula et par des expansions sur le condyle latéral du tibia et le fascia crural.
- **Innervation** : le nerf ischiatique (branche terminale du plexus sacral, nm L5-S2).
- **Fonction** : flexion de la jambe. La jambe étant fléchie, muscle extenseur de la cuisse sur le pelvis et rotateur latéral de la jambe.

▶ Muscle gracilis

- **Origine** : aplati et mince, il naît sur le corps et la branche inférieure du pubis.
- **Trajet** : muscle superficiel et médial de la région postérieure de la cuisse, ses fibres descendent verticalement et se prolongent par un tendon au tiers distal de la cuisse.
- **Terminaison** : le tendon contourne en arrière le condyle médial du fémur et se terminent en s'étalant largement sur la partie supérieure de la face médiale du tibia et le bord médial de la tubérosité tibiale. Sa terminaison est commune aux autres muscles de la patte d'oie : les muscles sartorius et semi-tendineux.
- **Innervation** : le nerf obturateur (branche terminale du plexus lombal, nm L2-L4).
- **Fonction** : biarticulaire, muscle adducteur de la cuisse, fléchisseur et rotateur médial de la jambe.

▶ Muscle semi-tendineux

- **Origine** : fusiforme et allongé, il naît de la tubérosité ischiatique.
- **Trajet** : muscle médial de la région postérieure de la cuisse, il appartient aux muscles ischio-jambiers avec les muscles biceps fémoral et semi-membraneux. Il est charnu en haut et tendineux en bas. Il descend médialement le long du chef long du biceps fémoral, dont il se sépare au tiers inférieur de la cuisse et limite avec lui le sommet supérieur de la fosse poplitée.
- **Terminaison** : il se prolonge alors par un tendon qui longe la face postérieure des condyles médiaux du fémur et du tibia et s'étale largement sur la partie supérieure de la face médiale du tibia. Sa terminaison est commune des autres muscles de la patte d'oie : les muscles gracilis et sartorius.
- **Innervation** : le nerf ischiatique (branche terminale du plexus sacral, nm L5-S2).
- **Fonction** : flexion de la jambe. La jambe étant fléchie, muscle extenseur de la cuisse sur le pelvis et rotateur médial de la jambe.

▶ Muscle semi-membraneux

- **Origine** : mince et aplati, il naît par un large tendon de la tubérosité ischiatique.
- **Trajet** : muscle médial de la région postérieure de la cuisse, il appartient aux muscles ischio-jambiers avec les muscles biceps fémoral et semi-tendineux. Il est constitué d'une large membrane tendineuse en haut et d'un corps charnu et volumineux en bas. Il descend médialement en arrière du muscle semi-tendineux. Il se prolonge au tiers inférieur de la cuisse par un tendon qui longe la face postérieure du condyle médial du fémur et se divise en trois faisceaux.
- **Terminaison** : un tendon direct se termine sur la face postérieure du condyle médial du tibia. Un tendon réfléchi, recouvert par le ligament collatéral tibial, se fixe sur la face antérieure du condyle médial du tibia. Un tendon récurrent appelé ligament poplité oblique se fixe sur la partie postérieure de la capsule du genou (coque condylienne latérale).
- **Innervation** : le nerf ischiatique (branche terminale du plexus sacral, nm L5-S1).
- **Fonction** : flexion de la jambe. La jambe étant fléchie, muscle extenseur de la cuisse sur le pelvis et rotateur médial de la jambe.

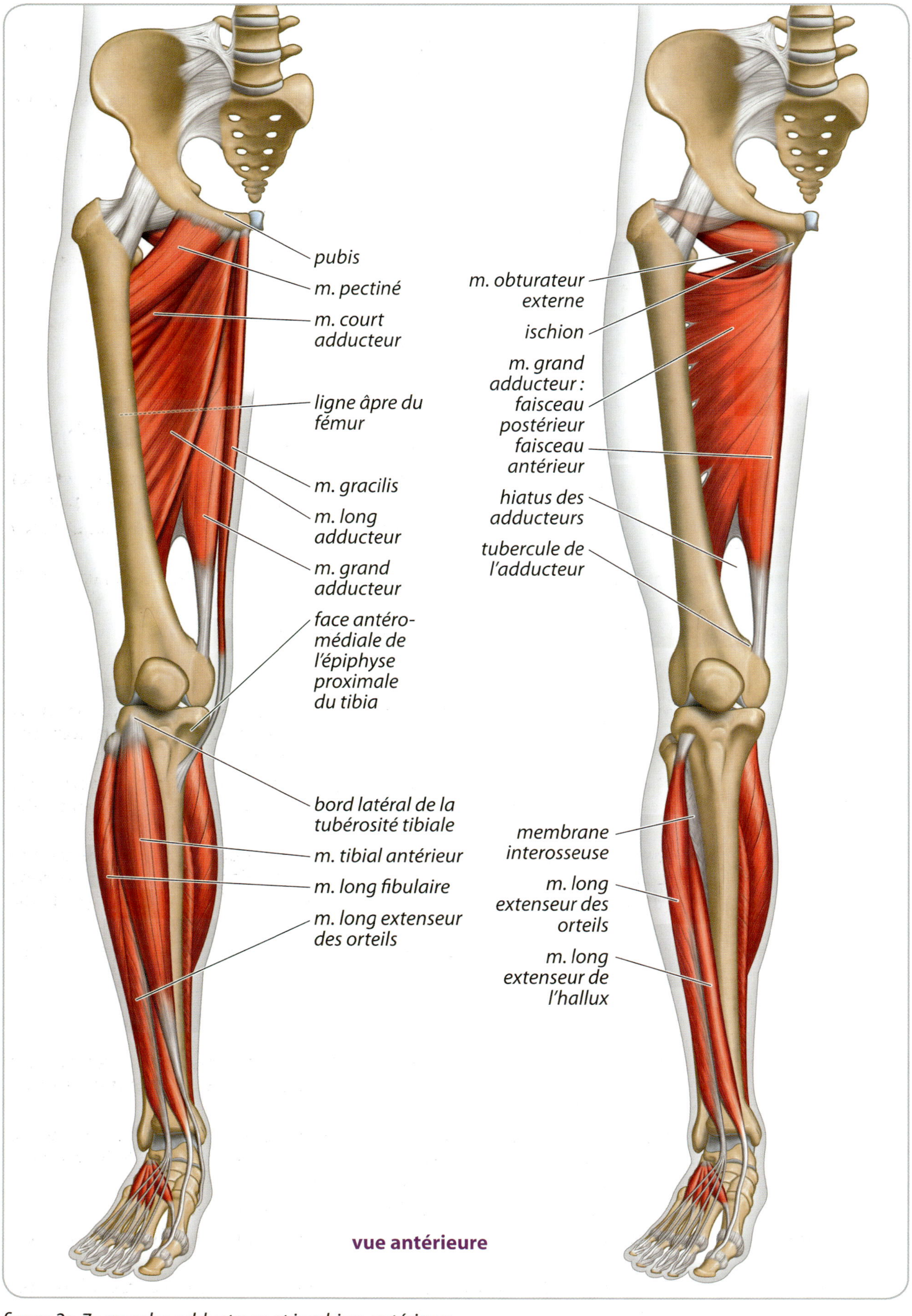

figure 2e-7 : muscles adducteurs et jambiers antérieurs

▶ Muscles adducteurs

Groupe de muscles de la région postérieure de la cuisse étendus de l'os coxal au fémur. Aplatis, larges et triangulaires, leur sommet est à l'os coxal et leur base à la ligne âpre.

Ils sont désignés d'après leur volume et disposés en trois plans : superficiel pour **le long adducteur**, moyen pour **le court adducteur** et profond pour le grand adducteur.

Le muscle pectiné (cf. *supra*) a la même disposition que le long adducteur et fait partie du groupe des adducteurs.

Le grand adducteur a la particularité d'être divisé en deux faisceaux antérieur et postérieur dont les terminaisons délimitent le hiatus tendineux de l'adducteur.

- **Innervation** : le nerf obturateur sauf pour le pectiné (nerf fémoral) et le faisceau postérieur du grand adducteur (nerf sciatique).
- **Fonction** : muscles adducteurs de la cuisse.

Muscles de la région antérieure de la jambe

▶ Muscle long extenseur de l'hallux

- **Origine** : mince et aplati, il naît par des fibres musculaires de la partie moyenne de la face médiale de la fibula et de la partie adjacente de la membrane interosseuse crurale et du fascia crural.
- **Trajet** : muscle médial de la région antérieure de la jambe, il se prolonge au tiers inférieur de la jambe par un long tendon qui glisse sous le rétinaculum des extenseurs et se dirige vers le bord médial du pied.
- **Terminaison** : face dorsale de la base de la phalange distale de l'hallux et phalange proximale par deux expansions latérales.
- **Innervation** : le nerf fibulaire profond (branche terminale profonde du nerf fibulaire commun, nm L5-S1).
- **Fonction** : extension de l'hallux et flexion dorsale accessoire du pied.

▶ Muscle long extenseur des orteils

- **Origine** : allongé et aplati, il naît par des fibres musculaires du condyle latéral du tibia, des deux tiers supérieurs de la face médiale de la fibula et de la partie adjacente de la membrane interosseuse crurale, du fascia crural et du septum intermusculaire crural antérieur.
- **Trajet** : muscle latéral de la région antérieure de la jambe, il se prolonge au tiers inférieur de la jambe par un tendon qui glisse sous le rétinaculum des extenseurs avant de se diviser en quatre tendons.
- **Terminaison** : au niveau de la face dorsale de la base de la phalange proximale, chaque tendon se divise en trois faisceaux. Un faisceau médian se fixe sur la face dorsale de la base de la phalange intermédiaire. Deux faisceaux latéraux se réunissent sur la face dorsale de la base de la phalange distale.
- **Innervation** : le nerf fibulaire profond (branche terminale profonde du nerf fibulaire commun, nm L4-S1).
- **Fonction** : extension des orteils II à V et flexion dorsale du pied.

▶ Muscle tibial antérieur

- **Origine** : épais et prismatique triangulaire, il naît par des fibres musculaires du bord latéral de la tubérosité tibiale, des deux tiers supérieurs de la face latérale du tibia et de la partie adjacente de la membrane interosseuse crurale et du fascia crural.
- **Trajet** : muscle médial de la région antérieure de la jambe, il descend, appliqué à la face latérale du tibia. Il se prolonge au tiers inférieur de la jambe par un tendon qui passe dans un dédoublement du rétinaculum des extenseurs et se dirige vers le bord médial du pied.
- **Terminaison** : bord médial de l'os cunéïforme médial et base du métatarsien I.
- **Innervation** : le nerf fibulaire profond (branche terminale profonde du nerf fibulaire commun, nm L4-L5).
- **Fonction** : flexion plantaire du pied. Il participe à l'inversion du pied qui associe adduction, supination et flexion plantaire.

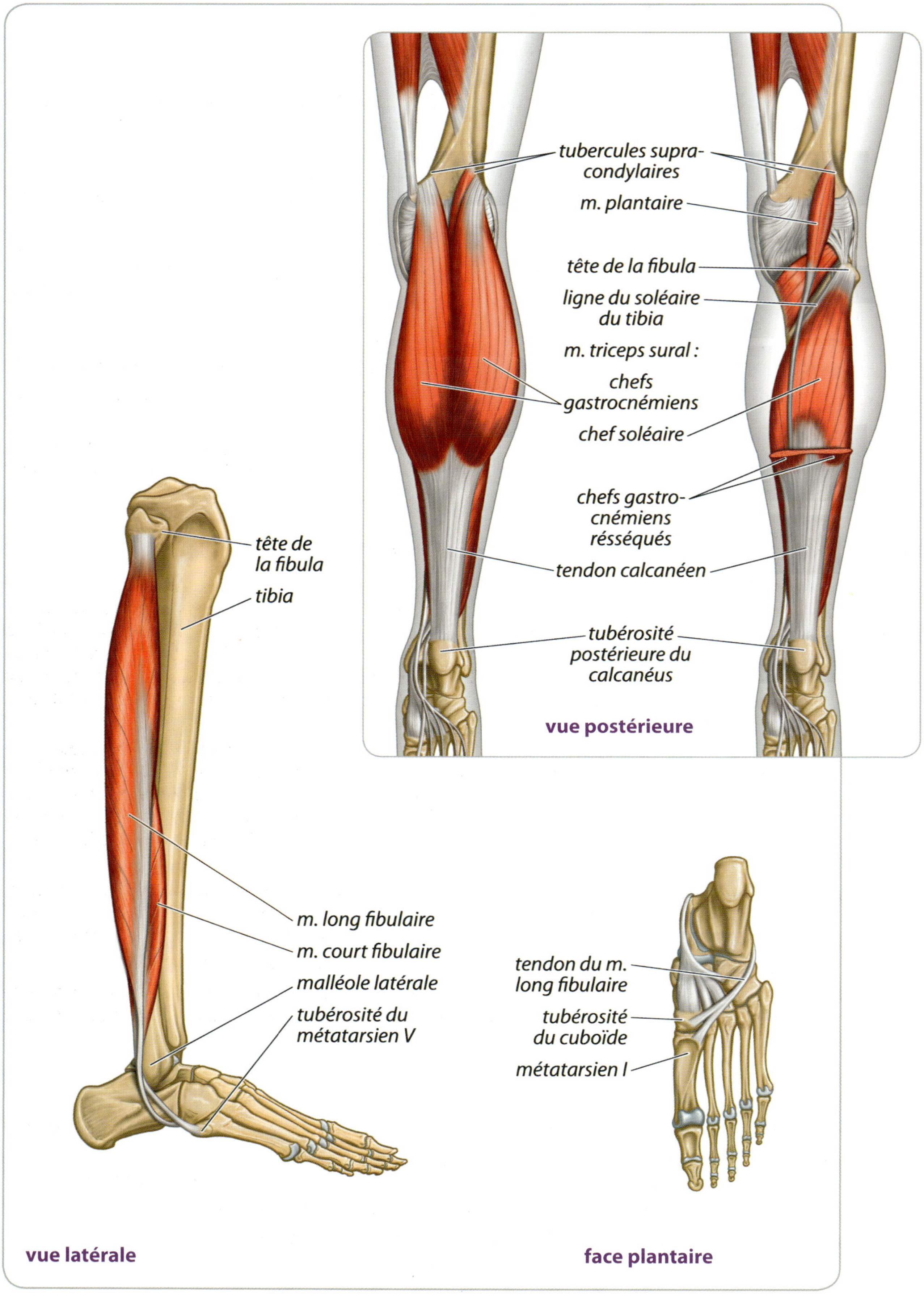

figure 2e-8: muscles fibulaire et triceps sural

Muscles de la région latérale de la jambe

▶ Muscles fibulaires

- **Origine** :
  - **le muscle long fibulaire** naît par trois chefs musculaires de la face latérale de la tête de la fibula, du condyle latéral du tibia, des deux tiers supérieurs des faces latérale et médiale de la fibula et de la partie adjacente des septums intermusculaires cruraux,
  - **le muscle court fibulaire** naît par des fibres musculaires de la moitié inférieure de la face latérale de la fibula et de la partie adjacente des septums intermusculaires cruraux. Ils descendent verticalement.
- **Trajet** : ils sont disposés le long de la face latérale de la fibula en deux plans, superficiel pour le long fibulaire et profond pour le court fibulaire. Chacun se prolonge au tiers inférieur de la jambe par un long tendon qui parcourt successivement le sillon malléolaire latéral puis la face latérale du calcanéus.
- **Terminaison** : le tendon du long fibulaire croise la face plantaire du cuboïde et se termine sur la base du métatarsien I. Le tendon du court fibulaire se termine sur la tubérosité du métatarsien V.
- **Innervation** : le nerf fibulaire superficiel (branche terminale superficielle du nerf fibulaire commun, nm L5-S1).
- **Fonction** : muscles éverseurs et extenseurs accessoires du pied. L'éversion associe l'abduction, la pronation et la flexion dorsale. Le tendon du muscle long fibulaire maintient l'arche transversale de la voûte plantaire.

Muscles de la région postérieure de la jambe

▶ Muscle triceps sural

- **Origine** : volumineux, il naît par trois chefs musculaires : **le soléaire** et **les gastrocnémiens** latéral et médial. Le plus profond est le soléaire qui est divisé en deux faisceaux : fibulaire et tibial. Le premier s'insère sur la face postérieure de la tête et le quart supérieur de la diaphyse de la fibula, le deuxième sur la ligne du muscle soléaire et le tiers moyen du bord médial du tibia. Entre les deux est tendue l'arcade tendineuse du muscle soléaire, qui se prolonge par l'aponévrose du soléaire, lame intramusculaire d'où naissent les fibres musculaires.
- **Trajet** : muscle superficiel de la région postérieure de la jambe, il constitue la masse musculaire de la saillie du mollet. Le soléaire est recouvert par les gastrocnémiens latéral et médial. Par des fibres musculaires, les deux chefs s'insèrent respectivement sur les tubercules supra-condylaires latéral et médial de l'épiphyse distale du fémur et sur la partie voisine de la capsule articulaire et de la surface poplitée. Leurs bords axiaux convergent en bas. Le chef médial, plus développé, descend plus bas.
- **Terminaison** : les trois chefs se terminent par un volumineux tendon commun, le tendon calcanéen qui se termine sur la tubérosité postérieure du calcanéus. Ce tendon subit de haut en bas une torsion de ses fibres, les fibres médiales devenant postérieures, et les fibres latérales, antérieures.
- **Innervation** : le nerf tibial (branche terminale du nerf sciatique, nm S1-S2).
- **Fonction** : flexion de la jambe par les gastrocnémiens. Il est responsable de la force propulsive de la locomotion. Muscle extenseur du pied par le soléaire, il est responsable de la stabilité de la jambe sur le pied en station debout.

▶ Muscle plantaire

- **Origine** : il naît par un tendon au-dessus du condyle latéral du fémur.
- **Trajet** : le corps musculaire est réduit à la région poplitée et se prolonge par un tendon vertical (le plus long de l'organisme).
- **Terminaison** : bord médial du tendon calcanéen et tubérosité postérieure du calcanéus.
- **Innervation** : le nerf tibial (branche terminale du nerf sciatique, nm L5-S1).
- **Fonction** : rôle moteur inexistant, il agit comme un récepteur de tension.

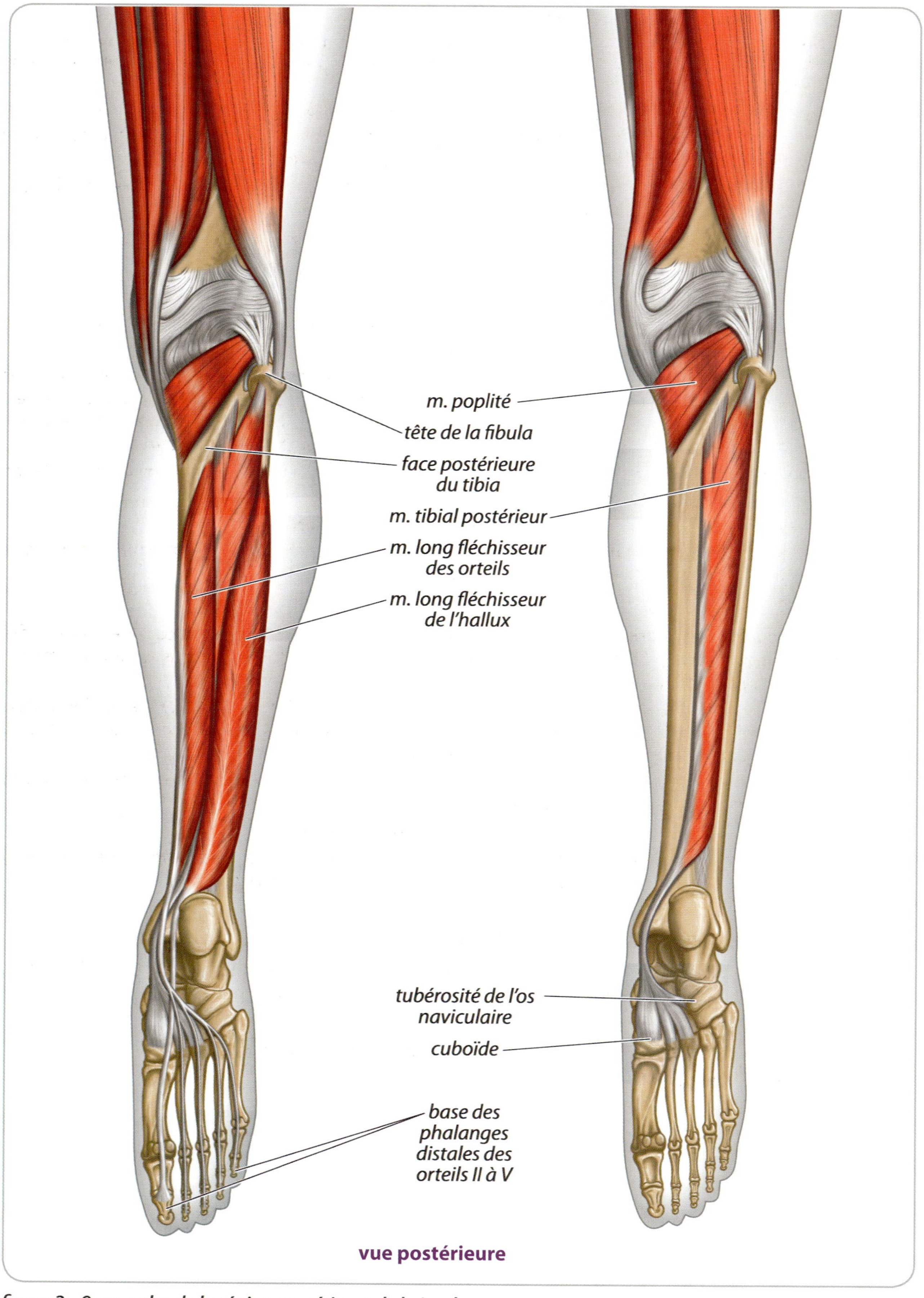

figure 2e-9 : muscles de la région postérieure de la jambe

▸ Muscle long fléchisseur de l'hallux

- **Origine** : allongé et épais, il naît par des fibres musculaires des deux tiers inférieurs de la face postérieure de la fibula, de la partie adjacente de la membrane interosseuse crurale et du septum intermusculaire crural postérieur.
- **Trajet** : muscle latéral et profond de la région postérieure de la jambe, il se prolonge par un tendon qui descend médialement en arrière de l'épiphyse distale du tibia puis glisse sous le sustentaculum tali où il surcroise le tendon du muscle long fléchisseur des orteils.
- **Terminaison** : il chemine dans la région plantaire et se termine sur la face plantaire de la base de la phalange distale de l'hallux.
- **Innervation** : le nerf tibial (branche terminale du nerf sciatique, nm S1-S2).
- **Fonction** : flexion de l'hallux, flexion plantaire, et inversion du pied.

▸ Muscle long fléchisseur des orteils

- **Origine** : allongé et épais, il naît par des fibres musculaires du tiers moyen de la face postérieure du tibia et du fascia du muscle tibial postérieur.
- **Trajet** : muscle médial et profond de la région postérieure de la jambe, il descend verticalement en arrière du tibia. Il surcroise le muscle tibial postérieur et se prolonge par un tendon à la partie inférieure de la jambe. Le tendon descend en arrière de la malléole médiale, passe sous le sustentaculum tali, et sous-croise le tendon du muscle long fléchisseur de l'hallux.
- **Terminaison** : dans la région plantaire, il se divise en quatre tendons qui se terminent sur la face plantaire de la base des phalanges distales des orteils II à V.
- **Innervation** : le nerf tibial (branche terminale du nerf sciatique, nm L5-S1).
- **Fonction** : flexion des orteils II à V et extension accessoire du pied sur la jambe. Il permet le contact des orteils avec le sol et favorise la stabilité de la station debout.

▸ Muscle tibial postérieur

- **Origine** : allongé et aplati, il naît par des fibres musculaires des deux tiers supérieurs de la face postérieure du tibia, des deux tiers supérieurs de la face médiale de la fibula et de la membrane interosseuse crurale.
- **Trajet** : muscle profond et médial de la région postérieure de la jambe, il descend entre les muscles longs fléchisseurs et se prolonge à la partie inférieure de la jambe par un tendon qui parcourt le sillon malléolaire médial et le bord libre du sustentaculum tali.
- **Terminaison** : tubérosité de l'os naviculaire et par des expansions vers la face plantaire du pied sur les cunéiformes, le cuboïde et la base des métatarsiens II, III et IV.
- **Innervation** : le nerf tibial (branche terminale du nerf sciatique, nm L5-S1).
- **Fonction** : muscle inverseur principal du pied et fléchisseur plantaire accessoire du pied. Il maintient les arches longitudinale et transversale de la voûte plantaire.

▸ Muscle poplité

- **Origine** : par un tendon de l'épicondyle latéral du fémur.
- **Trajet** : le tendon adhère au ménisque latéral du genou puis se réfléchit sur le condyle tibial latéral pour donner naissance à un corps musculaire triangulaire et aplati.
- **Terminaison** : diaphyse du tibia.
- **Innervation** : le nerf tibial (branche terminale du nerf sciatique, nm L4-S1).
- **Fonction** : limitée, il stabilise le genou.

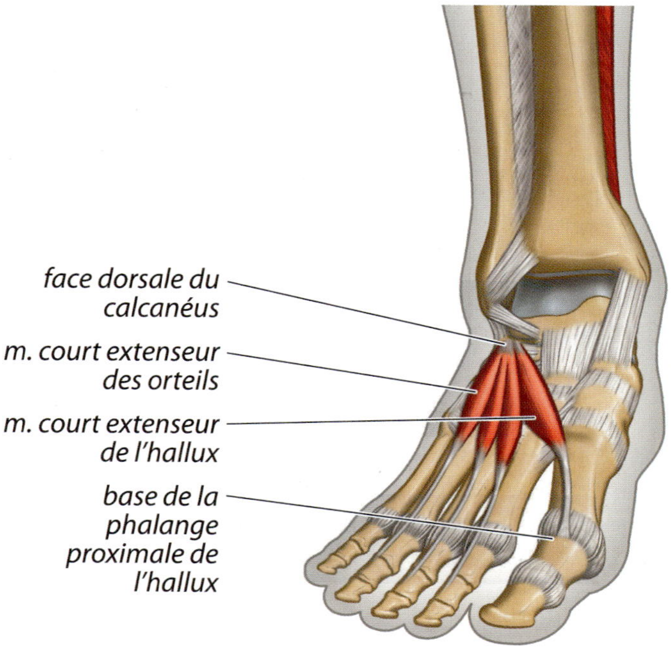

vue antérieure (dorsale)

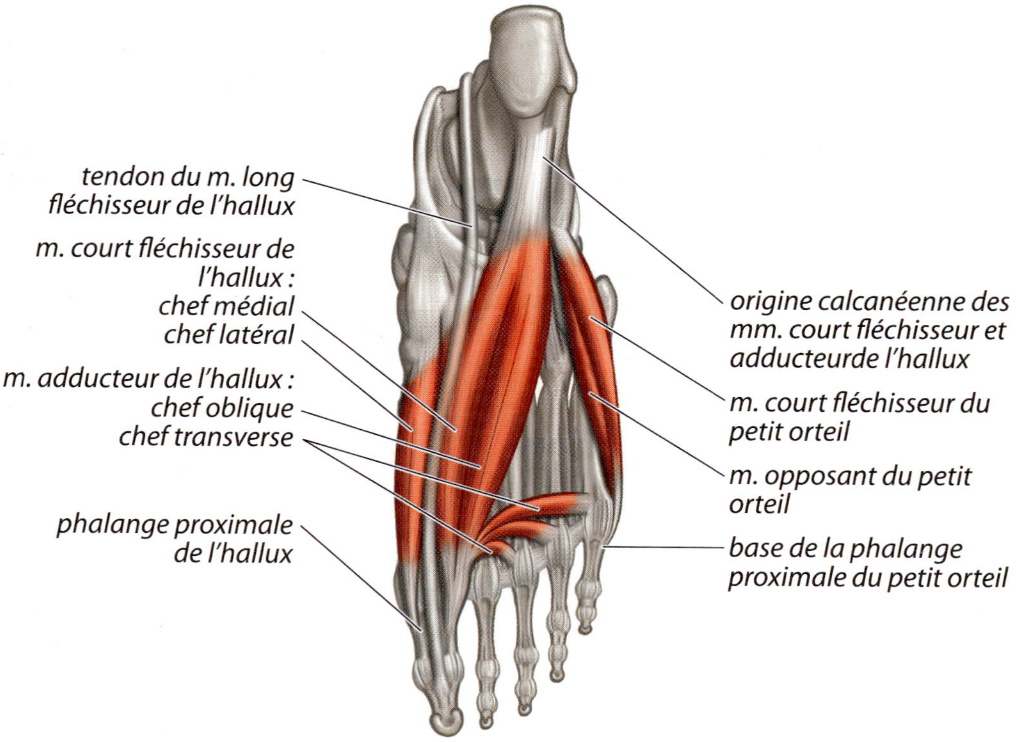

vue plantaire

figure 2e-10 : muscles du pied

Muscles du pied

▶ Muscle court extenseur des orteils

- **Origine** : muscle de la région dorsale du pied, il naît par des fibres musculaires de la face dorsale du calcanéus. Son origine est commune avec le muscle court extenseur de l'hallux.
- **Trajet** : court et épais, il est recouvert par les tendons des muscles longs extenseurs. Il se divise en trois faisceaux penniformes qui se prolongent chacun par un tendon.
- **Terminaison** : chaque tendon se termine sur le bord latéral du tendon du long extenseur des orteils II à IV, au niveau des articulations métatarpo-phalangiennes.
- **Innervation** : le nerf fibulaire profond (branche terminale du nerf sciatique, nm L5-S1).
- **Fonction** : extension des phalanges des orteils II à IV.

▶ Muscle court extenseur de l'hallux

- **Origine** : muscle de la région dorsale du pied, il naît par des fibres musculaires de la face dorsale du calcanéus.
- **Trajet** : il est recouvert par les tendons des muscles longs extenseurs.
- **Terminaison** : face dorsale de la base de la phalange proximale de l'hallux.
- **Innervation** : le nerf fibulaire profond (branche terminale du nerf sciatique, nm L5-S1).
- **Fonction** : extension des phalanges de l'hallux.

▶ Muscles plantaires médiaux

Groupe musculaire médial de la région de la plante du pied. Destinés à l'hallux, ils sont disposés en deux plans : un plan profond et latéral pour le **muscle adducteur de l'hallux** et un plan superficiel et médial pour les **muscles abducteur de l'hallux et court fléchisseur de l'hallux**. Ils naissent des os du tarse. L'adducteur et l'abducteur se terminent par un tendon respectivement sur les faces latérale et médiale de la phalange proximale de l'hallux.

Le **muscle court fléchisseur de l'hallux** se termine par deux tendons qui s'unissent aux tendons des **muscles adducteur et abducteur de l'hallux**.

- **Innervation** : le nerf plantaire latéral (branche terminale du nerf tibial, nm S1-S2) pour l'adducteur de l'hallux et le nerf plantaire médial (branche terminale du nerf tibial, nm S1-S2) pour l'abducteur et le court fléchisseur de l'hallux.
- **Fonction** : muscles assurant la mobilité de l'hallux en flexion, en adduction et en abduction. Les muscles abducteur et court fléchisseur de l'hallux maintiennent l'arche longitudinale du pied. Le muscle adducteur de l'hallux maintient l'arche transversale de la voûte plantaire.

▶ Muscles plantaires latéraux

Groupe musculaire latéral de la région de la plante du pied. Destinés au petit orteil, ils sont disposés en deux plans : superficiel pour le **muscle abducteur du petit orteil** et profond pour le **muscle court fléchisseur du petit orteil**. Courts, ils naissent par des fibres musculaires des os du tarse et se terminent par un tendon sur la base de la phalange proximale du petit orteil.

- **Innervation** : le nerf plantaire latéral (branche terminale du nerf tibial, nm S1-S2).
- **Fonction** : muscles assurant la mobilité du petit orteil en flexion et en abduction.

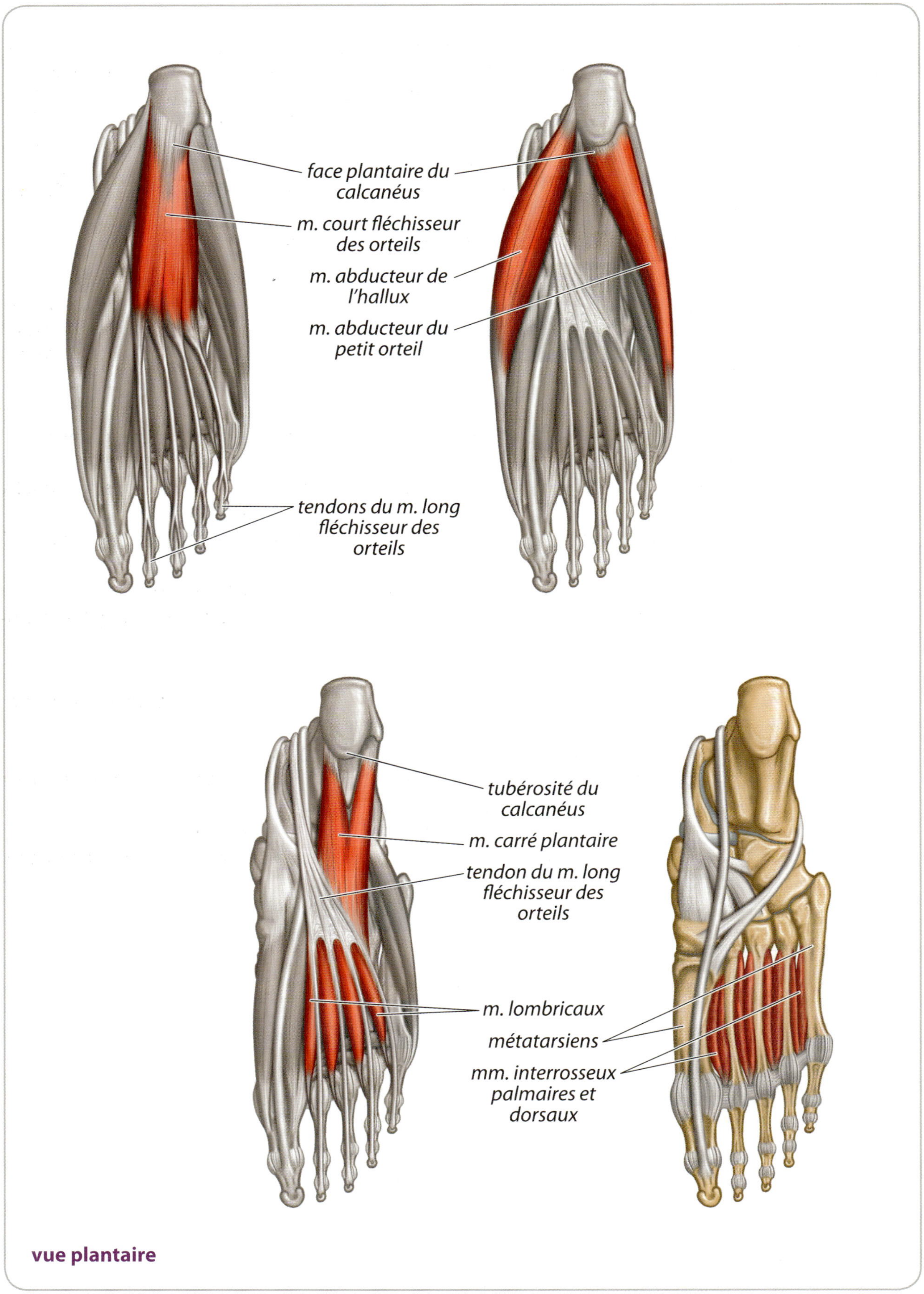

figure 2e-11 : muscles du pied

▶ Muscles lombricaux

Groupe de 4 muscles de la région intermédiaire de la plante du pied annexés aux tendons du muscle long fléchisseur des orteils. Le premier lombrical, médial, s'insère sur le bord médial du tendon de l'orteil II et les trois autres par deux chefs sur les bords des deux tendons voisins. Petits et fusiformes, ils croisent l'articulation métacarpo-phalangienne correspondante. Ils se terminent sur la base de la phalange proximale et sur le tendon extenseur correspondant.

- **Innervation** : le nerf plantaire latéral (branche terminale du nerf tibial, nm S1-S2) pour les 2 lombricaux latéraux et le nerf plantaire médial (branche terminale du nerf tibial, nm S1-S2) pour les 2 lombricaux médiaux.
- **Fonction** : flexion de la phalange proximale et extension des deux autres.

▶ Muscles interosseux

Groupe de 7 muscles disposés en interosseux dorsaux (4) et plantaires (3). Ce sont des muscles homologues aux interosseux de la main, mais leur fonction est beaucoup plus limitée compte-tenu du faible développement des orteils. Ils sont tous innervés par le nerf plantaire latéral (branche terminale du nerf tibial, nm S1-S2).

▶ Muscle court fléchisseur des orteils

- **Origine** : muscle de la région plantaire moyenne du pied, il naît par des fibres musculaires de la face plantaire du calcanéus.
- **Trajet** : il donne 4 tendons pour les orteils II à V, se divisant en 2 languettes. Entre les 2 languettes passe le tendon correspondant du muscle long fléchisseur des orteils.
- **Terminaison** : chaque languette se termine sur les bords de la phalange intermédiaire des orteils II à V.
- **Innervation** : le nerf plantaire médial (branche terminale du nerf tibial, nm S1-S2).
- **Fonction** : flexion des phalanges intermédiaire et proximale. Il maintient l'arche longitudinale de la voûte plantaire.

▶ Muscle carré plantaire

- **Origine** : muscle de la région plantaire moyenne du pied, il naît par des fibres musculaires de la face plantaire de la tubérosité du calcanéus.
- **Trajet** : il chemine en profondeur du muscle court fléchisseur des orteils.
- **Terminaison** : il se termine sur le bord postéro-latéral du tendon du muscle long fléchisseur des orteils.
- **Innervation** : le nerf plantaire latéral (branche terminale du nerf tibial, nm S1-S2).
- **Fonction** : flexion des orteils par l'intermédiaire du muscle long fléchisseur dont il augmente l'efficacité.

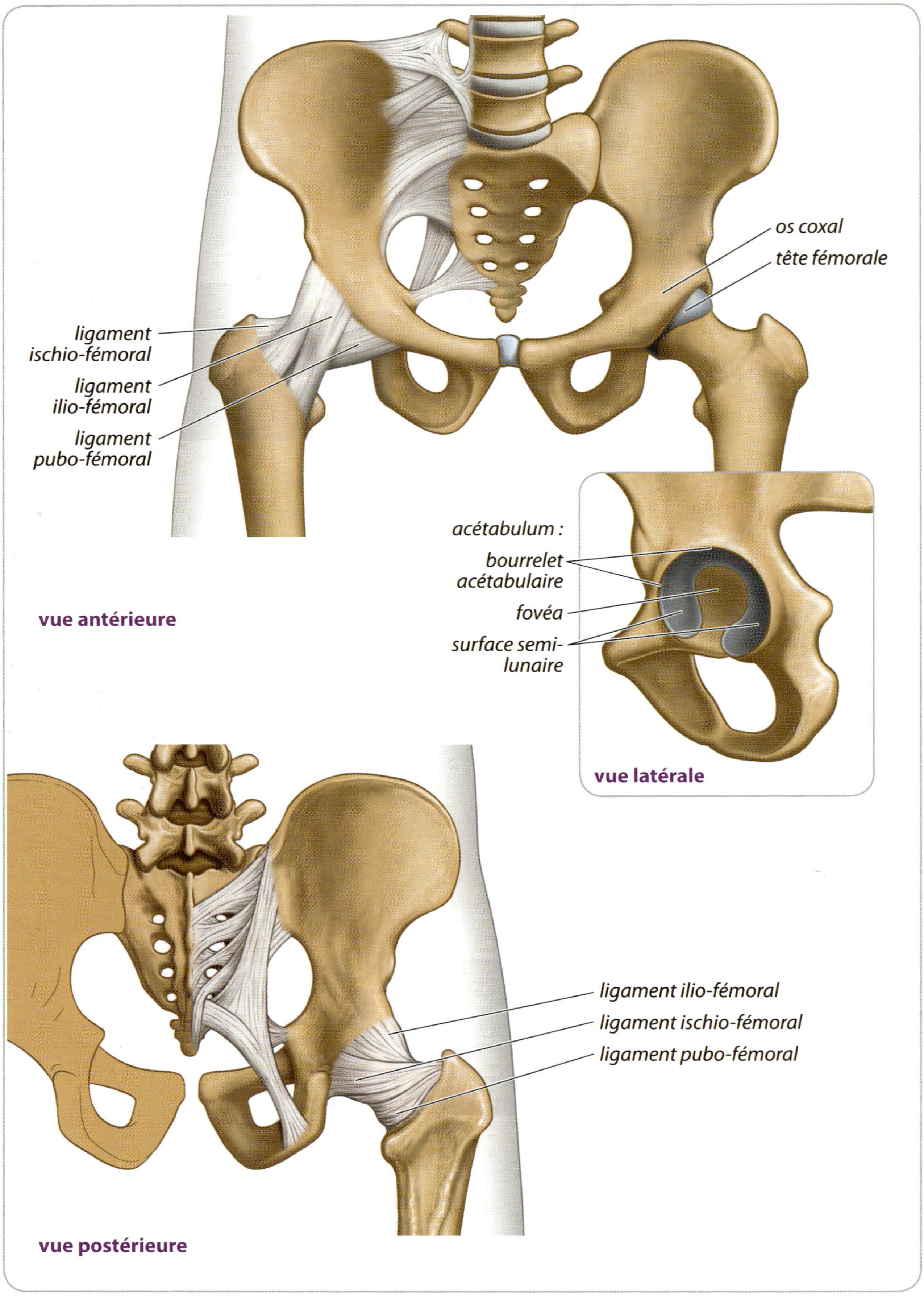

figure 2e-12 : articulation coxo-fémorale

Arthrologie du membre inférieur

Articulation coxo-fémorale

Type :

- Articulation synoviale sphéroïde.

Surfaces articulaires :

- Elle unit la tête fémorale à l'acétabulum (ou limbus acétabulaire) de l'os coxal, et au bourrelet acétabulaire. La tête fémorale représente les 2/3 d'une sphère de 25 mm de rayon. Elle est entièrement recouverte de cartilage à l'exception de la fovéa, zone d'attache du ligament de la tête fémorale. Elle regarde en haut, en dedans et en avant. L'angle cervico-diaphysaire mesure 135° (vue ant.). S'il est inférieur à 130° on parle de coxa vara et s'il est supérieur à 140° de coxa valga.
- L'angle d'antéversion mesure 20° (vue sup.). Il est variable au cours de la vie.
- La surface semi-lunaire de l'acétabulum est encroûtée de cartilage. Elle a la forme d'un croissant concave en bas. Elle se termine par 2 cornes : postérieure et antérieure qui délimitent l'incisure acétabulaire. La corne postérieure est la plus basse. Au centre du croissant, la fosse acétabulaire est non articulaire, centrale et comblée par du tissu adipeux.
- Le bourrelet acétabulaire ou labrum acétabulaire est un fibro-cartilage annulaire s'insérant sur le rebord saillant de l'acétabulum (périphérie de la surface semi-lunaire), et augmentant la surface articulaire en étendue et en profondeur. Il est triangulaire à la coupe. Il passe en pont au niveau des incisures et forme entre les 2 cornes le ligament transverse de l'acétabulum (encroûté de cartilage). Il est plus épais en arrière qu'en avant.

Moyens d'union :

- **La capsule articulaire** est proche de la ligne moyenne du col fémoral sur sa face postérieure contrairement à la face antérieure où elle est proche de la ligne trochantérienne. Elle s'insère autour du labrum sur l'os coxal. Elle se dédouble pour le tendon du droit fémoral. Elle présente une zone renforcée : la zone orbiculaire et des freins capsulaires. La synoviale recouvre la face interne de la capsule et présente des freins synoviaux. Le liquide synovial nourrit le cartilage par imbibition.
- **Le ligament ilio-fémoral** est tendu de l'épine iliaque antéro-inférieure à la ligne intertrochantérienne.
- **Le ligament pubo-fémoral**, de la branche supérieure du pubis à la partie inférieure de la ligne intertrochantérienne.
- **Le ligament ischio-fémoral** : de la partie supérieure de la tubérosité ischiatique à la ligne intertrochantérienne. Ces 3 ligaments se détendent en mouvement de flexion et se tendent en mouvement d'extension. Le ligament de la tête fémorale a un rôle de tuteur pour l'artère de la tête fémorale.

Fonction :

- Articulation extrêmement mobile et stable, à trois degrés de liberté, elle permet les mouvements de la cuisse :
  - en flexion (90° jambe tendue et 120° jambe fléchie) - extension (15° jambe fléchie),
  - abduction (45°) - adduction (20°),
  - rotation latérale (45°) - rotation médiale (35°).

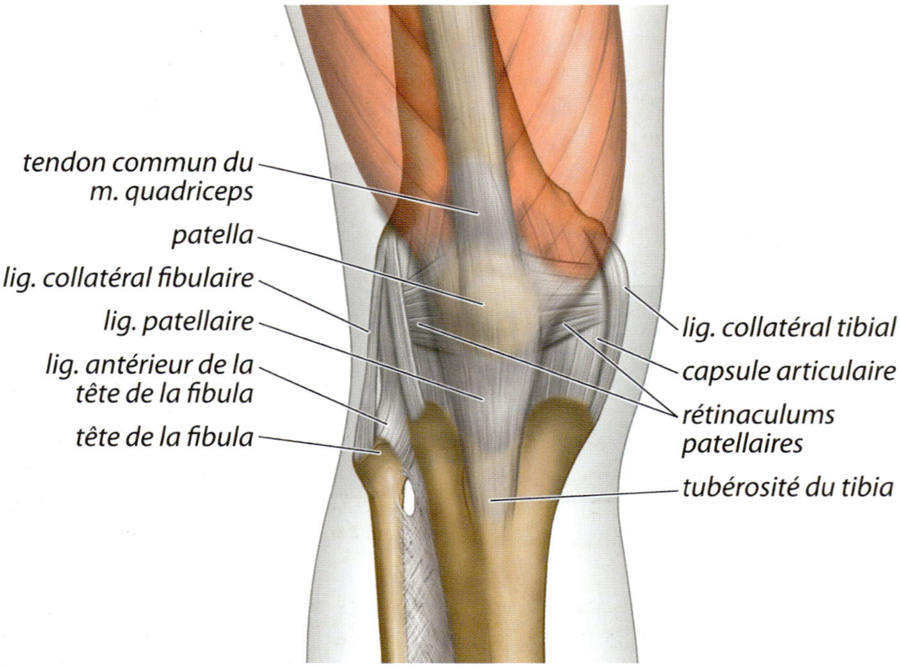

vue antérieure

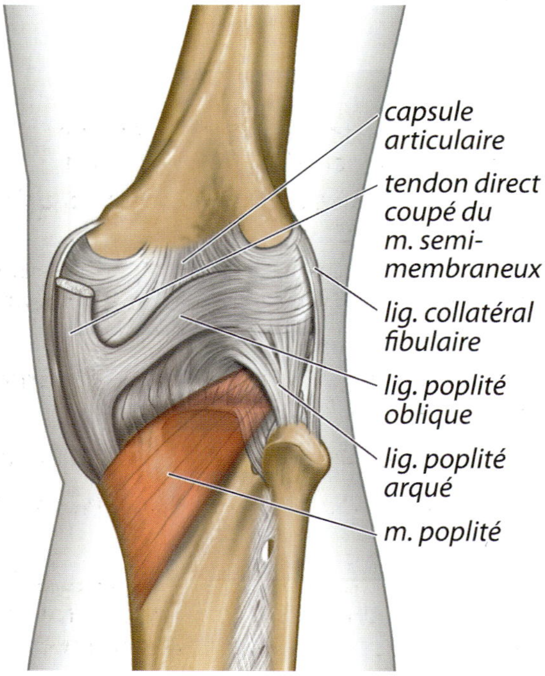

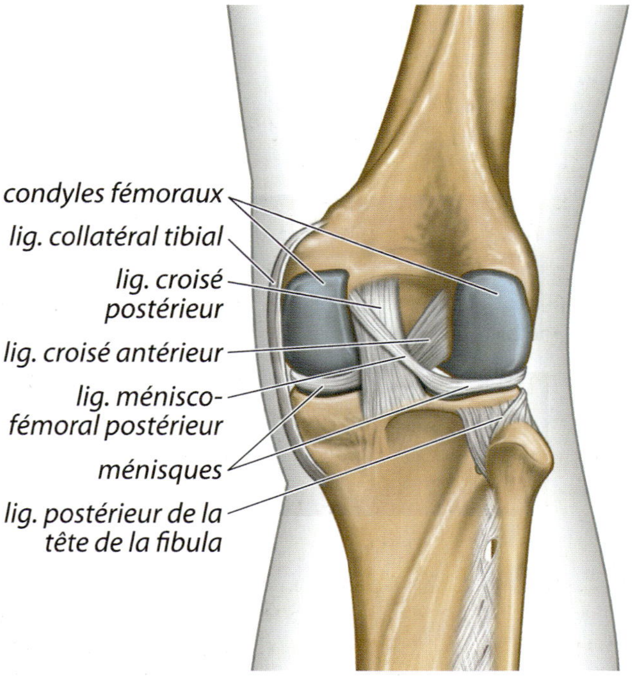

vue postérieure

figure 2e-13 : articulation du genou

Articulation du genou

Type :

► Articulation synoviale, composée de deux articulations ayant la même cavité articulaire : l'articulation fémoro-tibiale (entre condyles fémoraux et condyles tibiaux) de type bicondylaire associant 2 articulations de type condylaire ou ellipsoïde, et l'articulation fémoro-patellaire (entre face postérieure de la patella et condyles fémoraux) de type ginglyme.

Surfaces articulaires :

► *Articulation fémoro-tibiale*

- Les condyles fémoraux sont des portions d'ellipsoïdes pleins. Ils sont parallèles et légèrement asymétriques : le condyle médial est plus long et plus étroit que le latéral. Ils sont séparés par la fosse intercondylaire qui est une zone non articulaire.
- Les condyles tibiaux sont des portions d'ellipsoïdes creux. Ils sont également parallèles et asymétriques avec une surface médiale plus longue, plus étendue et légèrement concave alors que la surface latérale est concave dans le plan frontal mais convexe dans le plan sagittal (léger aspect en selle). Ils sont séparés par l'aire intercondylaire qui est une zone non articulaire. L'aire intercondylaire possède, à sa partie moyenne, une éminence intercondylaire constituée d'un tubercule médial et d'un tubercule latéral. Elle est divisée en aires intercondylaires antérieure et postérieure.
- Deux ménisques, médial et latéral, de forme semilunaire et de section triangulaire, assurent la congruence des surfaces articulaires des condyles fémoraux et tibiaux. Ils sont constitués d'une corne antérieure qui adhère à l'aire intercondylaire antérieure, d'une corne postérieure qui adhère à l'aire intercondylaire postérieure et d'un corps non adhérent au tibia mais adhérent à la capsule. Le ménisque latéral forme un croissant plus fermé (en forme de « 0 ») que le latéral (en forme de « C »).

► *Articulation fémoro-patellaire*

- La surface patellaire du fémur est une portion de poulie creuse. Elle est asymétrique avec une berge latérale plus haute, plus large et plus frontale que la berge médiale. La surface articulaire de la patella est une portion de poulie pleine qui correspond aux 2/3 supérieurs de la face postérieure de la patella.

Moyens d'union :

► Du fait d'une faible stabilité osseuse, les moyens d'union du genou sont nombreux et complexes. Ils se composent d'une capsule articulaire renforcée par un système ligamentaire complexe, composé :

- ***pour l'articulation fémoro-patellaire***, d'un épais **ligament patellaire** (entre l'apex de la patella et la tubérosité tibiale), et de rétinaculums patellaires,
- ***pour l'articulation fémoro-tibiale***, de deux longs **ligaments collatéraux tibial et fibulaire**, de deux **ligaments poplités**, arqué et oblique en arrière, et de deux **ligaments croisés, antérieur et postérieur** intracapsulaires et intercondyliens.

► **La capsule articulaire** est insérée à proximité des surfaces articulaires. Elle est très épaisse en arrière en regard des condyles fémoraux pour constituer les « coques condyliennes » médiale et latérale.

► **Le ligament collatéral fibulaire** est tendu entre l'épicondyle latéral du fémur et la tête de la fibula.

► **Le ligament collatéral tibial** est tendu entre l'épicondyle médial du fémur et la face médiale du condyle tibial médial.

► **Le ligament croisé antérieur** est tendu entre l'aire intercondylaire antérieure du tibia et la face latérale de la fosse intercondylaire du fémur. Le ligament croisé postérieur est tendu entre l'aire intercondylaire postérieure du tibia et la face médiale de la fosse intercondylaire du fémur. Les ligaments croisés sont intra-capsulaires mais extra-synoviaux.

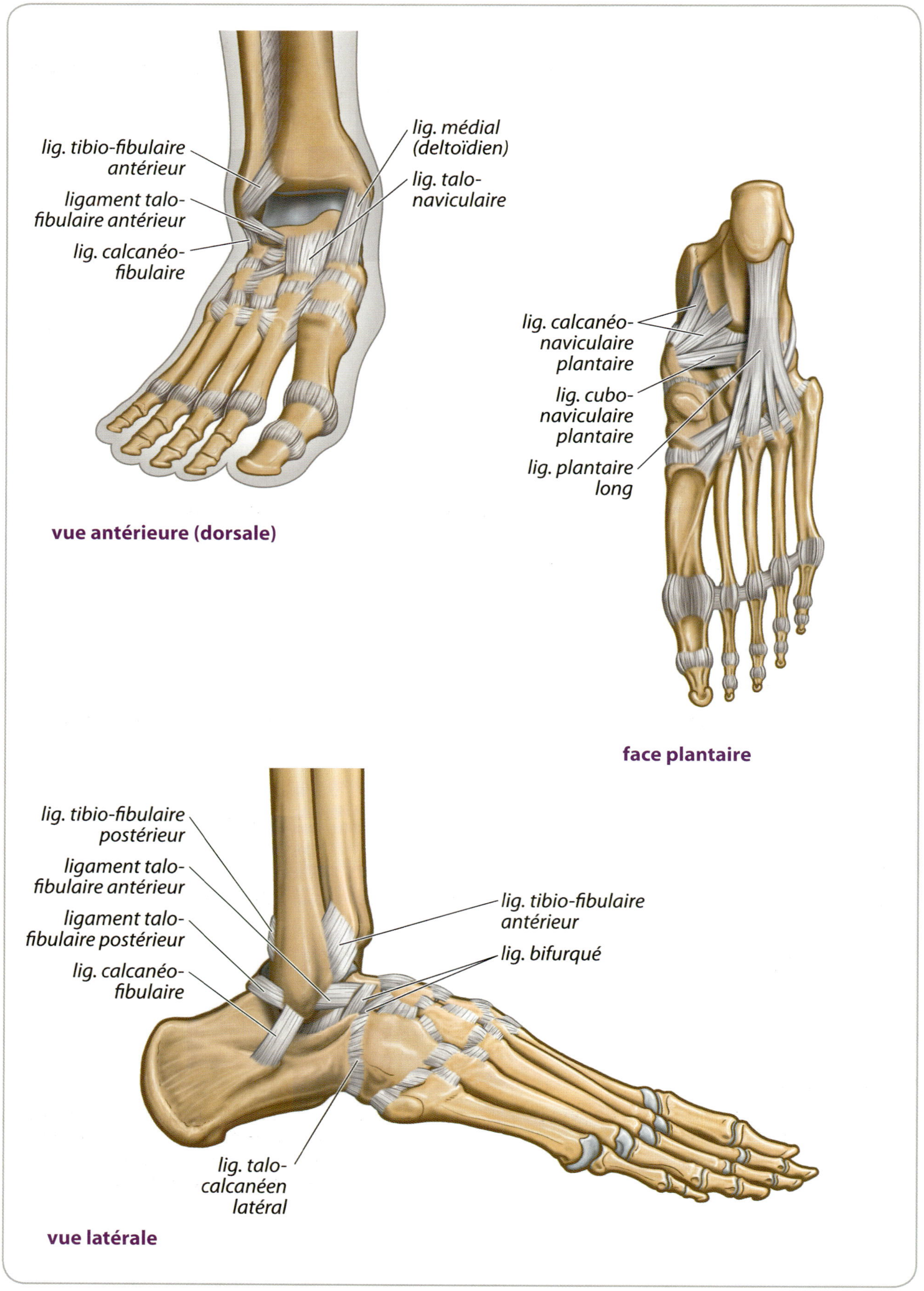

figure 2e-14 : articulations du pied

Fonction :

▶ Articulation extrêmement mobile, à un degré principal de liberté, elle permet des mouvements de la jambe sur la cuisse en flexion (120 à 150°) – extension (0 à 5°). Les mouvements de rotation axiale n'apparaissent qu'en flexion avec une rotation médiale de 40° et une rotation latérale de 30° (genou fléchi à 90°).

Articulation tibio-fibulaire proximale

Type :

▶ Articulation synoviale plane.

Surfaces articulaires :

▶ Elle unit la surface articulaire fibulaire du condyle latéral du tibia et la face médiale de la tête de la fibula.

Moyens d'union :

▶ Les moyens d'union sont la capsule articulaire et les ligaments antérieur et postérieur de la tête de la fibula.

Fonction :

▶ Articulation de mobilité réduite, qui permet de petits mouvements de glissement.

Articulation tibio-fibulaire distale

Type :

▶ Articulation fibreuse.

Surfaces articulaires :

▶ Elle unit l'incisure fibulaire du tibia et la face médiale de l'épiphyse distale de la fibula pour constituer la « pince tibio-fibulaire ».

Moyens d'union :

▶ Les moyens d'union sont les ligaments tibio-fibulaires antérieur et postérieur.

Fonction :

▶ Articulation de mobilité réduite, qui permet de petits mouvements de glissement.

Articulation talo-crurale (ou articulation de la cheville)

Type :

▶ Articulation synoviale ginglyme, qui unit « la pince tibio-fibulaire » au talus.

Surfaces articulaires :

▶ Au niveau tibio-fibulaire, elles sont portées par la surface inférieure du tibia, la malléole médiale du tibia, et la malléole latérale de la fibula. Au niveau du talus, la trochlée forme 1/3 de poulie creuse et comprend une surface supérieure avec une gorge mousse, et des surfaces malléolaires latérale et médiale. Les surfaces articulaires tibio-fibulaires forment une pince dans laquelle s'encastre le talus.

Moyens d'union :

▶ Les moyens d'union sont la capsule articulaire et un système ligamentaire commun à l'articulation subtalaire qui est divisé en ligaments médiaux et latéraux.

- Le principal ligament médial est appelé ***ligament médial*** (ou deltoïde). Il est organisé en 2 plans :
  - le plan superficiel comprend 3 parties : une partie tibio-calcanéenne entre le bord postérieur la malléole tibiale et le sustentaculum tali, une partie tibio-ligamentaire entre l'apex de la malléole tibiale et le ligament calcanéo-naviculaire plantaire et une partie tibio-naviculaire entre le bord antérieur de la malléole tibiale et l'os naviculaire,
  - le plan profond comprend une partie tibio-talaire antérieure entre le bord antérieur de la malléole tibiale et la face médiale du talus et une partie tibio-talaire postérieure entre le bord postérieur de la malléole tibiale et la face médiale du talus. Un second ligament médial est appelé ligament talo-calcanéen médial, tendu entre le tubercule médial du processus postérieur du talus et le sustentaculum tali.
- ***Les ligaments latéraux sont :*** le ligament talo-fibulaire antérieur entre le bord antérieur de la malléole fibulaire et la face latérale du col du talus, le ligament talo-fibulaire postérieur entre le bord postérieur de la malléole fibulaire et le tubercule latéral du processus postérieur du talus, le ligament calcanéo-fibulaire entre l'apex de la malléole latérale et la face latérale du calcanéus et le ligament talo-calcanéen latéral entre la face latérale du talus et la face latérale du calcanéus.

Fonction :

▶ Articulation mobile, à un degré de liberté, qui permet des mouvements du pied sur la jambe en dorsiflexion (20 à 30°) - extension ou flexion plantaire (30 à 60°).

Articulation subtalaire

Type :

▶ Articulation synoviale trochoïde.

Surfaces articulaires :

▶ Elles sont constituées de la surface articulaire calcanéenne postérieure du talus (portion de cône creux) et de la surface articulaire talaire postérieure du calcanéus (portion de cône plein).

Moyens d'union :

▶ Les moyens d'union sont la capsule articulaire, et un système ligamentaire en grande partie commun à l'articulation talo-crurale, composé des ligaments talo-calcanéens latéral, médial (cf. *supra*) et postérieur (tendu entre le tubercule latéral du processus postérieur du talus et la face supérieure du calcanéus) et du ligament talo-calcanéen interosseux, qui est situé profondément dans le sinus du tarse entre le sillon du talus et le sillon du calcanéus.

Fonction :

▶ Articulation mobile, à deux degrés de liberté, elle permet des mouvements simples du pied en abduction (20°) - adduction (20°) et des mouvements complexes, associés avec l'articulation transverse du tarse, en inversion (supination, adduction, flexion plantaire, 30°) - éversion (pronation, abduction et flexion dorsale, 25°).

Articulation transverse du tarse

Type :

▶ Unité fonctionnelle composée de deux articulations juxtaposées : l'articulation talo-calcanéo-naviculaire de type synovial sphéroïde et l'articulation calcanéo-cuboïdienne de type synovial en selle.

Surfaces articulaires :

▶ L'articulation talo-calcanéo-naviculaire met en contact la tête du talus, la surface articulaire talaire de l'os naviculaire et le ligament calcanéo-naviculaire plantaire tendu entre le sustentaculum tali et l'os naviculaire.

▶ L'articulation calcanéo-cuboïdienne met en contact la surface articulaire cuboïdienne du calcanéus et la surface articulaire calcanéenne de l'os cuboïde.

Moyens d'union :

▶ Les articulations sont distinctes et possèdent en commun le ligament bifurqué tendu entre la face dorsale du calcanéus en arrière et les os cuboïde et naviculaire en avant.

▶ Les autres ligaments sont le ligament talo-naviculaire, le ligament calcanéo-naviculaire plantaire, le ligament calcanéo-cuboïdien plantaire et le ligament plantaire long tendu entre la face plantaire du calcanéus et la base des 3e, 4e et 5e métatarsiens.

Fonction :

▶ Articulations mobiles, à trois degrés de liberté, elle permet les mouvements complexes du pied, en association avec l'articulation subtalaire, en inversion (30°) – éversion (25°).

Autres articulations du pied

Les articulations intertarsiennes sont au nombre de 7. Elles mettent en contact les os du tarse. Ce sont des articulations synoviales planes qui constituent 2 cavités articulaires. Elles n'ont pas de degré de liberté et permettent des petits mouvements de glissement.

Les articulations tarso-métatarsiennes et intermétatarsiennes sont au nombre de 8 et communiquent partiellement entre elles. Elles sont synoviales de type plane, composées de multiples facettes formant un interligne articulaire crénelé.

Les articulations métatarso-phalangiennes sont synoviales de type ellipsoïde.

Les articulations interphalangiennes proximales et distales sont synoviales de type ginglymes. Elles sont homologues aux articulations des doigts mais leur fonction est limitée sauf pour l'hallux.

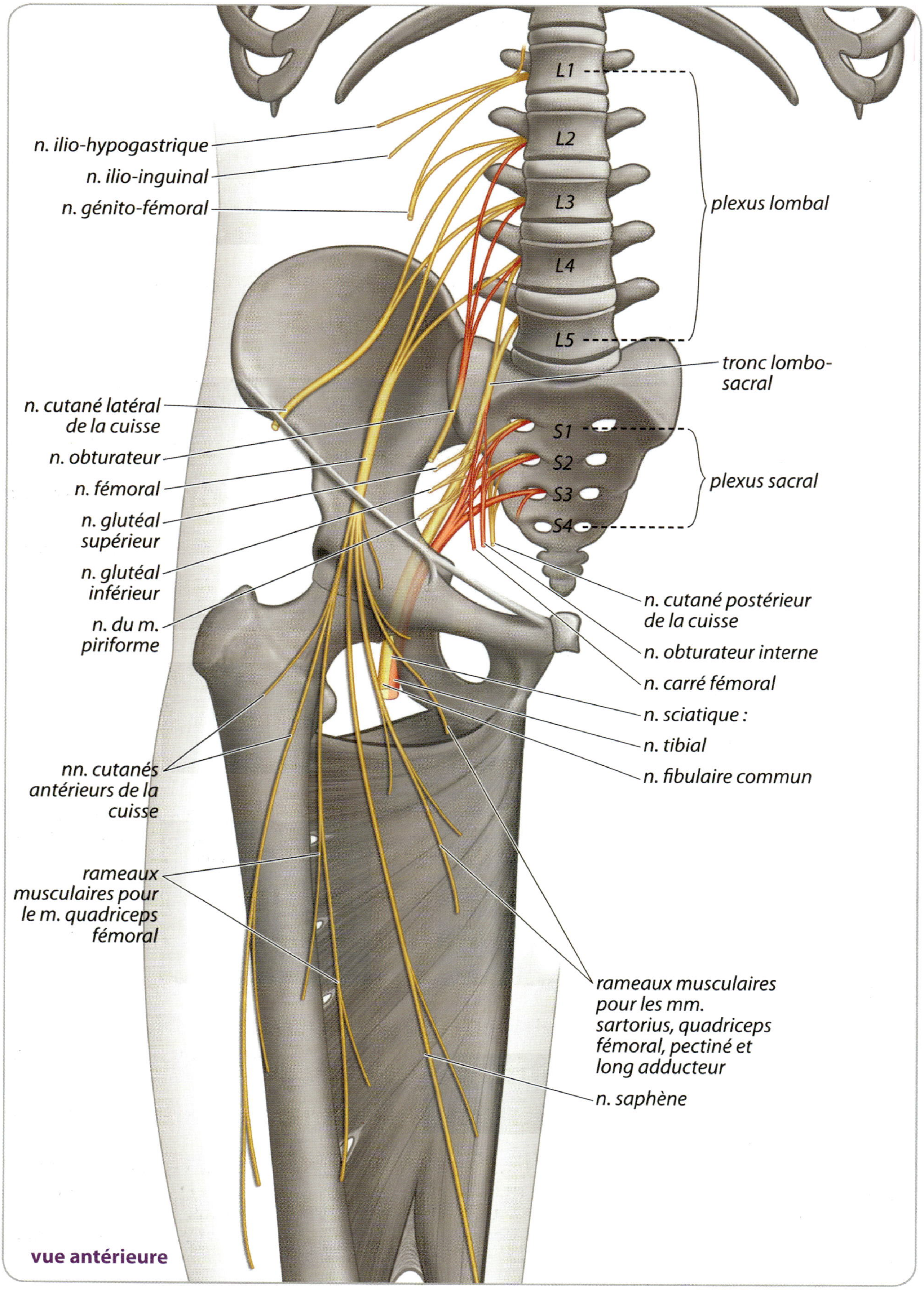

figure 2e-15 : innervation antérieure du membre inférieur

Innervation du membre inférieur

Plexus lombal

Définition :

- Le plexus lombal est destiné à l'innervation sensitive et motrice de la paroi abdominale, des organes génitaux externes et des membres inférieurs. Il est constitué par l'union des rameaux ventraux des nerfs spinaux lombaires, de L1 à L4. Chaque rameau s'anastomose avec le rameau sus et sous-jacent.

Situation :

- Il chemine le long des faces latérales des corps vertébraux des vertèbres lombaires, en arrière du muscle grand psoas.

Branches collatérales et branches terminales :

- L1 se divise en 3 branches : le nerf ilio-hypogastrique, le nerf ilio-inguinal et une branche pour le nerf génito-fémoral.
- L2 se divise en 4 branches pour la constitution des nerfs : génito-fémoral, cutané latéral de la cuisse, obturateur et fémoral.
- L3 se divise en 3 branches pour la constitution des nerfs : génito-fémoral, cutané latéral de la cuisse, obturateur et fémoral.
- L4 se divise en 3 branches pour la constitution des nerfs : fémoral et obturateur, et du tronc lombo-sacral du plexus sacral.
- Le nerf fémoral et le nerf obturateur en sont les branches terminales.

Nerf fémoral

Origine :

- Branche terminale du plexus lombal (L2, L3, L4).

Trajet :

- Il émerge du bord latéral du muscle grand psoas et descend sous le péritoine dans le sillon formé par les muscles iliaque et grand psoas. Il chemine ensuite sous le ligament inguinal et sur le bord médial du muscle ilio-psoas. Il est séparé médialement de la gaine fémorale par l'arcade ilio-pectinée.

Branches collatérales :

- Rameaux musculaires pour les muscles ilio-psoas et pectiné.

Branches terminales :

- Il se divise rapidement dans le triangle fémoral en une dizaine de branches.
- Les branches musculaires sont destinées aux muscles sartorius, quadriceps fémoral, pectiné et long adducteur.
- Les nerfs cutanés antérieurs de la cuisse (2 à 3) traversent le muscle sartorius et le fascia lata pour innerver la face antérieure de la cuisse.
- Le nerf saphène, sensitif, descend dans le triangle fémoral, puis dans le canal des adducteurs. Il perfore ensuite le fascia lata pour suivre la grande veine saphène. Au tiers inférieur, il se divise en une branche antérieure destinée au dos du pied et en une branche postérieure destinée au bord médial du pied. Le nerf saphène accessoire descend le long de l'artère fémorale et innerve la face antéro-médiale du genou.

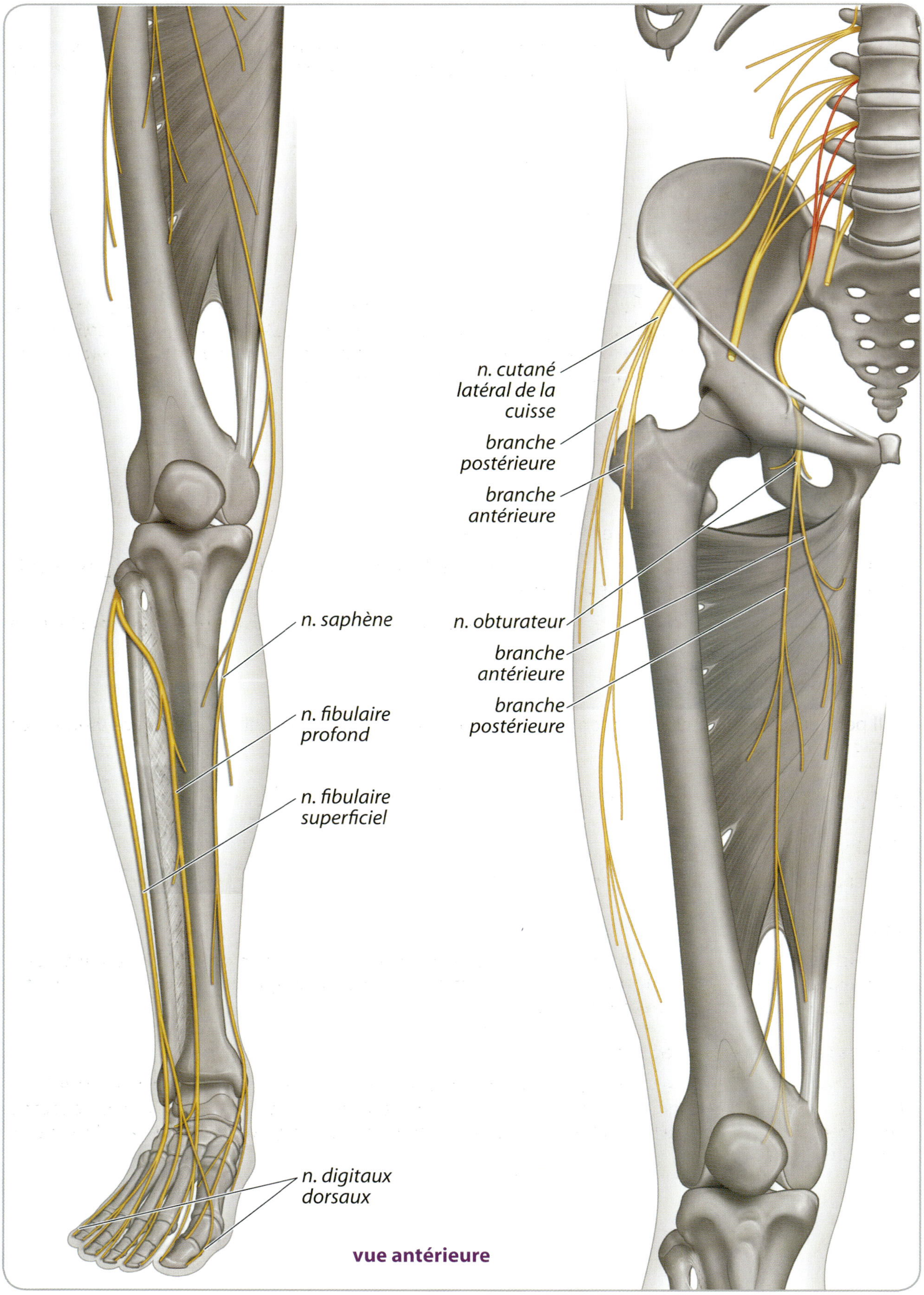

figure 2e-16 : innervation antérieure du membre inférieur

Fonction :

▶ Nerf mixte, il permet la flexion de la cuisse sur le tronc et l'extension de la jambe. Ses territoires sensitifs sont la face antérieure de la cuisse, et les faces antéro-médiales du genou, de la jambe et de la cheville.

Nerf obturateur

Origine :

▶ Branche terminale du plexus lombal (L2, L3, L4).

Trajet :

▶ Il émerge du bord médial du muscle grand psoas et descend verticalement dans la fosse ilio-lombaire. Il chemine en arrière de la bifurcation des vaisseaux iliaques communs puis dans le petit bassin, sur le muscle obturateur interne et au-dessus des vaisseaux obturateurs au contact des nœuds lymphatiques iliaques externes infra-veineux. Il traverse ensuite le foramen obturé.

Branches collatérales :

▶ Nerf du muscle obturateur externe.

Branches terminales :

▶ Nerf mixte, il se divise rapidement en 2 branches.

▶ La branche antérieure innerve les muscles pectiné, long adducteur, court adducteur et gracilis et le tiers inférieur de la face médiale de la cuisse.

▶ La branche postérieure innerve les muscles, court adducteur et grand adducteur, et la face postérieure du genou.

Fonction :

▶ Il permet l'adduction et la rotation latérale de la cuisse. Son territoire sensitif est la face médiale de la cuisse.

Nerf cutané latéral de la cuisse

Définition :

▶ Branche collatérale du plexus lombal (L2, L3).

Trajet :

▶ Situé dans l'espace rétropéritonéal, il descend latéralement en direction de l'épine iliaque antéro-supérieure, en avant du muscle grand psoas. Il chemine ensuite sous le ligament inguinal à 1 centimètre environ de l'épine iliaque antéro-supérieure.

Branches terminales et fonction :

▶ Nerf sensitif, il se divise en 2 branches terminales, postérieure et antérieure. La branche postérieure traverse le fascia lata et innerve la face supéro-latérale de la cuisse. La branche antérieure descend verticalement sous le fascia lata qu'elle perfore 10 cm plus bas pour innerver la face antéro-latérale de la cuisse jusqu'au genou.

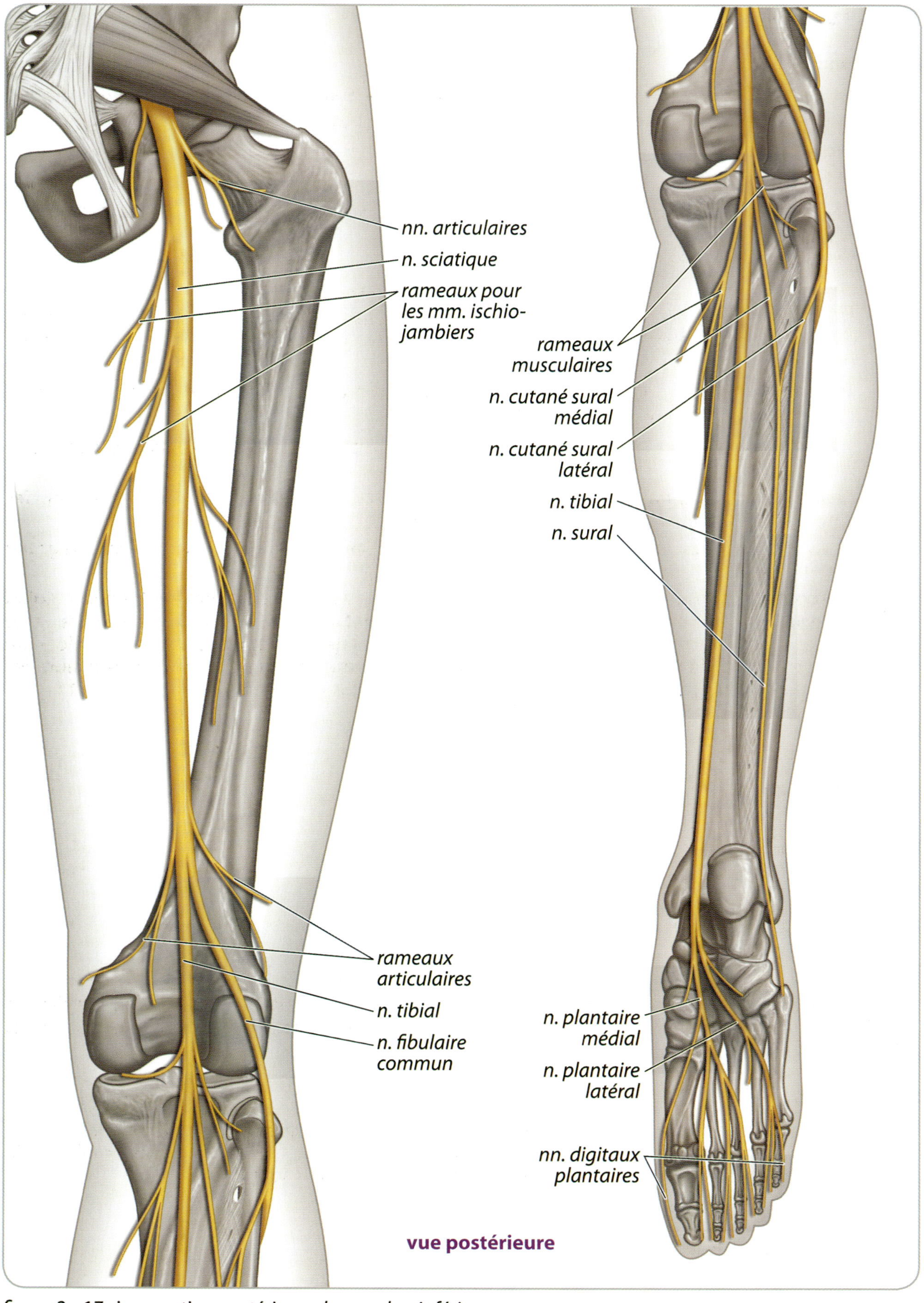

figure 2e-17 : innervation postérieure du membre inférieur

Plexus sacral

Définition :

▶ Destiné à la ceinture pelvienne et aux membres inférieurs, il est constitué par l'union des rameaux ventraux des nerfs spinaux lombaires, L4 et L5 (tronc lombo-sacral) et sacraux, de S1 à S3.

Situation :

▶ Situé dans le petit bassin sur le muscle piriforme, il est recouvert par le fascia pelvien pariétal.

Branches collatérales :

▶ Les branches ventrales sont les nerfs obturateur interne et carré fémoral.

- ***Le nerf obturateur interne*** (L5, S1 et S2) traverse le foramen infra-piriforme, puis la région glutéale où il innerve le jumeau supérieur, et enfin la fosse ischio-rectale où il innerve le muscle obturateur interne.
- ***Le nerf carré fémoral*** (L4, L5 et S1) traverse le foramen infra-piriforme puis la région glutéale où il innerve les muscles carré fémoral et jumeau inférieur.

▶ Les branches dorsales sont les nerfs piriforme (S1 et S2), glutéal supérieur, glutéal inférieur et cutané postérieur de la cuisse.

- ***Le nerf glutéal supérieur*** (L4, L5 et S1) traverse le foramen supra-piriforme et innerve les muscles moyen glutéal, petit glutéal et tenseur du fascia lata.
- ***Le nerf glutéal inférieur*** (L5, S1 et S2) traverse le foramen infra-piriforme et innerve le muscle grand glutéal.
- ***Le nerf cutané postérieur de la cuisse*** (S1, S2 et S3) traverse le foramen infra-piriforme, la région glutéale, la région fémorale postérieure, et la fosse poplitée où il accompagne la petite veine saphène jusqu'au milieu de la jambe. Il donne des branches sensitives pour la partie inférieure de la fesse, la région sacrale, le périnée superficiel et le scrotum (ou les grandes lèvres), puis des rameaux cutanés pour la face postérieure de la cuisse, puis il innerve la fosse poplitée et la face postérieure de la moitié supérieure de la jambe.

Branche terminale :

▶ Le nerf sciatique.

Nerf sciatique

Origine :

▶ Branche terminale du plexus sacral (L4, L5, S1, S2, S3).

Trajet :

▶ Il émerge du petit bassin à travers le foramen infra-piriforme. Il décrit un trajet arciforme dans la région glutéale puis descend verticalement dans la région fémorale postérieure pour se terminer dans la fosse poplitée.

Branches collatérales :

▶ Il donne les nerfs articulaires de la hanche et du genou, et des branches musculaires : nerfs supérieur et inférieur du semi-tendineux, nerf du semi-membraneux, nerf du chef long du biceps fémoral, nerf du chef court du biceps fémoral, et nerf du faisceau postérieur du grand adducteur.

Branches terminales :

▶ Le nerf tibial et le nerf fibulaire commun.

Fonction :

▶ Nerf mixte, il permet la flexion de la jambe, la flexion et l'extension du pied. Ses territoires sensitifs sont la face postéro-latérale de la jambe et l'ensemble du pied.

Nerf tibial

Origine :

▶ Branche terminale médiale du nerf sciatique (L4, L5, S1, S2, S3).

Trajet :

▶ Il descend médian dans la fosse poplitée et la moitié supérieure de la région postérieure de la jambe puis oblique médialement pour traverser le sillon malléolaire médial. Il se termine dans la région infra-malléolaire médiale. Il longe latéralement les vaisseaux poplités puis les vaisseaux tibiaux postérieurs.

Branches collatérales :

▶ Dans la fosse poplitée, il donne le rameau articulaire postérieur du genou, des rameaux musculaires pour les muscles gastrocnémiens, soléaire, plantaire et poplité, le nerf interosseux crural et le nerf cutané sural médial. Ce dernier fusionne avec la communicante fibulaire pour constituer le nerf sural qui suit la veine petite saphène, contourne la malléole latérale et se termine par le nerf cutané dorsal latéral du pied et le nerf digital dorsal latéral du V.

Branches terminales :

▶ Les branches terminales sont le nerf plantaire médial et le nerf plantaire latéral.

- ***Le nerf plantaire médial*** suit l'artère plantaire médiale. Il donne des rameaux musculaires pour les muscles, abducteur de l'hallux et court fléchisseur des orteils, des rameaux articulaires pour le tarse et des rameaux sensitifs pour la face médiale de la plante du pied. Il se termine par une branche médiale qui donne le nerf du court fléchisseur de l'hallux et le nerf digital plantaire propre médial de l'hallux et par une branche latérale qui donne les 3 premiers nerfs digitaux plantaires communs destinés aux bords adjacents des orteils I à IV.
- ***Le nerf plantaire latéral*** suit l'artère plantaire latérale et donne des rameaux musculaires pour les muscles carré plantaire, abducteur du V et opposant du V. Il se termine par une branche superficielle qui se divise en nerf digital plantaire propre latéral du V et en 4e nerf digital plantaire commun.

Fonction :

▶ Nerf mixte, il assure l'innervation des muscles de la loge postérieure de la jambe et de la plante des pieds. Il permet l'extension et l'adduction du pied, la flexion, l'abduction et l'adduction des orteils. Son territoire sensitif est la partie inférieure de la face postérieure de la jambe, la partie postéro-latérale de la cheville et du talon, le bord latéral du pied, la plante du pied, la face plantaire des orteils et la face dorsale des dernières phalanges des orteils.

Nerf fibulaire

Origine :

▶ Branche terminale latérale du nerf sciatique (L4, L5, S1, S2).

Trajet :

▶ Il descend obliquement dans la fosse poplitée, le long du muscle biceps fémoral, jusqu'à la tête de la fibula. Il contourne le col de la fibula, traverse le septum intermusculaire crural postérieur et se termine entre les insertions du muscle long fibulaire.

Branches collatérales :

▶ Il donne le rameau communicant fibulaire (qui constitue le nerf sural en fusionnant avec le nerf cutané sural médial), le nerf cutané sural latéral qui innerve la face postéro-latérale de la jambe, et le nerf articulaire récurrent du genou.

Branches terminales :

▶ Les branches terminales sont le nerf fibulaire superficiel et le nerf fibulaire profond.

- ***Le nerf fibulaire superficiel*** descend le long de la fibula puis traverse le fascia crural pour devenir sous-cutané. Il se termine par le nerf cutané dorsal médial qui donne le nerf digital dorsal médial de l'hallux et les nerfs digitaux dorsaux médial du II et latéral du III ; et par le nerf cutané dorsal intermédiaire qui donne les nerfs digitaux dorsaux médial du III, médial et latéral du IV et latéral du V.
- ***Le nerf fibulaire profond*** traverse le septum intermusculaire crural antérieur, suit l'artère tibiale antérieure et passe sous le rétinaculum des extenseurs. Il donne des rameaux musculaires pour les muscles tibial antérieur, long extenseur des orteils, et long extenseur de l'hallux. Il se termine par une branche latérale qui innerve les muscles courts extenseurs des orteils et de l'hallux et les articulations tarso-métatarsiennes et métatarso-phalangiennes et par une branche médiale qui suit l'artère dorsale du pied et donne les nerfs digitaux dorsaux latéral du I et médial du II.

Fonction :

▶ Nerf mixte, il assure l'innervation des muscles des loges antérieure et latérale de la jambe et du dos du pied. Il permet la flexion et l'abduction du pied. Ses territoires sensitifs sont la moitié inférieure de la face antéro-latérale de la jambe, le bord médial du pied I, les bords du premier espace interdigital, et le dos des dernières phalanges.

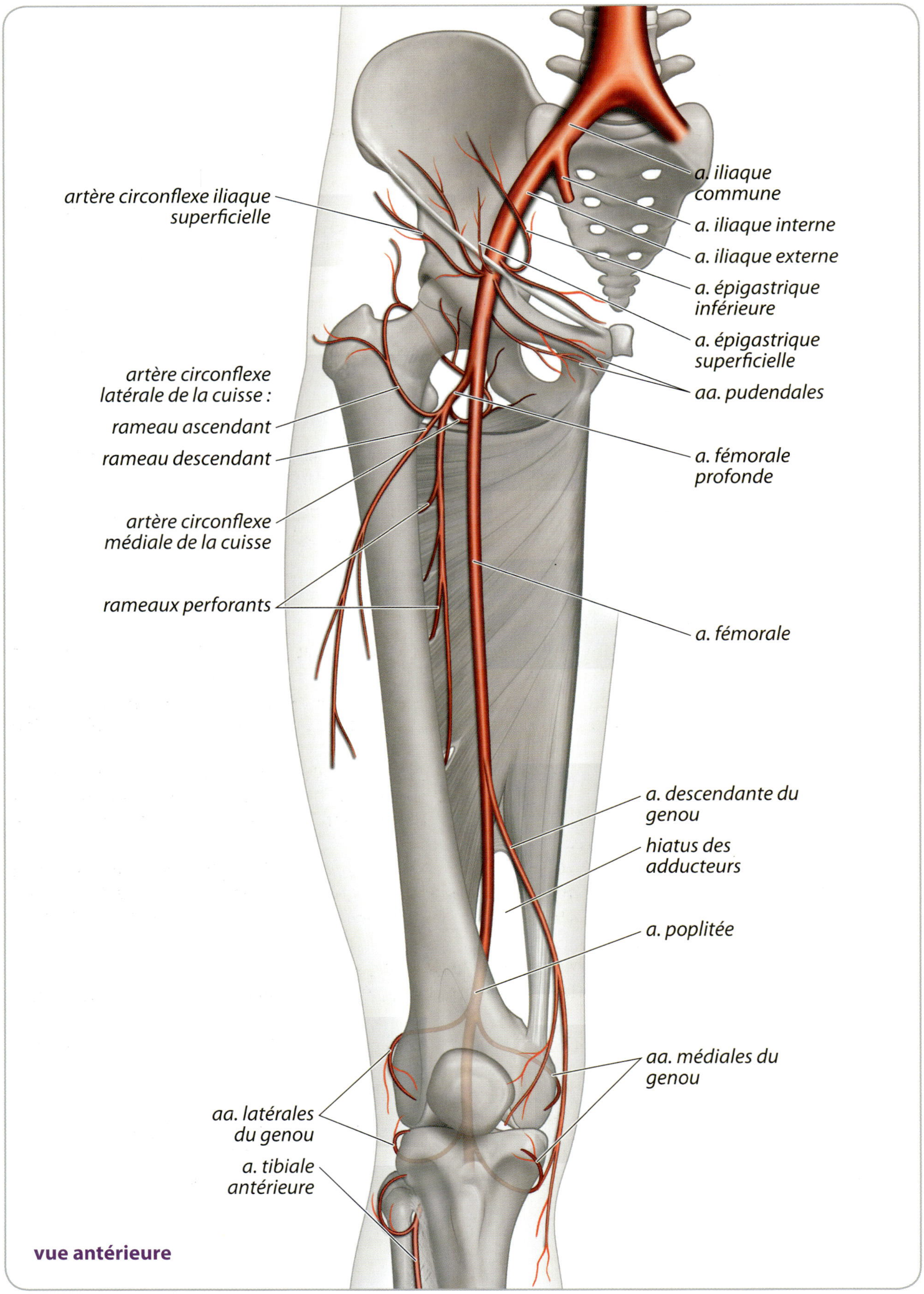

figure 2e-18 : vascularisation artérielle de la cuisse

Vascularisation du membre inférieur

Vascularisation artérielle

L'aorte abdominale bifurque à la hauteur de L4-L5 en 2 artères iliaques communes droite et gauche.

Chaque artère iliaque commune se divise en :

▶ **Artère iliaque externe**, qui suit la ligne arquée de l'ilium, puis la branche ilio-pubienne, et passe sous le ligament inguinal, en dedans du psoas et de la bandelette ilio-pectinée, pour devenir l'artère fémorale au niveau de l'anneau fémoral. Ses branches collatérales sont l'artère iliaque profonde et l'artère épigastrique inférieure.

▶ **Artère iliaque interne**, qui donne des branches collatérales à destinée viscérale pour les organes du petit bassin et des branches pariétales (artère glutéale supérieure, artère glutéale inférieure, artère obturatrice et artère pudendale) qui participent à la vascularisation de la racine du membre inférieur et de la région fessière.

Artère fémorale

▶ **Origine et terminaison** : artère principale de la cuisse, elle naît de l'artère iliaque externe et se termine en artère poplitée dans le hiatus du muscle grand adducteur.

▶ **Trajet** : elle descend verticalement dans le trigone fémoral (ou triangle de Scarpa) puis sur le bord antéro-médial de la cuisse dans le canal fémoral, où elle devient plus profonde.

▶ **Branches collatérales (de haut en bas)** :

- ***l'artère épigastrique superficielle***,
- ***l'artère circonflexe iliaque superficielle***,
- ***les artères pudendales externes superficielle et profonde***, qui vascularisent la région pubienne, le périnée, la peau du pénis et les grandes lèvres,
- ***l'artère fémorale profonde***, la plus volumineuse, issue du bord postérieur de la fémorale et qui descend en arrière d'elle. Elle donne de nombreuses branches qui participent à la vascularisation de la cuisse :
  - ***l'artère circonflexe médiale de la cuisse***, qui gagne la région trochantérienne postérieure et se divise en : un rameau ascendant, qui remonte en arrière jusque dans la fossette digitale, puis chemine sur le bord supérieur du col du fémur venant vasculariser une grande partie de la tête fémorale ; un rameau descendant,
  - ***l'artère circonflexe latérale de la cuisse***, qui croise en avant la région trochantérienne et donne un rameau ascendant qui monte au-dessus du grand trochanter puis s'anastomose en arrière avec la branche ascendante de la circonflexe médiale. elle donne également un rameau descendant.
  - *Les 2 artères circonflexes réalisent un cercle anastomotique.*
- Il existe ***3 artères perforantes*** qui passent entre les différents faisceaux des muscles adducteurs de la cuisse :
  - la 1re perforante s'anastomose avec une branche de l'artère circonflexe latérale et la 2e perforante ,
  - la 2e est anastomosée avec la 1re et la 3e,
  - la 3e est anastomosée avec la 2e et rejoint l'artère fémorale superficielle (ou poplitée).
  - *Les perforantes réalisent donc un réseau de suppléance à l'artère fémorale,*
- ***l' artère descendante*** du genou qui descend à la face antéro-médiale du genou .

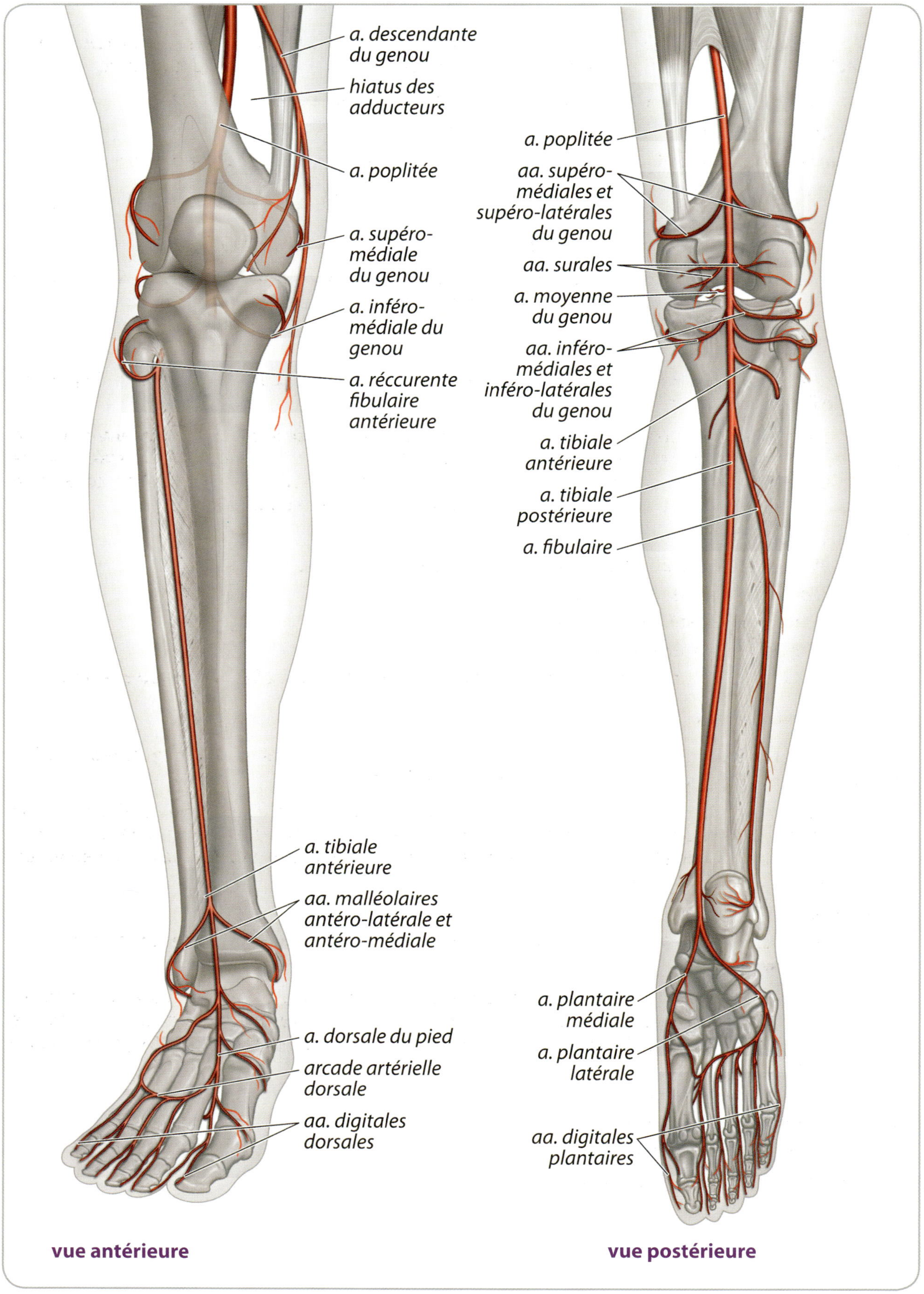

figure 2e-19 : vascularisation artérielle de la jambe et du pied

Artère poplitée

▶ **Origine et terminaison** : elle naît de l'artère fémorale et se divise à la hauteur de l'arcade tendineuse du soléaire en 2 branches terminales : l'artère tibiale antérieure et l'artère tibiale postérieure.

▶ **Trajet** : oblique vers le bas et le dehors, elle devient verticale dans le creux poplité.

▶ **Branches collatérales** :

- ***les artères supéro-médiale*** et ***supéro-latérale du genou***, à destinée articulaire supérieure,
- ***l'artère moyenne du genou***,
- ***les artères surales***,
- ***les artères inféro-médiale*** et ***inféro-latérale***, à destinée articulaire inférieure.

▶ Les artères du genou forment un cercle anastomotique périarticulaire en avant du genou, renforcé par l'artère descendante du genou et des branches de la tibiale antérieure.

Artère tibiale antérieure

▶ **Origine et terminaison** : elle naît de l'artère poplitée et se termine par l'artère dorsale du pied au niveau de l'interligne talo-crurale.

▶ **Trajet** : elle enjambe le bord supérieur de la membrane interosseuse et passe à la face antérieure de la jambe. Elle descend dans la loge antéro-latérale sous le muscle tibial antérieur. En passant sous le rétinaculum des extenseurs du pied, elle devient l'artère dorsale du pied qui reste en dehors du tendon du muscle tibial antérieur et surcroise le tendon de l'extenseur propre du gros orteil.

▶ **Branches collatérales** :

- elle donne des branches pour le cercle anastomotique du genou :
  - ***l'artère récurrente tibiale antérieure***,
  - ***l'artère récurrente fibulaire antérieure***,
  - ***l'artère récurrente tibiale postérieure***,
- au niveau de la jambe, elle donne ***les artères malléolaires antéro-latérale*** et ***antéro-médiale***.

Artère tibiale postérieure

▶ **Origine et terminaison** : elle naît de la division de l'artère poplitée et se termine dans la région infra-malléolaire médiale par les artères plantaires médiale et latérale.

▶ **Trajet** : elle chemine entre couche profonde et superficielle de la loge postérieure où elle donne de nombreuses branches à destinée musculaire. Pour passer dans le canal calcanéen, elle chemine en dehors des tendons du tibial postérieur et de l'extenseur commun des orteils mais reste en dedans du fléchisseur propre du gros orteil.

▶ **Branches collatérales** :

- ***l'artère fibulaire***, qui chemine à la partie postérieure de la membrane interosseuse et donne :
  - une branche nourricière fibulaire,
  - un rameau perforant, qui traverse la membrane interosseuse pour se placer en avant et venir à la face antérieure et latérale de la malléole fibulaire. Il s'anastomose avec l'artère tibiale antérieure et l'artère malléolaire latérale. L'artère fibulaire donne l'artère sinusale qui vascularise l'astragale,
- ***l'artère nourricière du tibia***,
- ***l'artère récurrente tibiale médiale***,
- ***l'artère malléolaire postéro-médiale***,
- ***les rameaux calcanéens médiaux***.

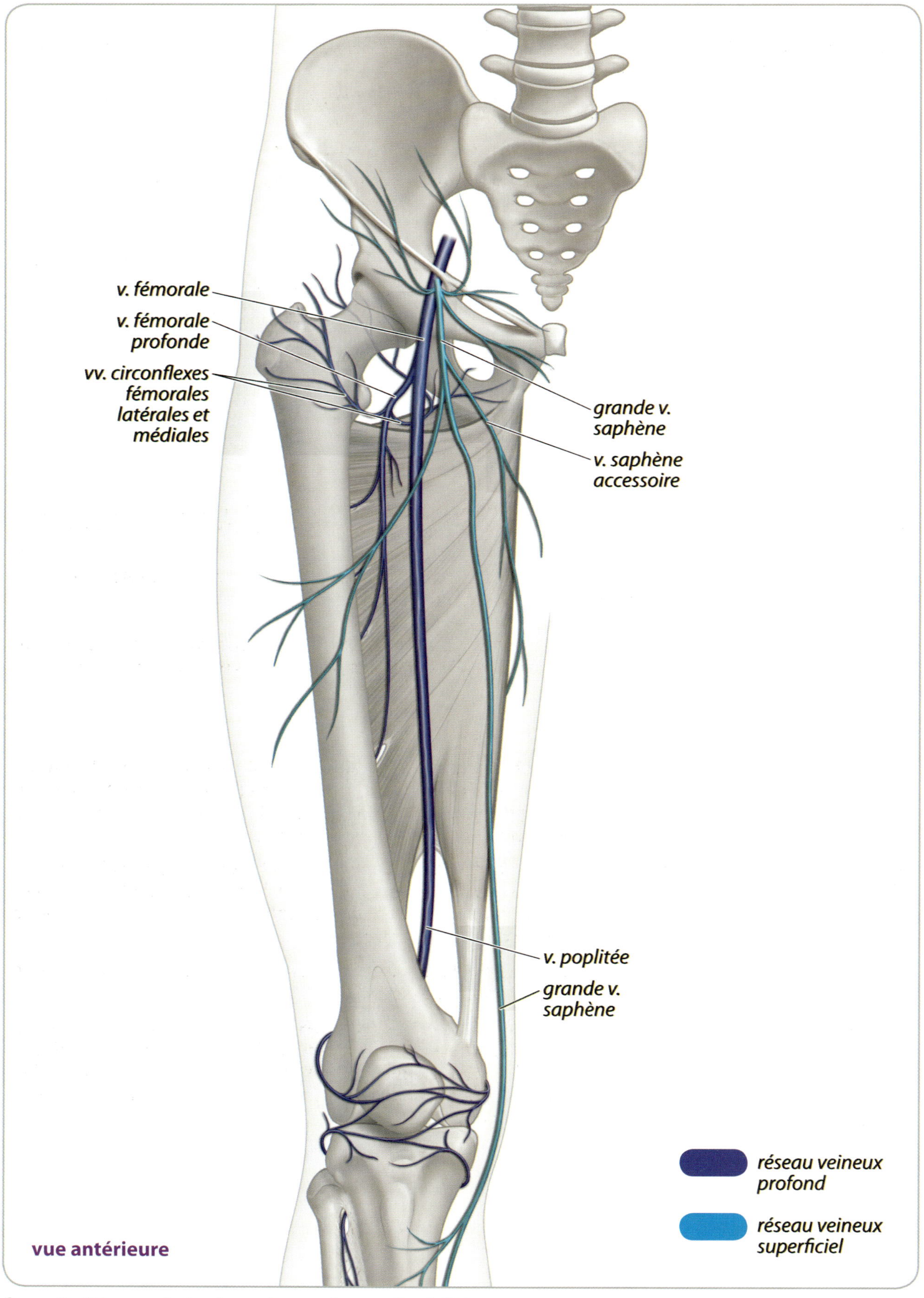

figure 2e-20 : vascularisation veineuse du membre inférieur

Artères du pied

▶ L'artère tibiale antérieure devient l'artère dorsale du pied. Elle donne une arcade artérielle dorsale (artère arquae) qui donne elle même :

- une branche pour le 1er espace interosseux, la 1re artère métatarsienne dorsale qui s'anastomose avec l'arcade artérielle plantaire,
- 3 artères métatarsiennes dorsales pour les autres espaces interosseux.

▶ L'artère tibiale postérieure croise la malléole tibiale et se divise dans le canal calcanéen médial en 2 branches :

- l'artère plantaire médiale, pour l'hallux,
- l'artère plantaire latérale, qui forme l'arcade artérielle plantaire et qui donne les artères métatarsiennes plantaires qui s'anastomosent avec l'arcade dorsale.

▶ Le réseau d'anastomose au niveau du pied donne des possibilités de suppléance dans les oblitérations artérielles.

Vascularisation veineuse

Le réseau veineux est de 2 types : profond et superficiel.

Le sang veineux part des réseaux capillaires et remonte vers la racine des membres pour se jeter dans les veines iliaques qui constituent les troncs collecteurs veineux pour la partie inférieure de l'organisme.

L'ensemble du réseau veineux est muni d'un système de valvules, destinées à éviter le retour du sang veineux à partir de la veine cave inférieure dans le membre inférieur.

Le drainage veineux du membre inférieur se fait grâce à la marche : c'est en appuyant sur la plante des pieds que l'on comprime le réseau veineux plantaire. De même, les contractions musculaires compriment les veines profondes.

Le réseau profond

▶ Il existe 2 veines profondes par tronc artériel sauf pour les artères poplitée et fémorale. Au niveau du pied, il existe 2 veines plantaires latérales et 2 veines plantaires médiales qui vont se jeter dans les 2 veines profondes tibiales postérieures. Il existe sur le dos du pied, 2 veines superposables à l'artère dorsale du pied qui se jettent dans 2 veines profondes tibiales antérieures.

▶ Au niveau du genou, l'ensemble des veines profondes tibiales antérieures et postérieures se réunissent en 1 seule veine : la veine poplitée, que l'on trouve dans la fosse poplitée et qui devient fémorale en passant sous l'arcade du grand adducteur. La veine poplitée croise l'artère poplitée de dehors en dedans (forme de « S » italique) en passant en arrière.

▶ La veine fémorale, dans la partie antéro-latérale de la cuisse, en avant des adducteurs, croise l'artère fémorale de dedans en dehors, en passant en arrière de celle-ci.

▶ Au niveau du trigone fémoral, elle se place en dedans de l'artère fémorale pour passer sous le ligament inguinal, en dedans de la bandelette ilio-pectinée et du nerf fémoral. Elle reçoit au niveau du triangle de Scarpa la veine fémorale profonde, satellite de l'artère fémorale profonde. Cette veine fémorale profonde est constituée par la réunion des veines circonflexes médiale et latérale de la cuisse, les veines perforantes fémorales et les rameaux musculaires.

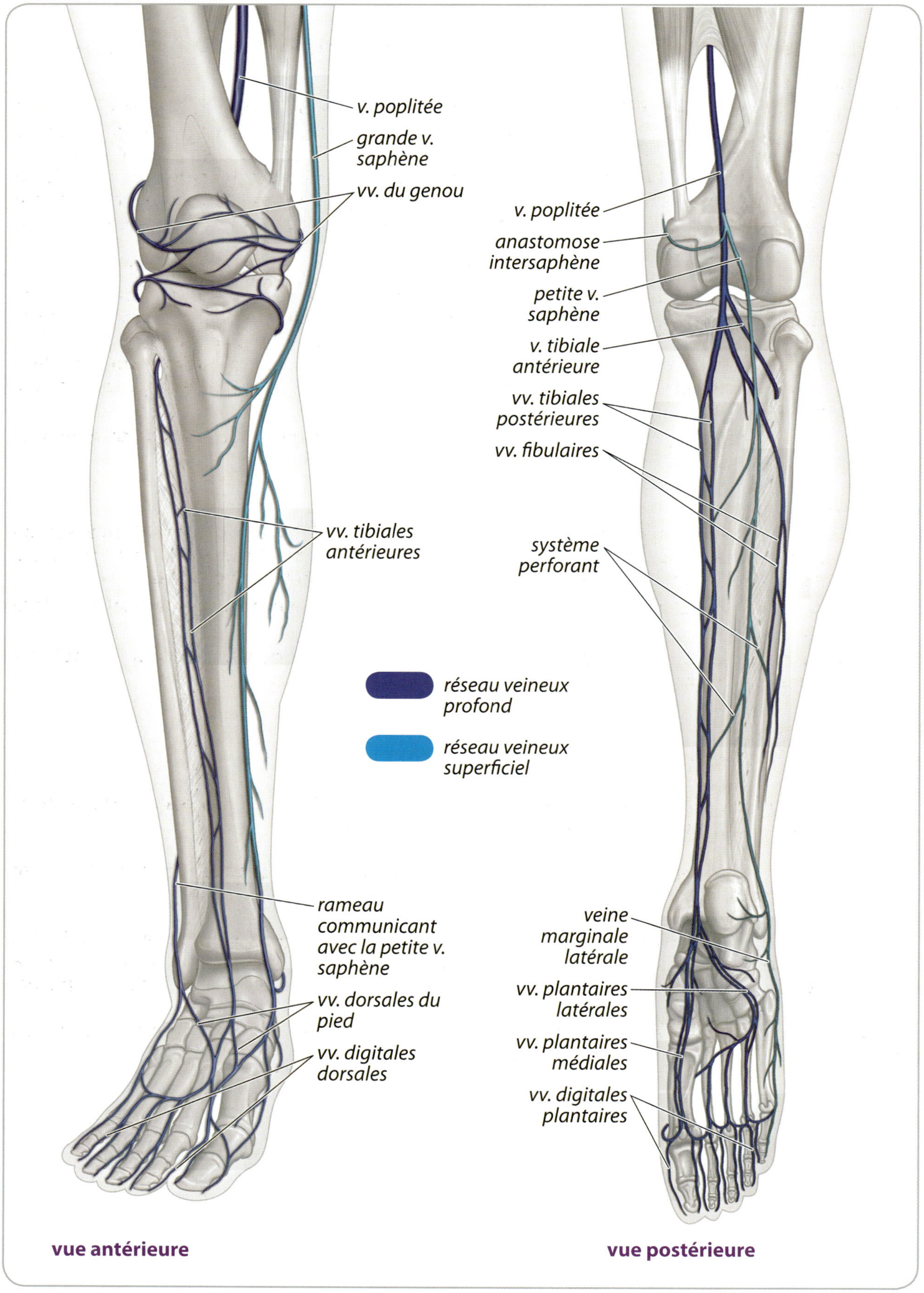
v. poplitée
grande v. saphène
vv. du genou
vv. tibiales antérieures
rameau communicant avec la petite v. saphène
vv. dorsales du pied
vv. digitales dorsales
v. poplitée
anastomose intersaphène
petite v. saphène
v. tibiale antérieure
vv. tibiales postérieures
vv. fibulaires
système perforant
veine marginale latérale
vv. plantaires latérales
vv. plantaires médiales
vv. digitales plantaires
réseau veineux profond
réseau veineux superficiel
vue antérieure
vue postérieure

Le réseau superficiel

Il est drainé par les grande et petite veines saphènes, qui prennent leur origine au niveau du pied.

La grande veine saphène

- Principale veine superficielle du membre inférieur, elle prolonge la veine marginale médiane et l'arcade veineuse dorsale. L'arcade veineuse dorsale draine les veines plantaires par un réseau de veines perforantes. La grande veine saphène chemine sous la peau au-dessus de l'aponévrose crurale en passant tout d'abord en avant de la malléole médiale puis longe la face médiale du tibia. Elle croise ensuite la face postéro-médiale du genou puis remonte obliquement vers la face antérieure de la cuisse jusqu'au trigone fémoral où elle forme une crosse et se jette dans la veine fémorale commune.
- La grande veine saphène reçoit des veines affluentes : le réseau veineux du dos du pied, les veines de la face postéro-médiale de la jambe, la veine saphène accessoire latérale (qui draine la face antéro-latérale de la cuisse) et la veine saphène accessoire médiale (qui draine la face postéro-médiale de la cuisse). Au niveau de la crosse, elle reçoit la veine épigastrique superficielle (qui vient de la paroi abdominale antérieure), la veine circonflexe iliaque superficielle (qui vient de la paroi abdominale latérale) et les veines pudendales externes (qui drainent les organes génitaux externes).
- Le réseau superficiel possède aussi des branches perforantes qui lui permettent de se drainer dans le réseau profond.

La petite veine saphène

- Elle prolonge la veine marginale latérale qui draine l'arcade veineuse dorsale et naît en arrière de la malléole latérale pour devenir la veine petite saphène. Elle remonte jusqu'à la partie inférieure de la fosse poplitée où elle se jette dans la veine poplitée en décrivant une crosse.
- Elle draine les veines superficielles du dos du pied, du talon et de la face postéro-latérale de la jambe.
- Elle donne une anastomose intersaphène au niveau de sa crosse pour la grande veine saphène. Elle possède également un système perforant vers le réseau profond.

Vascularisation lymphatique

▸ La vascularisation lymphatique du membre inférieur est constituée de vaisseaux lymphatiques profonds, de vaisseaux lymphatiques superficiels et de lymphonœuds.

▸ La lymphe est drainée vers le système veineux. Les vaisseaux lymphatiques du membre inférieur se drainent dans les lymphonoeuds inguinaux puis iliaques externes.

▸ Les vaisseaux lymphatiques profonds sont satellite des artères et veines profondes : tibiales antérieures, tibiales postérieures, poplitées et fémorales. Les vaisseaux lymphatiques superficiels sont situés dans le tissu sous-cutané principalement au voisinage de la veine grande saphène et de la veine petite saphène.

▸ Les lymphonœuds sont situés en relais des vaisseaux lymphatiques et sont principalement localisés au niveau du trigone fémoral après des relais au niveau poplité.

ANATOMIE GÉNÉRALE

CHAPITRE 3

COLONNE VERTÉBRALE

VERTÈBRES VRAIES

COLONNE VERTÉBRALE

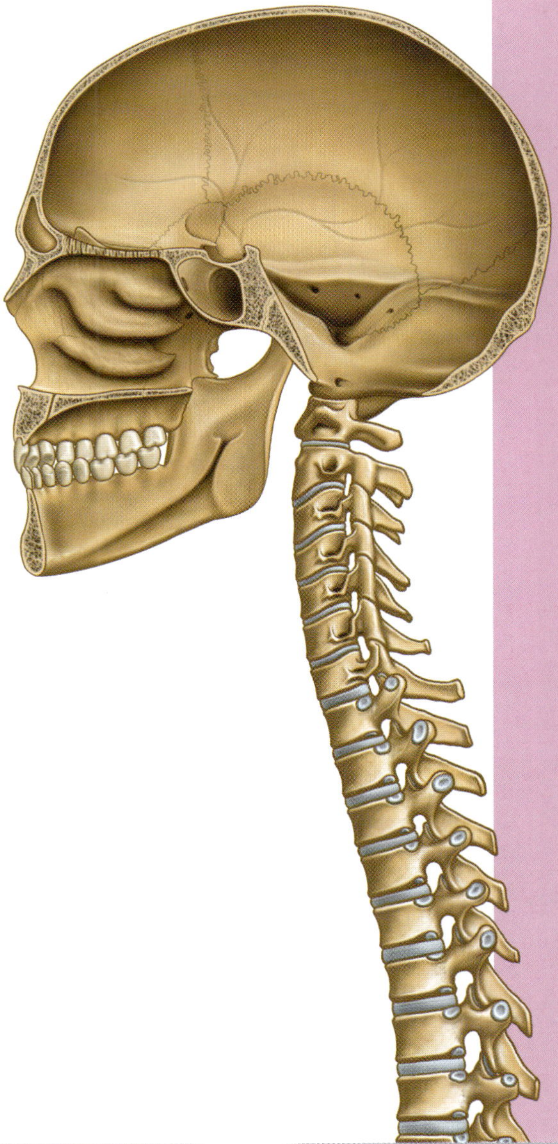

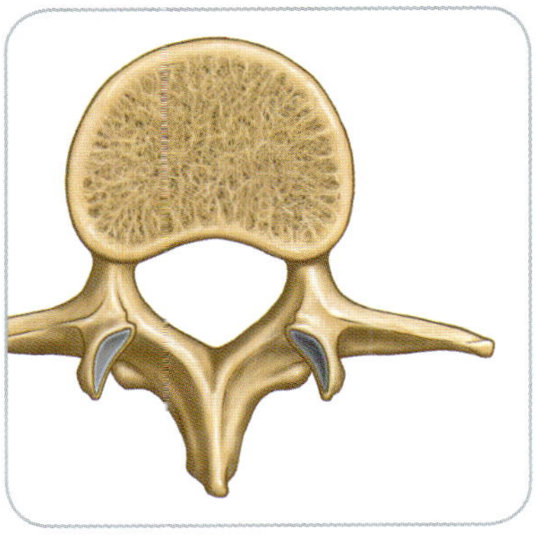

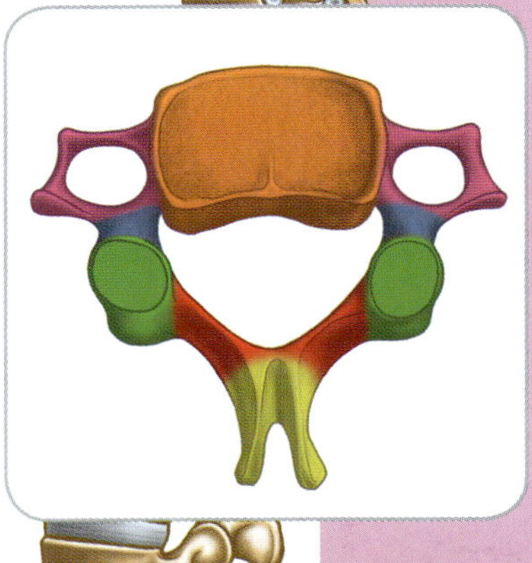

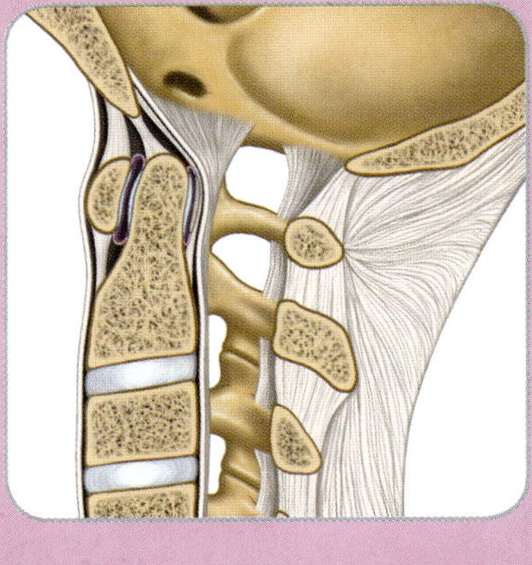

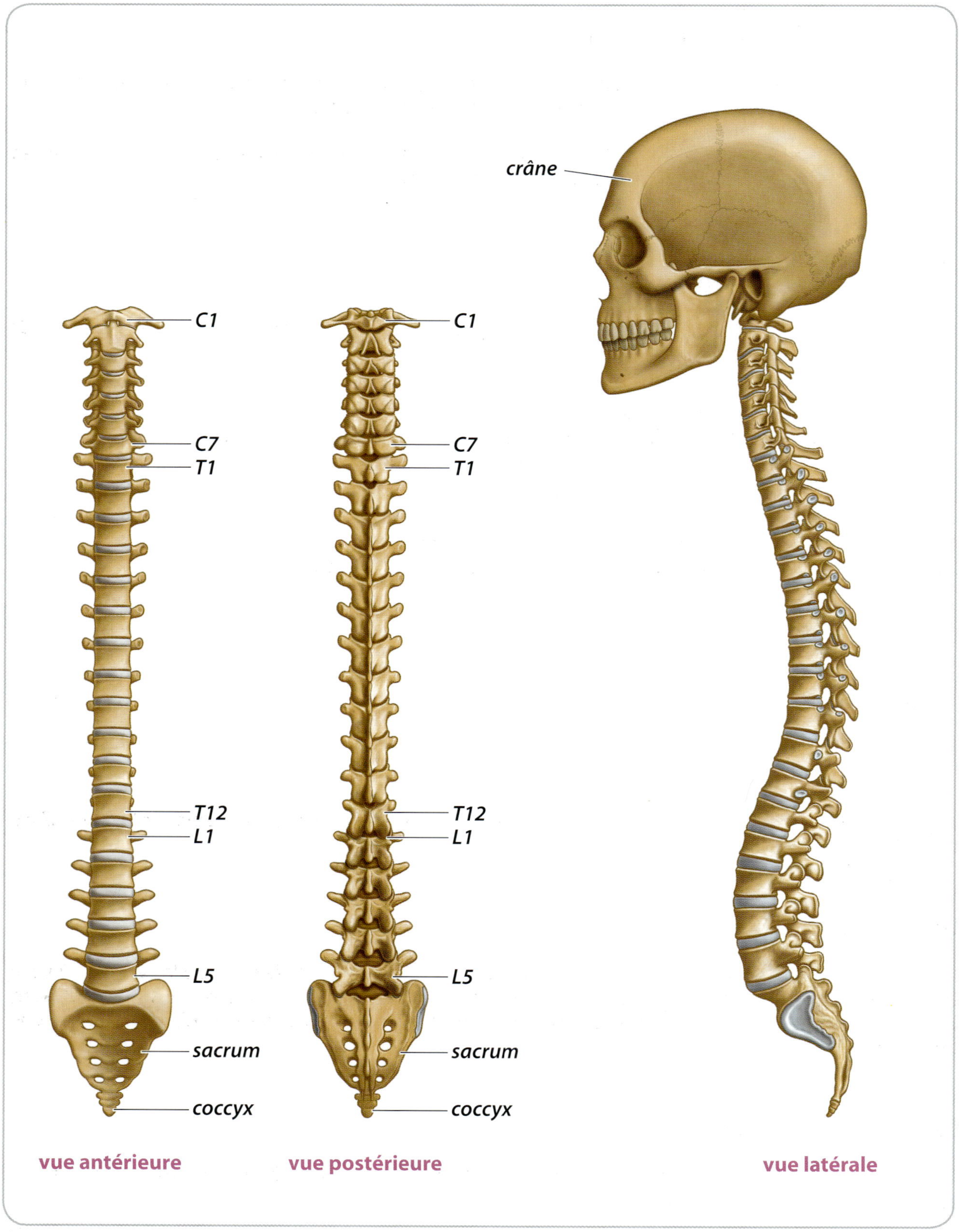

figure 3a-1 : colonne vertébrale

INTRODUCTION

La colonne vertébrale est un axe osseux résistant constitué par la superposition des vertèbres. Elle forme avec le crâne le squelette axial dorsal. Elle est caractéristique des vertébrés.

La colonne vertébrale est composée de 33 vertèbres successives et de leurs articulations. Les vertèbres vraies sont indépendantes de leurs voisines. Elles sont au nombre de 24 :

- 7 **vertèbres cervicales** (C1 à C7),
- 12 **vertèbres thoraciques** (T1 à T12),
- 5 **vertèbres lombales** (L1 à L5).

Les vertèbres fausses sont soudées entre elles pour former un os unique. Les 5 **vertèbres sacrales** (S1 à S5) forment ainsi le **sacrum**, et les 4 **vertèbres coccygiennes**, le **coccyx**.

VERTÈBRES VRAIES

Caractéristiques morphologiques communes

Chaque vertèbre vraie est constituée d'éléments de base soudés entre eux :

- le **corps vertébral**,
- le **pédicule vertébral**,
- la **lame vertébrale**,
- les **processus articulaires**,
- les **processus épineux**,
- les **processus transverses**.

Le pédicule vertébral et la lame vertébrale forment l'arc vertébral. Le corps vertébral et l'arc vertébral délimitent le foramen vertébral.

Le corps vertébral

Le corps vertébral - ou **spondyle** - est l'élément ventral, volumineux et résistant de la vertèbre. Il peut être assimilé à un os court. C'est une portion de cylindre plus ou moins régulier. Il est constitué de 2 faces, une supérieure et une inférieure, qui sont planes et articulées avec les vertèbres adjacentes ; et d'une circonférence.

Le pédicule vertébral

Le pédicule vertébral est la portion de l'arc vertébral fixée au corps vertébral. Il est pair, court et étroit, et peut être assimilé à un os plat.

À sa partie moyenne, il se rétrécit pour constituer une incisure vertébrale supérieure et une incisure vertébrale inférieure. La superposition des incisures vertébrales supérieures et inférieures délimite les foramens intervertébraux.

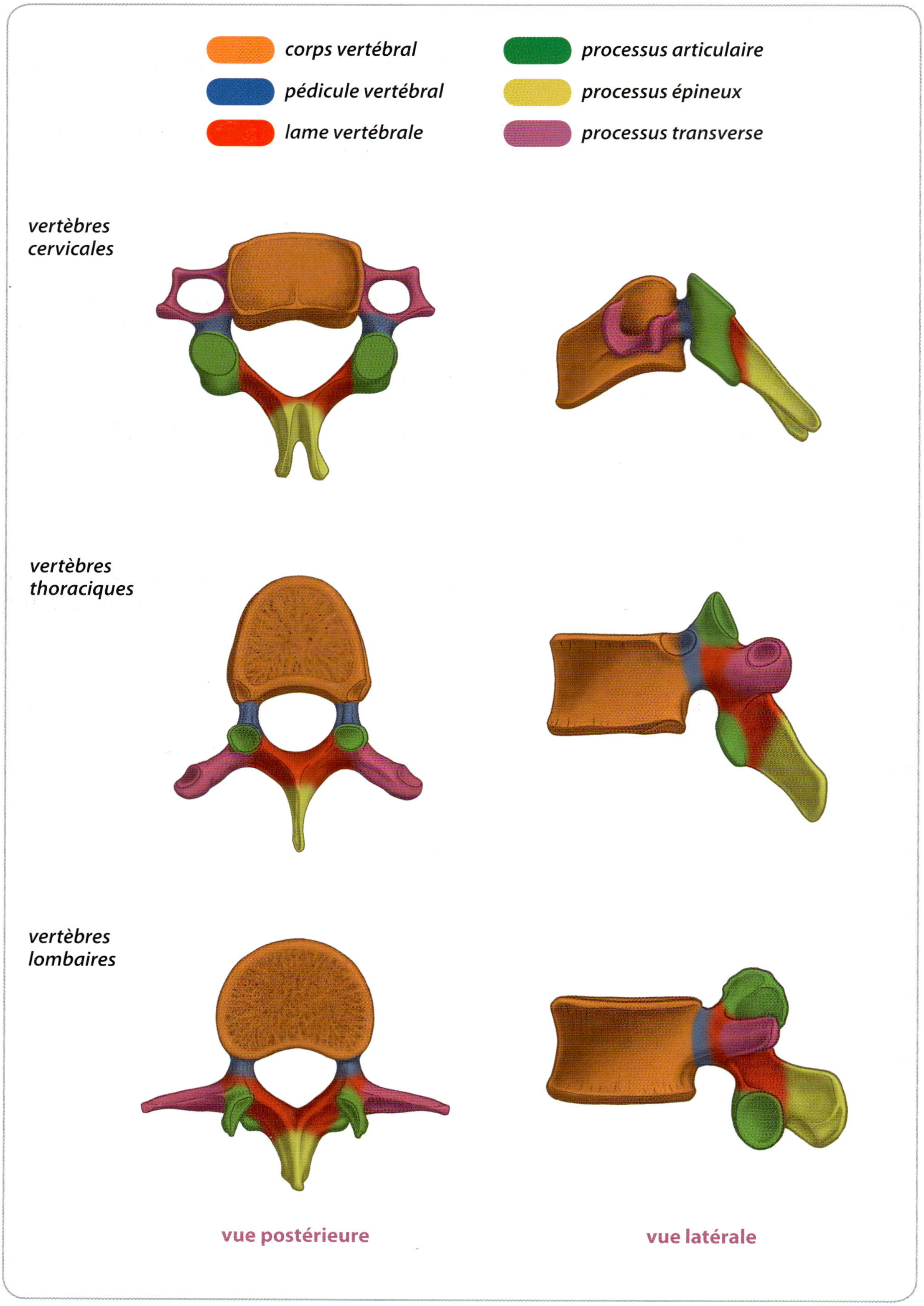

figure 3a-2 : caractéristiques morphologiques communes des vertèbres vraies

La lame vertébrale

La lame vertébrale est la portion aplatie de l'arc vertébral, se prolongeant par le processus épineux. Elle est paire, aplatie et quadrilatère, et peut être assimilée à un os plat.

Son extrémité antéro-latérale est soudée au pédicule vertébral et à la région des processus articulaires et transverses. Son extrémité postéro-médiale est soudée à la lame vertébrale controlatérale et à la base du processus épineux.

Les processus articulaires

Les processus articulaires ou zygapophyses sont des colonnettes osseuses implantées verticalement sur l'arc vertébral à l'union des pédicules vertébraux et des lames vertébrales. Ils sont au nombre de 2 de chaque côté :

- **un processus articulaire supérieur** est dirigé verticalement vers le haut et s'articule avec le processus articulaire inférieur de la vertèbre sus-jacente,
- **un processus articulaire inférieur** est dirigé verticalement vers le bas et s'articule avec le processus articulaire supérieur de la vertèbre sous-jacente.

Le processus épineux

Le processus épineux est une lamelle osseuse médiane implantée en arrière de l'arc vertébral. Il est impair et peut être assimilé à un os plat. Sa base est soudée à la jonction des 2 lames vertébrales et son sommet est palpable et visible sous la peau.

Les processus transverses

Les processus transverses sont des processus latéraux des arcs vertébraux. Ils se détachent à la jonction d'un pédicule vertébral et d'une lame vertébrale.

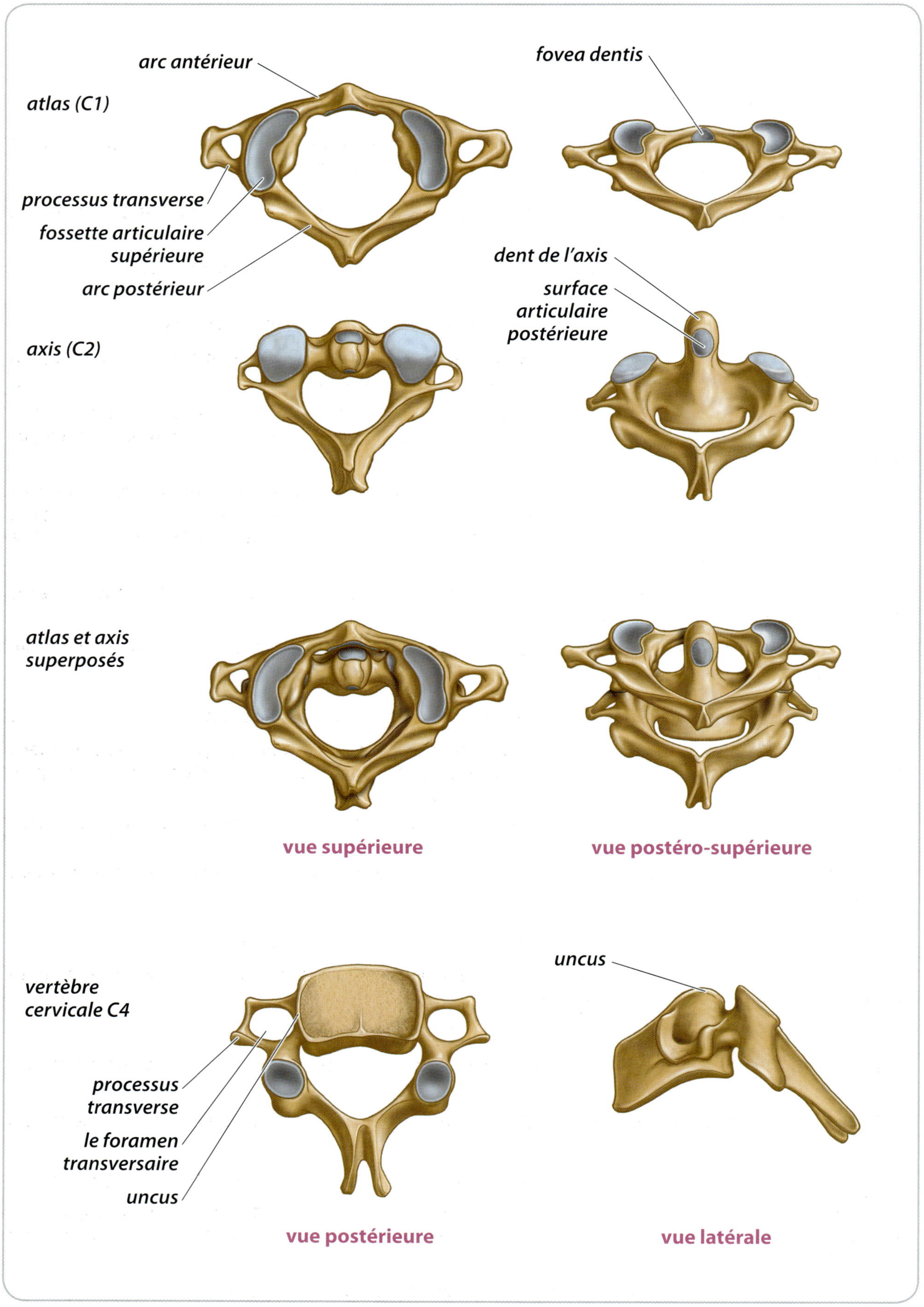

figure 3a-3: caractéristiques morphologiques spécifiques des vertèbres cervicales

Caractéristiques morphologiques spécifiques

Les vertèbres cervicales

La première vertèbre cervicale (C1) appelée **atlas**, et la deuxième vertèbre cervicale (C2) appelée **axis** ont une morphologie spécifique et différente des autres vertèbres cervicales (C3 à C7) :

L'atlas (C1) n'a pas de corps vertébral. Il est caractérisé par deux masses latérales réunies par deux arcs, antérieur et postérieur.

- La masse latérale a la forme d'un segment de cylindre, et porte deux surfaces articulaires : **la fossette articulaire supérieure** et **la fossette articulaire inférieure**.
- Entre les masses latérales est tendu transversalement **le ligament transverse de l'atlas**.
- **la fossette articulaire supérieure** est réniforme ou elliptique, et fortement concave dans le plan sagittal. Elle regarde vers le haut et le dedans et s'articule avec le condyle occipital,
- **la fossette articulaire inférieure** est grossièrement circulaire. Elle est plane dans le plan frontal et convexe dans le plan sagittal. Elle regarde vers le bas et le dedans et s'articule avec le processus articulaire supérieur de l'axis,
- **l'arc antérieur** de l'atlas est une lamelle osseuse arciforme fixée sur les faces antérieures des masses latérales. Sur sa face postérieure, il possède une surface articulaire appelée **fovea dentis**. La fovea dentis est une portion de cylindre creux à grand axe vertical qui s'articule avec la surface articulaire antérieure de la dent de l'axis (C2),
- **l'arc postérieur** de l'atlas est une lamelle osseuse disposée en arc-boutant entre les faces postérieures des masses latérales.
- **Les processus transverses** sont similaires aux autres vertèbres cervicales et possèdent un foramen transversaire.

L'axis (C2) est une vertèbre cervicale classique portant un processus spécifique appelé **la dent de l'axis**.

- **La dent de l'axis** est une saillie cylindroïde à direction crâniale implantée par sa base sur la face supérieure du corps de l'axis. Elle est composée ensuite d'un col, d'un corps et d'un sommet ou apex. Elle porte deux surfaces articulaires impaires et médianes :
  - **la surface articulaire antérieure** est une portion de cylindre plein à grand axe vertical, et s'articule avec la fovea dentis de l'atlas,
  - **la surface articulaire postérieure** est une portion de cylindre plein, articulée avec le ligament transverse de l'atlas.

Les vertèbres cervicales de C3 à C7 ont un corps rectangulaire en vue supérieure.

- Au niveau du bord latéral de la face supérieure de leurs corps, elles possèdent une saillie osseuse appelée **uncus** (ou crochet du corps de la vertèbre cervicale).
- **Leurs lames** sont quadrilatères, plus larges que hautes.
- **Les surfaces articulaires supérieures des processus articulaires** sont planes et regardent vers l'arrière et le haut.
- **Les surfaces articulaires inférieures des processus articulaires** sont planes et regardent vers l'avant et le bas.
- **Le processus épineux** est de plus en plus long, incliné vers le bas, avec un sommet bituberculé.
- **Les processus transverses** sont creusés en gouttière à leur face supérieure (sillon du nerf spinal). Ils sont perforés par **le foramen transversaire** qui livre passage à l'artère et aux veines vertébrales. Leur sommet est bituberculé.
- **Le foramen vertébral** est triangulaire à base antérieure en vue supérieure.

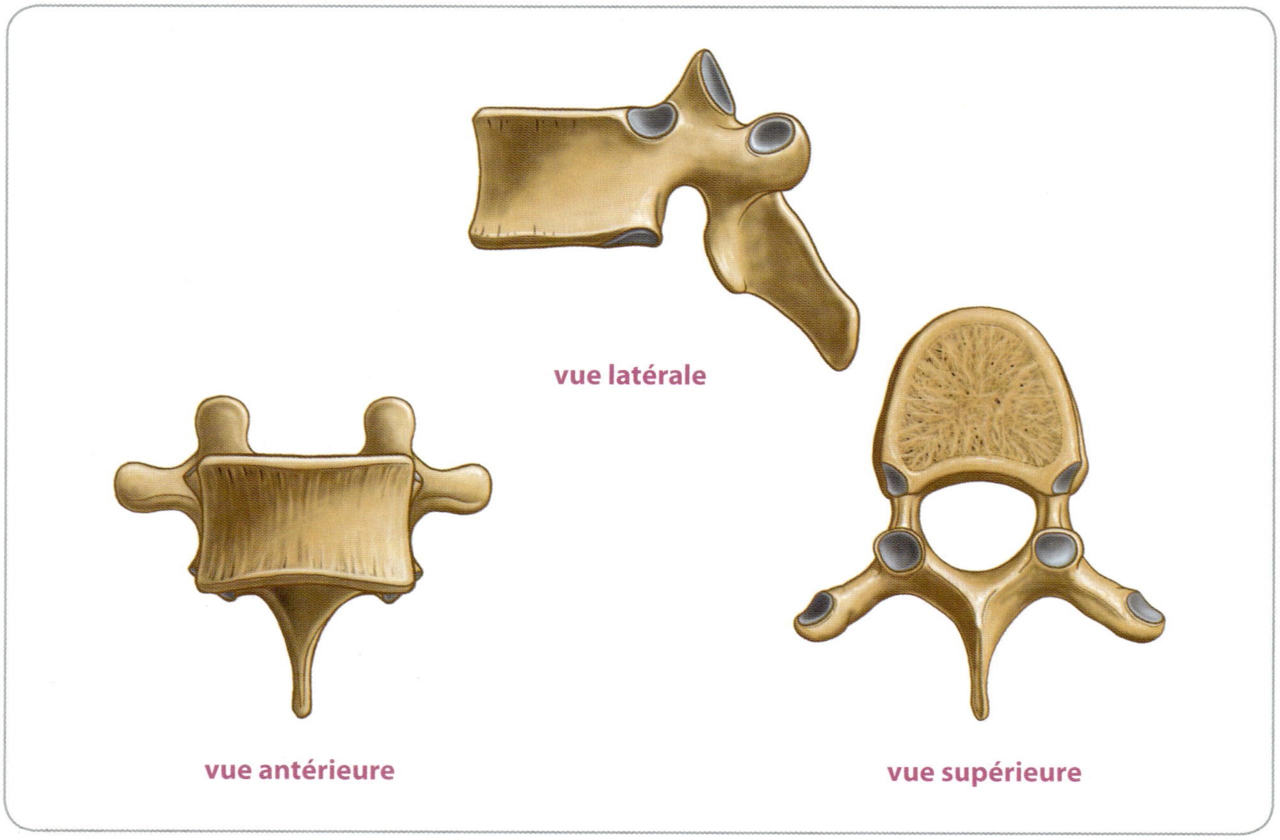

figure 3a-4: caractéristiques morphologiques spécifiques des vertèbres thoraciques

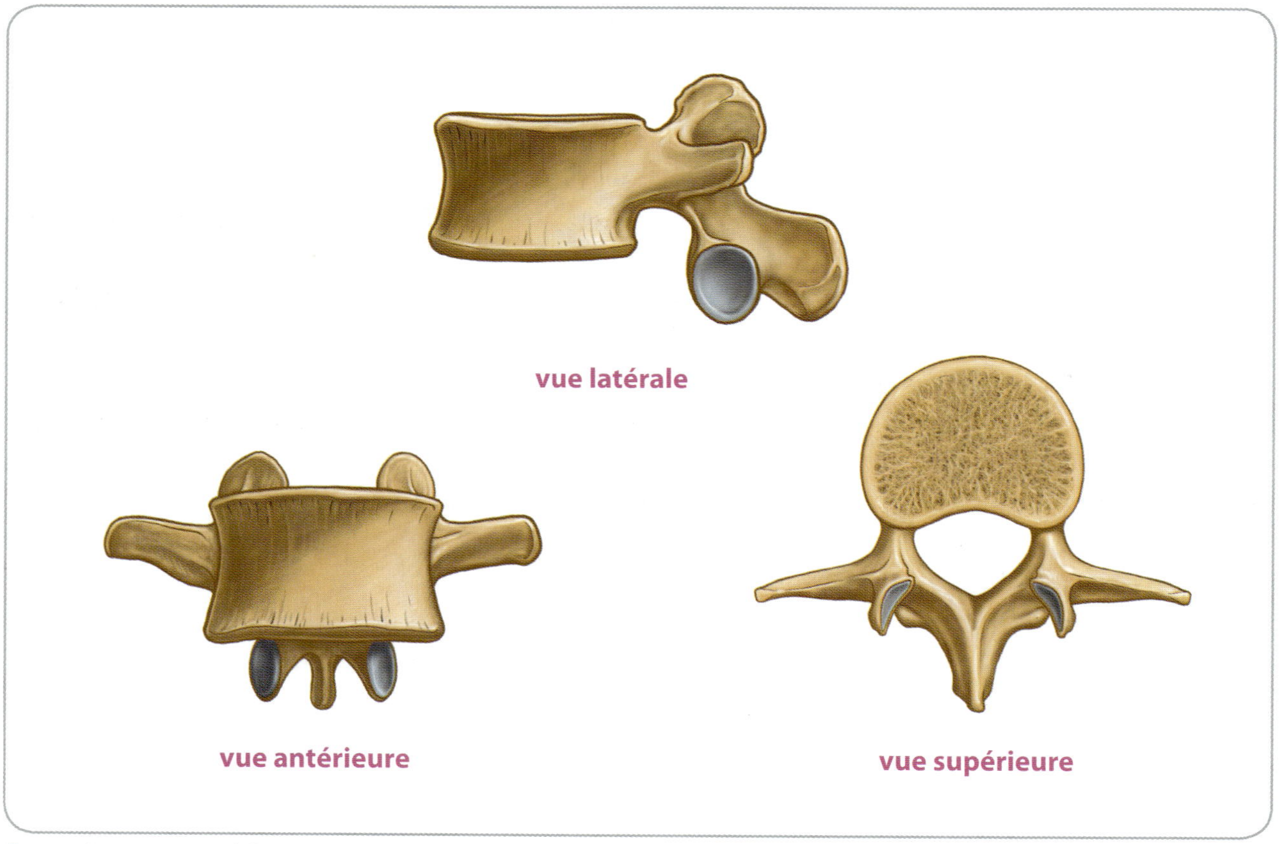

figure 3a-5: caractéristiques morphologiques spécifiques des vertèbres lombales

La septième vertèbre cervicale est une vertèbre de transition, cervico-thoracique, dite proéminente. Son processus épineux est unituberculé et saillant sous la peau. Son foramen transversaire est de petite taille et n'est pas traversé par les vaisseaux vertébraux.

Les vertèbres thoraciques

▸ **Leur corps vertébral** est cordiforme ou ogival en vue supérieure. Il porte de chaque côté deux surfaces articulaires :

- **la fosse costale supérieure** est une facette articulaire située à la jonction des faces supérieure et latérale du corps vertébral. Elle s'articule avec le versant inférieur de la tête de la côte du même niveau,
- **la fosse costale inférieure** est une facette articulaire située à la jonction des faces inférieure et latérale du corps vertébral. Elle s'articule avec le versant supérieur de la tête de la côte du niveau sous-jacent.

▸ **Leurs lames** sont quadrilatères, aussi hautes que larges.

▸ **Les surfaces articulaires supérieures** des processus articulaires sont très développées. Elles sont planes et regardent vers l'arrière, le haut et le dehors.

▸ **Les surfaces articulaires inférieures** des processus articulaires sont peu développées. Elles sont planes et regardent vers l'avant, le bas et le dedans.

▸ **Le processus épineux** est long et prismatique triangulaire. Il est fortement oblique vers le bas et son sommet se projette en regard du corps vertébral sous-jacent.

▸ **Les processus transverses** ont un sommet arrondi. Sur la face antérieure du sommet se situe la fosse costale transversaire, qui s'articule avec le tubercule costal de la côte du même niveau.

▸ **Le foramen vertébral** est circulaire en vue supérieure.

Les vertèbres lombales

▸ **Leur corps vertébral** est volumineux et réniforme.

▸ **Leurs lames** sont quadrilatères et plus hautes que larges.

▸ **Les surfaces articulaires supérieures** des processus articulaire sont trochoïdes, portion de cylindre creux vertical, et regardent vers l'arrière et le dedans.

▸ **Les surfaces articulaires inférieures** des processus articulaires sont trochoïdes, portion de cylindre plein vertical, et regardent vers l'avant et le dehors.

▸ **Le processus épineux** est quadrilatère, formant une lame sagittale massive et haute.

▸ **Les processus transverses** sont effilés, et étaient appelés classiquement les « processus costiformes ».

▸ **Le foramen vertébral** est triangulaire en vue supérieure.

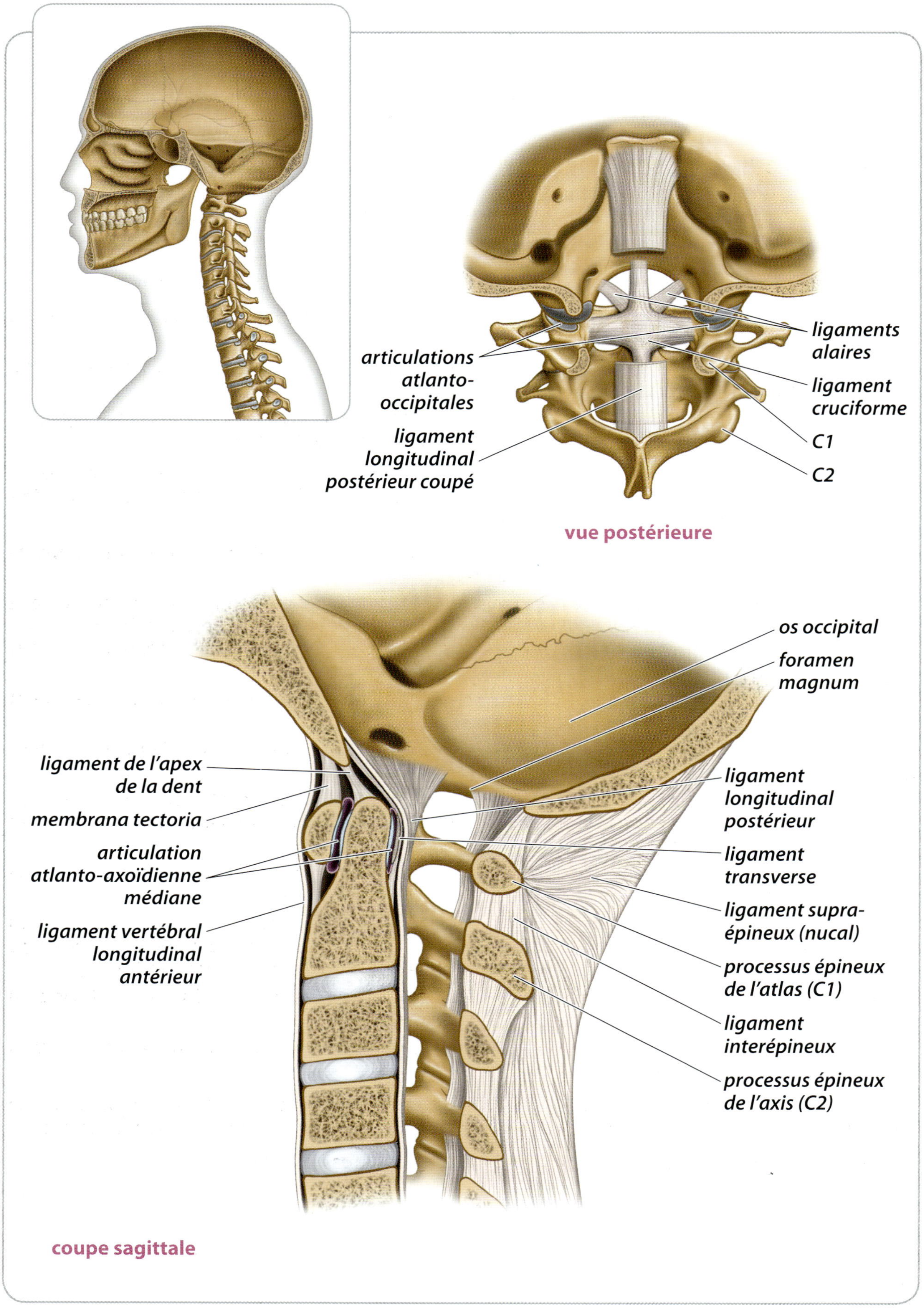

figure 3b-1 : articulation atlanto-axoïdienne (C1-C2)

COLONNE VERTÉBRALE

Articulations intrinsèques de la colonne vertébrale

Articulation atlanto-axoïdienne (C1-C2)

L'articulation atlanto-axoïdienne est l'ensemble des articulations unissant l'atlas à l'axis.

Elle est formée de l'articulation **atlanto-axoïdienne médiane** et de deux **articulations atlanto-axoïdiennes latérales**, qui sont séparées morphologiquement mais unies fonctionnellement.

▸ **Surfaces articulaires** : **l'articulation atlanto-axoïdienne médiane** est une articulation synoviale de type trochoïde comprenant deux articulations distinctes :

- l'une, **antérieure**, l'articulation atlanto-axoïdienne médiane antérieure, unissant la fovea dentis à la surface articulaire antérieure de la dent de l'axis,
- l'autre, **postérieure**, l'articulation atlanto-axoïdienne médiane postérieure, unissant le ligament transverse de l'atlas à la surface articulaire postérieure de la dent de l'axis.

Les articulations atlanto-axoïdiennes latérales sont des articulations synoviales de type planes mettant en présence la face inférieure des masses latérales de l'atlas et les surfaces articulaires supérieures des processus articulaires de l'axis.

▸ **Moyens d'union** : **les capsules articulaires** sont propres à chacune des articulations. L'appareil ligamentaire est en revanche commun. Il se compose :

- du **ligament vertébral longitudinal antérieur** : impair et médian, tendu entre la partie basilaire de l'os occipital sur la base du crâne et la 2e vertèbre sacrale. Il fait suite à la membrane atlanto-occipitale antérieure et chemine à la face antérieure des disques et des corps vertébraux, auxquels il adhère fortement,
- du **ligament alaire** : pair, court, épais et résistant, tendu entre la partie latérale de l'apex de la dent de l'axis et le bord latéral du foramen magnum de l'os occipital,
- du **ligament de l'apex de la dent** : impair et médian, tendu entre l'apex de la dent et le bord antérieur du foramen magnum de l'os occipital,
- du **ligament cruciforme de l'atlas**, composé du ligament transverse de l'atlas et de deux faisceaux longitudinaux tendus entre la face postérieure du corps de l'axis et le bord antérieur du foramen magnum de l'os occipital,
- de **la membrana tectoria** : lame fibreuse résistante tendue entre la face postérieure du corps de l'axis et le pourtour antérieur du foramen magnum de l'os occipital,
- du **ligament longitudinal postérieur** : impair et médian, tendu entre la partie basilaire de l'os occipital sur la base du crâne et le coccyx. Il chemine à la face postérieure des disques et des corps vertébraux. Il adhère fortement aux disques et reste libre au niveau des corps vertébraux,
- du **ligament interépineux** : impair et médian, tendu entre le processus épineux de l'axis et le tubercule postérieur de l'atlas situé sur l'arc postérieur,
- du **ligament supra-épineux** : impair et médian, tendu entre l'apex du processus épineux de l'axis et le tubercule postérieur de l'atlas.

▸ **Fonction** : unité fonctionnelle de l'articulation atlanto-axoïdienne permettant la rotation axiale autour d'un axe passant par la dent de l'axis. L'amplitude est de 35° vers la droite ou vers la gauche.

L'essentiel de la rotation de la colonne vertébrale cervicale est réalisé à ce niveau.

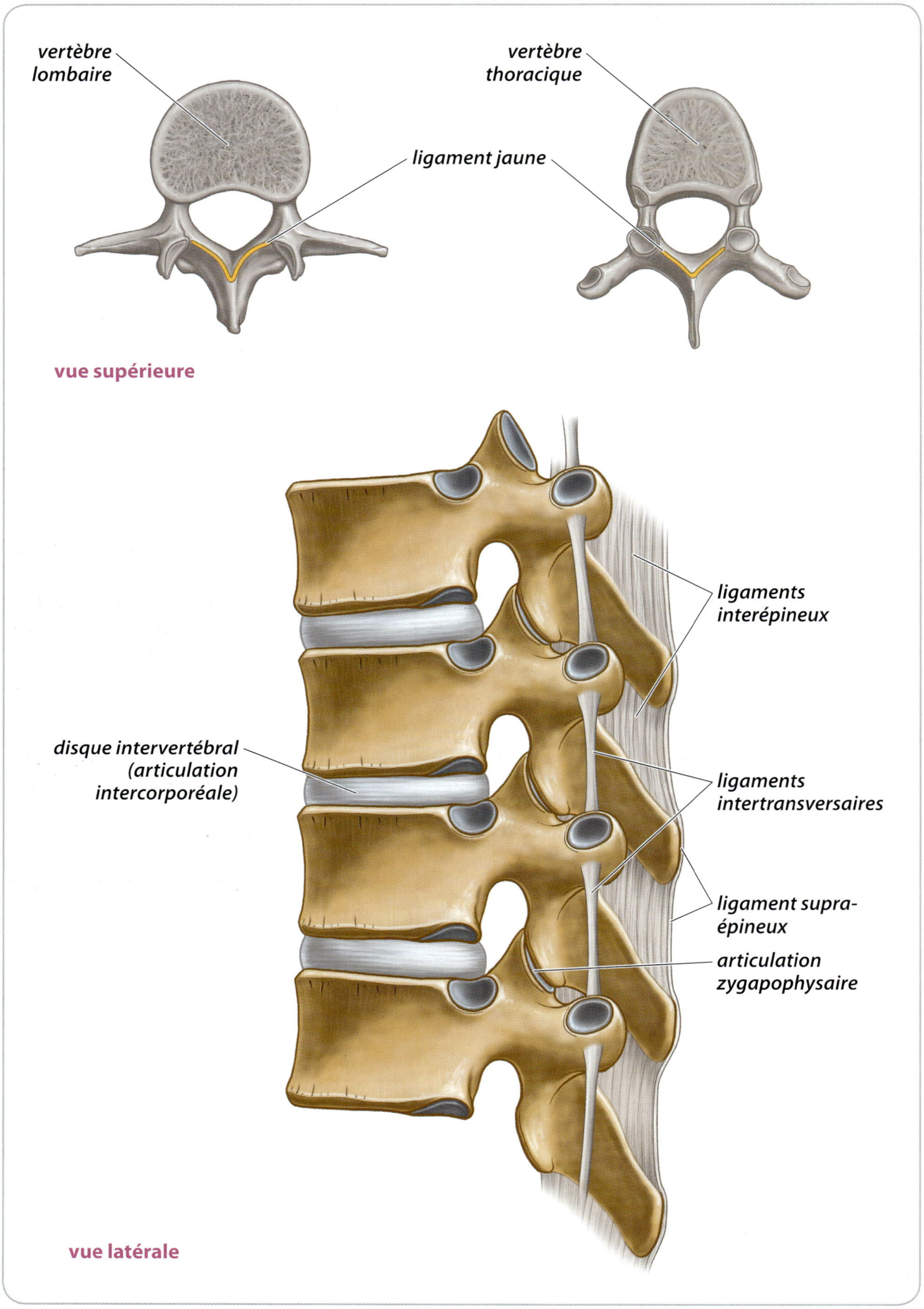

figure 3b-2 : articulation intervertébrale

Articulation intervertébrale

L'articulation intervertébrale est l'ensemble des articulations entre deux vertèbres vraies adjacentes. Elle est constituée d'une articulation intercorporéale, impaire et médiane et de deux articulations zygapophysaires, qui sont séparées morphologiquement mais unies fonctionnellement.

Articulation intercorporéale

L'articulation intercorporéale ou **symphyse intervertébrale** est une articulation entre deux corps vertébraux adjacents. C'est une articulation de type symphyse.

▸ **Surfaces articulaires** : la face supérieure d'un corps vertébral constitue la surface articulaire inférieure, concave vers le haut. La face inférieure d'un corps vertébral constitue la surface articulaire supérieure, concave vers le bas.

▸ **Moyens d'union** : le **disque intervertébral** est un fibrocartilage s'interposant entre les surfaces articulaires de deux corps vertébraux superposés. Il est constitué de deux parties, l'une périphérique, l'anneau fibreux, l'autre centrale, le nucleus pulposus. Les ligaments périphériques sont le ligament longitudinal antérieur et le ligament longitudinal postérieur (cf. *supra*).

▸ **Fonction** : sans aucun degré de liberté, elle permet une élasticité. Le disque intervertébral a pour rôle d'absorber les chocs axiaux.

Articulations zygapophysaires

Les **articulations zygapophysaires** sont des articulations entre deux arcs vertébraux adjacents. Ce sont des articulations synoviales de type planes au niveau cervical et thoracique et trochoïdes au niveau lombaire.

▸ **Surfaces articulaires** : le processus articulaire supérieur porte la surface articulaire inférieure. Elle est plane de C3 à T12 et trochoïde (portion de cylindre creux vertical) de L1 à L5. Le processus articulaire inférieur porte la surface articulaire supérieure. Elle est plane de C2 à T11 et trochoïde de T12 à L4.

▸ **Moyens d'union** : les capsules articulaires sont propres à chacune des articulations. L'appareil ligamentaire est en revanche commun. Il se compose :

- du **ligament jaune** : pair et latéral, il unit les lames vertébrales adjacentes.
- du **ligament intertransversaire** : pair et latéral, il unit les processus transverses des vertèbres thoraciques et les processus accessoires situés sur les processus transverses des vertèbres lombales.
- du **ligament interépineux** : impair et médian, il unit les deux processus épineux adjacents et forme une cloison fibreuse sagittale médiane comblant l'espace interépineux.
- du **ligament supra-épineux** : impair et médian, il unit les sommets de deux processus épineux adjacents.

▸ **Fonction** : mouvements d'amplitude limitée.

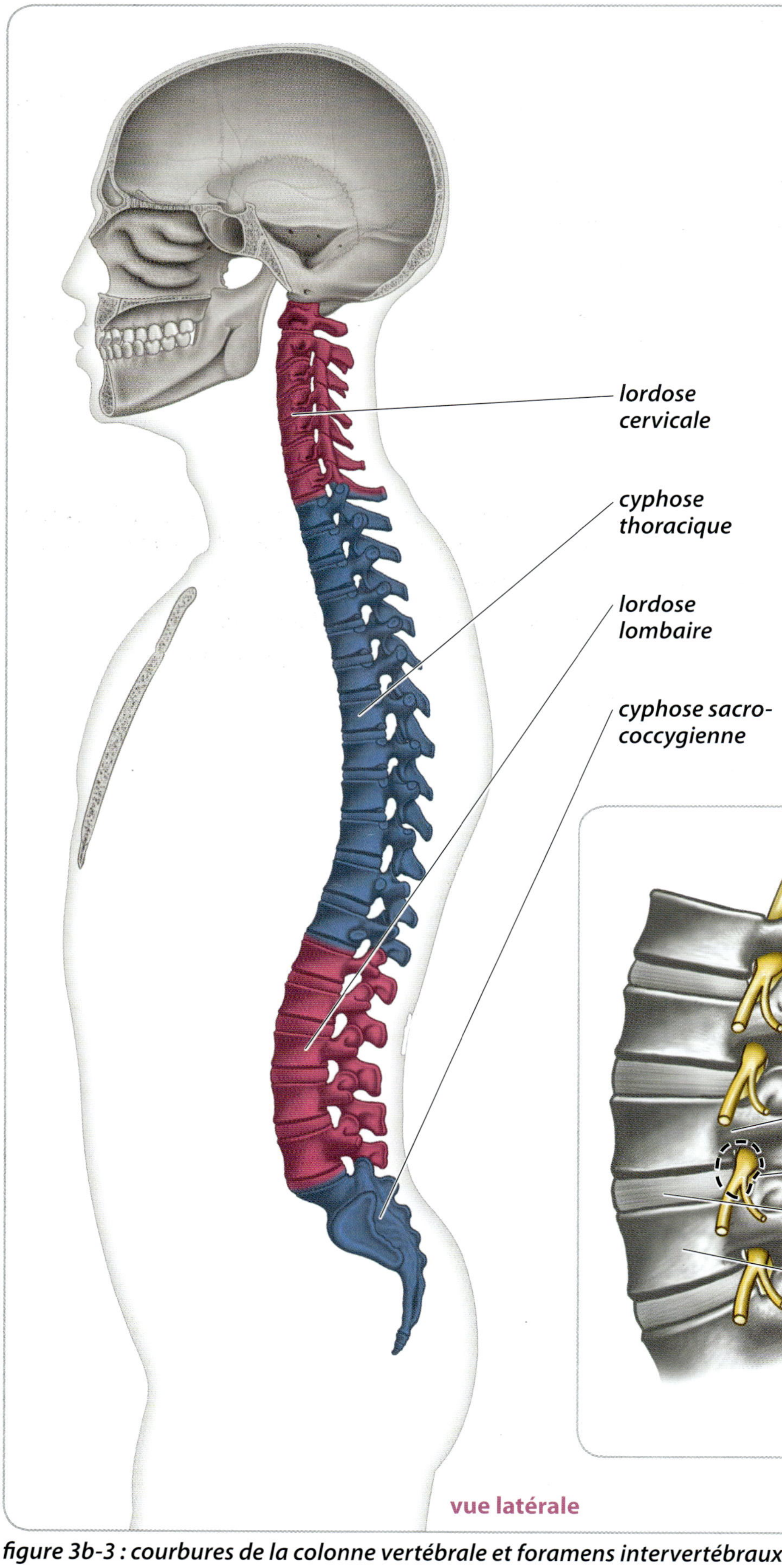

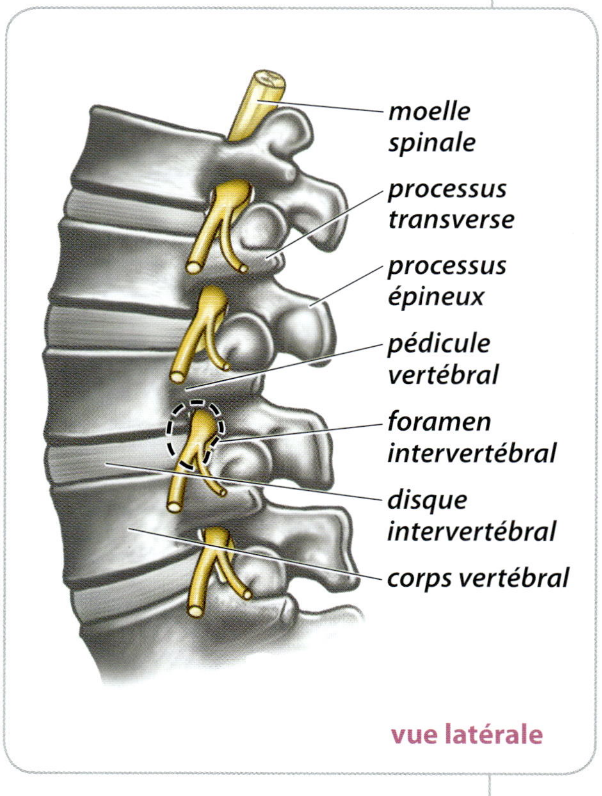

figure 3b-3 : courbures de la colonne vertébrale et foramens intervertébraux

Courbures de la colonne vertébrale

La colonne vertébrale présente des courbures physiologiques qui augmentent sa résistance aux contraintes de pression axiale.

Il existe deux types de courbure dans un plan sagittal :

- **la lordose** est une courbure à concavité dorsale,
- **la cyphose** est une courbure à concavité ventrale.

Les courbures alternent à chaque portion de la colonne vertébrale : lordose cervicale puis cyphose thoracique puis lordose lombaire puis cyphose sacro-coccygienne.

Foramens intervertébraux

Les foramens intervertébraux sont des orifices des parties latérales de la colonne vertébrale. Ils sont constitués par la superposition des incisures vertébrales supérieures et inférieures. Ils sont limités par :

- en bas, le bord supérieur du pédicule vertébral ou incisure vertébrale supérieure,
- en haut, le bord inférieur du pédicule vertébral ou incisure vertébrale inférieure,
- en avant, le disque intervertébral et une portion postéro-latérale des corps vertébraux,
- en arrière, les articulations zygapophysaires.

Ils livrent le passage aux troncs des nerfs spinaux.

CHAPITRE 4

SYSTÈME NERVEUX (SNC - SNP - SNA)

DÉVELOPPEMENT

SYSTÈME NERVEUX CENTRAL (SNC) - MOELLE SPINALE

SYSTÈME NERVEUX CENTRAL (SNC) - ENCÉPHALE

SYSTÈME NERVEUX PÉRIPHÉRIQUE (SNP)

SYSTÈME NERVEUX AUTONOME (SNA)

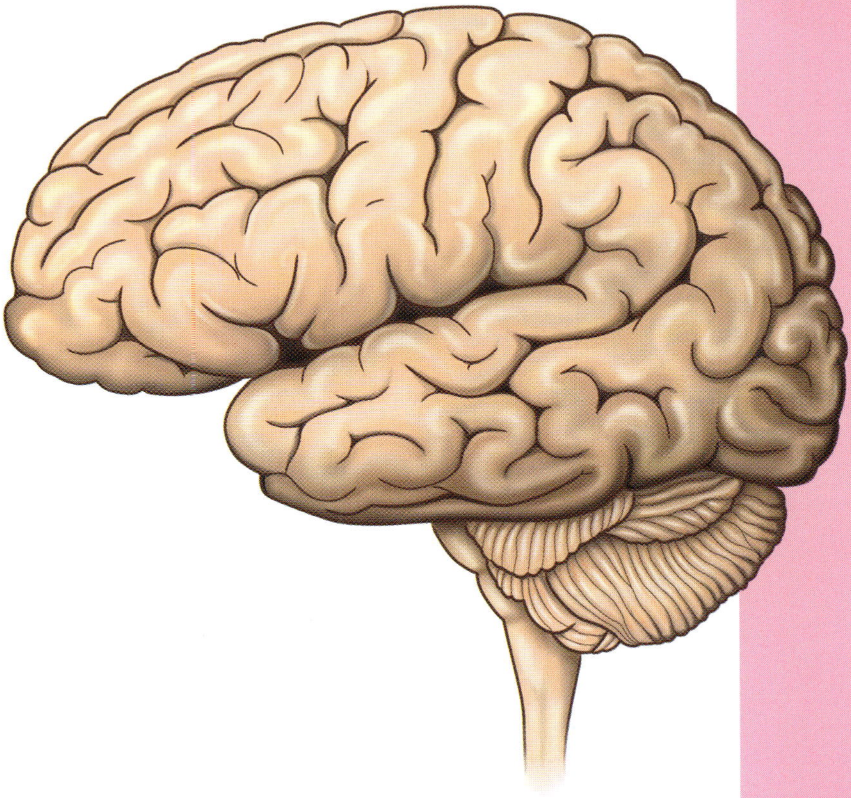

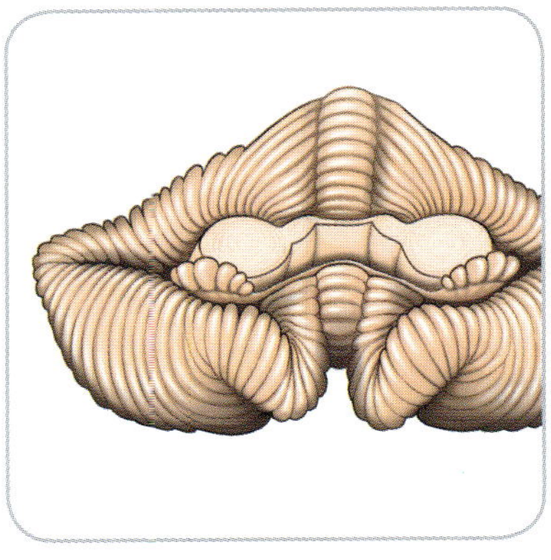

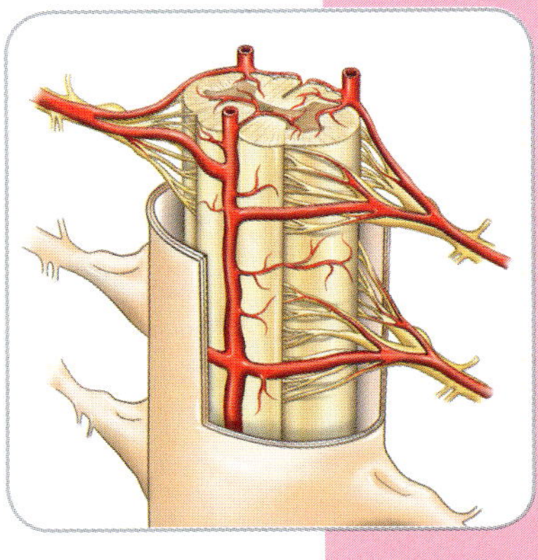

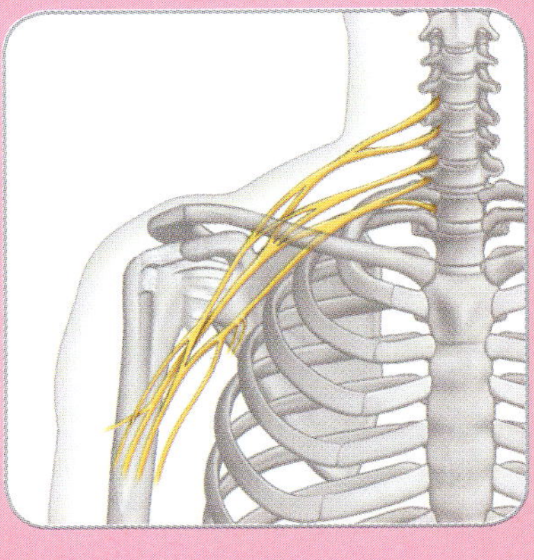

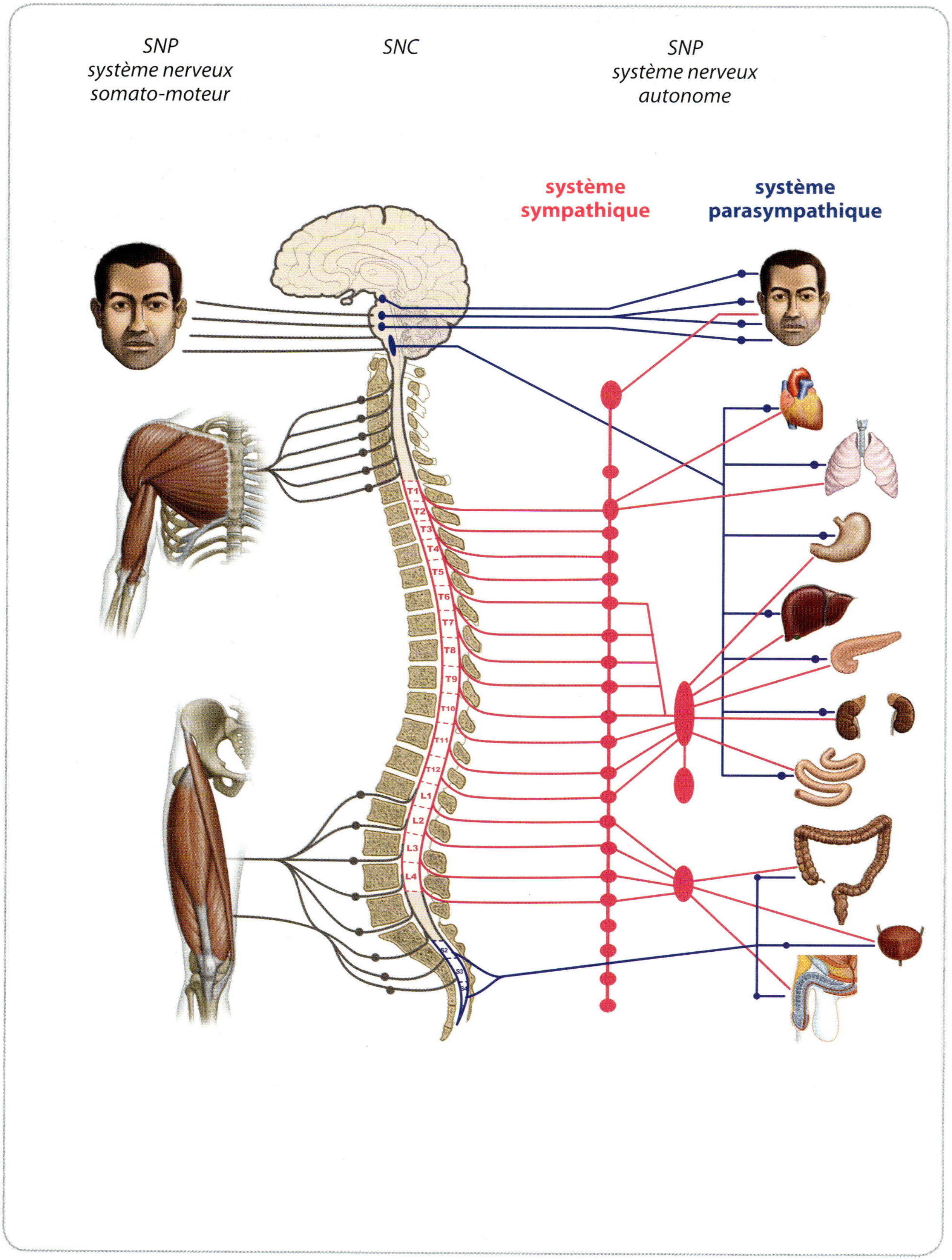

figure 4a-1 : systèmes nerveux central et périphérique (SNC, SNP et SNA)

INTRODUCTION

Sur un plan anatomique, on distingue **un système nerveux central (SNC)** et **un système nerveux périphérique (SNP)**.

- Le SNC comprend les structures nerveuses contenues dans le canal vertébral et le crâne .
- Le SNP comprend les structures nerveuses contenues hors du canal vertébral et du crâne.

Sur un plan forctionnel, on distingue un système nerveux de la vie et de la relation permettant les échanges avec le monde extérieur et **un système nerveux autonome ou végétatif (SNA)** permettant le contrôle des fonctions vitales internes de l'organisme.

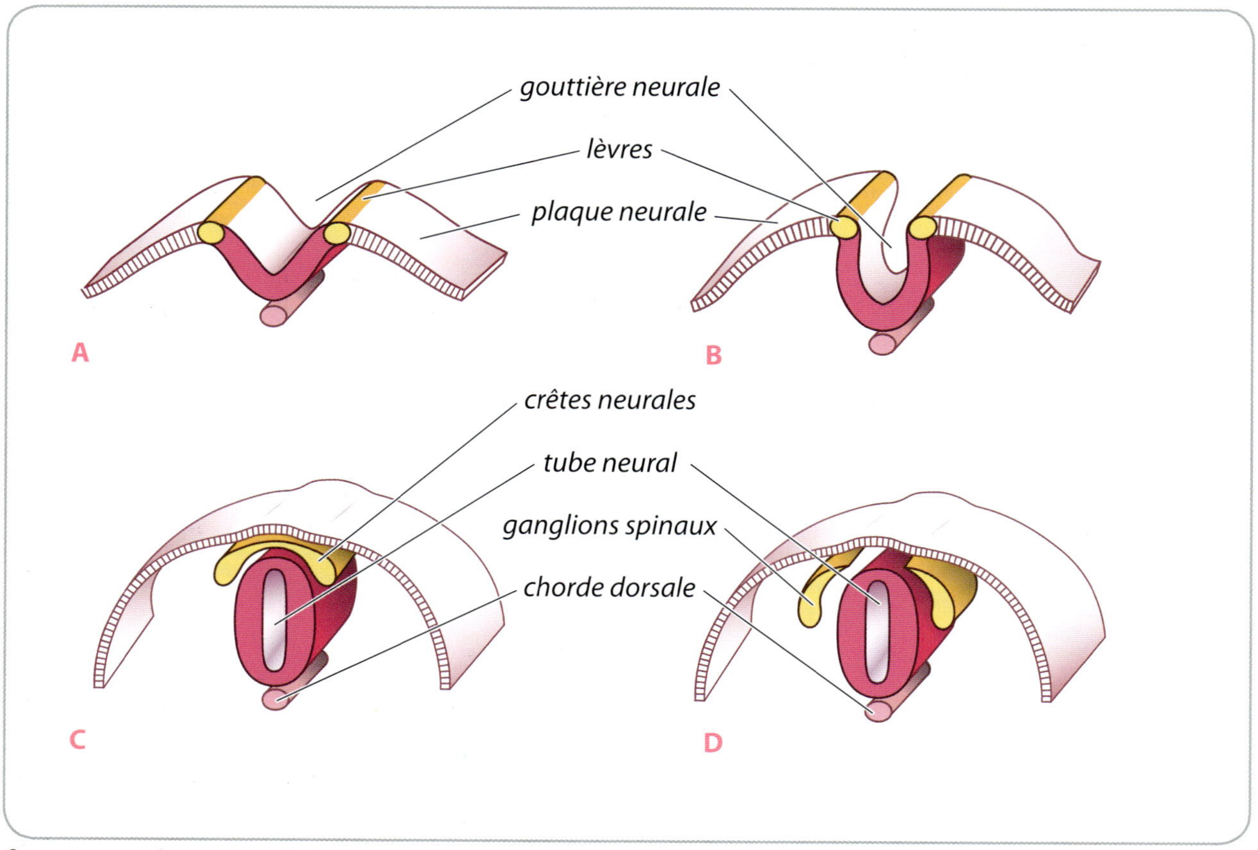

figure 4a-2 : formation du tube neural

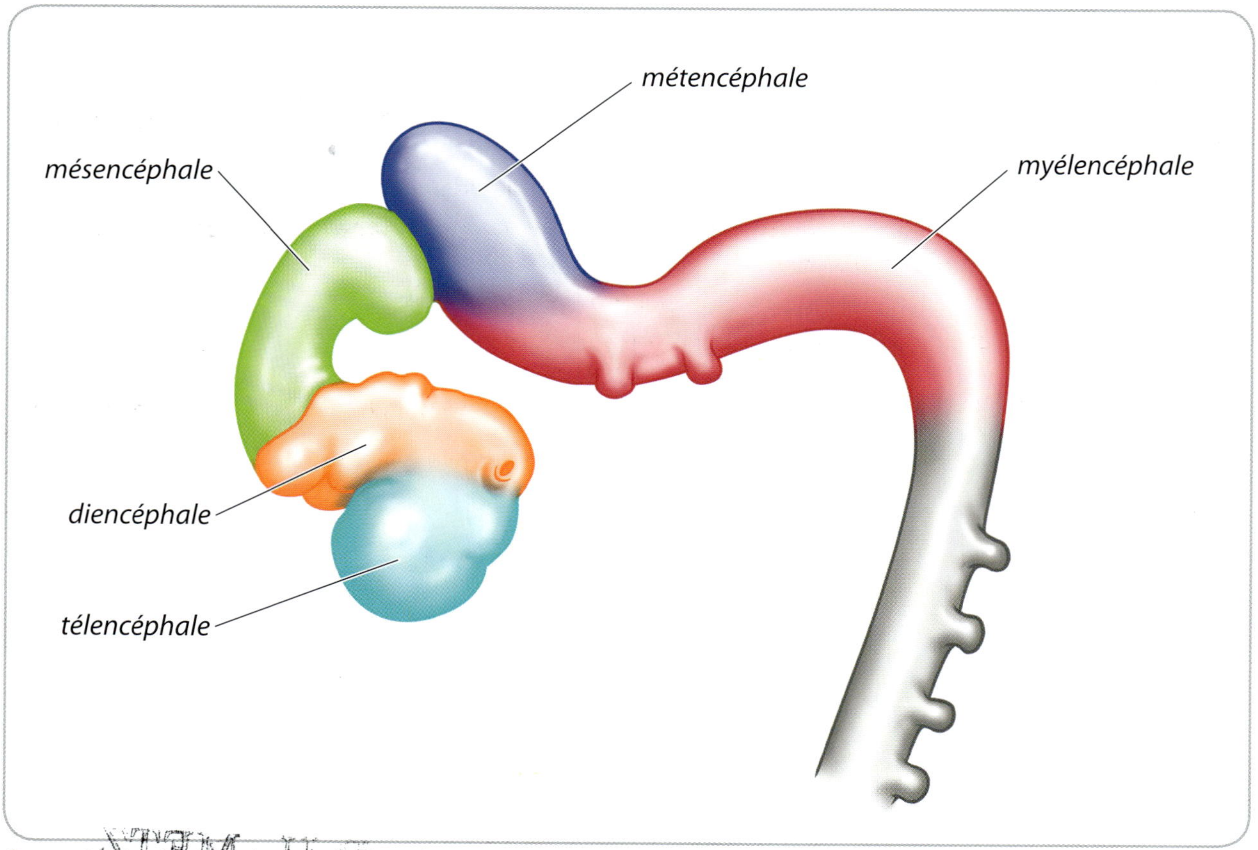

figure 4a-3 : extrémité rostrale du tube neural - stade à 5 vésicules

DÉVELOPPEMENT

Le système nerveux ou neuroblaste dérive de l'ectoblaste.

Le neuroblaste est au départ, vers le 16e jour de vie, un simple épaississement formant la plaque neurale.

Rapidement, les lèvres (bords latéraux) de la plaque vont se soulever pour former **la gouttière neurale** puis vont se souder pour former **le tube neural** vers la fin de la 3e semaine. Cette fermeture est d'abord rostrale avec un renflement puis caudale. Au centre du tube neural se situe **le canal neural**.

Lorsque la gouttière se transforme en tube, des amas de cellules latérales appelées crêtes neurales vont se détacher.

Ces crêtes neurales migreront abondamment dans l'organisme et se différencieront en de nombreux dérivés, y compris les structures du SNP : les ganglions spinaux des racines postérieures des nerfs rachidiens, certains ganglions des nerfs crâniens sensitifs, la névroglie périphérique, les cellules sécrétoires de la glande medullo-surrénale, les mélanocytes, etc.

Le tube neural donnera naissance à tout le SNC (encéphale et moelle spinale).

- Le développement de l'extrémité caudale, non renflée, du tube neural donnera naissance à la moelle spinale.
- Le développement de l'extrémité rostrale, renflée, du tube neural donnera naissance à l'encéphale.

Cette extrémité rostrale du tube neural va progressivement se courber puis se subdiviser en vésicules avec différents stades.

- Stade à 3 vésicules :
  - prosencéphale, le plus rostral,
  - mésencéphale,
  - rhombencéphale.
- Stade à 5 vésicules, issu de la division du prosencéphale et du rhombencéphale chacun en 2 vésicules :
  - télencéphale (futurs : lobes cérébraux, hippocampe, striatum),
  - diencéphale (futurs : vésicule optique, thalamus, épithalamus, hypothalamus, sous thalamus),
  - mésencéphale (future protubérance du tronc cérébral),
  - métencéphale (futurs : cervelet, pont du tronc cérébral),
  - myélencéphale (future moelle allongée du tronc cérébral).

Le canal neural se développera pour donner naissance aux ventricules au niveau du cerveau et en aval, au canal épendymaire de la moelle.

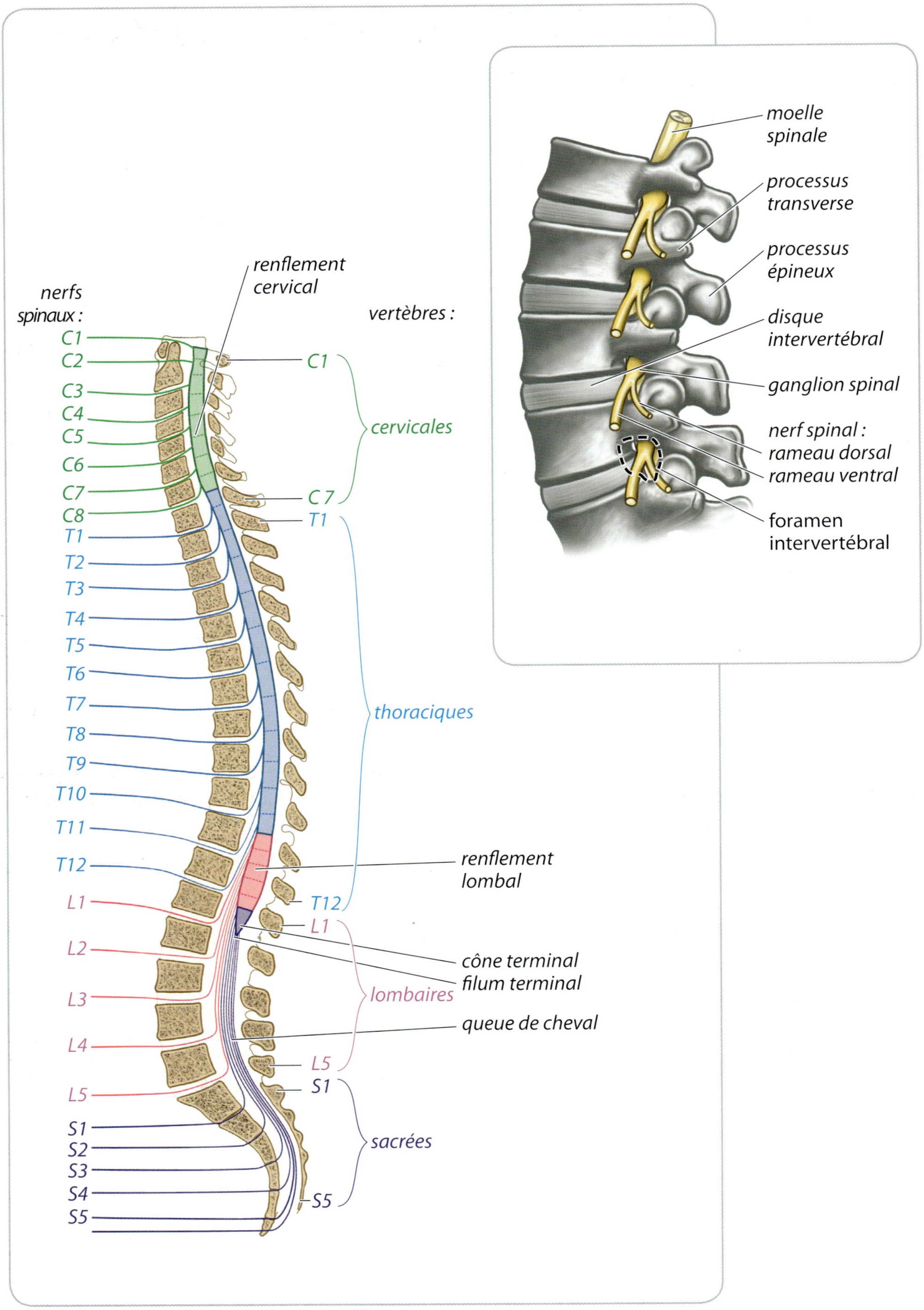

figure 4b-1 : moelle spinale

SYSTÈME NERVEUX CENTRAL (SNC) - MOELLE SPINALE

Définition

La moelle spinale est la partie inférieure du SNC.

Situation

La moelle spinale est contenue dans le canal vertébral ; elle fait suite à la moelle allongée et s'étend de la 1e vertèbre cervicale (C1 ou atlas) à la 2e vertèbre lombaire (L2).

Du fait d'une croissance différentielle entre vertèbres et moelle spinale, les racines issues de cette dernière, au départ horizontales, vont avoir de haut en bas un trajet de plus en plus oblique en bas et en dehors.

Anatomie descriptive

Morphologie externe

La moelle spinale est un long cordon aplati d'avant en arrière mesurant environ 42 cm de long et présentant **deux renflements (renflement cervical et renflement lombal)** d'où naissent les nerfs destinés aux membres supérieurs et inférieurs.

Entre ces deux renflements se situe **la moelle thoracique** contenant moins de neurones et donc de diamètre plus réduit.

En dessous du renflement lombal, on trouve **l'épicône** correspondant à l'innervation des membres inférieurs et du petit bassin, puis **le cône terminal** (extrémité inférieure de la moelle) correspondant à l'innervation du périnée.

Sous le cône terminal, le canal rachidien ne contient plus que **la queue de cheval** formée par les racines lombales et sacrales et le **filum terminal**.

La moelle spinale est subdivisée en cordons par 4 principaux sillons longitudinaux :

- en avant : **la fissure médiane ventrale**,
- en arrière : **le sillon médian dorsal**,
- latéralement : **les sillons collatéraux ventraux et dorsaux** d'où émergent les racines ventrales et dorsales des nerfs spinaux qui se réunissent pour former les 31 **nerfs spinaux** qui vont quitter le canal vertébral par le foramen intervertébral pour aller innerver les segments du corps.

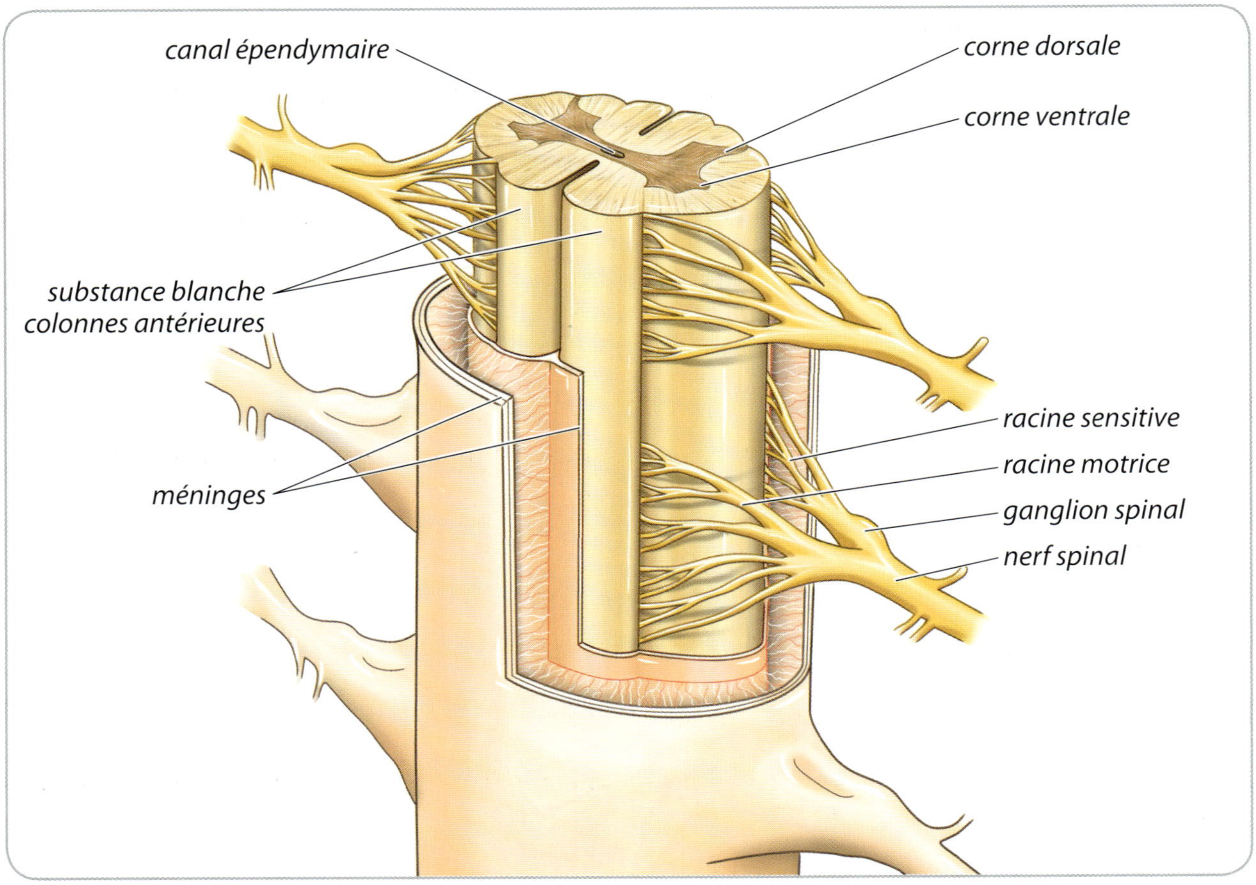

figure 4b-2 : moelle spinale - vue antérieure

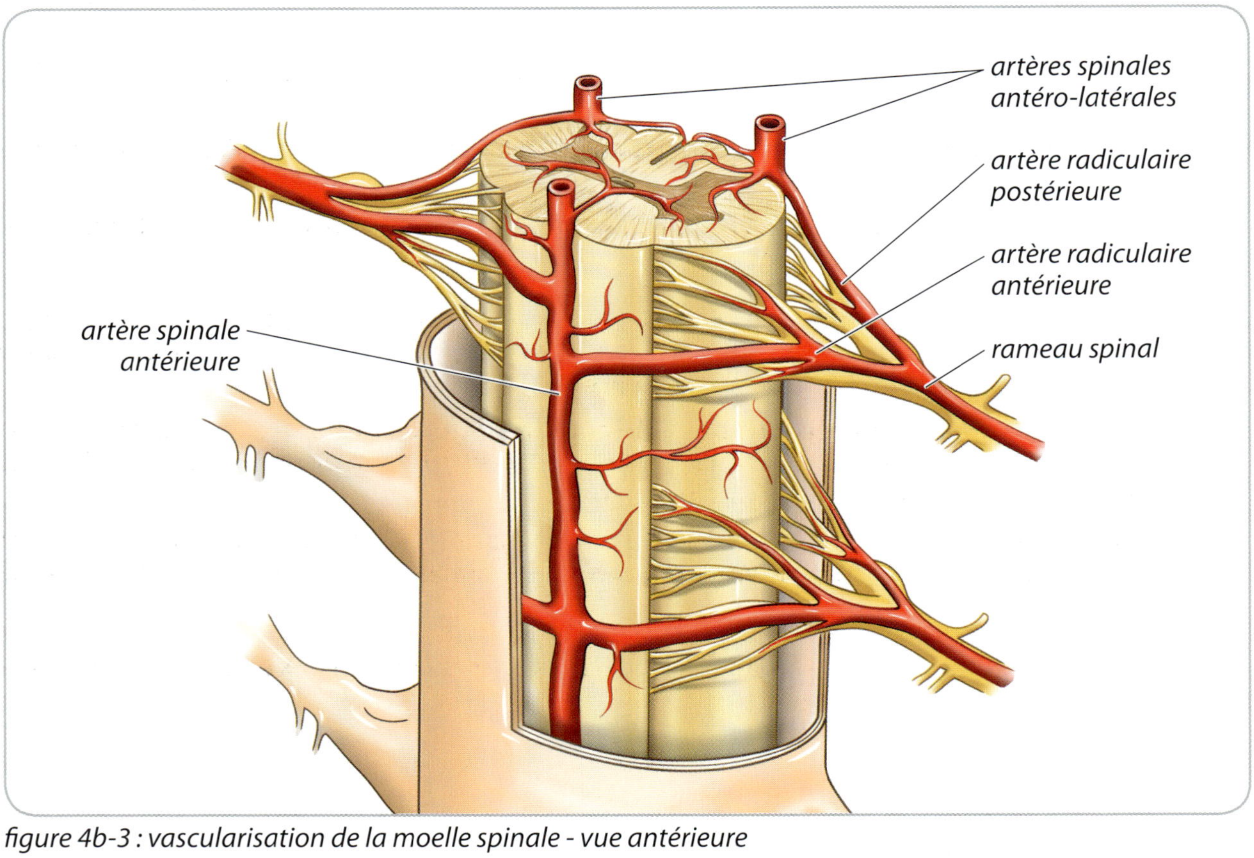

figure 4b-3 : vascularisation de la moelle spinale - vue antérieure

Morphologie interne

Dans la moelle, la substance grise est centrale et la substance blanche périphérique avec au centre le **canal épendymaire**.

La substance grise a une forme de papillon, disposée en **une corne dorsale** (sensitive) et **une corne ventrale** (motrice) dont l'empilement sur la hauteur de la moelle forme la colonne dorsale et la colonne ventrale.

À l'étage de la moelle thoracique, **une corne latérale** (végétative) s'encastre entre les cornes dorsales et ventrales.

La substance blanche est formée de cordons ou colonnes :

- **ventrales** : véhiculant les voies descendantes motrices dont le volume décroît de haut en bas,
- **latérales** : entre les sillons collatéraux ventraux et dorsaux,
- **dorsales** : véhiculant les voies ascendantes sensitives dont le volume augmente de bas en haut.

Morphologie structurelle

La substance grise contient les corps des cellules nerveuses.

La substance blanche est formée par les axones myélinisés des voies ascendantes, descendantes et d'association qui transitent par la moelle.

Vascularisation

La vascularisation artérielle est assurée par **les artères radiculo-médullaires** dont l'origine dépend du territoire :

- **vaisseaux du cou, principalement l'artère subclavière** pour le territoire cervico dorsal (C1 à D2), très vascularisé,
- **branches des artères intercostales aortiques** pour le territoire thoracique (D3 à D7), très peu vascularisé,
- **artère intercostale dorsale** donnant l'unique **artère d'Adamkiewick** pour le territoire lombo sacré (D8 - coccyx).

Les artères radiculomédullaires vont se diviser en 6 à 8 branches ventrales et 10 à 23 branches dorsales qui vont cheminer le long des racines correspondantes et à leur tour se diviser en une branche supérieure et une inférieure qui vont s'anastomoser pour former 3 axes :

- **axe de l'artère spinale antérieure** : né de la réunion des deux artères spinales antérieures et complété par l'anastomose des branches ascendantes et descendantes des artères radiculo-médullaires ventrales (vascularisation des 4/5 antérieurs de la moelle),
- **artères spinales postéro-latérales** : provenant de l'anastomose des branches ascendantes et descendantes des artères radiculo-médullaires dorsales (vascularisation du 1/5 postérieur de la moelle)

La vascularisation veineuse a une organisation identique, mais le système veineux est plus développé à la face dorsale de la moelle.

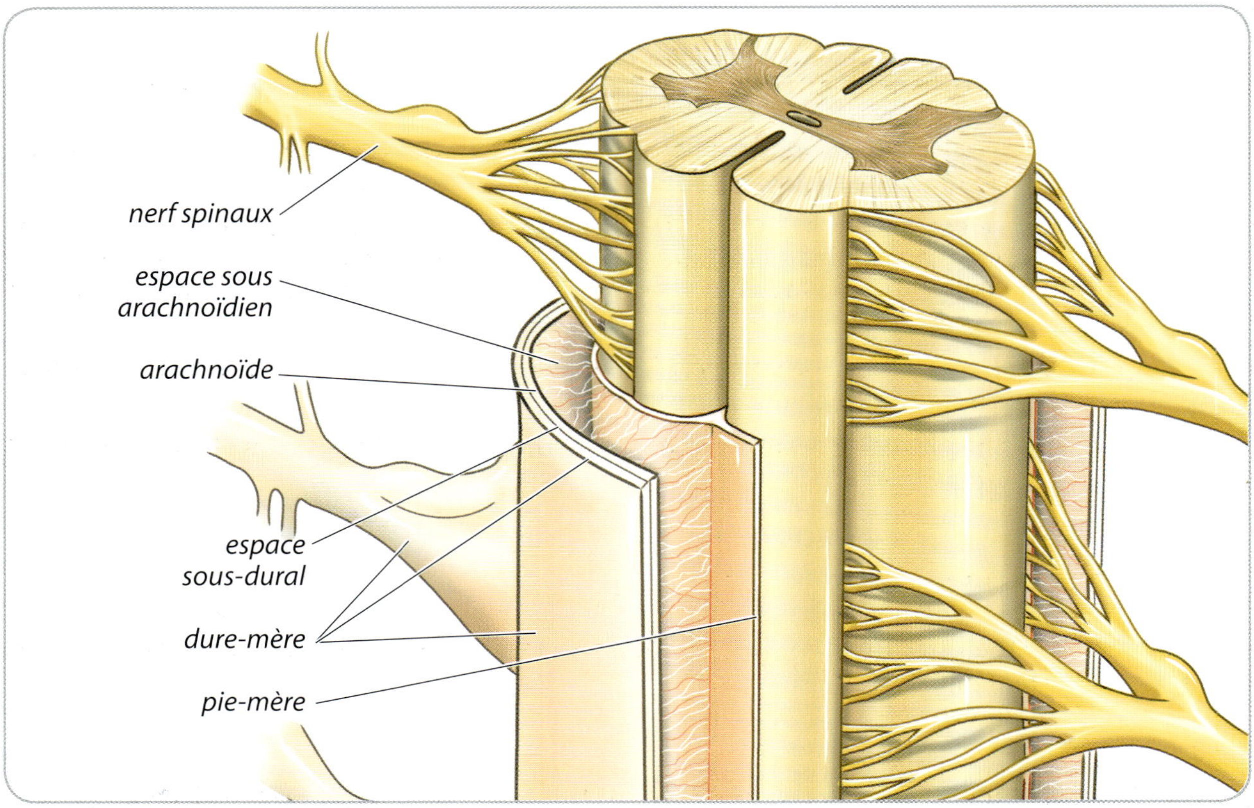

figure 4b-4 : méninges

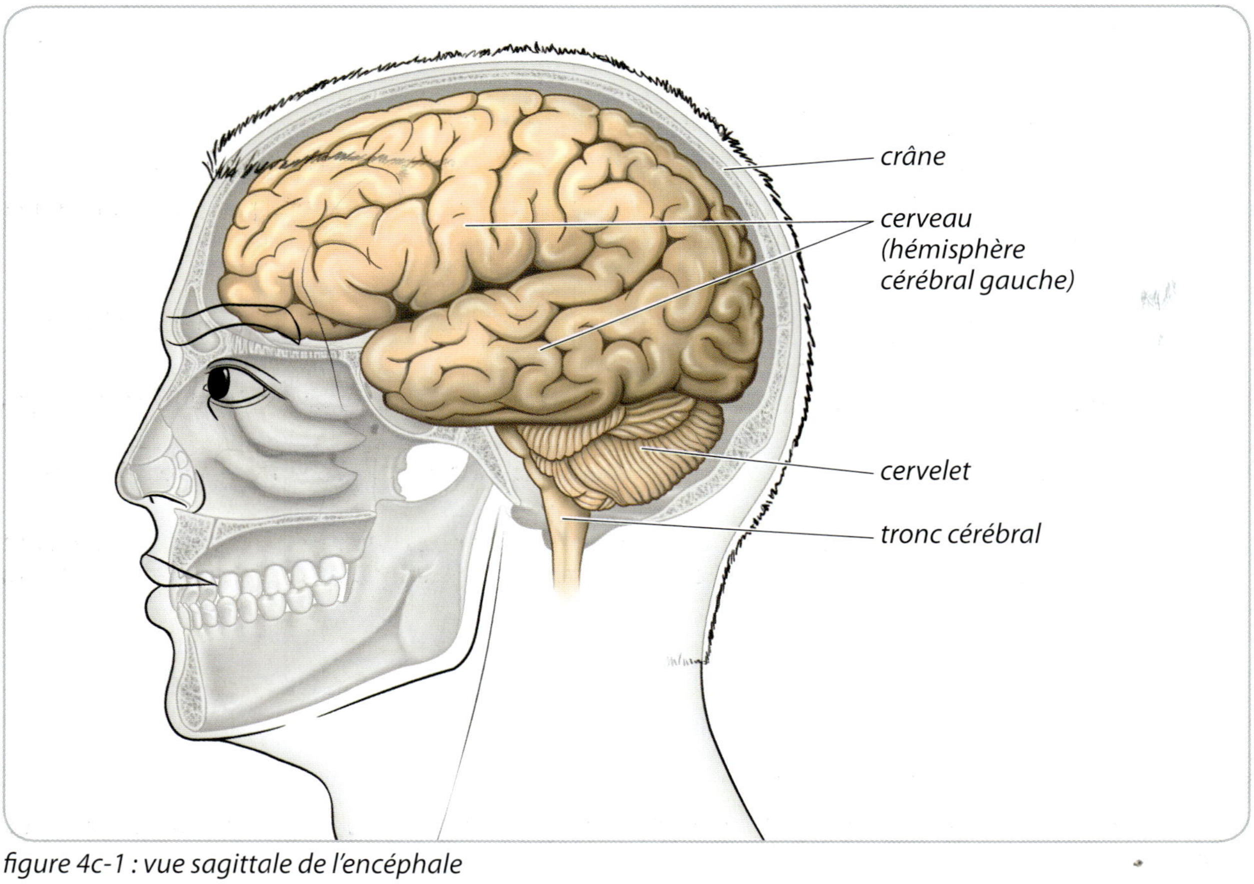

figure 4c-1 : vue sagittale de l'encéphale

Rapports

La moelle spina e est séparée du **canal vertébral** par **les méninges** et **les espaces méningés**.

Les méninges vertébrales sont trois enveloppes fibreuses entourant la moelle spinale, en continuité avec les méninges crâniennes qui entourent l'encéphale. On distingue de dehors en dedans :

- **la dure-mère**, membrane épaisse et résistante (pachyméninge) moulée sur le canal vertébral, formant un étui cylindrique (fourreau dural) autour de la moelle et émettant des prolongations autour des nerfs spinaux qui la traversent. La dure-mère se terminant en S2 par le ligament coccygien qui entoure le filum terminal,
- **l'arachnoïde**, fine membrane (leptoméninge), séparée de la dure-mère par l'espace subdural quasi virtuel,
- **la pie-mère**, membrane porte-vaisseaux fine (leptoméninge), recouvrant directement la surface extérieure de la moelle spinale.

Anatomie fonctionnelle

La moelle spinale est le lieu de transit des voies ascendantes, descendantes et d'association reliant le cerveau aux organes périphériques.

SYSTÈME NERVEUX CENTRAL (SNC) - ENCÉPHALE

Définition

L'encéphale regroupe les trois structures nerveuses incluses dans le crâne :

- **le tronc cérébral**, structure de transition entre la moelle spinale et le cerveau,
- **le cervelet**, structure placée en arrière du tronc cérébral auquel il est relié par trois pédoncules cérébelleux,
- **le cerveau**, comportant lui-même :
  - **le diencéphale**, portion de l'encéphale unissant le mésencéphale aux hémisphères cérébraux,
  - **les hémisphères cérébraux,** au nombre de 2 , constitués de :
    - **substance grise** périphérique (cortex des lobes cérébraux) et profonde (noyaux gris centraux),
    - **substance blanche** (centre semi-ovale, capsules, substance blanche péri-ventriculaire et sous-corticale),
  - **le système ventriculaire**, au centre de l'encéphale composé de cavités ventriculaires correspondant à des dilatations localisées des cavités épendymaires qui communiquent entre elles par des ostium ou des acqueducs.

Situation

L'encéphale est situé dans la cavité crânienne :

- le cervelet et le tronc cérébral sont situés dans la fosse crânienne postérieure, sous la tente du cervelet,
- le cerveau repose sur les fosses crâniennes antérieure et moyenne et sur la tente du cervelet.

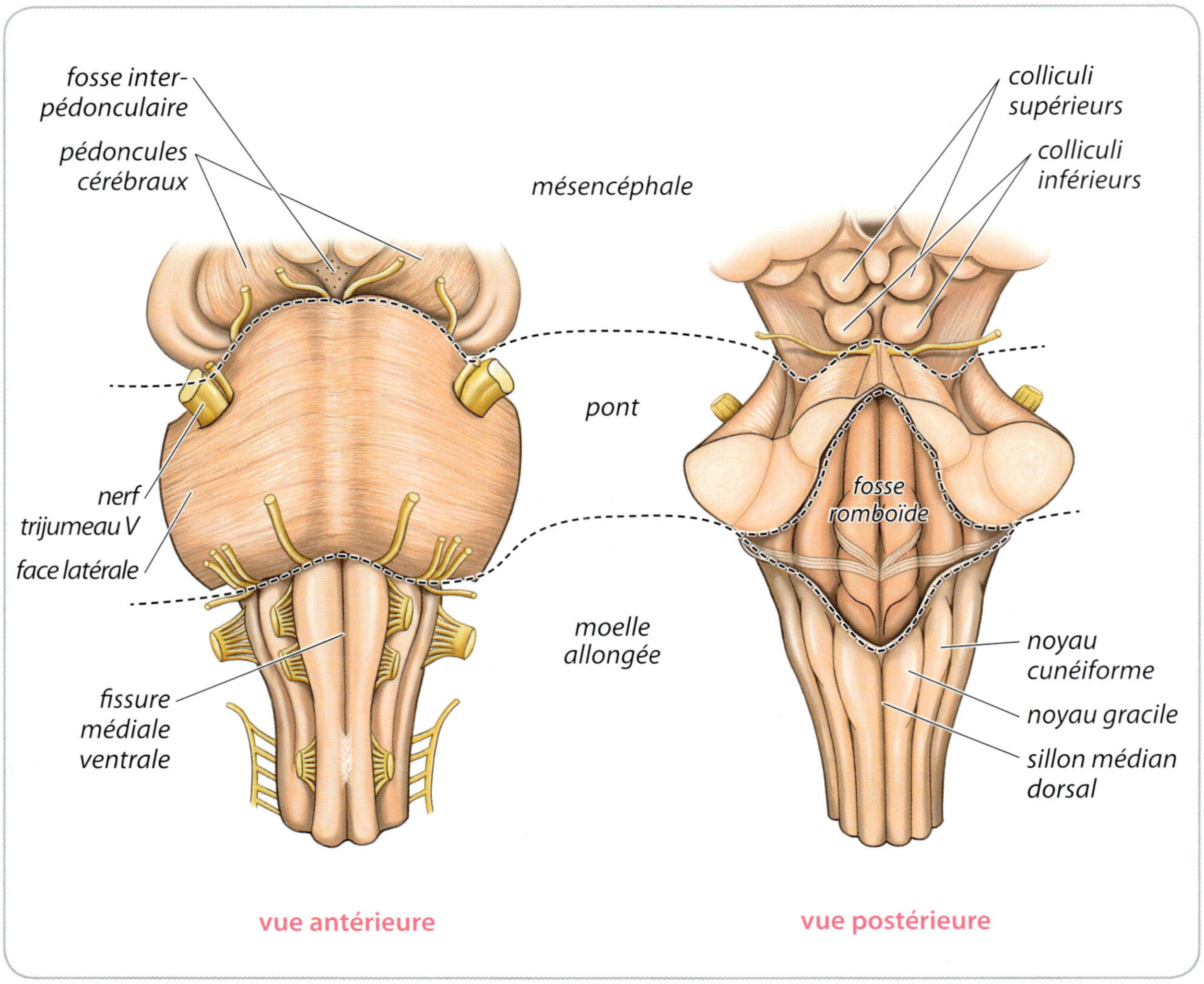

figure 4c-2 : tronc cérébral

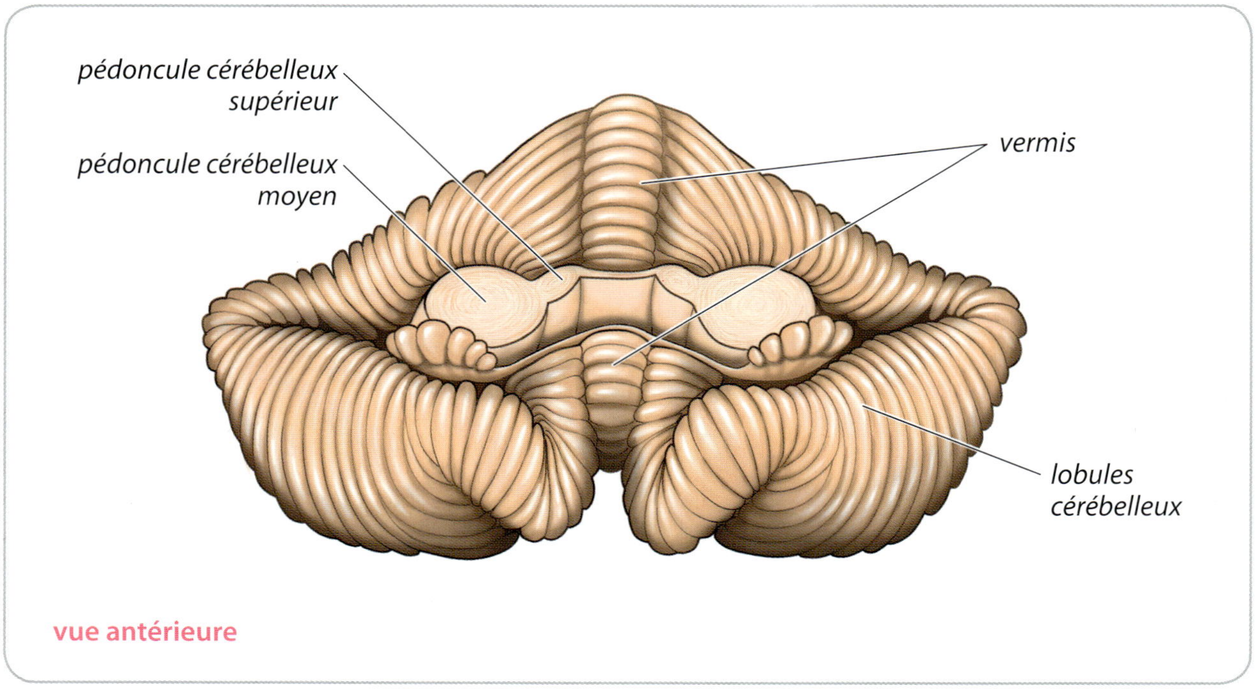

figure 4c-3 : cervelet

Anatomie descriptive

Morphologie externe

Tronc cérébral

Le tronc cérébral comprend de bas en haut trois parties avec, chacune, une face ventrale et dorsale et 2 faces latérales d'où émergent la majorité des **nerfs crâniens** (III à XII) :

- **la moelle allongée**, morphologie proche de celle de la moelle spinale avec :
  - **une face ventrale** parcourue par la fissure médiane ventrale qui sépare 2 cordons ventraux (les pyramides bulbaires où transitent les voies de la motricité) et avec l'émergence du nerf **XII**,
  - **les faces latérales** avec l'émergence des nerfs **IX**, **X** et **XI**,
  - **une face dorsale** parcourue par le sillon médian dorsal qui délimite 2 cordons dorsaux marqués par la sa llie des noyaux graciles et cunéiformes (relais des voies de la sensibilité),
- **le pont**, allongé transversalement d'un hémisphère cérébelleux à l'autre avec :
  - **une face ventrale** faisant saillie d'où émerge en bas et au centre le nerf **VI**, et en bas et plus latéralement les nerfs **VII**, **VII bis** et **VIII**,
  - **deux faces latérales** d'où émerge le nerf **V**,
  - **une face dorsale,**
- **le mésencéphale** avec :
  - **une face ventrale** constituée de 2 pédoncules cérébraux séparés par la fosse interpédonculaire d'où émerge le nerf **III**,
  - **une face dorsale**, d'où émerge le nerf **IV**, marquée par des saillies : **les colliculi supérieurs** et **colliculi inférieurs**.

Cervelet

Le cervelet présente :

- **une partie centrale médiane** : **le vermis**,
- **deux parties latérales** : **les hémisphères cérébelleux**, eux-mêmes divisés en lobules.

Il est relié au tronc cérébral par les pédoncules cérébelleux :

- **supérieur** qui unit le cervelet au mésencéphale,
- **moyen** qui unit le pont au cervelet,
- **inférieur** qui unit la moelle allongée au cervelet.

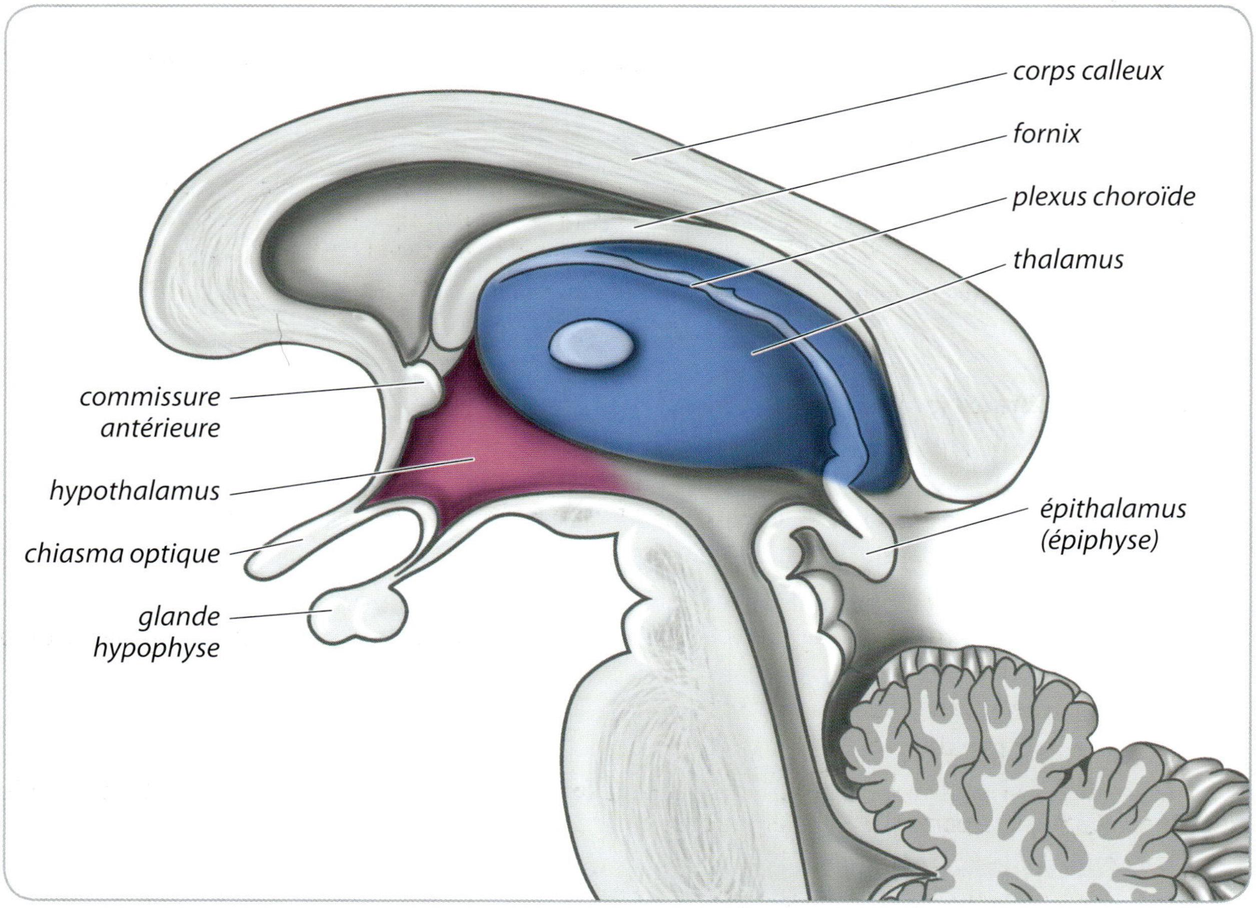

figure 4c-4 : diencéphale - vue médiale

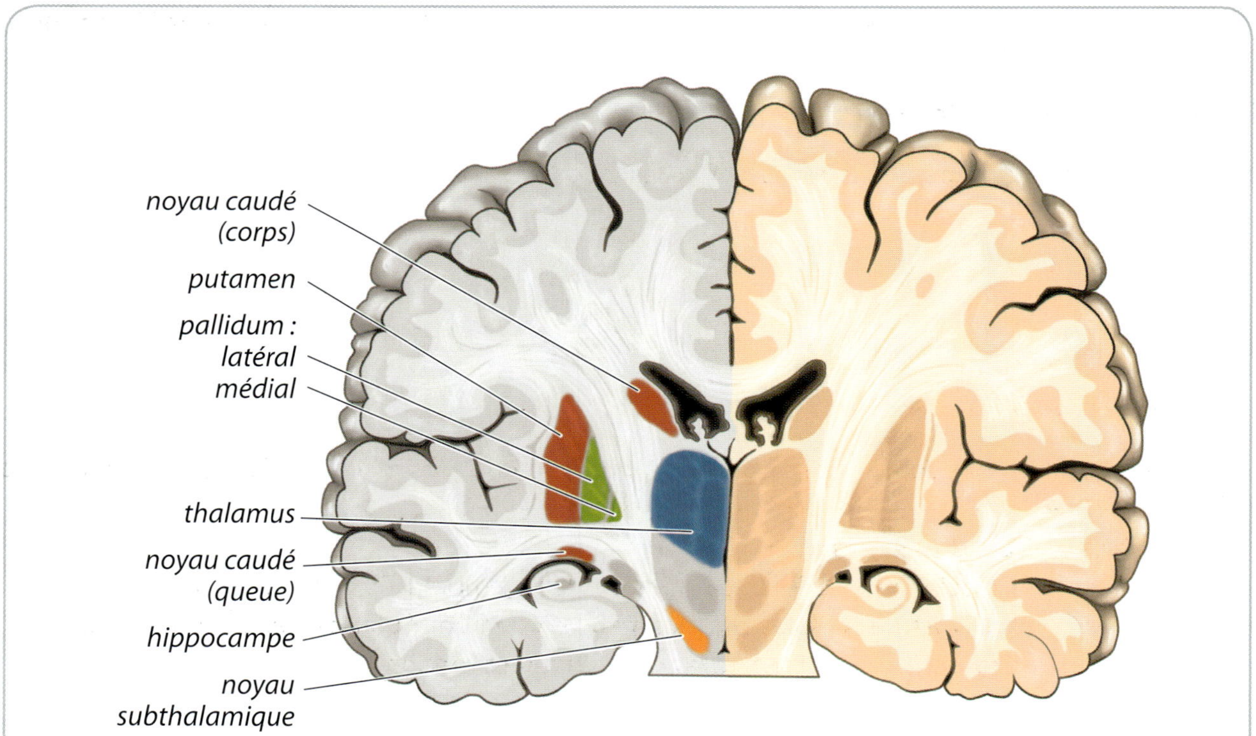

figure 4c-5 : cerveau - coupe frontale

Diencéphale

Il regroupe quatre structures différentes étagées et une cavité interne, le troisième ventricule qui sera décrit avec le système ventriculaire :

- **l'épithalamus** qui contient l'épiphyse,
- **le thalamus** : noyau gris central le plus volumineux, lieu de terminaison de la plupart des voies sensitives, lui-même composé de différents noyaux connectés principalement avec le cortex cérébral (noyaux spécifiques), ou avec le tronc cérébral ou le diencéphale (noyaux aspécifiques),
- **le sub-thalamus** avec notamment le noyau sub-thalamique,
- **l'hypothalamus**.

Hémisphères cérébraux (noyaux gris centraux)

Stricto sensu, les noyaux gris centraux comprennent :

- **le noyau caudé**, noyau gris télencéphalique en forme de fer à cheval enroulé autour du thalamus :
  - forme avec le putamen **le néostriatum**,
  - forme avec le putamen et le pallidum **le corps strié**,
- **le putamen**, noyau gris télencéphalique en forme de pyramide tronquée, situé entre la capsule externe et le pallidum :
  - forme avec le noyau caudé le néostriatum,
  - forme avec le pallidum **le noyau lenticulaire**,
- **le pallidum** (ou globus pallidus), noyau gris d'origine diencéphalique en forme de pyramide tronquée séparé en 2 parties latérale et médiale :
  - constitue **le paléostriatum**,
  - forme avec le putamen le noyau lenticulaire,
- **le noyau amygdalien**, large complexe nucléaire situé à la portion médiale du lobe temporal coiffant la tête de l'hippocampe.

Par extension, on assimile aux noyaux gris centraux des structures centrales mésencéphaliques (**locus niger**) et diencéphaliques (**thalamus**, **noyau subthalamique**).

Hémisphères cérébraux (cortex)

Chaque hémisphère comprend quatre lobes apparents :

- **le lobe frontal**,
- **le lobe temporal**,
- **le lobe pariétal**,
- **le lobe occipital**,

et le lobe enfoui de **l'insula**.

Chaque lobe comprend en surface des sillons (sulci) qui délimitent des circonvolutions (gyri), témoins de la plissation du cortex. Les principaux sillons séparant les lobes sont :

- **sur la face latérale** du cerveau :
  - **le sillon latéral** (scissure de Sylvius) qui sépare le lobe temporal du reste du cerveau,
  - **le sillon central** (scissure de Rolando) qui sépare le lobe frontal du lobe pariétal en arrière,
  - **le sillon pariéto-occipital** qui sépare les lobes pariétal et occipital.

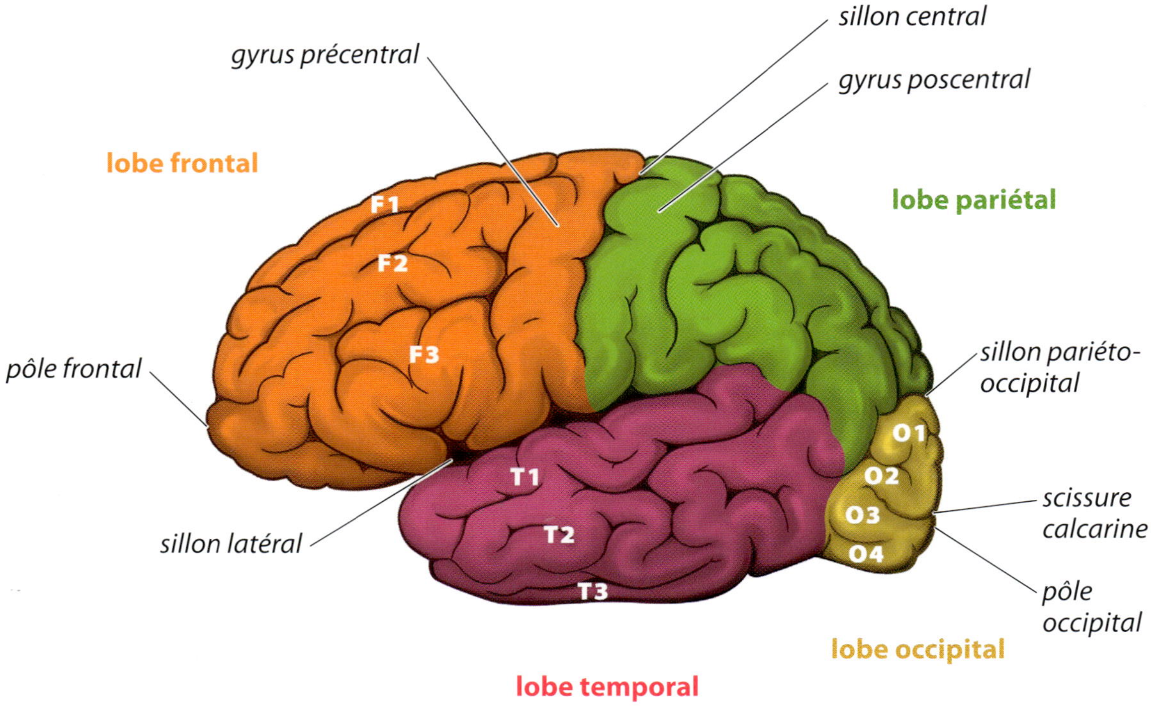

figure 4c-6 : lobes cérébraux - hémisphère gauche

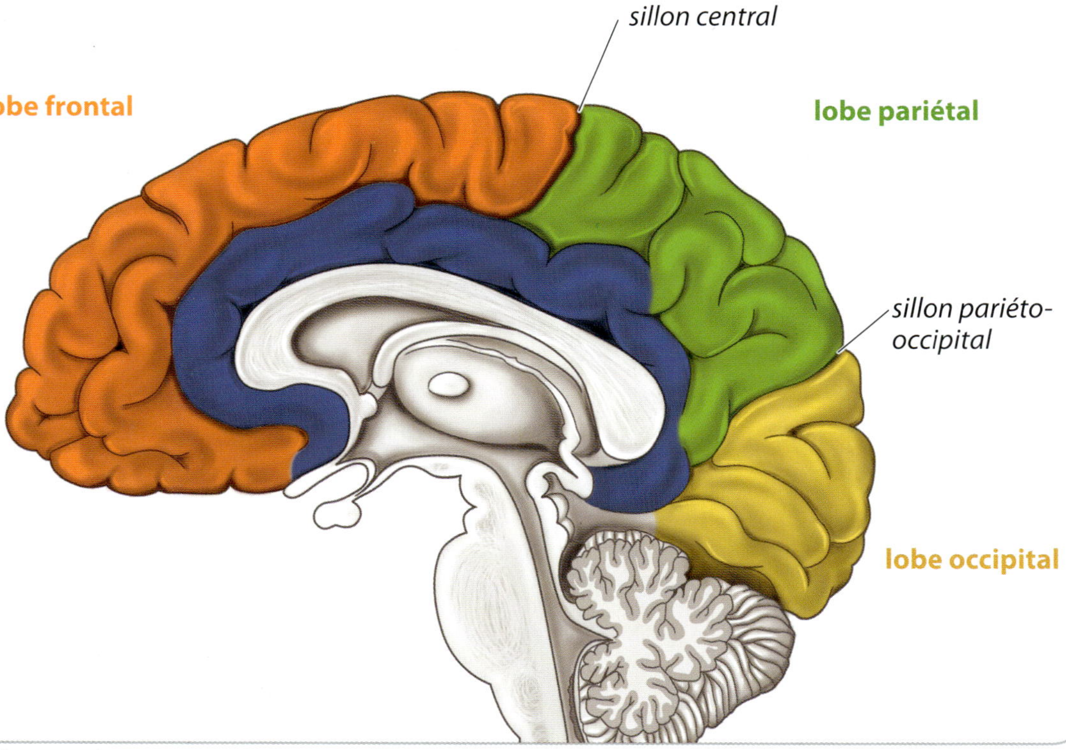

figure 4c-7 : lobes cérébraux vue médiale - hémisphère droit

- **sur la face médiale** du cerveau :
  - **le sillon cingulaire** (scissure calloso-marginale),
  - **le sillon central**,
  - **le sillon pariéto-occipital**,
  - **la scissure calcarine**.

D'autres sillons vont délimiter les gyri au sein de chaque lobe. Le tableau suivant résume la subdivision en gyri des lobes cérébraux et leurs principales fonctions :

tableau 1

Lobe	Partie latérale	Partie basale	Partie médiale	Fonctions
Frontal	Pôle frontal F1 : gyrus frontal supérieur F2 : gyrus frontal moyen F3 : gyrus frontal inférieur Gyrus précentral	Gyrus orbitaire Gyrus rectus	Gyrus frontal médial Gyrus paracentral antérieur Aire subcalleuse Gyrus paraterminal	Fonctions exécutives Motricité Langage
Temporal	Pôle temporal T1 : gyrus temporal supérieur T2 : gyrus temporal moyen T3 : gyrus temporal inférieur Gyrus temporal transverse (Heschl) Planum temporale	T3 T4 : 4e gyrus temporal, forme avec O4 le gyrus fusiforme	T4 T5 : gyrus para-hippocampique Hippocampe Amygdale	Mémoire Langage Audition
Occipital	Pôle occipital O1 : gyrus occipital supérieur O2 : gyrus occipital moyen	O3 : gyrus occipital inférieur O4 : 4e gyrus occipital, forme avec T4 le gyrus fusiforme O5 : gyrus lingual	O6 : cunéus	Vision
Pariétal	Gyrus postcentral Lobule pariétal supérieur Lobule pariétal inférieur Gyrus supramarginal Gyrus angulaire		Lobule paracentral Precuneus	Sensibilité Perception spatiale
Insulaire			Insula antérieur : 3 gyri courts Insula postérieure : 3 gyri longs	Variées

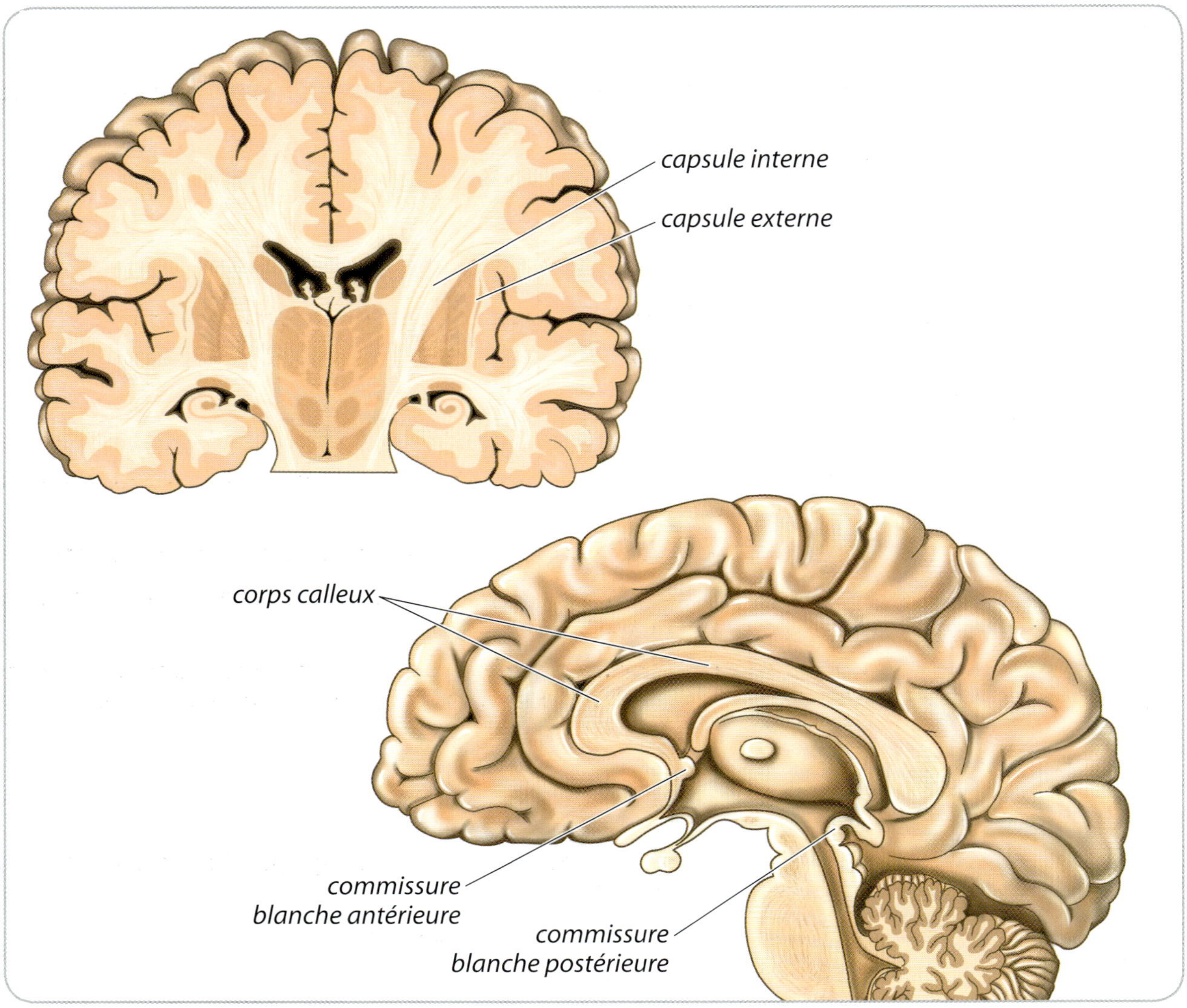

figure 4c-8 : substance blanche

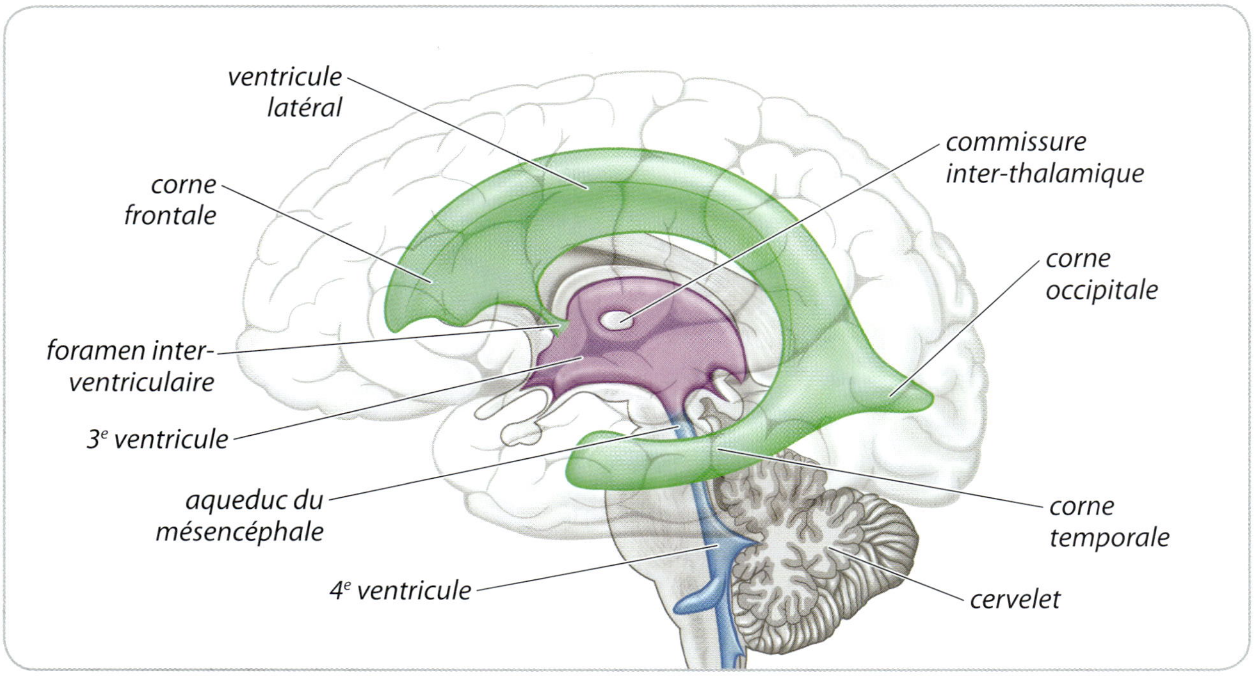

figure 4c-9 : ventricules

Commissures (substance blanche)

Les différentes parties du cerveau sont reliées entre elles par des faisceaux de fibres blanches appelée **les commissures** :

- **commissures interhémisphériques** :
  - **le corps calleux**,
  - **la commissure blanche antérieure**,
  - **la commissure blanche postérieure**,
- **commissures intrahémisphériques** : fibres en U qui relient les circonvolutions entre elles,
- **commissure mixte** (inter et intrahémisphérique) : **le trigone**.

Hémisphères cérébraux (substance blanche)

La substance blanche des hémisphères cérébraux est en situation centrale - péri-ventriculaire et sous-corticale - avec 3 structures spécifiques :

- **le centre semi-ovale** : lieu de passage du faisceau cortico-spinal à l'origine de la corona radiata,
- **la capsule interne** : lieu de convergence des faisceaux corticaux descendants situé entre le pallidum en dehors et le noyau caudé et le thalamus en dedans,
- **la capsule externe** : lame de substance blanche renfermant les fibres du faisceau longitudinal inférieur (faisceau d'association reliant lobe temporal et occipital) situé en dehors du putamen.

Système ventriculaire

On décrit quatre cavités ventriculaires :

- **le quatrième ventricule** (V4), impair et médian, qui se situe dans la loge postérieure cérébrale, en arrière de la moelle allongée et du pont, et en avant du cervelet,
- **le troisième ventricule** (V3), impair et médian, situé dans le diencéphale,
- **les ventricules latéraux** (VL), pairs et symétriques.

Ces 4 cavités sont emplies de liquide cérébro-spinal et communiquent entre elles par :

- **l'aqueduc du mésencéphale** entre le V4 et le V3,
- **des ostiums** : les foramens interventriculaires entre le V3 et les VL.

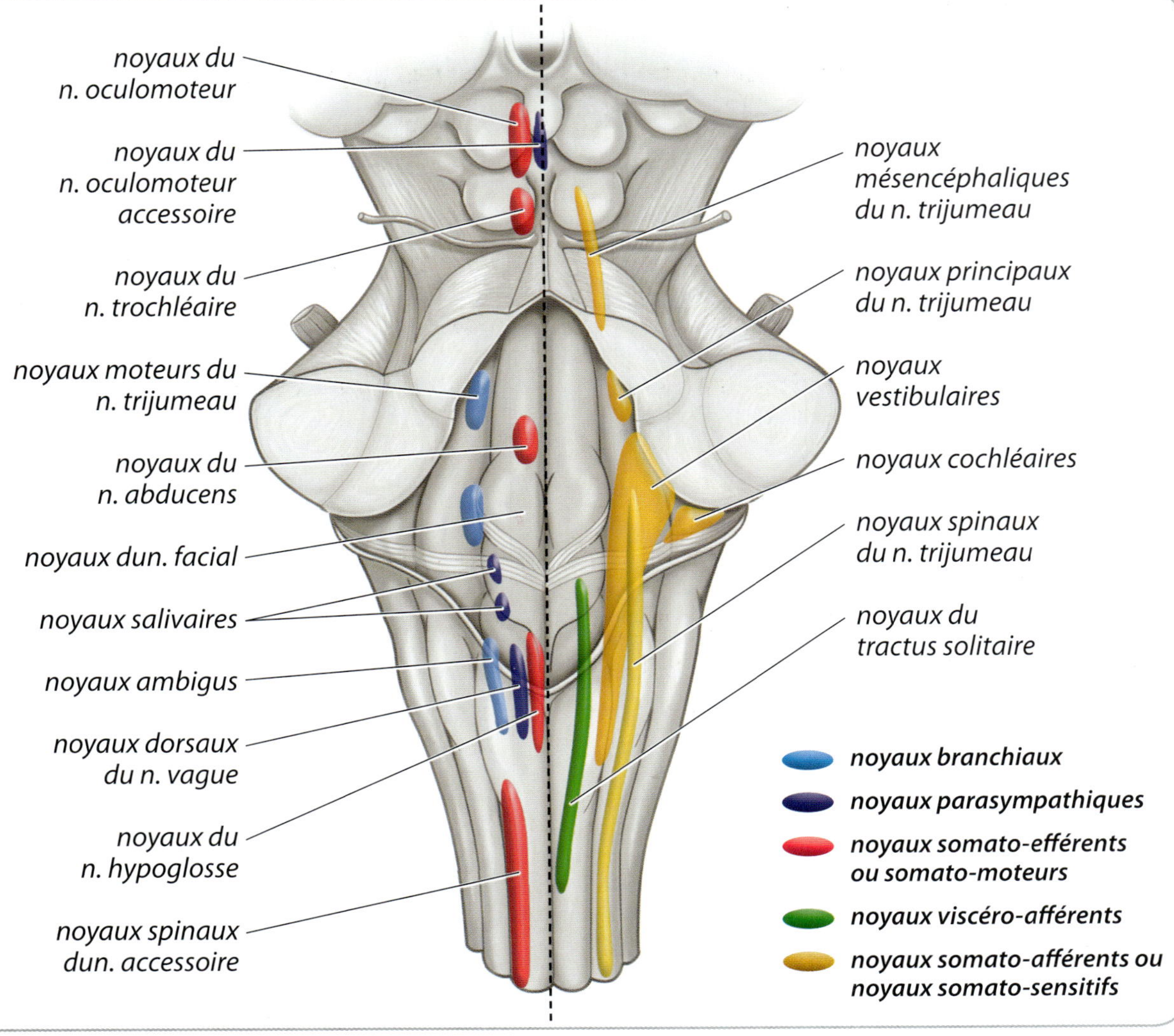

figure 4c-10 : tronc cérébral - noyau des nerfs crâniens

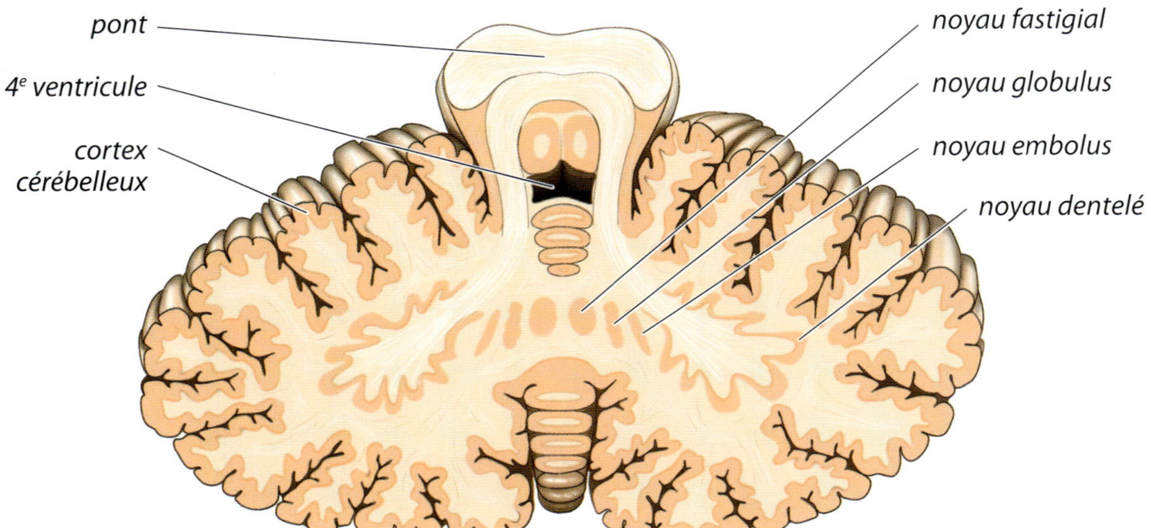

figure 4c-11 : cervelet - coupe transverse (vue supérieure)

Morphologie interne

Dans l'encéphale, la substance grise est périphérique (cortex) **et profonde** (noyaux gris centraux) alors que **la substance blanche est centrale**.

Tronc cérébral

Les noyaux d'origine des nerfs crâniens, hormis le I et le II, sont répartis le long de colonnes situées sur toute la hauteur du tronc cérébral, principalement dans la moelle allongée et le pont en regard de la fosse rhomboïde (plancher du quatrième ventricule) et dans le mésencéphale pour le III et le IV.

Les faisceaux ascendants, descendants et d'association parcourent le tronc cérébral de bas en haut ou de haut en bas, certains s'y terminent.

Cervelet

Le cervelet se compose de :

- **une substance grise périphérique**, très plissée,
- **une substance blanche**, en situation profonde,
- **quatre noyaux gris centraux** de substance grise :
  - **noyau fastigial**,
  - **noyau dentelé**,
  - **noyau globulus**,
  - **noyau embolus**.

Hémisphères cérébraux

La substance grise est périphérique (cortex) et profonde (noyaux gris centraux).

La substance blanche centrale avec des sites de convergence des faisceaux (centre semi-ovale, capsules).

Système ventriculaire

Les cavités ventriculaires sont en position centrale (ex canal neural) et remplies de liquide cérébrospinal.

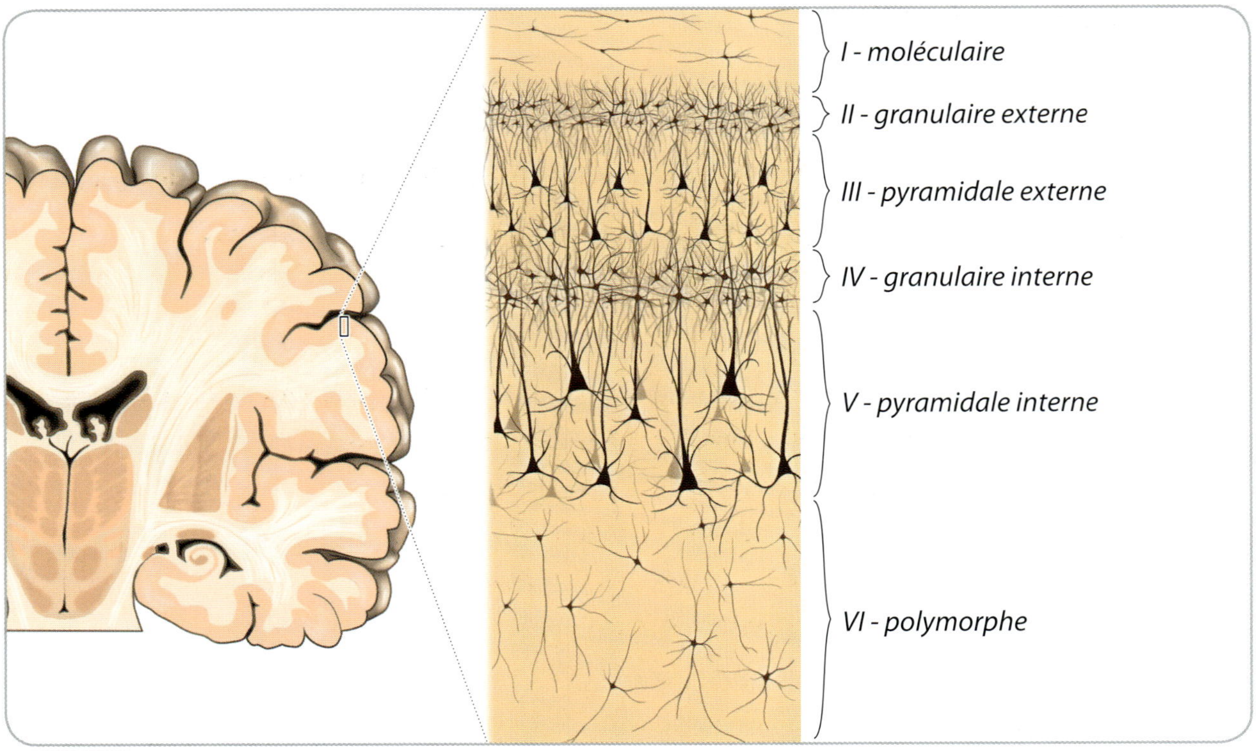

figure 4c-12 : cortex cérébral

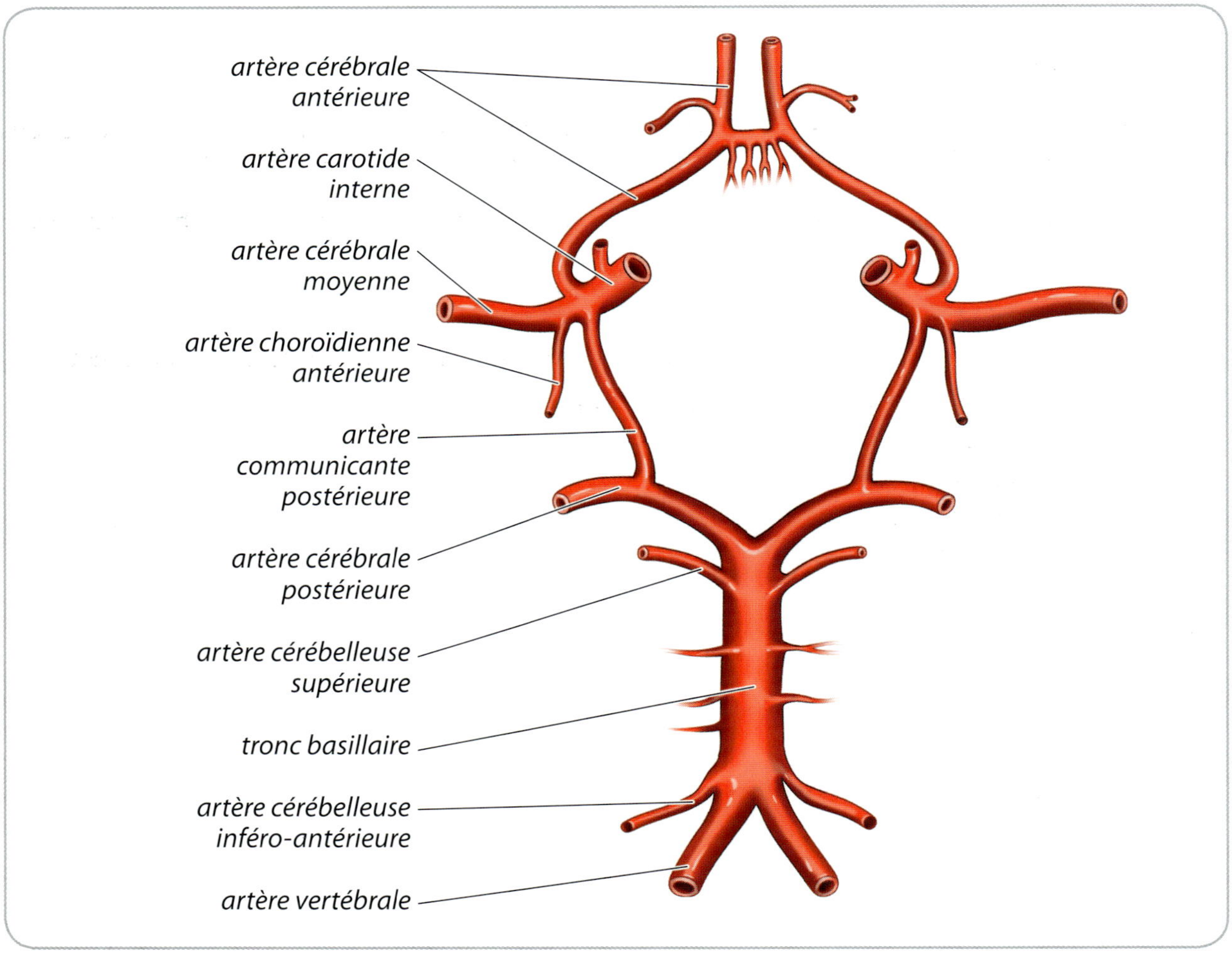

figure 4c-13 : vascularisation du SNC

Morphologie structurelle

Cervelet

La substance grise périphérique est essentiellement constituée par des cellules dites de Purkinje.

La substance blanche, en situation profonde, contient les axones des cellules de Purkinje.

Hémisphères cérébraux

Le cortex cérébral, sur un plan histologique, est formé de 6 couches, de la plus externe à la plus interne :

- **I - moléculaire** : contient essentiellement des fibres (axones et dendrites),
- **II - granulaire externe** : neurones granulaires (cellules réceptrices),
- **III - pyramidale externe** : cellules pyramidales (cellules effectrices),
- **IV - granulaire interne** : les voies de la sensibilité s'y projettent,
- **V - pyramidale interne** : à l'origine de la motricité,
- **VI - polymorphe**.

Système ventriculaire

Les cavités ventriculaires sont tapissées d'un simple épithélium épendymaire.

Vascularisation

La vascularisation du SNC est assurée par un trépied vasculaire avec en avant, les deux artères carotides internes et en arrière, le tronc basilaire formé par la réunion des deux artères vertébrales.

Il existe un système d'anastomose entre les systèmes carotidiens et vertébro-basilaire : **le cercle artériel de la base**.

Le SNC est donc vascularisé par :

- **le tronc basilaire** et ses branches (dont la branche de terminaison, l'artère cérébrale postérieure),
- **la carotide interne** et ses branches de terminaison :
  - artère cérébrale antérieure,
  - artère cérébrale moyenne,
  - artère choroïdienne antérieure,
  - artère communicante postérieure.

Anatomie fonctionnelle

Tronc cérébral

Le tronc cérébral est le lieu de passage des faisceaux ascendants, descendants et d'association, véhiculant entre autre les voies de la motricité et de la sensibilité.
Les voies de la sensibilité sont traitées dans le chapitre 5 : organes des sens.
Les voies de la motricité se décomposent en :

- **voie pyramidale** ou **faisceau cortico-spinal** : voie de la motricité volontaire naissant principalement des aires motrices frontales situées en avant du sillon central avec une représentation somato-topique (homonculus), descendant verticalement en passant par le centre semi-ovale puis le segment postérieur de la capsule interne puis le tronc cérébral où il décusse (croise la ligne médiane) à 80 % au niveau de la moelle allongée pour se terminer à tous les étages de la moelle spinale sur les motoneurones de la corne ventrale,
- **voies extrapyramidales** : motricité involontaire.

Cervelet

Le cervelet est le centre de l'intégration et de la coordination des mouvements et du tonus musculaire.

Diencéphale

Le thalamus a un rôle essentiellement de relais et d'intégration des voies somesthésiques et sensorielles, et de maintien de la vigilance et de l'éveil (entre autres).

L'hypothalamus a une fonction de centre de contrôle central des fonctions végétatives et endocriniennes.

Hémisphères cérébraux

- **Noyaux gris centraux** : relais sous-corticaux du système moteur extrapyramidal.
- **Cortex** : cf. tableau 1 ci-dessus.
- **Substance blanche** : transit et regroupement des faisceaux ascendants, descendants et d'association.

Système ventriculaire

Les ventricules ont un rôle d'élaboration du LCS (par les plexus choroïdes) et de voies du transit du LCS.

Rapports

L'encéphale est en rapport avec les méninges crâniens qui s'étendent de la base du crâne à la voûte crânienne.

De dehors en dedans, on distingue :

- **la dure-mère**, pachyméninge moulée sur la boîte crânienne, renfermant les grands sinus veineux du cerveau qui drainent tout le sang veineux de l'encéphale. La dure-mère envoie des prolongements, notamment entre les hémisphères cérébraux (faux du cerveau) et entre le cerveau et le cervelet (tente du cervelet),
- **l'arachnoïde**, leptoméninge dont les villosités arachnoïdiennes situées dans le sinus veineux longitudinal résorbent le LCS, permettant le passage du LCS de l'espace arachnoïdien vers la circulation sanguine veineuse périphérique,
- **la pie-mère**, leptoméninge, recouvrant directement la surface extérieure de l'encéphale.

SYSTÈME NERVEUX PÉRIPHÉRIQUE (SNP)

Définition

Le SNP regroupe les structures nerveuses contenues hors du canal vertébral et du crâne et se décompose en :

- **nerfs périphériques** (spinaux et crâniens),
- **plexus** (réseaux anastomotiques de nerfs),
- **ganglions** reliant le SNC aux effecteurs et récepteurs de l'organisme (cf. sous-chapitre e sur le SNA).

Situation

Hors du canal vertébral et du crâne.

Anatomie descriptive

Nerfs spinaux

Les nerfs spinaux naissent de la réunion des racines ventrales et dorsales qui émergent de la moelle spinale. L'origine de chaque nerf spinal s'étend sur **une certaine hauteur de moelle** appelée **segment médullaire** (ou métamère).

Un segment et ses racines prennent en charge :

- **un territoire sensitif** (ou **dermatome**) et
- **un territoire moteur** (ou **myotome**).

Il existe 31 segments médullaires avec :

- **8 paires de nerfs crâniens C1 à C8**,
- **12 paires de nerfs thoraciques D1 à D12**,
- **5 paires de nerfs lombaires de L1 à L5**,
- **5 paires de nerfs sacrés S1 à S5**,
- **1 paire de nerfs coccygiens**.

Chaque nerf spinal, après sa sortie du canal vertébral par les trous de conjugaison, va se diviser en :

- **une petite branche dorsale** pour l'innervation sensitivo-motrice du dos,
- **une grosse branche ventrale** pour l'innervation du tronc et des membres. Au niveau des membres, ces branches ventrales s'anastomoseront pour former **le plexus brachial** et **le plexus lombal**.

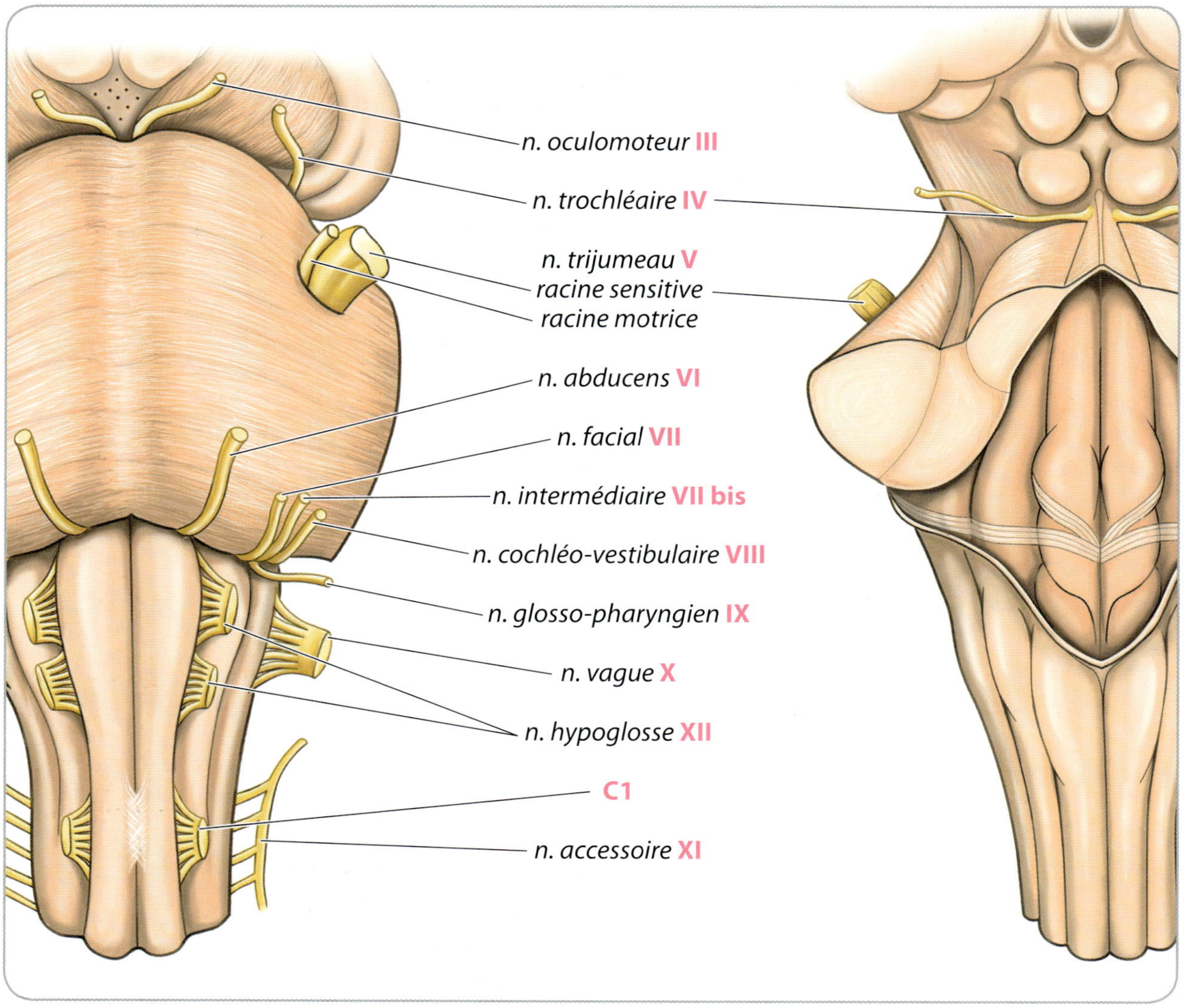

figure 4d-1 : nerfs crâniens (voir tableau ci-contre)

Nerfs crâniens

Il existe douze paires de nerfs crâniens, seules les 10 dernières paires sont des nerfs périphériques réels (III à XII), les 2 premières paires crâniennes sont en fait des expansions directes du SNC.

Dénomination - Classification - Fonction

Les nerfs crâniens présentent une ou plusieurs des composantes fonctionnelles suivantes :

- **sensorielle**,
- **motrice**,
- **sensitive**,
- **végétative**.

Le tableau 2 suivant résume les principales caractéristiques fonctionnelles des nerfs crâniens :

Nerfs	Dénomination	Classification	Fonction	Corrélation anatomo-clinique
I	Nerf olfactif	Sensoriel	Olfaction	Anosmie
II	Nerf optique	Sensoriel	Vision	Cécité monoculaire
III	Nerf oculomoteur	Moteur Végétatif para-sympathique	***Muscles extrinsèques de l'œil :*** muscle droit supérieur muscle droit inférieur muscle petit oblique muscle droit médial muscle élévateur des paupières supérieures ***Muscles intrinsèques de l'œil :*** muscle constricteur de la pupille (myosis) muscle circonférentiel du corps ciliaire	Paralysie oculo-motrice
IV	Nerf trochléaire	Moteur	***Muscle extrinsèque de l'œil :*** muscle grand oblique	Paralysie oculo-motrice
V	Nerf trijumeau	Sensitif Moteur	Sensibilité de la face Muscles de la mastication	Névralgie du V Difficultés masticatoires
VI	Nerf abducens	Moteur	***Muscle extrinsèque de l'œil :*** muscle droit latéral	Paralysie oculo-motrice

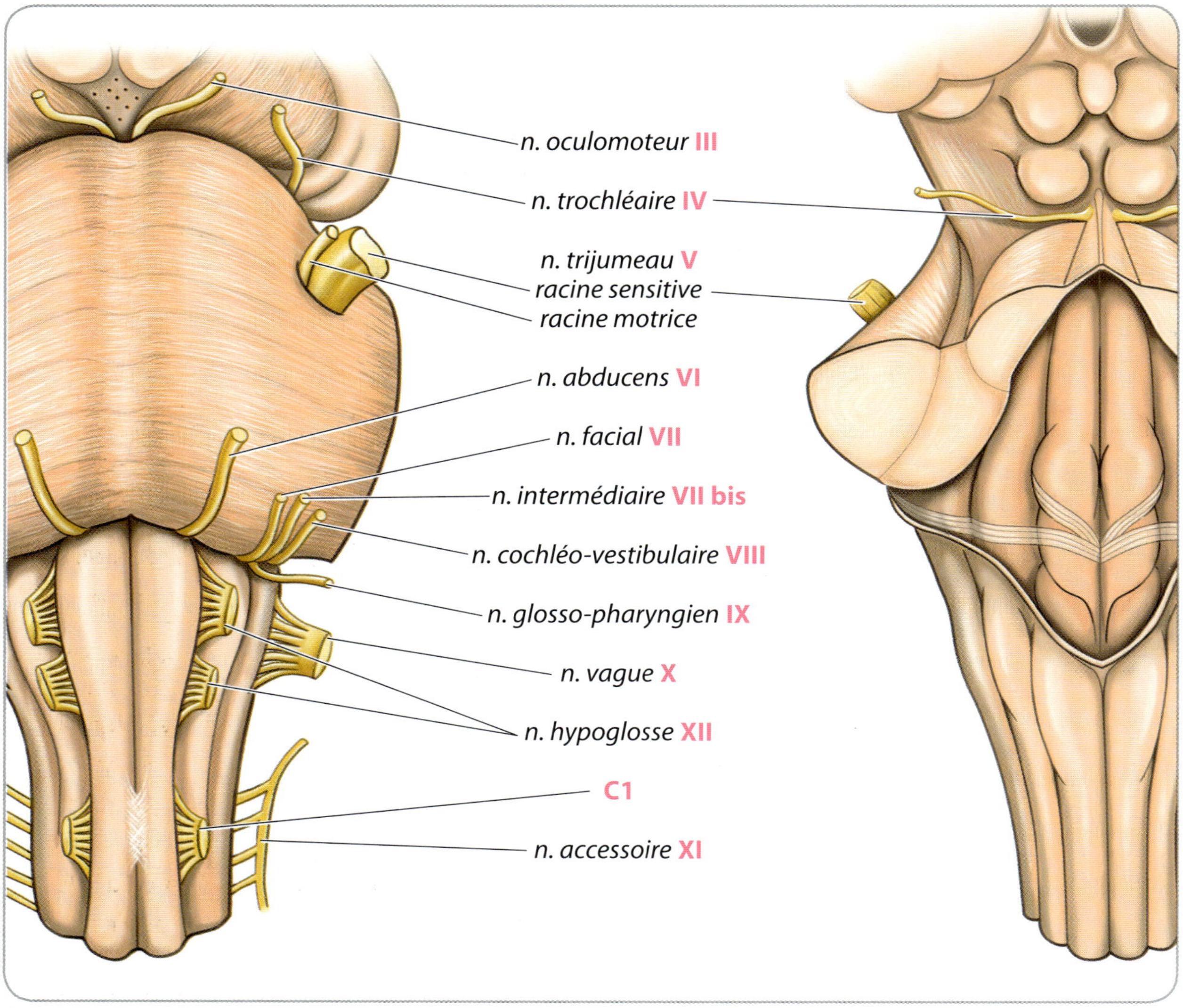

figure 4d-2 : nerfs crâniens (voir tableau ci-contre)

Nerfs	Dénomination	Classification	Fonction	Corrélation anatomo-clinique
VII	Nerf facial	Moteur	Muscles de l'hémi-face (expression) Muscle platysma Muscle stylo-hyoïde Muscle digastrique (ventre postérieur) Muscle stapédien (oreille moyenne)	Paralysie faciale périphérique
VII bis	Nerf intermédiaire (Wrisberg)	Sensitivo-sensoriel Végétatif	Innervation sensitive de la zone de Ramsay Hunt (conque, méat acoustique latéral, face latérale du tympan) Véhicule les informations du goût issues des bourgeons gustatifs des 2/3 antérieurs de la langue Innervation des glandes lacrymales et salivaires	Perte sensibilité zone de Ramsay Hunt Agueusie des 2/3 antérieurs de la langue Trouble de la sécrétion salivaire et lacrymale
VIII	Nerf cochléo-vestibulaire	Sensoriel	Audition Équilibre	Hypoacousie Surdité Vertiges
IX	Nerf glosso-pharyngien	Moteur Sensitif Sensoriel Végétatif	Muscle stylopharyngien Innervation sensitive du pharynx, des amygdales du voile du palais, de l'oreille et du méat acoustique médial Goût Innervation végétative de la muqueuse pharyngée, du tiers postérieur de la langue et des barorécepteurs du sinus carotidien	Signe du rideau Trouble de la déglutition Dysgueusie Abolition du réflexe nauséeux
X	Nerf vague	Moteur Sensitif Sensoriel Végétatif para-sympathique	Innervation motrice du voile du palais,d' une partie du larynx et du pharynx Innervation sensitive du pharynx, du larynx, de l'épiglotte Innervation végétative del'appareil cardio-vasculaire, trachéo-broncho-pulmonaire et digestif (estomac ++)	Paralysie du voile du palais Trouble de la déglutition Raucité de la voix
XI	Nerf spinal	Moteur	Muscle sterno-cléïdo-mastoïdien et de la partie supérieure du trapèze	Paralysie de la rotation de la tête Difficulté à hausser l'épaule
XII	Nerf hypoglosse	Moteur	Muscles de la langue, Certains muscles génio-hyoïdien et thyro-hyoïdien	Paralysie hémi-langue

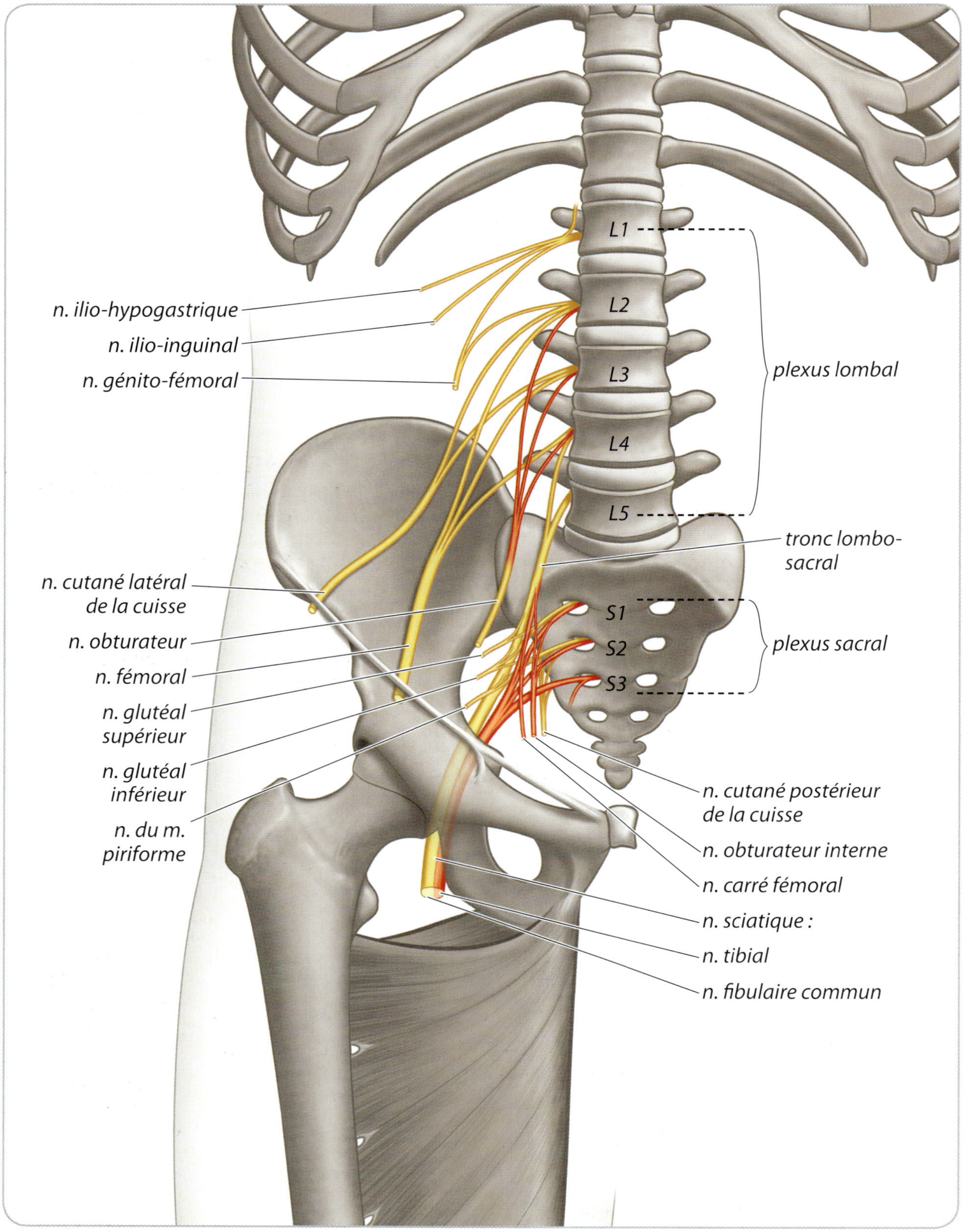

figure 4d-3 : plexus lombal et sacral

Origine - Trajet - Terminaison

Les noyaux des nerfs crâniens, hormis le I et le II, sont répartis le long de 6 colonnes situées sur toute la hauteur du tronc cérébral :

- **les colonnes motrices** sont les plus médiales :
  - colonne 1 somato-motrice,
  - colonne 2 branchio-motrice,
- **les colonnes végétatives** sont en situation intermédiaire :
  - colonne 3 viscéro-motrice,
  - colonne 4 viscéro-sensitive,
- **les colonnes sensitives** et sensorielles sont les plus latérales :
  - colonne 5 sensitive brachiale,
  - colonne 6 somato-sensorielle.

L'origine des nerfs I et II est décrite dans le chapitre 5 : organes des sens.

À l'exception des deux premières paires des nerfs crâniens, leurs origines apparentes sont situées dans le tronc cérébral (cf. sous-chapitres b et c sur le SNC), puis les nerfs crâniens vont quitter la cavité crânienne en empruntant un foramen - ou un canal - de la base du crâne pour se terminer sur leur cible.

Les nerfs crâniens, à l'exception du X, innervent principalement l'extrémité céphalique.

Plexus

Les plexus sont des réseaux entrelacés et/ou anastomotiques de nerfs issus des racines spinales ventrales concourant à l'innervation sensitive et/ou motrice du tronc et des membres.

Les plexus végétatifs seront décrits avec le SNA.

Le tableau 3 ci-dessous résume les principaux plexus du SNP :

Plexus	Origine	Constitution	Terminaison	Fonction
Lombal	Rameaux ventraux des quatre premiers nerfs lombals (L1-L4)	Abandonne collatérales : Nerf ilio-hypogastrique (L1) Nerf ilio-inguinal (L1) Nerf cutané-latéral de cuisse (L2) Nerf génito-fémoral (L2)	Nerf fémoral (L2-L3-L4) Nerf obturateur (L2-L3-L4)	Innervation sensitive des organes génitaux externes Innervation sensitive et motrice du membre inférieur
Sacral	Anastomose du tronc lombosacral (anastomose L4+rameau ventral L5) et des racines ventrales sacrales S1-S3	Abandonne collatérales pour muscles voisins (obturateur interne, glutéal supérieur et inférieur, carré fémoral) + nerf cutané dorsal de cuisse	Nerf ischiatique (L4-S3)	Innervation motrice et sensitive de la région glutéale et du membre inférieur

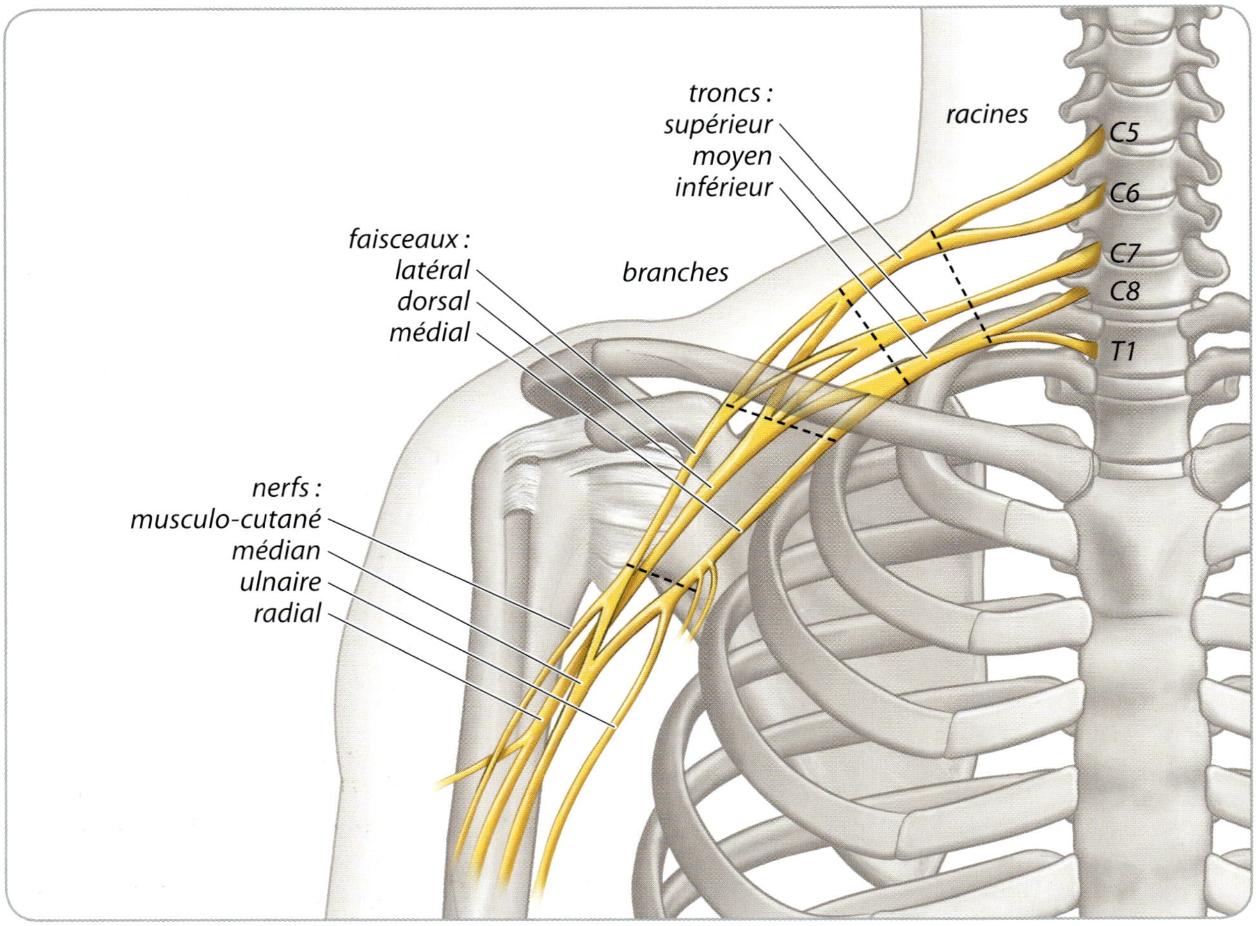

figure 4d-4 : plexus brachial

Plexus	Origine	Constitution	Terminaison	Fonction
Cervical	Rameaux ventraux des 4 premiers nerfs cervicaux (C1-C4)	Anastomose 2 à 2 des rameaux constituant 3 anses nerveuses	***Plexus cervical superficiel*** : nerf petit occipital, nerf grand auriculaire, nerf transverse du cou , nerf supra-claviculaire ***Plexus cervical profond*** : rameaux pour SCM et trapèze, nerf phrénique, racine inférieure anse cervicale	Innervation sensitive du cou et de la partie inférieure du cou Innervation des muscles du cou
Brachial	Rameaux ventraux des quatre derniers nerfs cervicaux (C5-C8) et du premier nerf thoracique (T1) + anastomose venant du rameau descendant de C4	***Organisation en :*** **troncs...** Supérieur : C5 + C6 + rameau C4 Moyen : C7 Inférieur : C8 + T1 **...puis faisceaux** Dorsal : division dorsale des trois troncs. Latéral : divisions ventrales des troncs supérieur et moyen. Médial : division ventrale du tronc inférieur	Nerf axillaire (faisceau dorsal) Nerf radial (faisceau dorsal) Nerf médian (faisceau latéral et médial) Nerf musculo-cutané (faisceau latéral) Nerf ulnaire (faisceau médial) + Nerfs collatéraux accessoires pour paroi thoracique et scapulaire	Innervation sensitive et motrice du membre supérieur

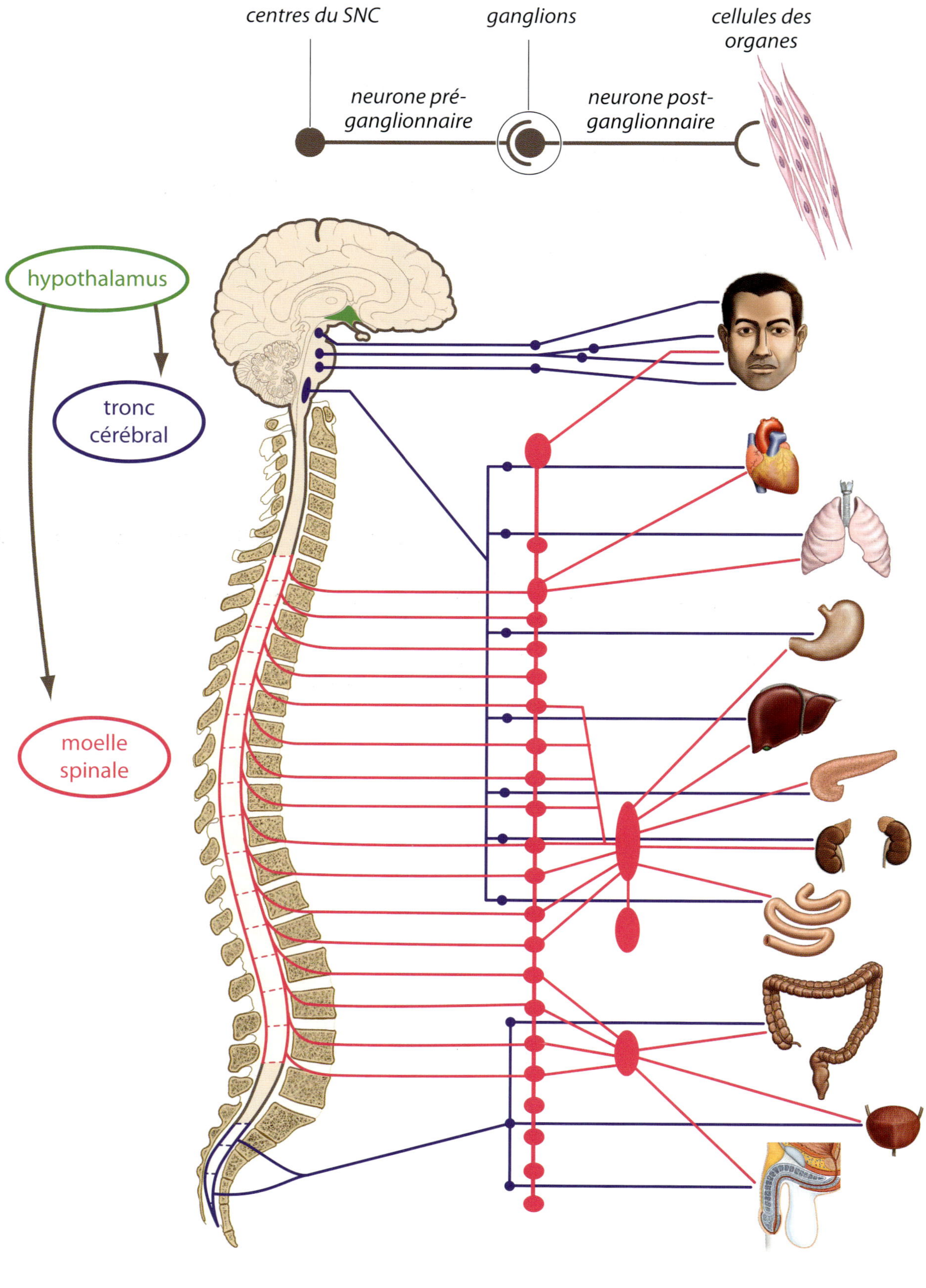

figure 4e-1 : fonctionnement du système nerveux autonome

SYSTÈME NERVEUX AUTONOME (SNA)

Définition

Le SNA est le système régulateur de la vie intérieure dite végétative avec :

- **une composante viscéro-motrice** :
  - innervation des fibres musculaires lisses,
  - innervation des viscères à contraction involontaire et des fibres striées cardiaques,
  - innervation des glandes secrétoires,
- **une composante viscéro-sensitive** : sensibilité viscérale.

Le SNA est divisé en deux systèmes antagonistes :

- **le système sympathique**,
- **le système parasymathique**.

Situation

Le SNA comprend :

- **des centres situés dans le SNC** : moelle spinale et tronc cérébral sous le contrôle de l'hypothalamus,
- **des voies périphériques** à 2 neurones qui font synapse dans un ganglion avec :
  - **un premier neurone préganglionnaire**,
  - **un ganglion** situé dans une chaîne de ganglions étagés,
  - **un deuxième neurone postganglionnaire** qui projette sur la cible.

Anatomie descriptive

Le tableau 4 suivant résume les caractéristiques anatomiques et fonctionnelles du SNA :

	SNA sympathique	SNA sympathique	SNA parasympathique
Centre	Corne latérale de la moëlle thoracique et lombale (T1-L3) (colonne intermédio-latérale)	Corne latérale de la moëlle thoracique et lombale (T1-L3) (colonne intermédio-latérale)	***Noyaux viscéraux des nerfs crâniens dans la réticulée du tronc cérébral :*** • Noyaux para-sympathiques salivaires et oculomoteur accessoire (nerfs III, VII, IX) • Noyau dorsal du vague (X) Renflement lombal de la moelle spinale (colonne intermédio - médiale et intermédio - latérale de la moelle sacrale)
Fibres pré-ganglionnaires	Rameaux courts dits communicants blancs (myélinisés) : rameaux anastomotiques reliant la racine ventrale des nerfs spinaux C8-LI à la chaîne ganglionnaire latéro-vertébrale où ils font synapse (directement ou à distance) après avoir suivi un trajet ascendant (ou descendant) le long de la chaîne	Rameaux courts dits communicants blancs traversant la chaîne latéro-vertébrale sans y faire synapse et se regroupant alors en nerfs splanchniques pour rejoindre la chaîne ganglionnaire prévertébrale	Fibres des nerfs crâniens III, VII, IX et surtout X Racines ventrales des nerfs spinaux sacraux et nerfs érecteurs
Chaîne ganglionnaire	Chaîne latéro-vertébrale (ganglions cervical supérieur, moyen et cervico-thoracique, ganglions thoraciques, lombaux et sacraux unis entre eux par des rameaux inter-ganglionnaires)	Chaîne prévertébrale (ganglions cœliaque, mésentérique supérieur et inférieur, aortico-rénal)	Ganglion cilaire (nerf III) Ganglion ptérygo-palatin (nerf VII-noyau lacrymal) Ganglion sub-mandibulaire (nerf VII-noyau salivaire supérieur) Ganglion otique (nerf IX-noyau salivaire inférieur) Chaîne prévertébrale (nerf X) Plexus hypogastrique (nerfs sacraux et ereceturs)

	SNA sympathique	SNA sympathique	SNA parasympathique
Neurone post-ganglionnaire	Rameaux longs dits communicants gris (non myélinisés) : rameaux anastomotiques entre la chaîne latéro-vertébrale et à nouveau le nerf spinal	Fibres efférentes	Fibres efférentes
Cible	Peau (vaisseaux, poils, glandes sudoripares) Viscères face, cou, thorax Muscles intrinsèques de l'œil Glandes lacrymales et salivaires Appareil trachéo-bronchique Cœur	Viscères abdominaux et pelviens	Muscle sphincter pupille Glandes lacrymales Glandes salivaires Cœur, appareil broncho-pulmonaire, tractus digestif Viscères pelviens
Fonction	Effets vaso-constricteurs, cardio-accélérateurs, irido-dilatateurs, freinateurs de la motricité digestive	Effets vaso-constricteurs, cardio-accélérateurs, irido-dilatateurs et freinateurs de la motricité digestive	Effets vaso-dilatateurs, cardio-freinateurs, irido-constricteurs, accélérateurs de la motricité digestive
Signes en cas d'activation	Vasoconstriction périphérique, augmentation tension artérielle, tachycardie, mydriase, ralentissement transit		Vasodilatation périphérique, baisse de la tension artérielle, bradycardie, myosis, accélération transit
Neuro-transmetteur	Acétyl-choline entre neurones pré- et post-ganglionnaires Noradrénaline pour la fibre postganglionnaire	Acétyl-choline entre neurones pré- et post-ganglionnaires Noradrénaline pour la fibre postganglionnaire	Acétyl-choline entre neurones pré- et post-ganglionnaires et pour la fibre postganglionnaire

CHAPITRE 5

ORGANES DES SENS

APPAREIL DE LA VISION

APPAREIL DE L'AUDITION

APPAREIL DE L'OLFACTION

APPAREIL DE LA GUSTATION

APPAREIL DU TOUCHER

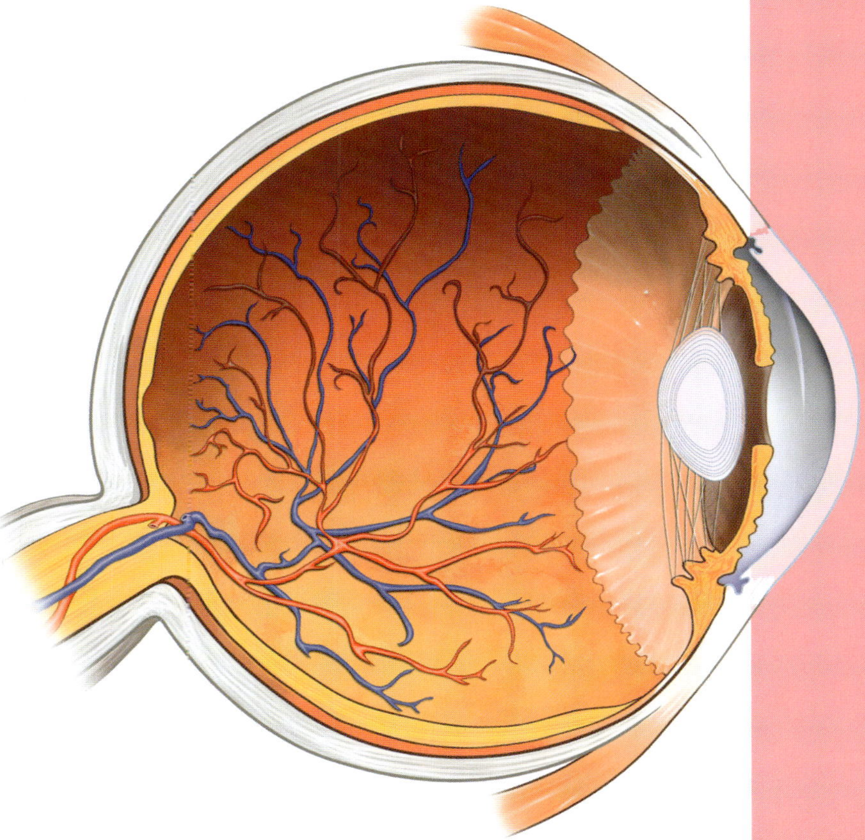

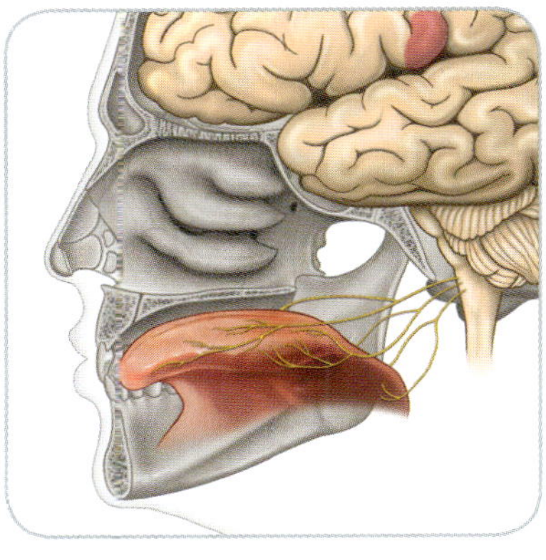

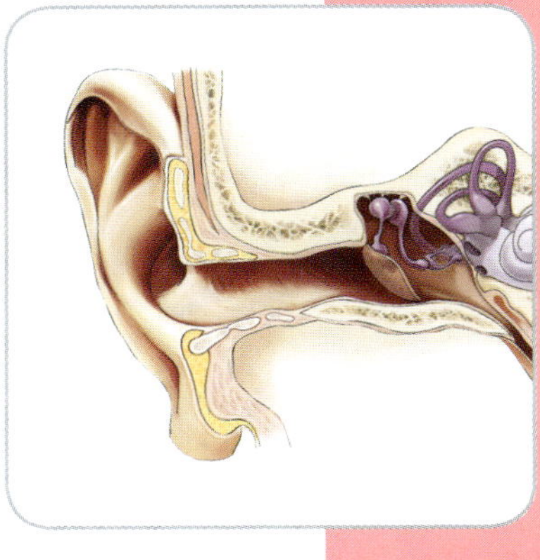

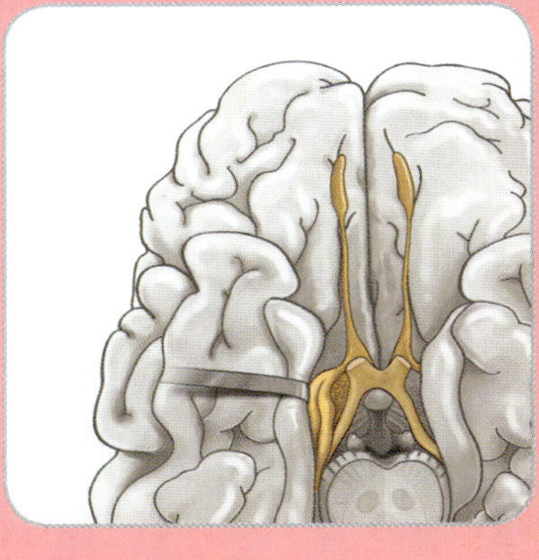

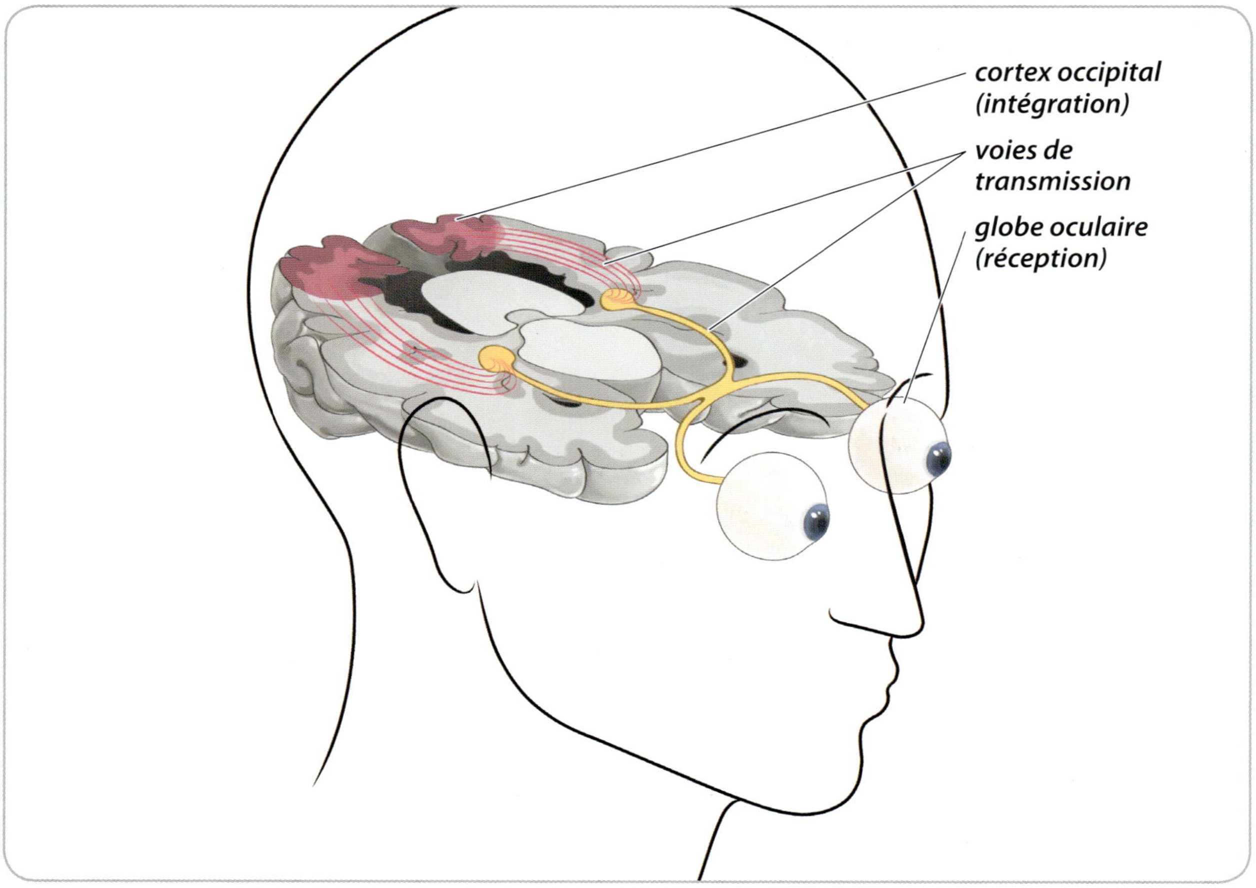

figure 5a-1 : appareil de la vision

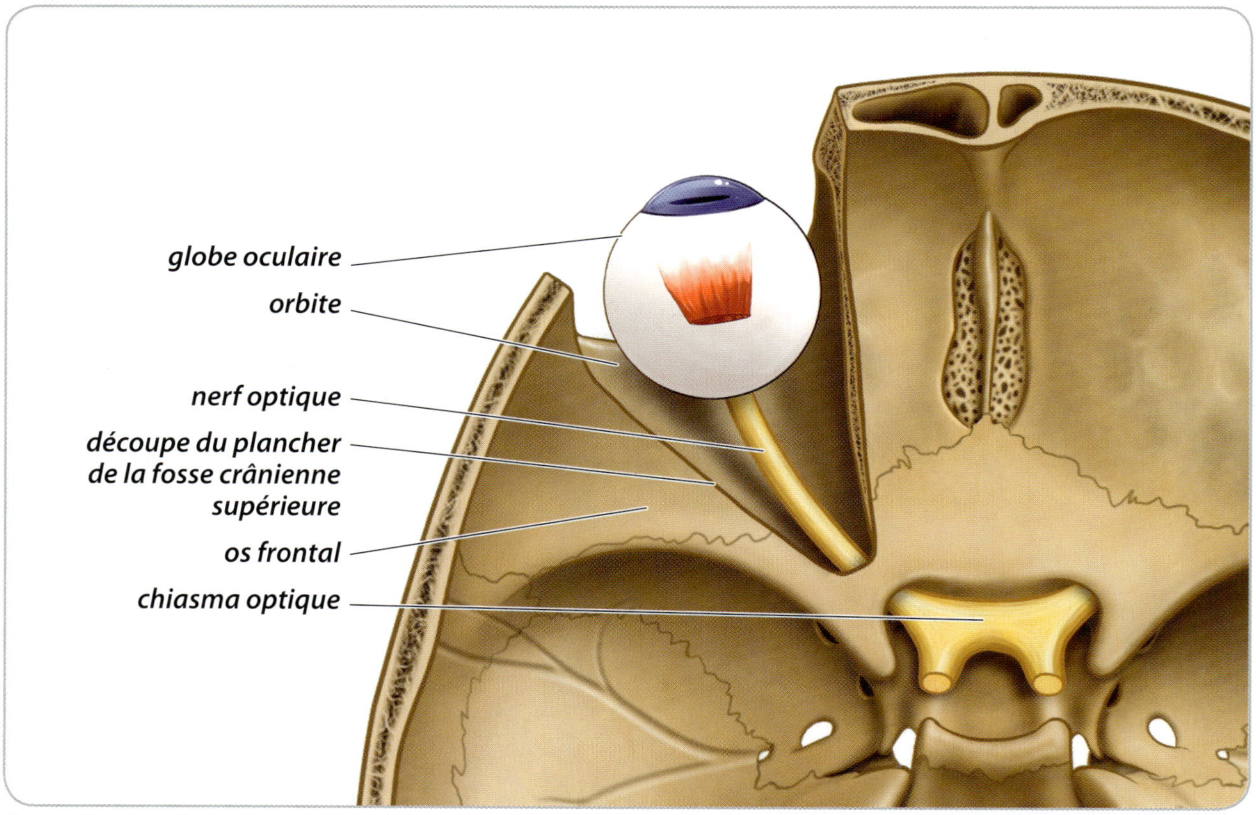

figure 5a-2 : orbite

INTRODUCTION

Les organes des sens sont des organes recevant les stimuli et informations du monde extérieur grâce à des récepteurs selon 5 modalités :

- **la vision**,
- **l'audition**,
- **l'olfaction**,
- **la gustation**,
- **le toucher**.

Ces informations sont ensuite transmises pour intégration au SNC.

Pour chaque organe des sens, on distinguera ainsi 3 parties :

- **une partie réceptrice sensorielle périphérique**,
- **des voies de transmission appartenant au SNC**,
- **une partie d'intégration au niveau du cortex cérébral** où l'information transmise est traitée et analysée.

APPAREIL DE LA VISION

Définition

L'appareil de la vision sert à recevoir, classer et analyser les informations visuelles.

Il est constitué de 3 parties :

- une partie réceptrice : **le globe oculaire**,
- une partie chargée de la transmission : **les voies optiques**,
- une partie chargée de l'intégration des informations visuelles : **le cortex occipital**.

Situation

Le globe oculaire est situé dans l'orbite et est recouvert par les paupières (supérieure et inférieure).

Les voies optiques quittent l'orbite par le nerf optique qui pénètre ensuite dans l'étage moyen du crâne en passant par le canal optique et se continue par les voies optiques intracrâniennes.

Le cortex visuel est le cortex occipital, situé en l'arrière du lobe pariétal en haut et du lobe temporal en bas.

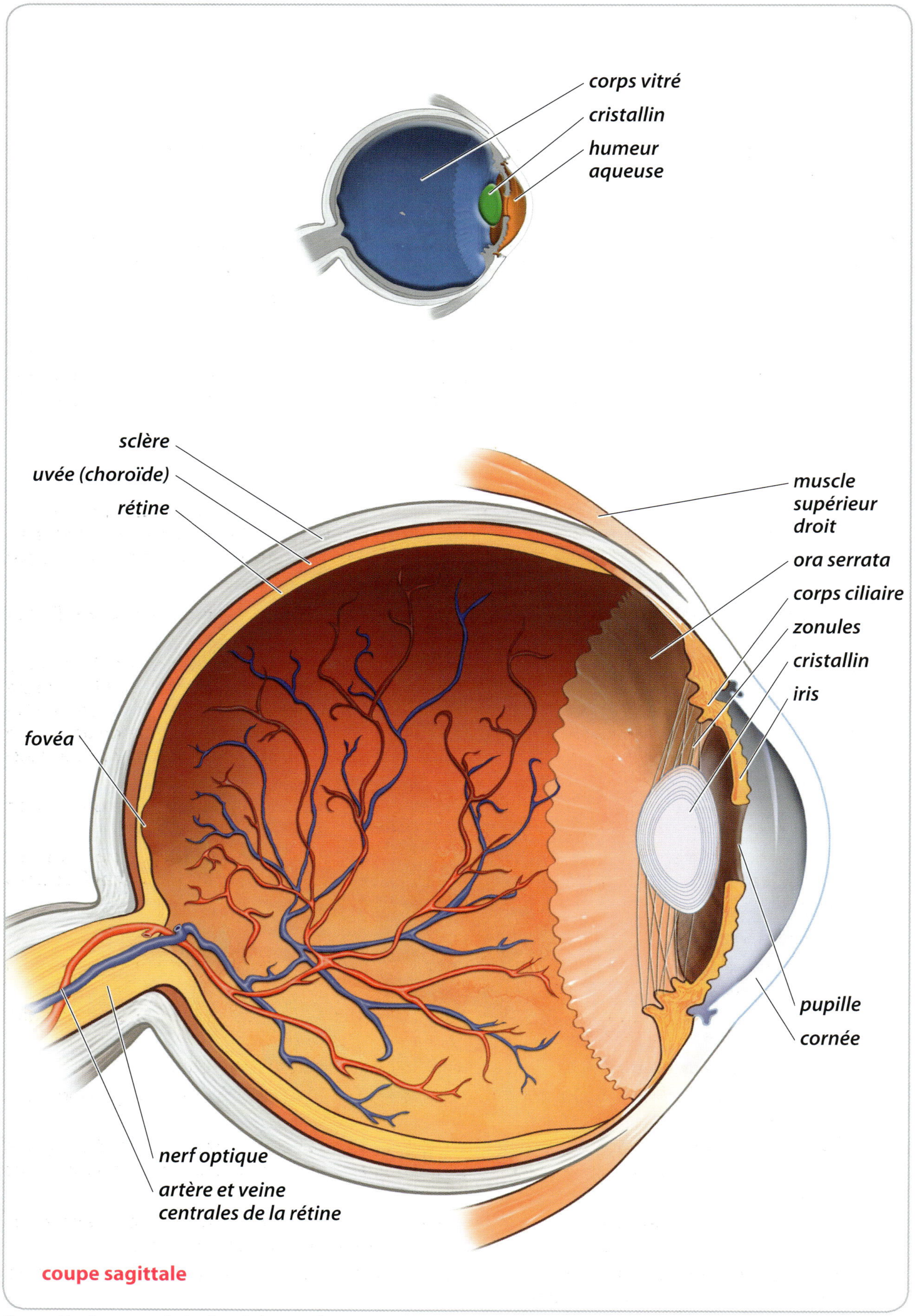

figure 5a-3 : anatomie du globe oculaire

Anatomie descriptive

Partie réceptrice

Le globe oculaire est un bulbe constitué de trois tuniques (sclère, uvée, rétine) qui circonscrivent trois espaces appelés milieux transparents de l'œil, d'avant en arrière :

- **l'humeur aqueuse**,
- **le cristallin**, lentille biconvexe maintenue en place par le ligament suspenseur du cristallin et le muscle ciliaire et permettant de focaliser les faisceaux lumineux sur la rétine (accomodation),
- **le corps vitré**, substance gélatineuse qui remplit la cavité du globe oculaire.

Les 3 tuniques du globe oculaire sont de dehors en dedans :

- **la tunique externe** formée par **la sclère**, épaisse capsule conjonctive qui maintient la forme du globe oculaire et donne insertion aux tendons des muscles oculo-moteurs qui permettent la mobilisation du globe oculaire dans l'orbite :
  - muscles droits supérieur, inférieur, latéral et médial,
  - muscles obliques supérieur et inférieur,
- la sclère s'interrompt en avant pour laisser la place à **la cornée**, tunique fibreuse transparente qui grâce à son fort rayon de courbure agit comme une lentille convergente. La cornée est raccordée en arrière à la sclère par **le limbe sclérocornéen**. Elle est privée de vaisseaux sanguins et est nourrie par l'humeur aqueuse,
- **la tunique intermédiaire** formée par **l'uvée** qui constitue dans la partie antérieure du globe l'iris et le corps ciliaire et dans sa partie postérieure la choroïde :
  - **l'iris** est en arrière de la cornée et en avant du cristallin. La couleur de l'iris est déterminée par la présence d'un pigment, la mélanine (l'iris est bleu si la mélanine est peu concentrée). L'iris s'insère au niveau du corps ciliaire et est percé en son centre d'un orifice : la pupille. L'iris joue un rôle de diaphragme grâce à 2 muscles : le muscle sphincter de la pupille et le muscle dilatateur de la pupille qui peuvent rétrécir (myosis) ou agrandir (mydriase) le diamètre de la pupille et ainsi adapter l'entrée des rayons lumineux en fonction de la luminosité,
  - **le corps ciliaire**, anneau constitué du muscle cilaire qui joue dans les phénomènes d'accomodation et des procès ciliaires qui sécrètent l'humeur acqueuse,
  - **la choroïde**, membrane vasculaire qui tapisse les 2/3 postérieurs du bulbe. Elle absorbe les rayons lumineux inutiles pour la vision, et est très riche en vaisseaux sanguins irrigant les photorécepteurs de la rétine,
- **la tunique interne**, **la rétine** qui elle-même est subdivisée en :
  - **une partie antérieure**, aveugle, formée d'un épithélium pigmentaire, étendue de **la pupille** à **l'ora serrata**, limite entre la partie antérieure et postérieure,
  - **une partie postérieure**, optique, sensorielle réceptrice, formée d'une couche externe pigmentaire et d'une couche nerveuse interne, elle-même composée de 3 feuillets :
    - **la couche neuropéithéliale** qui contient deux types de photorécepteurs :
      - ***les cellules à batonnets*** qui assurent la vision crépusculaire du noir et du blanc, prédominant en périphérie,
      - ***les cellules à cônes*** qui assurent la vision diurne chromatique au centre de la rétine (zone de **la macula** et en particulier au centre de la macula, **la fovéa** où la vision centrale est la plus précise),
    - **la couche ganglionnaire** formée de cellules bipolaires s'interposant entre les photorécepteurs et les grands neurones de la couche des fibres optiques,
    - **la couche des fibres optiques** composée de grands neurones dont les axones en se réunissant vont former le nerf optique.

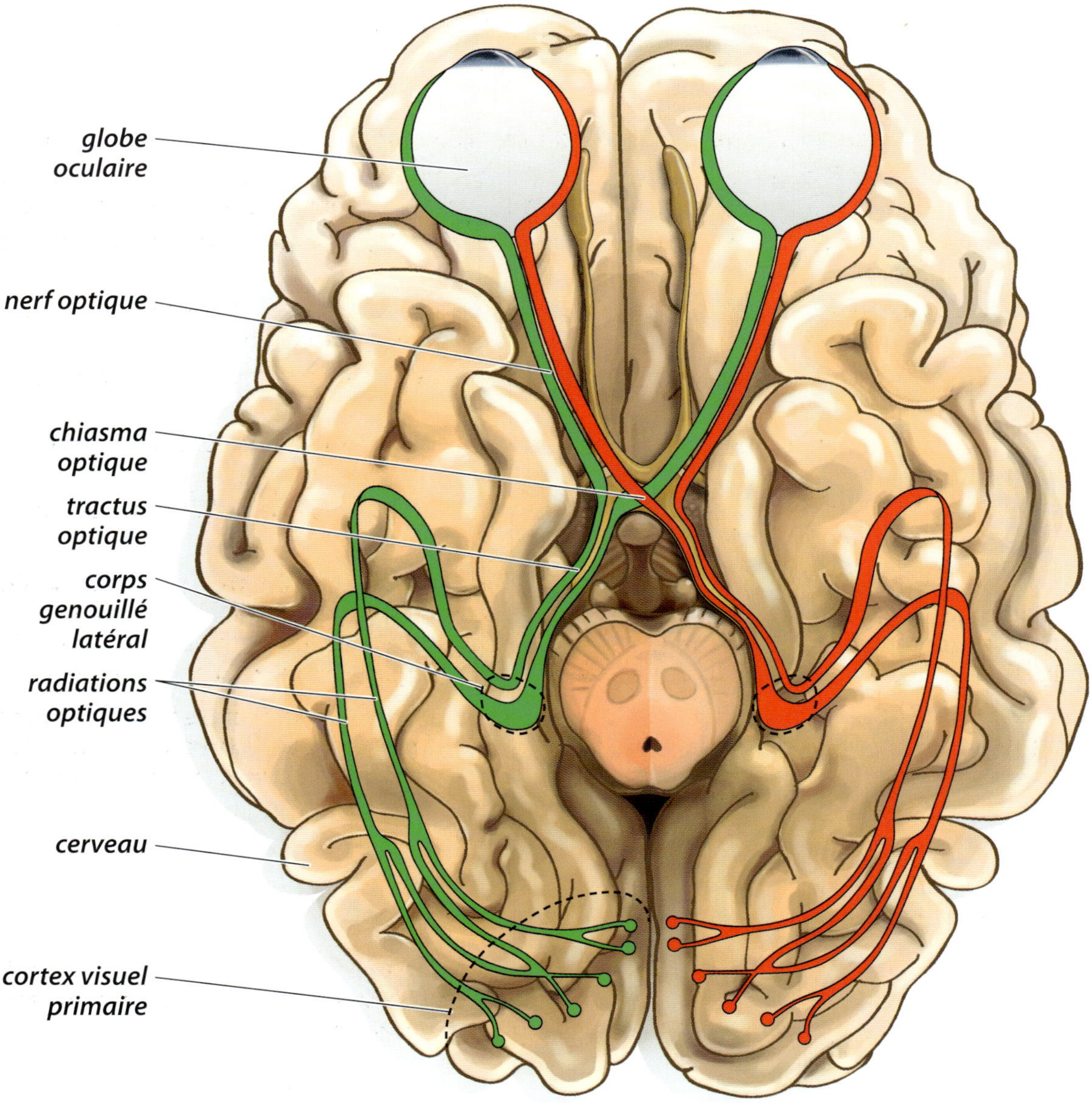

figure 5a-4 : voies de transmission

L'appareil de protection du globe oculaire est constitué par :

- **les paupières** supérieure et inférieure tapissées par la conjonctive et mobilisées (paupière supérieure) par le muscle élévateur de la paupière,
- **l'appareil lacrymal**, constitué **des glandes lacrymales** qui sécrètent les larmes et **des voies lacrymales** qui les drainent.

Voies de transmission

Les voies optiques transportent l'information visuelle depuis le globe oculaire jusqu'au cortex occipital interne. Elles se décomposent en plusieurs parties :

- **le nerf optique** :
  - formé par la convergence au niveau de la papille des axones des grands neurones de la rétine,
  - les nerfs optiques droit et gauche (2e paire crânienne) quittent le globe oculaire au travers de la choroïde et de la sclère, laquelle se continue avec les méninges pour entourer le nerf optique,
  - chaque nerf optique véhicule des fibres de l'hémi-champ visuel temporal et nasal et des fibres maculaires (vision centrale),
  - **le nerf optique** atteint la cavité crânienne par le canal optique puis rejoint le nerf optique controlatéral au niveau du **chiasma optique** au-dessus de la selle turcique :
    - **les fibres nasales** croisent la ligne médiale et à partir de là ont un cheminement controlatéral,
    - **les fibres temporales** gardent un cheminement ipsilatéral (du même côté) après le chiasma optique,
    - **les fibres maculaires** croisent partiellement en se divisant en deux faisceaux égaux : un faisceau ipsilatéral et un faisceau controlatéral,
- **le tractus optique** (ou bandelette optique) : nom pris par le nerf optique après la décussation partielle au niveau du chiasma. Il contourne les pédoncules cérébraux et se divise en une grosse racine latérale (voie visuelle à proprement parler) qui rejoint le corps géniculé latéral (noyau thalamique relais de la voie visuelle) et une petite racine médiale (voie réflexe optique) qui rejoint le colliculus supérieur,
- **la radiation optique,** après le corps géniculé latéral, est la voie visuelle qui s'étale en un large éventail remontant jusqu'au lobe temporal (genou temporal) puis s'enroule autour de la corne temporale du ventricule latéral et traverse la substance blanche du lobe occipital où elle se termine sur la scissure calcarine.

Partie intégrative

Les radiations optiques se terminent selon une rétinotopie sur la scissure calcarine, située à la face médiale du lobe occipital (aire visuelle primaire) qui est en étroite connexion avec les aires visuelles associatives (aires 18-19) permettant la reconnaissance (gnosie) et la représentation visuelles.

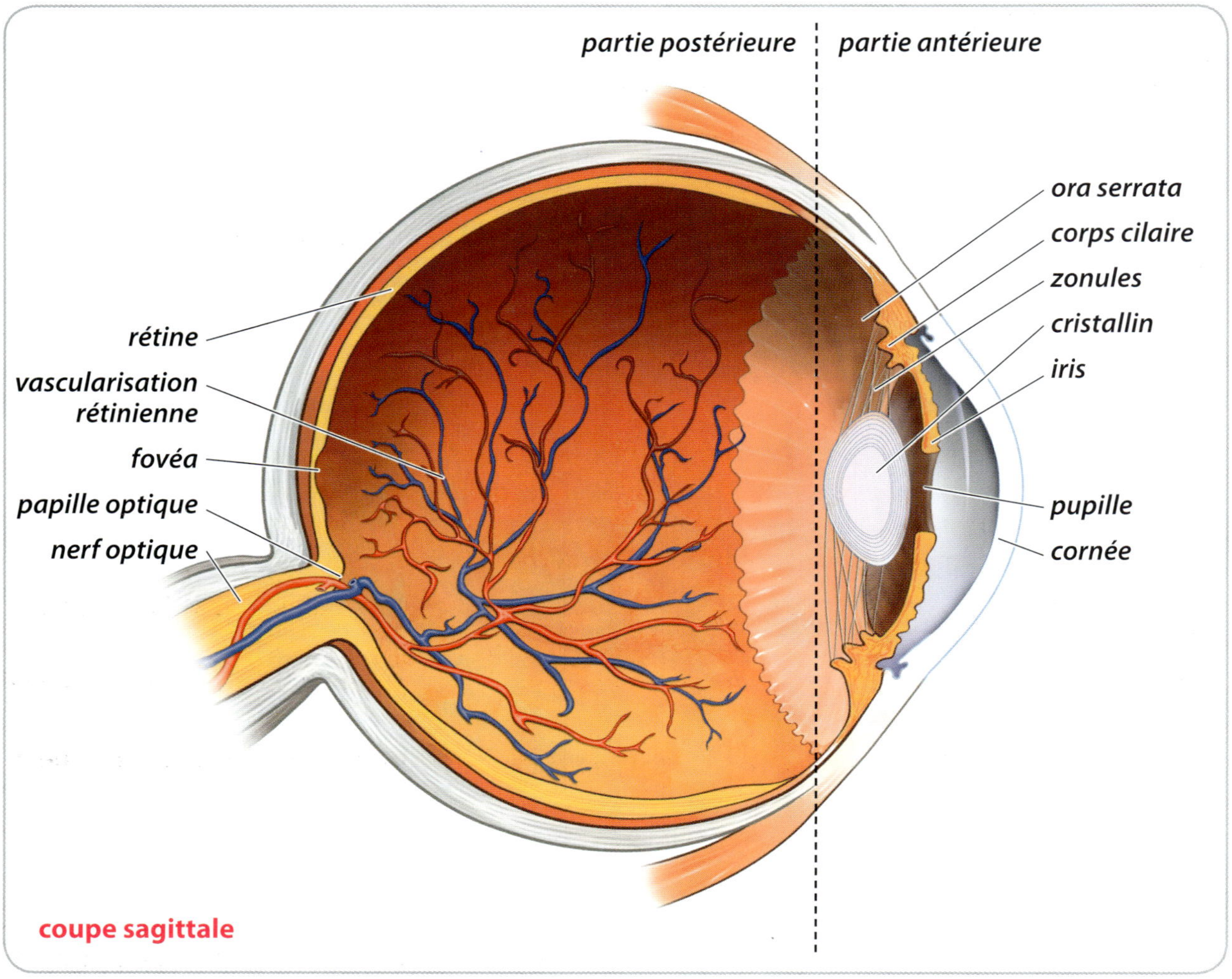

figure 5a-5 : fonctionnement du globe oculaire

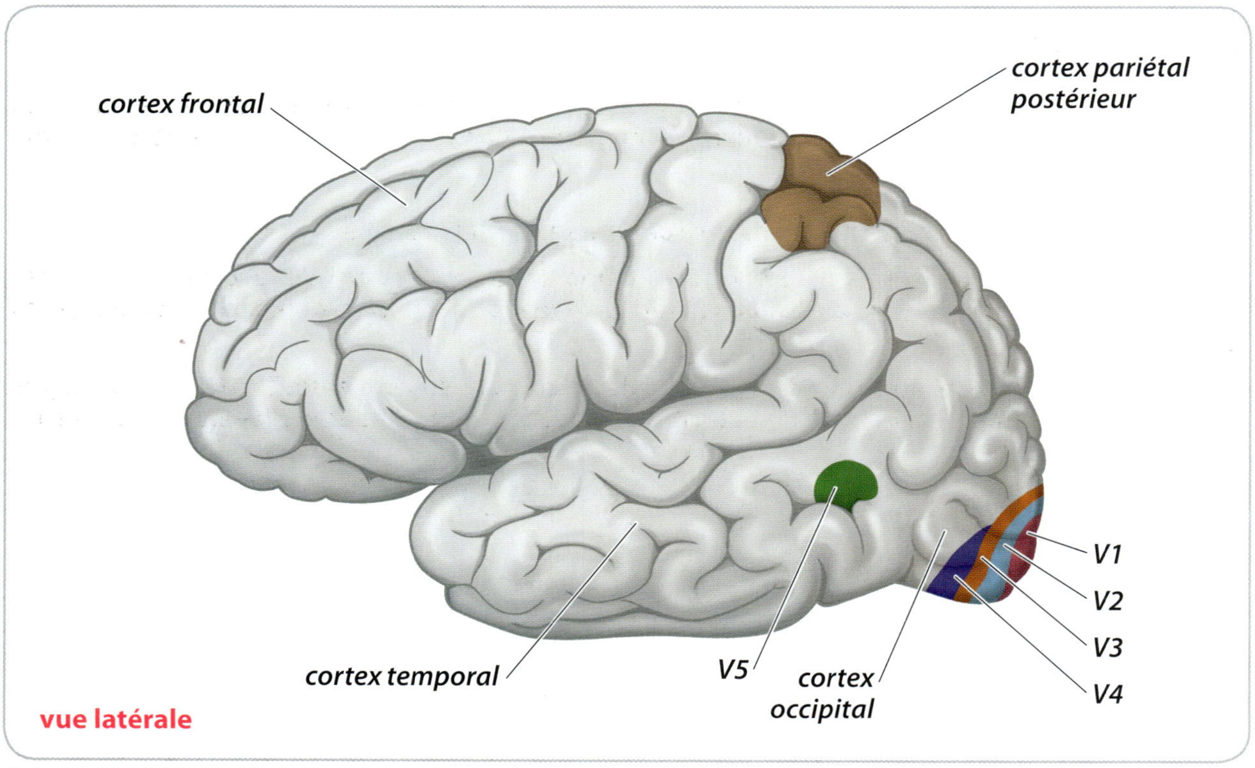

figure 5a-6 : cortex visuel

Vascularisation

Le globe oculaire comporte deux systèmes vasculaires :

- **les artères ciliaires**,
- **l'artère centrale de la rétine**.

Elles sont toutes issues de **l'artère ophtalmique**, branche de **l'artère carotide interne**.

Le cortex occipital est vascularisé par **l'artère cérébrale postérieure**.

Anatomie fonctionnelle

Globe oculaire

On peut diviser le globe oculaire en une partie antérieure et postérieure avec des rôles fonctionnellement distincts :

- **la partie antérieure** contient un système de lentilles qui réfracte la lumière et produit un message lumineux sous forme d'image,
- **la partie postérieure** contient une surface photosensible : **la rétine** qui traduit le message lumineux sous forme de signaux nerveux qui seront envoyés au cerveau.

Voies de transmission

Les voies visuelles intracrâniennes sont une succession de neurones assurant la transmission de l'influx nerveux codant pour l'image.

Partie intégrative

L'influx nerveux est décodé et analysé au niveau du cortex visuel primaire ; chaque sous-région du cortex visuel primaire (V1 à V5) analyse une composante particulière de l'image (contour, orientation, forme mouvement, couleur, ...).

À partir du cortex visuel primaire, l'information visuelle se sépare selon 2 voies :

- **Une voie ventrale** se dirigeant vers le lobe temporal et concernant l'identification des formes (contours et couleurs) : la voie du "what" qui en pratique permet de reconnaître les objets et les personnes.
- **Une voie dorsale** se dirigeant vers le lobe pariétal et concernant la localisation spatiale des objets et la coordination entre la vision et la motricité (déplacement, position et mouvement) : la voie du "where".

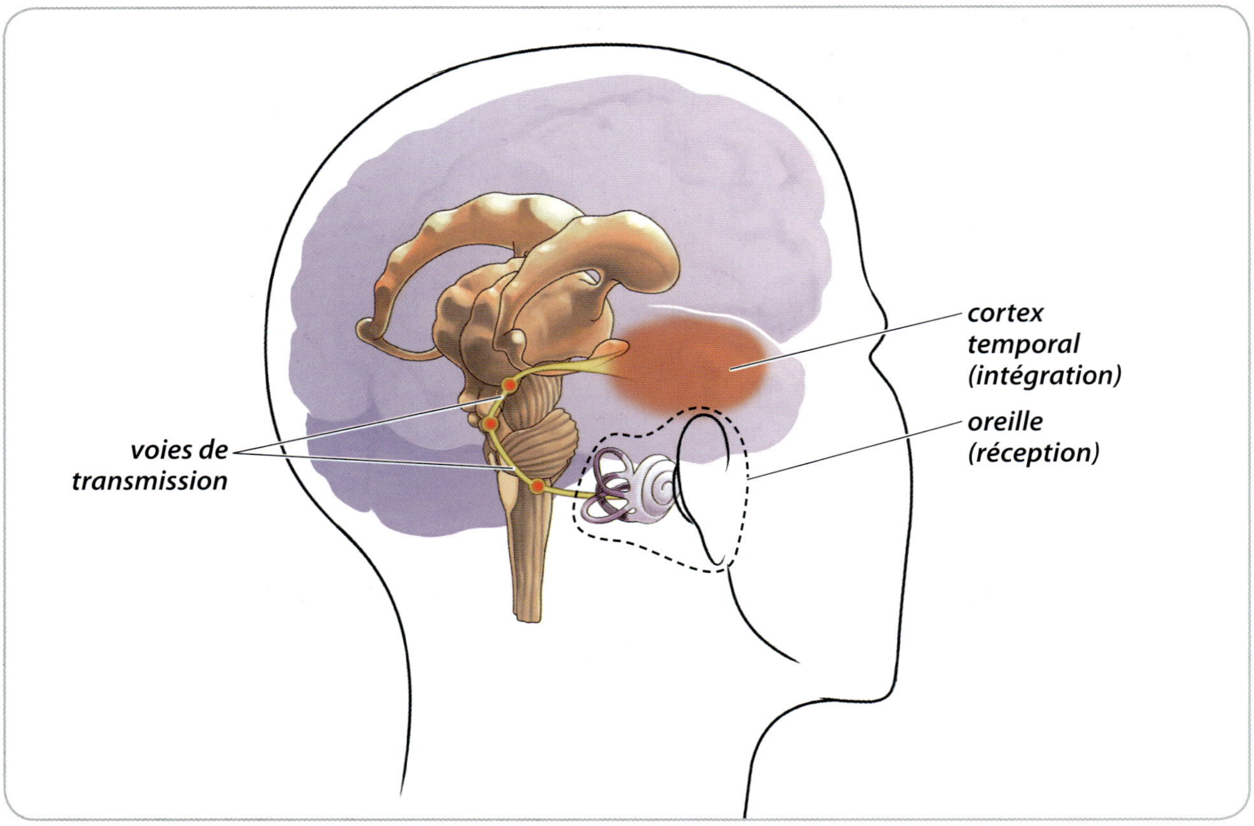

figure 5b-1 : appareil de l'audition - vue globale

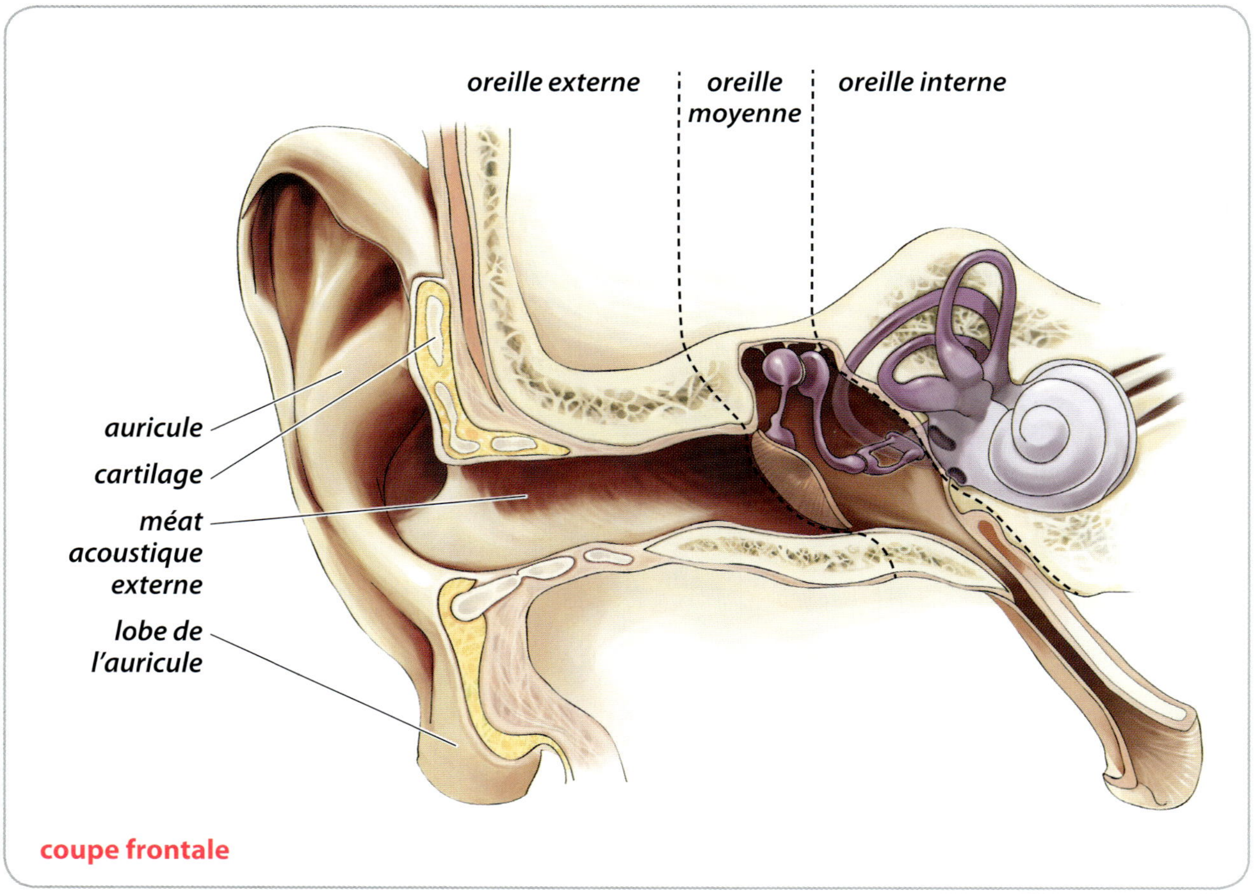

figure 5b-2 : oreille - vue globale

APPAREIL DE L'AUDITION

Définition

L'appareil de l'audition sert à recevoir, classer et analyser les informations auditives.

Il est constitué de 3 parties :

- une partie réceptrice : **l'oreille**,
- une partie chargée de la transmission : **les voies auditives**,
- une partie chargée de l'intégration des informations auditives : **le cortex temporal latéral**.

Situation

L'oreille appartient à la face (partie externe) et au rocher (partie moyenne et interne).

Les voies auditives cheminent dans le tronc cérébral et font relais dans le thalamus.

Le centre intégratif auditif est le cortex temporal (1re circonvolution temporale).

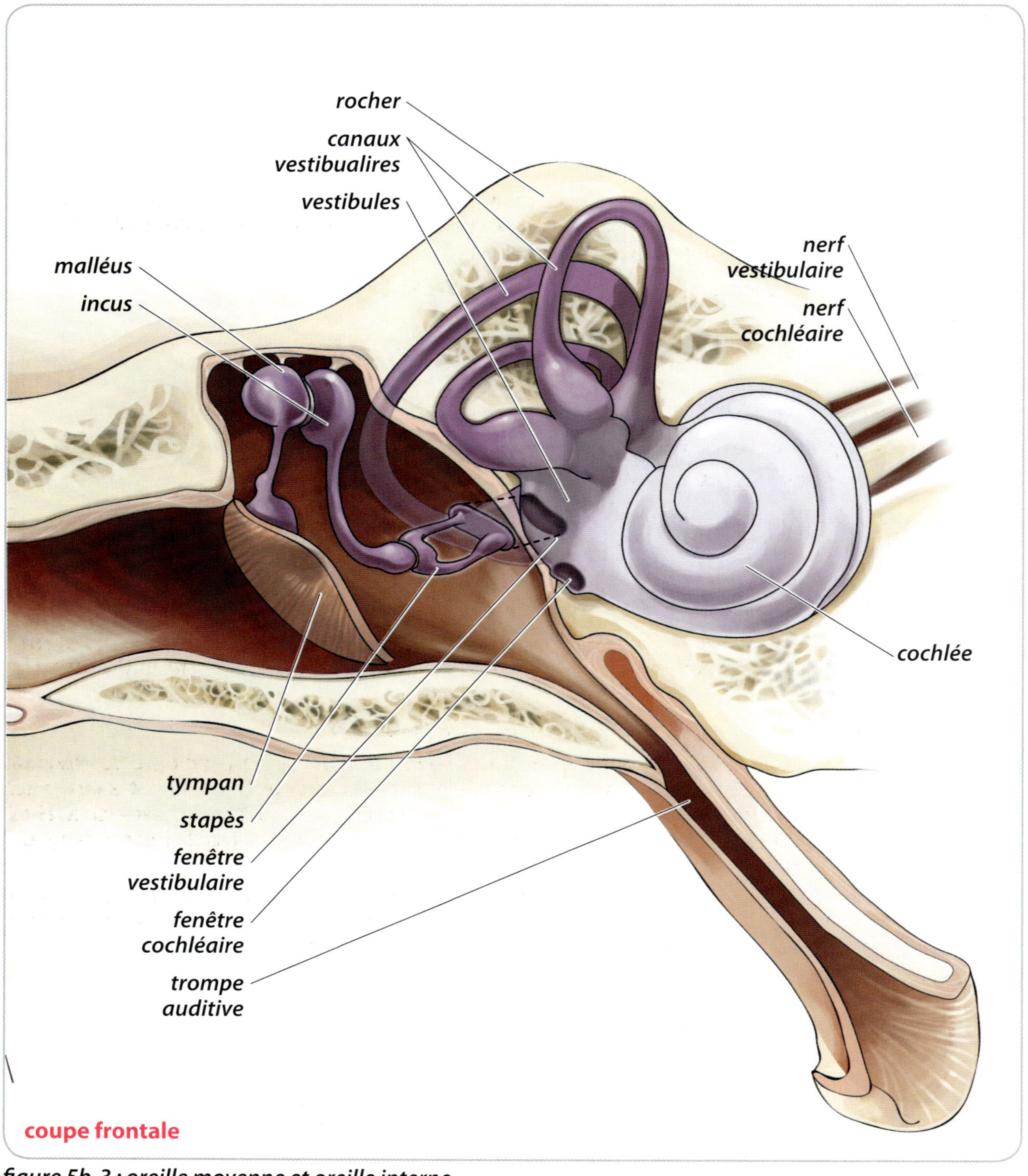

figure 5b-3 : oreille moyenne et oreille interne

Anatomie descriptive

Partie réceptrice

L'oreille est composée de 3 parties :

- **l'oreille externe**, elle-même constituée de **l'auricule** (ou pavillon), formé par une charpente cartilagineuse s'arrêtant **au lobule de l'oreille** et **du méat acoustique externe**, conduit fermé en dedans par **la membrane tympanique**,
- **l'oreille moyenne**, formée par la cavité tympanique qui comporte :
  - **une paroi latérale** : le tympan (membrane),
  - **une paroi médiale** percée de 2 orifices communiquant avec l'oreille interne :
    - la fenêtre vestibulaire,
    - la fenêtre cochléaire,
  - **une paroi supérieure osseuse** (rocher),
  - **une paroi inférieure osseuse**.

La cavité tympanique se continue vers l'avant avec **la trompe auditive** qui communique avec le rhinopharynx et s'ouvre lors de la déglutition et du bâillement.

L'oreille moyenne contient également **la chaîne ossiculaire** formée de 3 osselets (malleus, incus, stapes) qui constituent avec le tympan **l'appareil de transmission des sons**.

- **l'oreille interne**, formée d'un labyrinthe membraneux (système de vésicules et de canaux) baigne dans l'endolymphe. Elle est entourée par une capsule osseuse compacte : **le labyrinthe osseux**, baignant, dans la périlymphe.

Elle se continue par **le méat acoustique interne**, creusé dans le rocher :

- **la fenêtre vestibulaire** conduit vers **le vestibule**, partie moyenne du labyrinthe osseux, sur laquelle s'abouchent en arrière trois canaux semi-circulaires osseux et qui contient 2 éléments membraneux : **le saccule** et **l'utricule**. L'utricule, le saccule et les canaux semi-circulaires contiennent des récepteurs sensoriels en connexion avec les neurones bipolaires du ganglion vestibulaire situé dans le fond du méat acoustique interne,
- **la cochlée osseuse** est la continuité, vers l'avant, du vestibule. Elle s'enroule en spirale autour d'un conduit cochléaire, **l'organe spiral de Corti**, contenant des cellules sensorielles en connexion avec les neurones bipolaires du ganglion de Corti situé à l'origine de la cochlée osseuse.

La partie antérieure (cochlée) est dévolue à l'audition.

La partie postérieure (vestibule, canaux vestibulaires) est dévolue à l'équilibre.

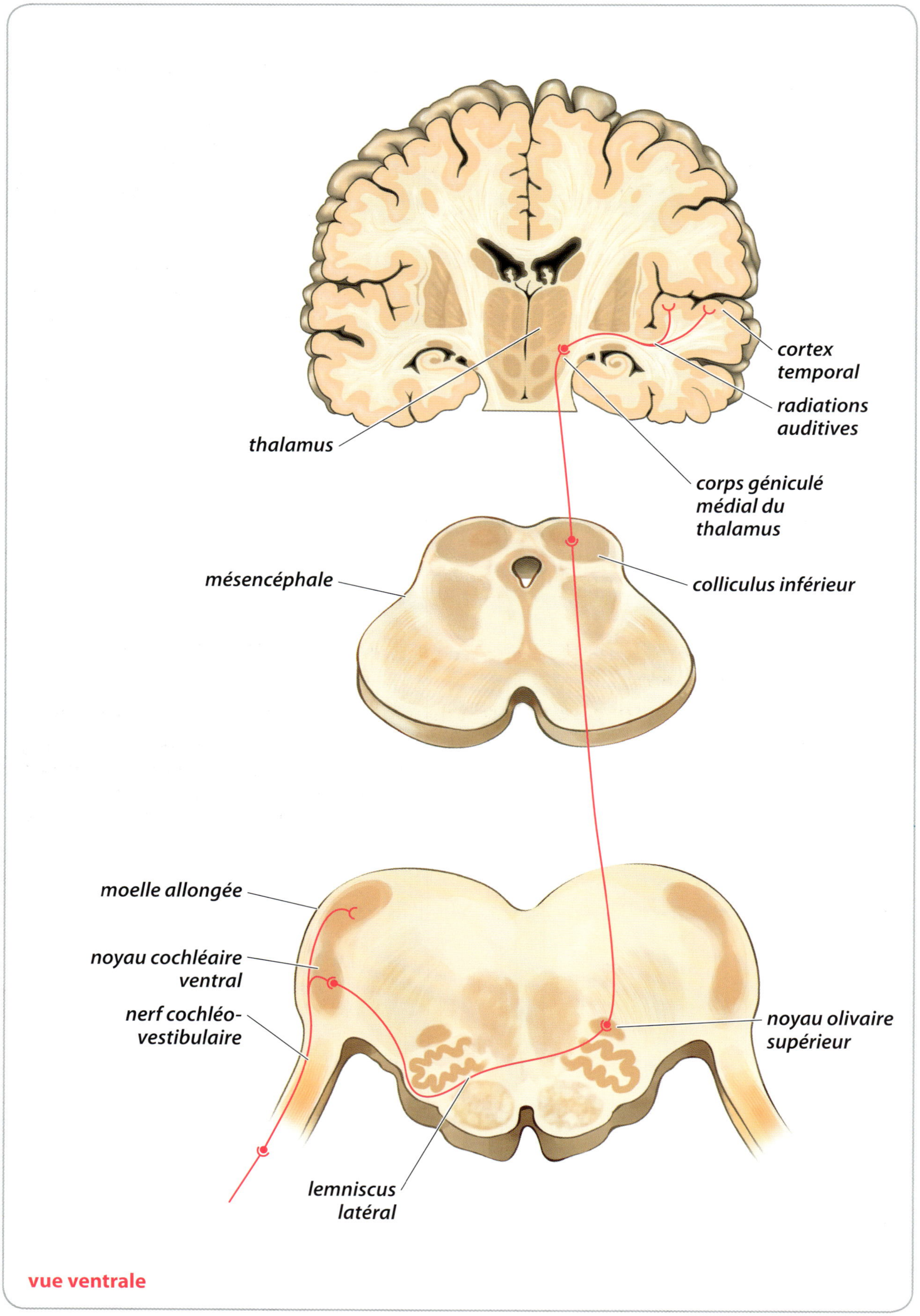

figure 5b-4 : voies de l'audition

Voies de transmission

Les voies auditives transportent l'information auditive depuis l'oreille interne jusqu'au cortex temporal latéral. Elles se décomposent en plusieurs parties :

- **le nerf cochléaire** : les axones des neurones du ganglion spiral de la cochlée se regroupent pour former le nerf cochléaire qui avec le nerf vestibulaire (issu des neurones du ganglion vestibulaire) vont cheminer dans la même gaine nerveuse pour former le nerf cochléo-vestibulaire (8e paire crânienne). Celui-ci va rejoindre le nerf facial (nerf VII) dans le méat acoustique interne pour former le paquet acoustico-facial, puis traverser l'angle ponto-cérébelleux et projeter sur le noyau cochléaire ventral du pont selon une tonotopie,
- **le lemniscus latéral** : à partir du noyau cochléaire ventral, la voie auditive prend le nom de lemniscus latéral, traverse la ligne médiane et suit un trajet ascendant vertical dans le tronc cérébral, pour se terminer sur le noyau du colliculus inférieur du mésencéphale, et projeter sur le corps géniculé médial du thalamus,
- **les radiations auditives** : voie auditive finale qui à partir du corps géniculé médial projette sur le cortex temporal.

Partie intégrative

Les radiations auditives se terminent sur le gyrus temporal transverse (gyrus de Heschl).

Anatomie fonctionnelle

Le son est dû à la vibration de l'air. Chaque partie de l'oreille joue son rôle propre dans l'audition :

- **l'oreille externe** localise les sons,
- **l'oreille moyenne** transmet les sons de l'oreille externe à l'oreille interne (vibration de la lymphe) ,
- **l'oreille interne** reçoit une onde de pression liquidienne liée à l'enfoncement du stapes dans la fenêtre cochléaire, qui se propage par la lymphe jusqu'à l'organe de Corti par le canal spiral de la cochlée. Le signal mécanique est alors codé en signal électrique par les cellules neurosensorielles de Corti, créant un potentiel d'action propagé le long du nerf cochléaire puis des voies auditives jusqu'au cortex temporal latéral.

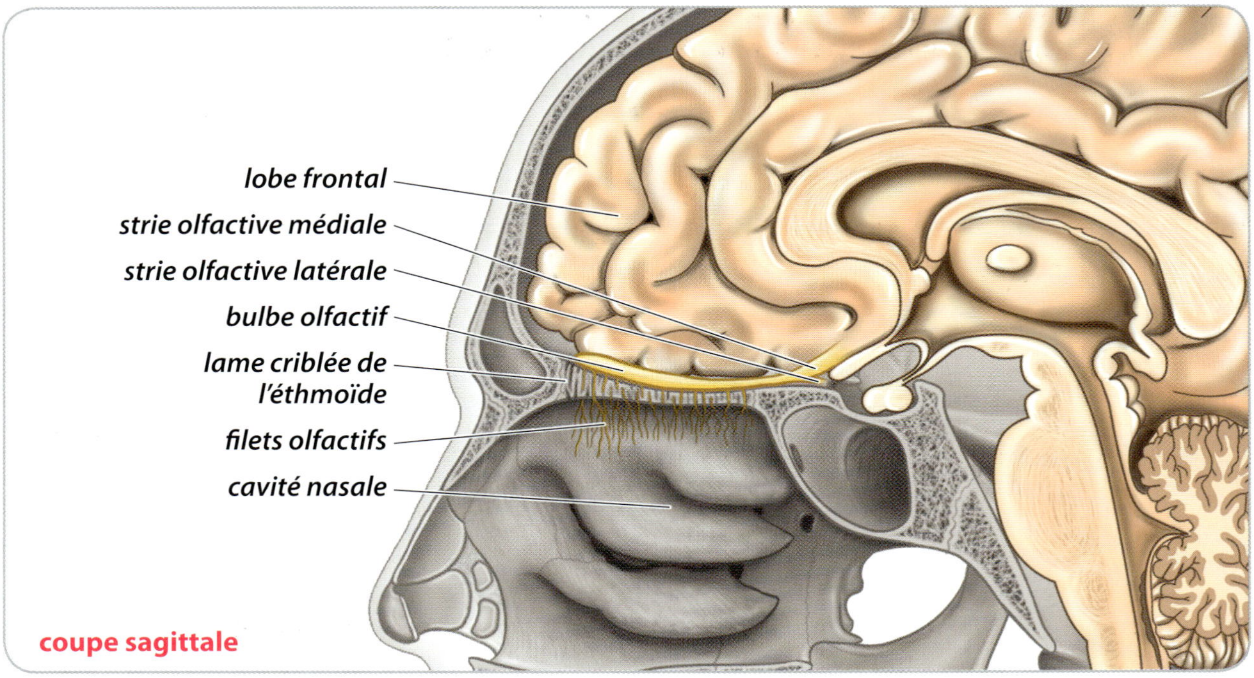

figure 5c-1 : vue médiale du bulbe olfactif

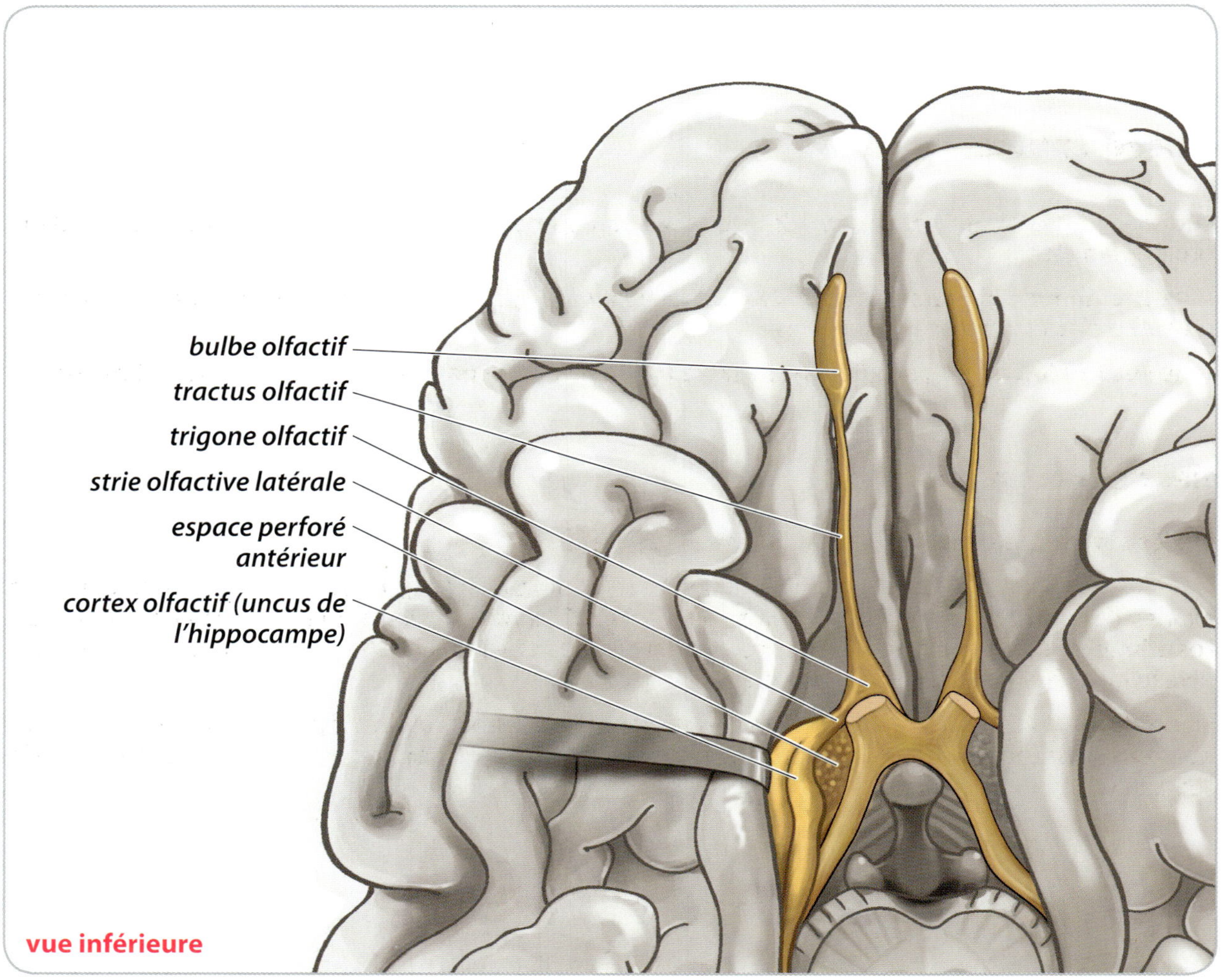

figure 5c-2 : bulbes olfactifs et cortex associé

APPAREIL DE L'OLFACTION

Définition

L'appareil de l'olfaction sert à recevoir, classer et analyser les informations olfactives.

Il est constitué de 3 parties :

- une partie réceptrice : **la muqueuse nasale olfactive**,
- une partie chargée de la transmission : **les voies olfactives**,
- une partie chargée de l'intégration des informations olfactives : **les centres nerveux de projection des fibres issues du bulbe olfactif**.

Situation

La muqueuse nasale olfactive est située dans la partie postérieure des fosses nasales.

Les voies olfactives sont situées dans la lame criblée de l'ethmoïde puis sont intraencéphaliques.

Les centres intégratifs sont situés dans le rhinencéphale et l'espace perforé antérieur.

Anatomie descriptive

Partie réceptrice

L'épithélium olfactif comporte des cellules réceptrices neuro-sensorielles présentant deux prolongements :

- **le premier dirigé vers la cavité des fosses nasales** et portant des cils sur lesquels se trouvent les récepteurs aux substances odorantes,
- **le second (ou axone) se dirigeant vers le bulbe olfactif** à travers la lame criblée de l'ethmoïde.

Voies de transmission

Les voies olfactives se décomposent en plusieurs parties :

- **Les filets olfactifs**, formant le nerf olfactif (1re paire crânienne), naissent du regroupement des axones des cellules sensorielles de l'épithélium olfactif. Ils traversent les orifices de la lame criblée de l'os ethmoïde et font synapse avec les cellules mitrales dans les glomérules olfactifs du bulbe olfactif au niveau de la face inférieure du lobe frontal,
- Les fibres venant du bulbe olfactif se constituent en **un tractus olfactif** puis en trigone olfactif qui donnent naissance aux stries olfactives intraencéphaliques qui projettent sur les centres nerveux de l'olfaction.

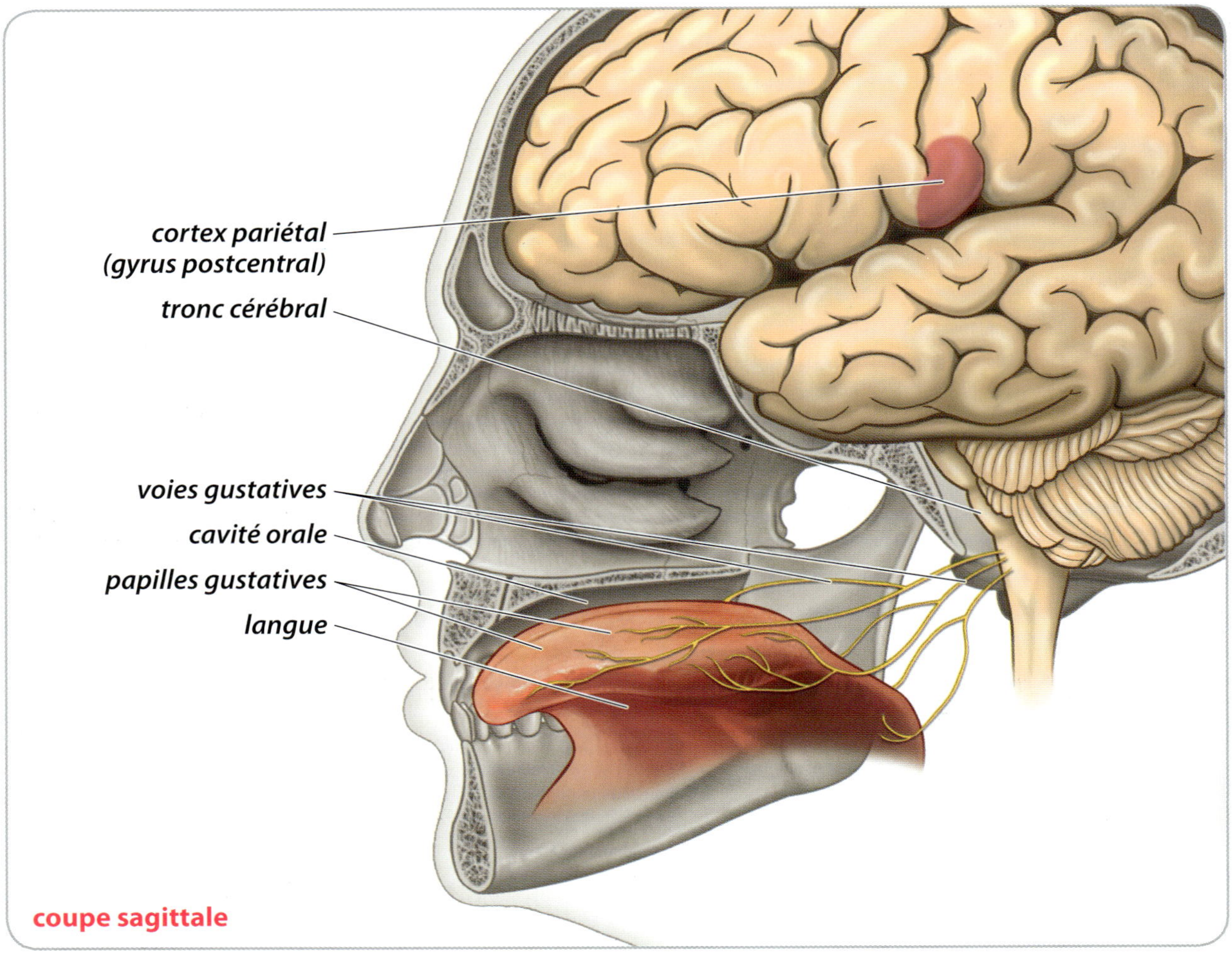

figure 5d-1 : appareil de la gustation - vue globale

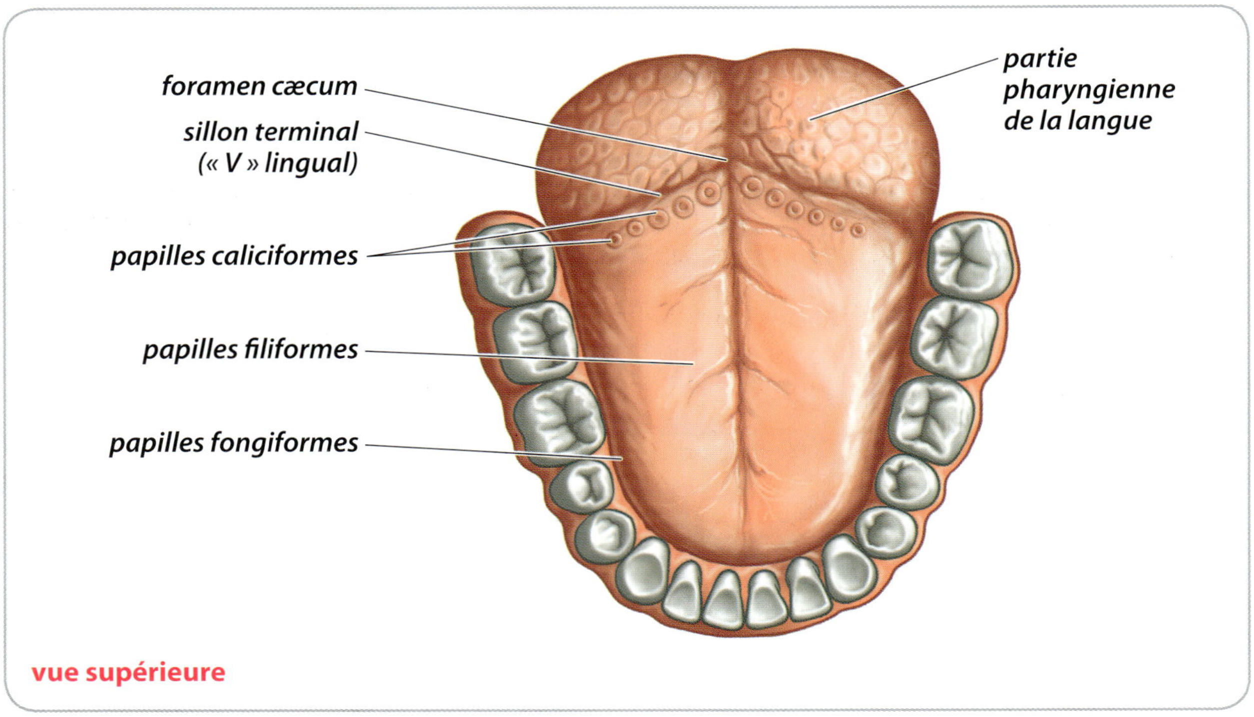

figure 5d-2 : langue - vue supérieure

Partie intégrative

Les centres nerveux de l'olfaction sont situés dans :

- **le lobe frontal médial**,
- **l'uncus de l'hippocampe**,
- **l'espace perforé antérieur** (tubercule olfactif).

Anatomie fonctionnelle

Le signal olfactif est généré par des substances chimiques volatiles présentes dans l'environnement ou apportées par l'alimentation.

Ces substances se lient à un récepteur spécifique au niveau de la muqueuse nasale olfactive où le signal olfactif est codé en signal électrique et transmis pour intégration aux aires cérébrales olfactives par les voies olfactives.

APPAREIL DE LA GUSTATION

Définition

L'appareil de la gustation sert à recevoir, classer et analyser les informations gustatives.

Il est constitué de 3 parties :

- une partie réceptrice : **les papilles gustatives**,
- une partie chargée de la transmission : **les voies gustatives**,
- une partie chargée de l'intégration des informations gustatives : **l'hypothalamus** et **le cortex pariétal**.

Situation

Les papilles gustatives se situent essentiellement sur la muqueuse du dos de la langue (les papilles caliciformes sont exclusivement localisées au niveau du V lingual), mais aussi sur le palais mou et sur les régions en arrière de la cavité buccale : pharynx, et larynx.

Les voies gustatives sont situées dans le tronc cérébral puis dans le diencéphale.

Les centres intégratifs sont situés au niveau du cortex pariétal et de l'hypothalamus.

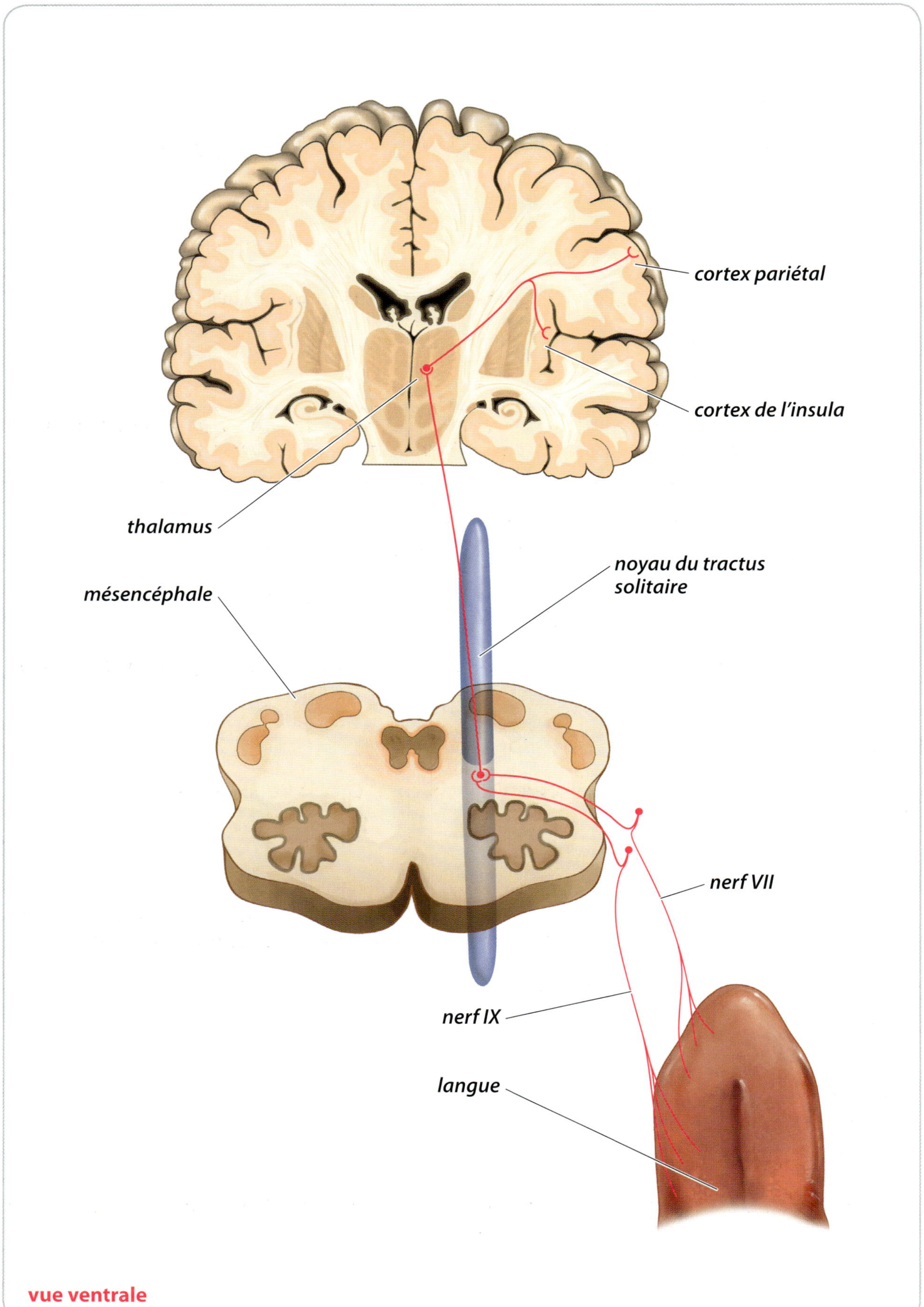

figure 5d-3 : voies du goût

Anatomie descriptive

Partie réceptrice

On décrit trois types différents de papilles linguales selon leur structure morphologique :

- **les papilles filiformes**,
- **les papilles fongiformes**,
- **les papilles caliciformes**.

Seules les papilles fongiformes et caliciformes possèdent **des bourgeons du goût**.

Voies de transmission

Les cellules réceptrices des bourgeons du goût sont reliées au noyau solitaire de la moelle allongée par **le faisceau solitaire**, constitué par les axones des trois nerfs périphériques suivants :

- **le VII bis** pour les bourgeons des papilles fongiformes des 2/3 antérieurs de la langue,
- **Le IX** pour les bourgeons du goût des papilles caliciformes,
- **Le X** pour les bourgeons du goût dispersés dans le pharynx et le larynx.

La voie gustative rejoint ensuite le lemniscus médial du tronc cérébral et projette :

- soit directement sur l'hypothalamus,
- soit sur le noyau arqué thalamique puis sur le cortex pariétal et à un moindre degré le cortex insulaire.

Partie intégrative

L'hypothalamus et l'opercule pariétal sont les centres nerveux intégratifs de la gustation.

Anatomie fonctionnelle

Le signal gustatif provient de molécules alimentaires présentes en solution dans la salive et qui se lient à des récepteurs membranaires spécifiques portés par les cellules sensorielles des papilles gustatives.

Les récepteurs sont différents selon la modalité gustative perçue :

- **le goût salé**,
- **le goût acide**,
- **le goût sucré**,
- **l'amertume**,
- **le glutamate**.

Le message gustatif est alors transformé en signal électrique spécifique du goût perçu et transmis au cerveau.

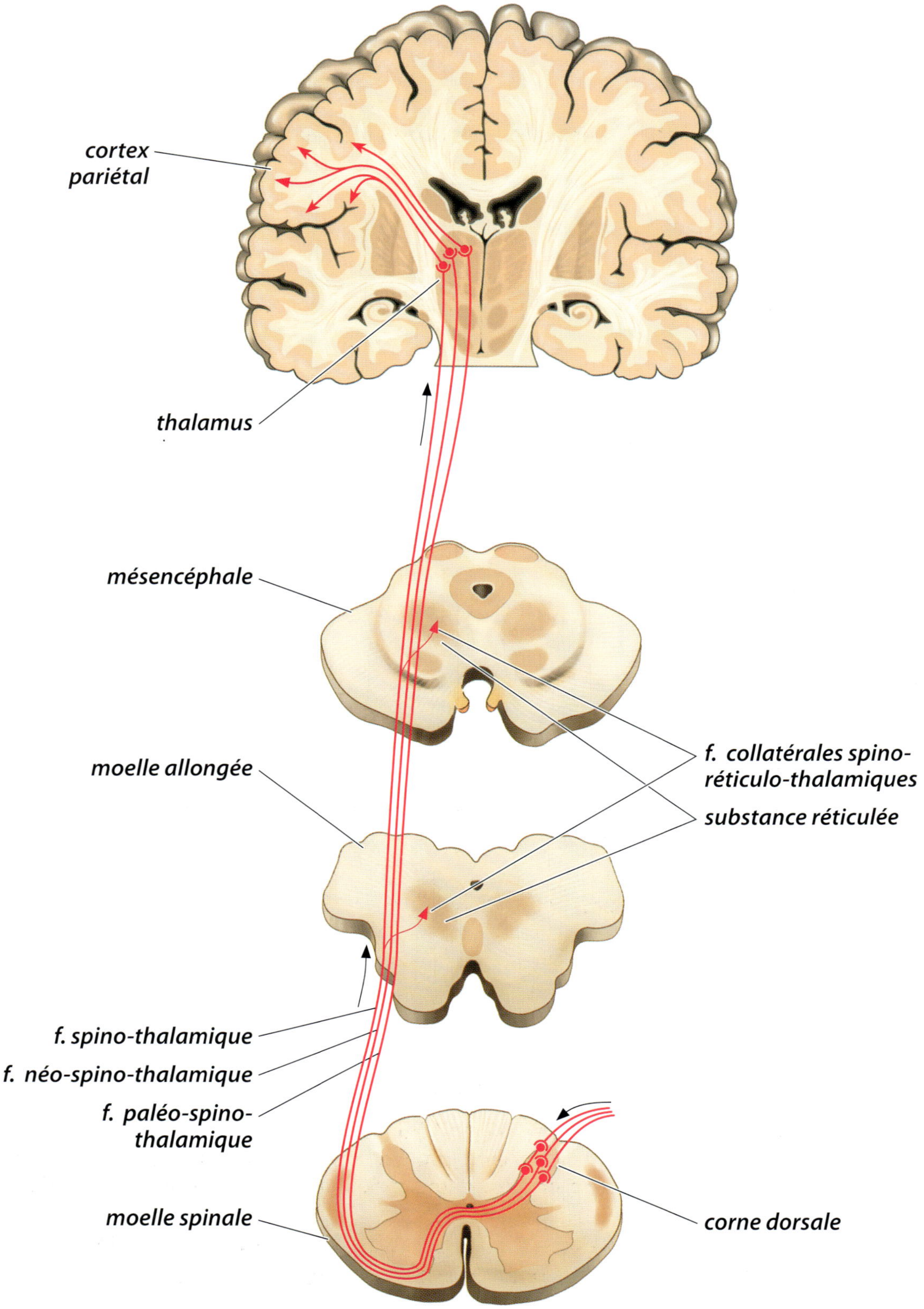

figure 5e-1 : voix des sensibilités extra-lemniscales (faisceau spinothalamique)

APPAREIL DU TOUCHER

Définition

L'appareil du toucher sert à recevoir, classer et analyser les informations tactiles.

Il est constitué de 3 parties :

- une partie réceptrice : **la peau**,
- une partie chargée de la transmission : **les voies de la sensibilité**,
- une partie chargée de l'intégration des informations tactiles : **le cortex pariétal**.

Situation

La peau recouvre toute la surface du corps humain, hors orifices.

Sa surface totale oscille entre 1,25 et 2 m^2.

Anatomie descriptive

Partie réceptrice

La peau possède trois couches :

- **une couche externe** : **l'épiderme**,
- **une couche intermédiaire** : **le derme**, contenant les récepteurs sensitifs cutanés :
  - **thermorécepteurs** sensibles à la chaleur,
  - **nocicepteurs** sensibles à la douleur,
  - **mécanorécepteurs** sensibles à la pression et au toucher,
- **une couche profonde** : **l'hypoderme**.

Voies de transmission

Les voies de la sensibilité tactile se décomposent en deux grandes voies :

- **le faisceau spinothalamique**, sensibilité thermique et algique :
  - **origine** : fibres de petit calibre, pauvres en myéline, provenant de la peau mais aussi de contingents proprioceptifs musculaires et intéroceptifs viscéraux et dont le corps cellulaire se situe dans le ganglion rachidien,
  - **1er relais** : dans la corne dorsale de la moelle où se produit une décussation de la voie,
  - **trajet** : vertical dans le cordon antéro-latéral de la moelle puis dans le tronc cérébral,
  - **2e relais** : dans le thalamus,
  - **terminaison** : majoritairement sur le cortex pariétal post-central,

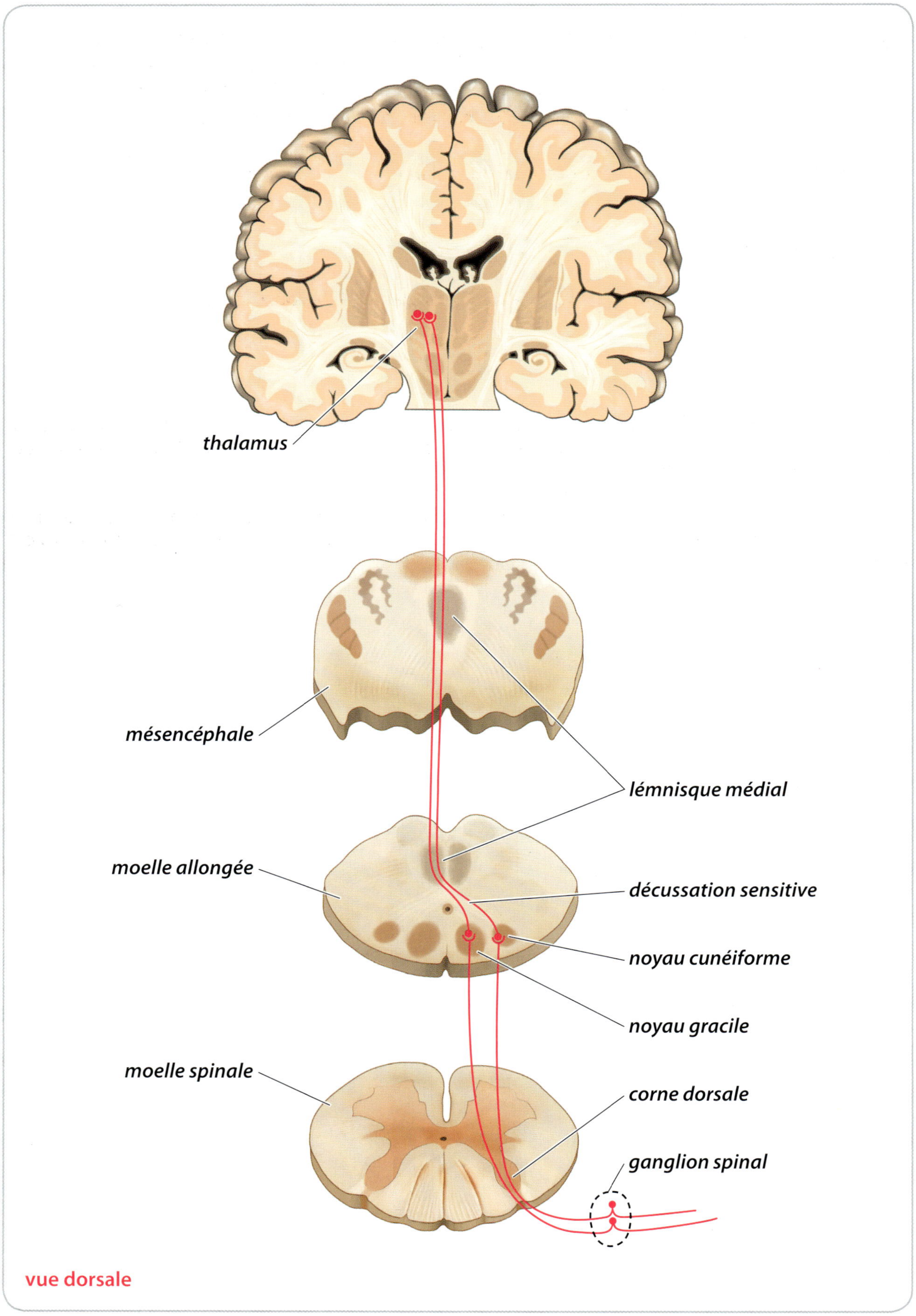

figure 5e-2 : voix des sensibilités lemniscales (lemniscus médial)

- **le lemniscus médial**, sensibilité tactile fine :
  - **origine** : fibres de gros calibre, riches en myéline, provenant de contingents extéroceptifs (peau) et proprioceptifs (muscles) et dont le corps cellulaire se situe dans le ganglion rachidien,
  - **trajet** : chemine dans le cordon dorsal de la moelle (faisceaux gracile et cuneiforme) ,
  - **1er relais** : dans la moelle allongée (noyaux gracile et cunéiforme) puis décussation,
  - **trajet** : vertical dans tronc cérébral,
  - **terminaison** : sur le noyau ventro-caudal du thalamus.

Partie intégrative

La partie intégrative de l'appareil tactile se situe dans le thalamus et le cortex pariétal.

Anatomie fonctionnelle

La sensibilité thermalgésique (douleur, perception du chaud et du froid) **et la sensibilité protopathique** (sensibilité extéroceptive inconsciente) sont véhiculées par le faisceau spino-thalamique qui est **la voie extra-lemniscale de la sensibilité**.

La sensibilité proprioceptive (sensibilité extéroceptive consciente permettant de repérer le sens de position du corps dans l'espace) **et la sensibilité épicritique** (tact fin) sont véhiculées par **la voie lemniscale médiale**.

CHAPITRE 6

APPAREIL CARDIO-CIRCULATOIRE

CŒUR

APPAREIL CIRCULATOIRE

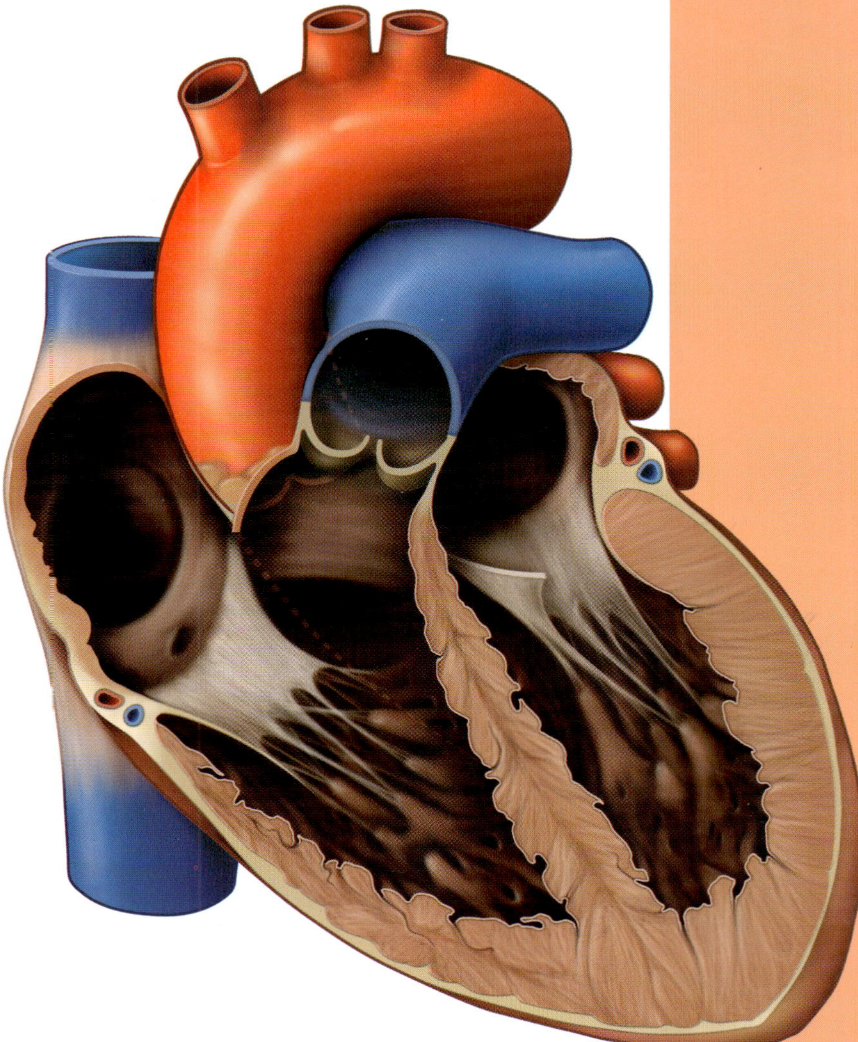

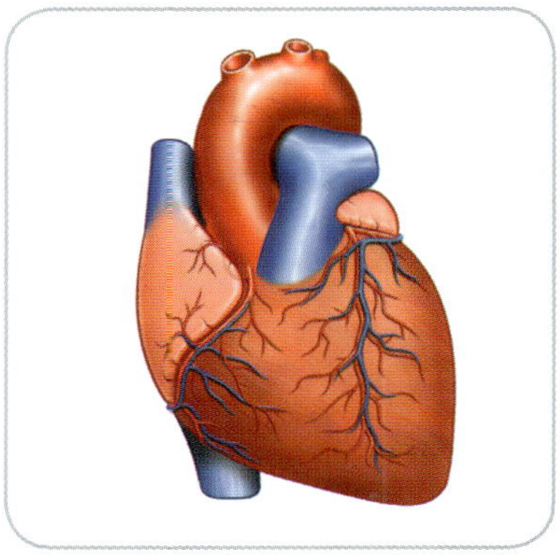

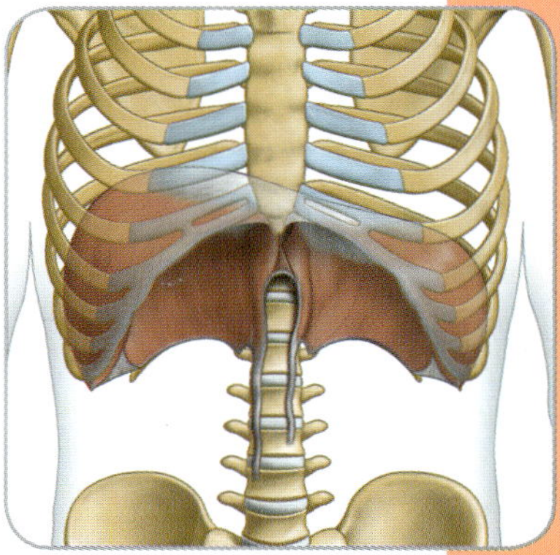

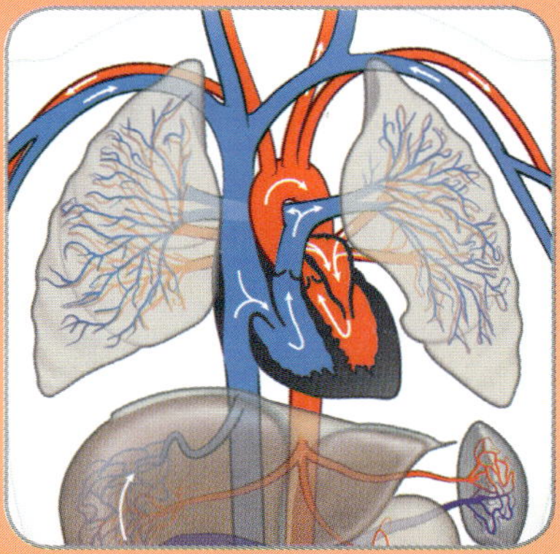

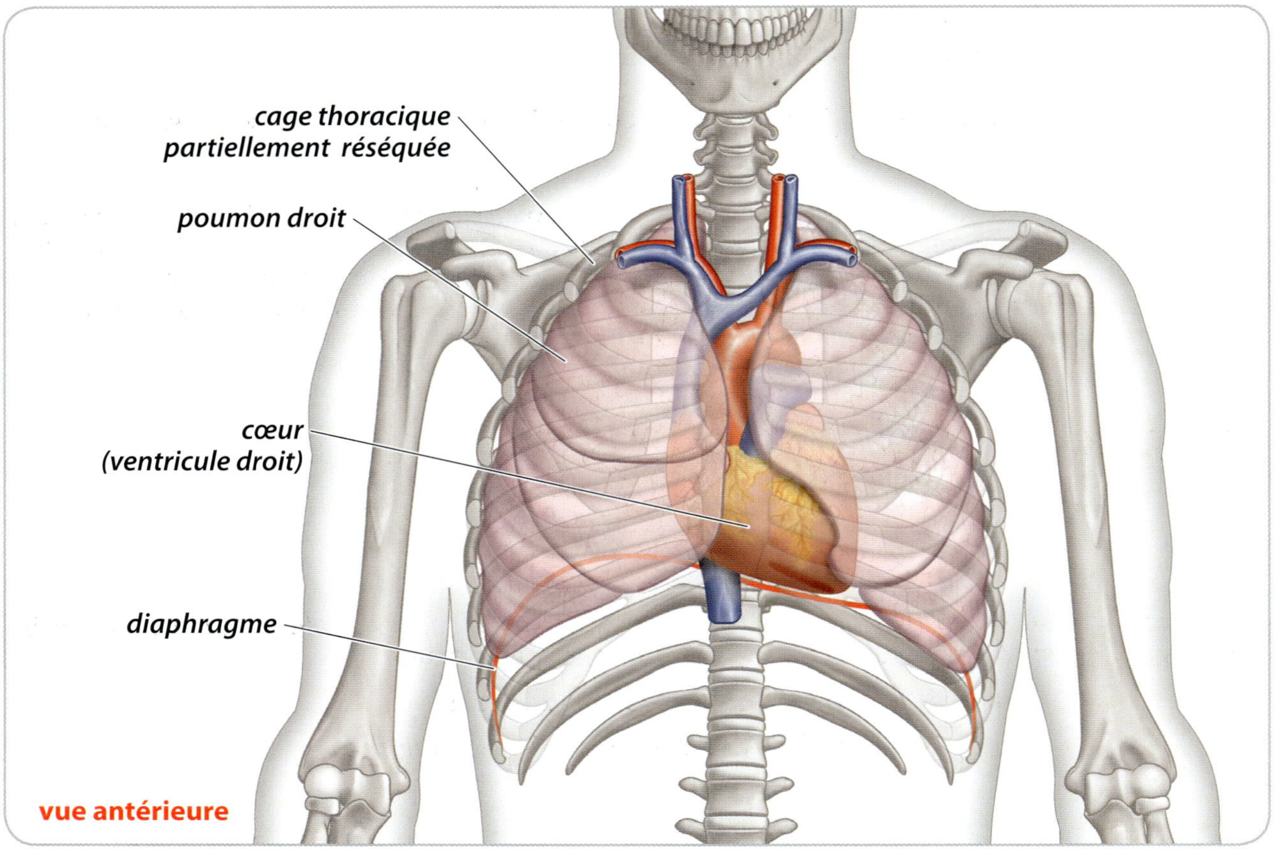

figure 6a-1 : thorax

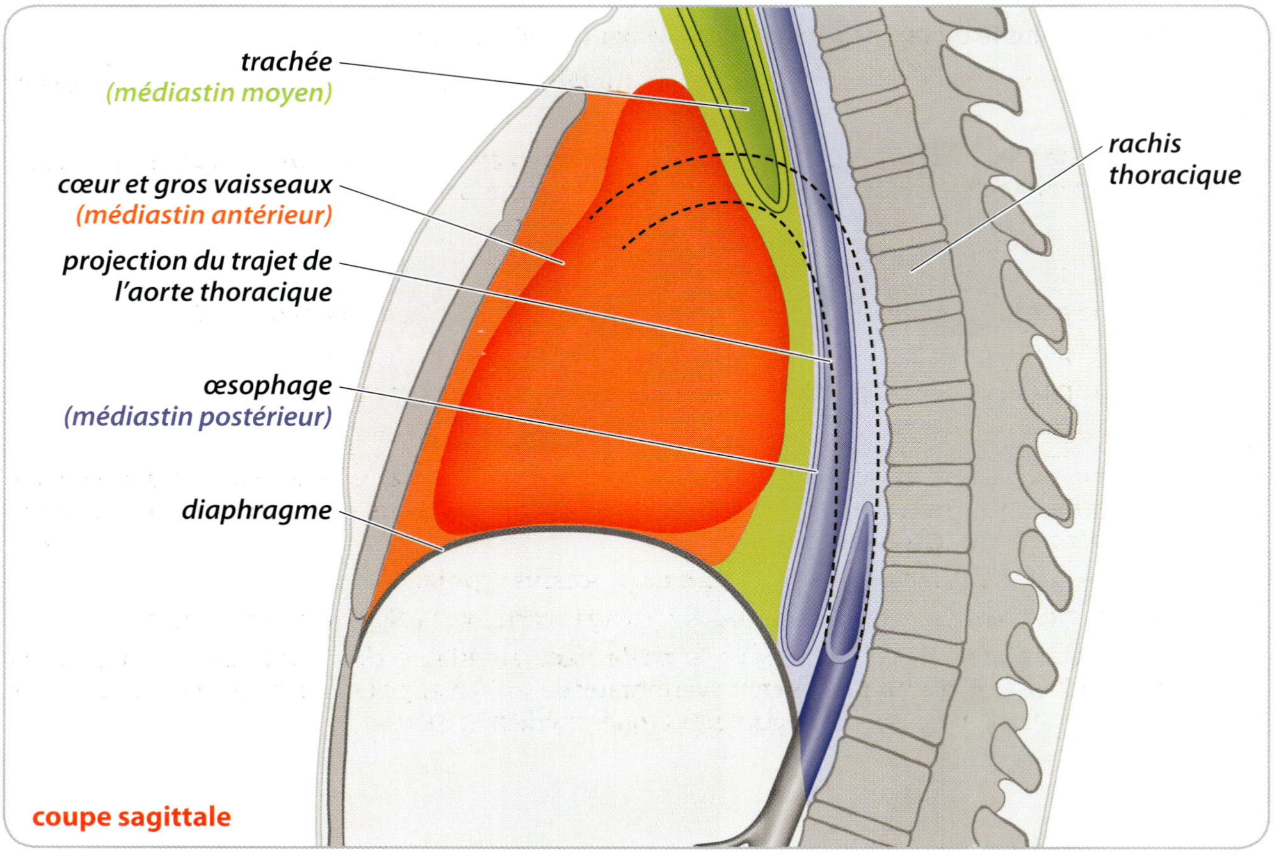

figure 6a-2 : médiastin

INTRODUCTION

L'appareil cardio-circulatoire est l'appareil de la circulation sanguine composé par le cœur et les vaisseaux qui véhiculent le sang.

On distingue **la grande circulation** (ou circulation systémique) qui alimente tous les organes en sang oxygéné et ramène au cœur le sang appauvri en oxygène de **la petite circulation** (ou circulation pulmonaire) qui sert à la réoxygénation du sang via des échanges gazeux. Ces deux circulations sont branchées en série et en forme de huit, avec au centre, **le cœur**, véritable carrefour circulatoire agissant comme une pompe expulsante et aspirante pour la circulation sanguine.

CŒUR

Définition

Le cœur est un muscle creux composé de quatre cavités : 2 atriums et 2 ventricules. Le cœur est subdivisé en deux parties non communicantes par une cloison étanche ou septum :

- **le cœur droit** composé de l'**atrium droit** et du **ventricule droit**,
- **le cœur gauche** composé de l'**atrium gauche** et du **ventricule gauche**.

Situation

Thorax

Le cœur est situé dans le thorax, cage ostéo-cartilagineuse limitée par :

- **le rachis thoracique**, en arrière (12 vertèbres thoraciques avec une courbure concave en avant, ou cyphose),
- **les côtes**, latéralement (12 côtes : 7 vraies reliées directement au sternum par un cartilage costal, 3 fausses reliées indirectement au sternum, 2 flottantes non reliées au sternum),
- **le plastron sterno-costal**, en avant, composé :
  - **du sternum**, os plat avec 3 parties :
    - une partie supérieure (ou manubrium) se projetant sur le bord inférieur de T2,
    - une partie moyenne (ou corps), se projetant du bord inférieur de T4 à T9,
    - une partie distale ou processus xyphoïde, se projetant en regard de T9/T10,
  - **des cartilages costaux**,
- **le diaphragme**, en bas, muscle digastrique séparant la région thoracique de la région abdominale, composé d'une partie centrale tendineuse (folioles antérieure, droite et gauche) et d'une partie musculaire périphérique avec 3 types d'insertions :
  - **sternale**, s'insérant sur la face postérieure du processus xyphoïde,
  - **costale**, s'insérant sur la face médiale des cartilages costaux et le ligament arqué latéral,
  - **vertébrale**, s'insérant sur la colonne lombale (face antérieure des vertèbres) par des piliers fibreux (pilier droit en regard des corps vertébraux de L3 à L1 et pilier gauche en regard des corps vertébraux de L2 à L1) et sur les ligaments arqués médian et médial.

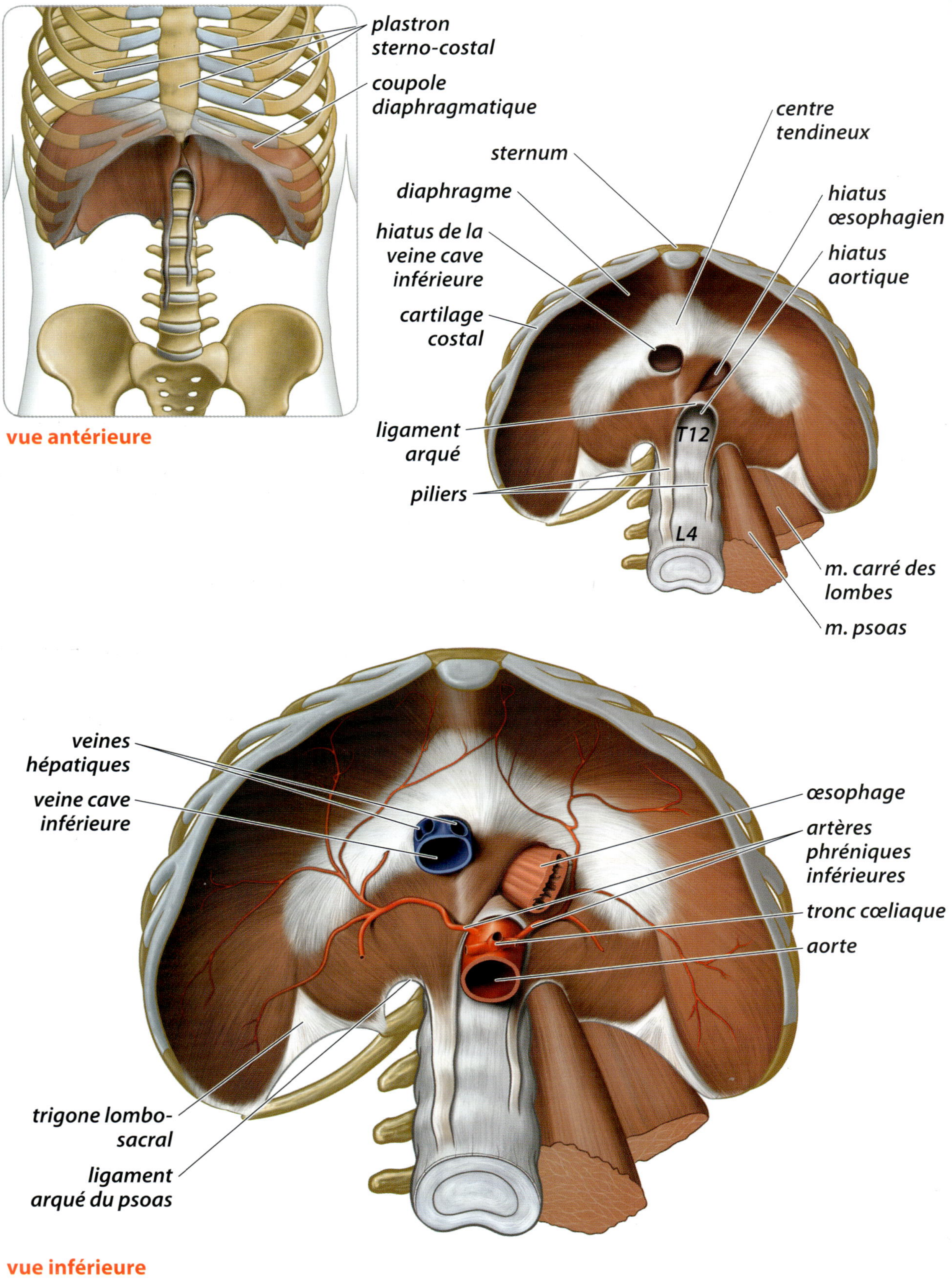

figure 6a-3 : diaphragme

Diaphragme

Le diaphragme est percé d'orifices (ou hiatus) permettant aux organes et vaisseaux de passer de la cavité thoracique à la cavité abdominale et vice-versa. On distingue 3 hiatus :

- **le hiatus aortique** : fibreux inextensible, formé par l'entrelacement des piliers et du ligament arqué médian, situé en regard de T12, contenant l'aorte et derrière le conduit thoracique (conduit lymphatique),
- **le hiatus œsophagien** : musculaire, extensible, formé par les fibres musculaires issues des piliers, surtout le droit, situé en regard de T10, contenant l'œsophage et les nerfs vagues, agit comme une fronde anti-reflux,
- **le hiatus de la veine cave inférieure (VCI)**, inextensible, situé dans le centre tendineux, entre la foliole antérieure et la foliole droite, situé en regard de T9, contenant la VCI.

Médiastin

Le cœur est plus précisément situé dans **le médiastin** antérieur à gauche du bord droit du sternum.

Le médiastin est la partie centrale de la cavité thoracique située entre les deux cavités pleurales. C'est une région de passage contenant tous les viscères thoraciques à l'exception des poumons. Sur un plan anatomique, le médiastin est divisé en trois sous-régions, selon deux plans frontaux, passant en avant et en arrière de la trachée :

- **médiastin antérieur** avec le cœur entouré du péricarde et les gros vaisseaux,
- **médiastin moyen** avec l'arbre trachéo-bronchique,
- **médiastin postérieur** avec l'aorte thoracique descendante, l'œsophage thoracique, le conduit thoracique et le système azygos.

Le cœur repose sur le diaphragme et est situé de part et d'autre des régions pleuro-pulmonaires.

Il se projette du 3e au 6e espace inter-costal, en regard des vertèbres T6 à T8.

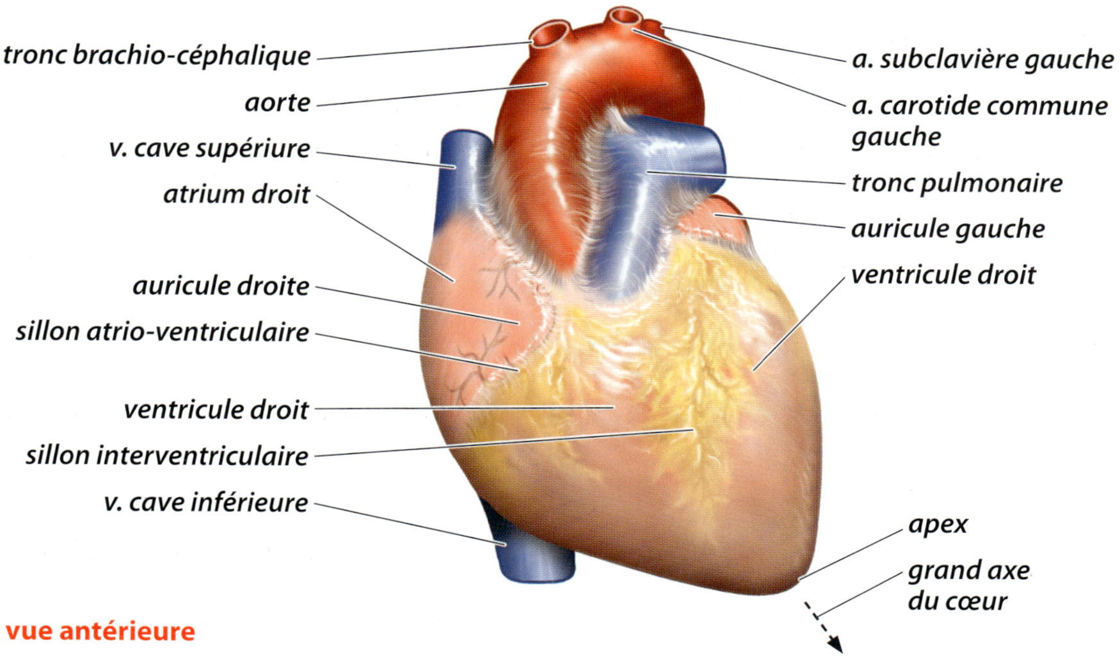

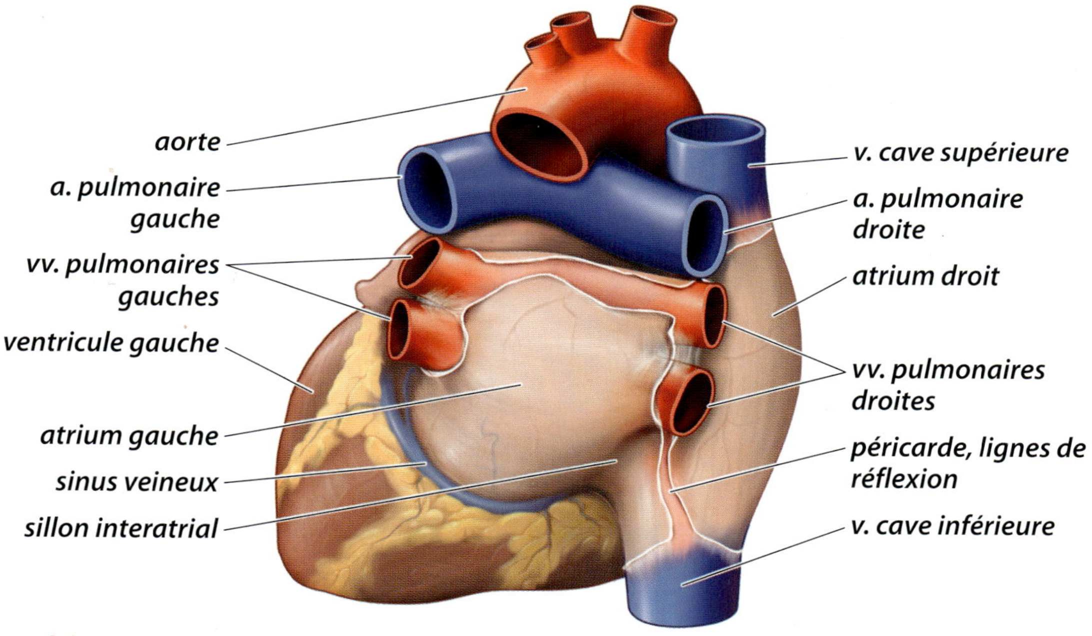

figure 6a-4 : morphologie externe du cœur

Anatomie descriptive

Morphologie externe

Le cœur a une forme de pyramide triangulaire avec trois faces, une base et un apex :

- **la face antérieure** (ou sterno-costale) est occupée dans sa majeure partie par le ventricule droit flanqué à droite de la partie antérieure de l'atrium droit et d'une excroissance de l'atrium droit : l'auricule droite,
- **la face inférieure** (ou diaphragmatique) est occupée dans sa majeure partie par le ventricule gauche,
- **la face gauche** (ou pulmonaire) est occupée dans sa majeure partie par le ventricule gauche et par une excroissance de l'atrium gauche : l'auricule gauche,
- **la base** représente la face postérieure du cœur occupée à droite par l'atrium droit et à gauche par l'atrium gauche,
- **l'apex** constitue le sommet du cœur.

Le grand axe du cœur (la direction du cœur) est dirigé vers l'avant, la gauche et légèrement le bas.

Chez les sujets longilignes, le grand axe se rapproche de la verticale, chez les sujets bréviligne de l'horizontale.

Des sillons répondent sur sa face externe à cette division en quatre cavités :

- **sillon atrio-ventriculaire** qui sépare atriums et ventricules, schématiquement perpendiculaire à l'axe du cœur,
- **sillon interventriculaire** qui sépare les deux ventricules est situé dans un plan vertical à l'axe du cœur,
- **sillon interatrial**, dans le même plan, qui sépare les deux atriums et n'est visible qu'en arrière.

Les vaisseaux coronaires cheminent dans ces sillons.

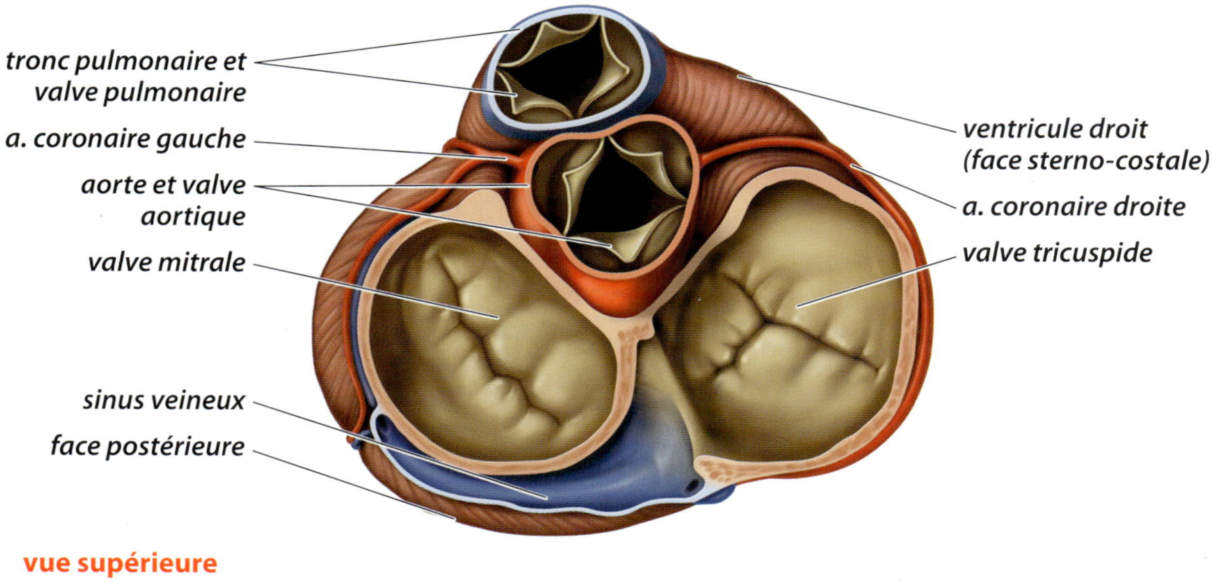

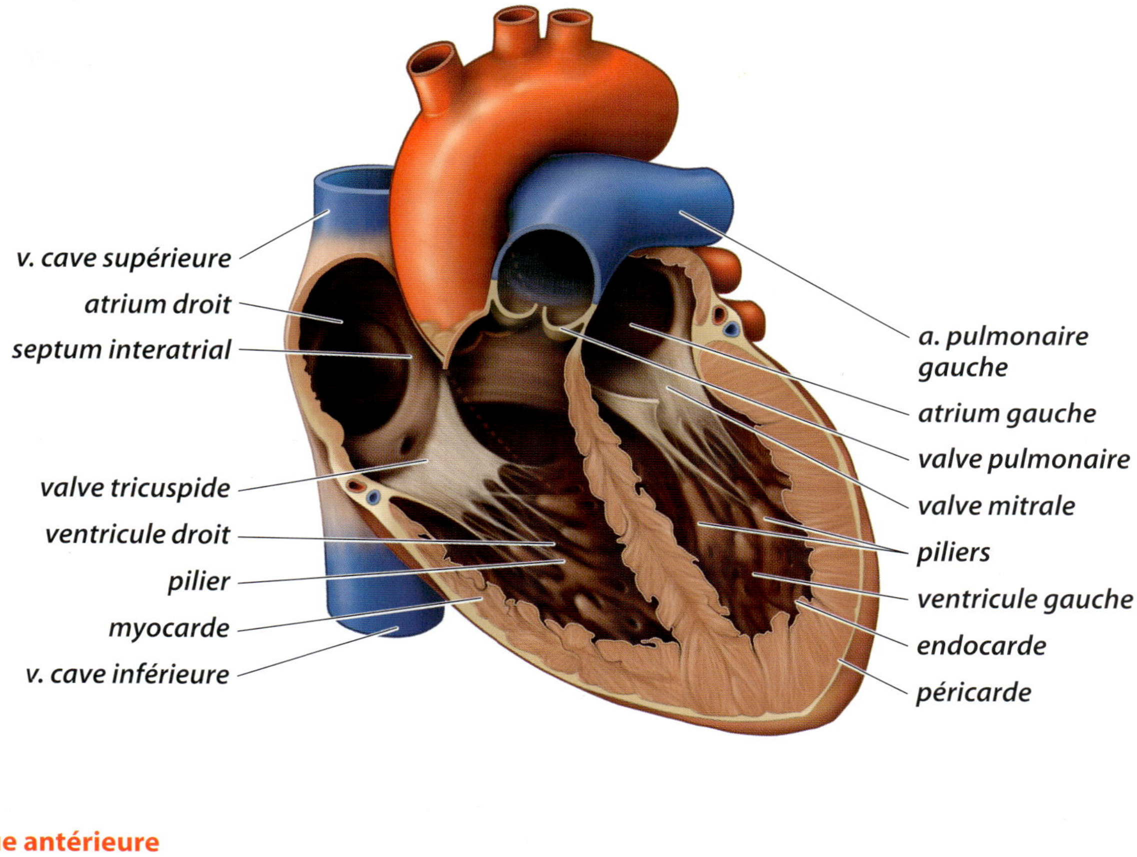

figure 6a-5 : morphologie interne du cœur

Morphologie interne

On décrit au cœur quatre cavités :

- **un atrium droit** et **un atrium gauche** séparés par un septum étanche : **le septum interatrial**,
- **un ventricule droit** et **un ventricule gauche** séparés par **un septum interventriculaire**.

La face interne des atriums est lisse. La face interne des ventricules est hérissée de saillies musculaires (ou piliers) servant, pour certains, d'attache aux cordages permettant l'ouverture et la fermeture des valves fermant la communication (ostium) entre les atriums et les ventricules (ou valves atrio-ventriculaires).

- **Le cœur droit** est formé par l'atrium droit et le ventricule droit. Ils communiquent par l'ostium atrio-ventriculaire droit fermé par la valve atrio-ventriculaire droite (ou **valve tricuspide**).

- **Le cœur gauche** est formé par l'atrium gauche et le ventricule gauche qui communiquent par l'ostium atrio-ventriculaire gauche fermé par la valve atrio-ventriculaire gauche (ou **valve mitrale**).

Des veines viennent s'aboucher dans les atriums :

- **veine cave supérieure** et **veine cave inférieure** dans l'atrium droit,
- **veines pulmonaires** supérieures droite et gauche, inférieures droite et gauche dans l'atrium gauche.

Des artères émergent des ventricules :

- **l'aorte** émerge du ventricule gauche,
- **l'artère pulmonaire** émerge du ventricule droit.

Des valves sigmoïdes artérielles ferment l'émergence de ces gros vaisseaux dans les ventricules :

- **valve pulmonaire** à droite,
- **valve aortique** à gauche.

Morphologie structurelle

Le cœur se compose de 3 tuniques.

- **Une tunique musculaire épaisse** : **le myocarde**, muscle strié s'insérant sur un appareil fibreux placé à la base des ventricules avec des fibres musculaires ventriculaires (propres à chaque ventricule ou communes) et des fibres atriales (propres ou communes).

  Il est innervé par **un système cardio-necteur** qui produit spontanément et de façon rythmique des excitations locales qui se propagent à l'intérieur du myocarde par des faisceaux de conduction et provoquent la contraction des ventricules avec différentes parties :

  - **le nœud sino-atrial**, situé dans l'atrium droit contre l'abouchement de la veine cave supérieure, qui initie la contraction avec une fréquence de 60 pulsations/minute,
  - il la propage jusqu'au **nœud atrio-ventriculaire**, situé dans la partie inférieure du septum interatrial,
  - c'est un relais de la contraction vers **le faisceau de His** qui chemine dans le septum interventriculaire et se divise en 2 branches (droite et gauche),
  - puis se ramifient dans la musculature ventriculaire en **réseau de Purkinje**.

- **Une membrane** : **l'endocarde**, membrane lisse adhérente qui revêt la surface interne du myocarde et limite les cavités du cœur, les valves atrio-ventriculaires correspondent à un repli de l'endocarde.

- **Une enveloppe fibro-séreuse de protection** : **le péricarde** avec une partie extérieure : le sac fibreux péricardique et une partie profonde : la séreuse péricardique, elle-même constituée d'un feuillet viscéral moulé sur le myocarde et d'un feuillet pariétal qui double le feuillet viscéral avec, entre les deux, un espace virtuel.

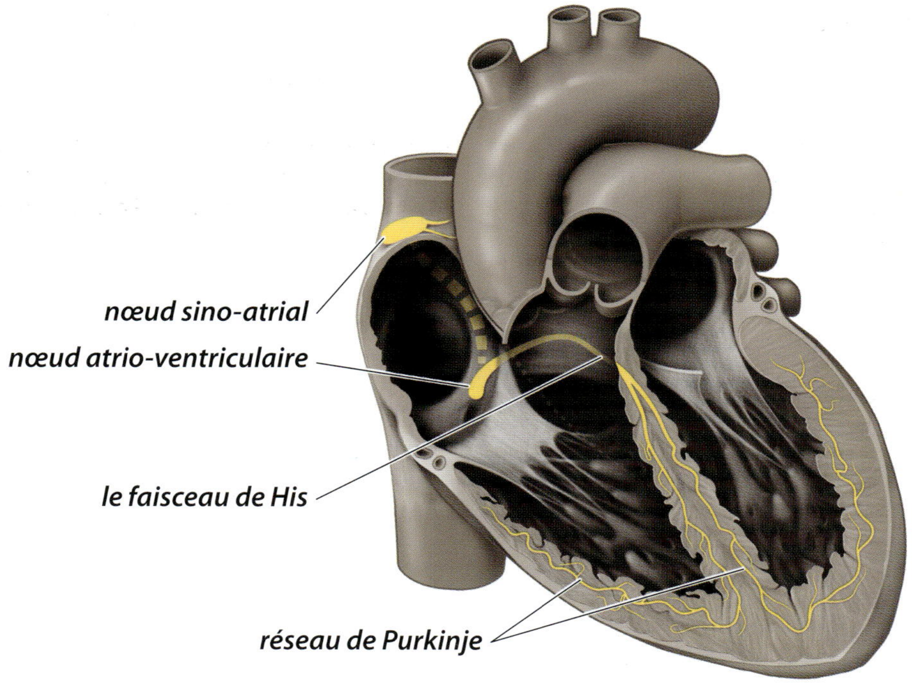

figure 6a-6 : système cardio-necteur

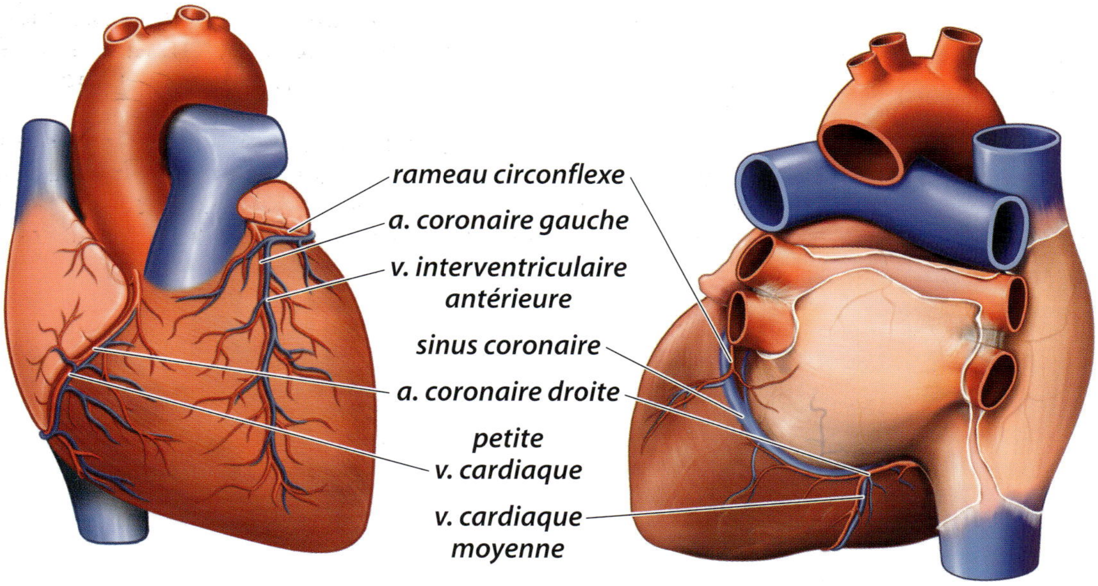

figure 6a-7 : vascularisation du cœur

Vascularisation

La vascularisation artérielle du cœur est assurée par **les artères coronaires** droite et gauche.

La vascularisation veineuse est assurée par **les veines coronaires**, notamment **le sinus coronaire**.

Les artères coronaires et leurs collatérales sont largement anastomosées entre elles, ce qui crée des circuits de suppléance en cas d'obstruction artérielle. 5 à 10 % du débit cardiaque sert à l'irrigation du myocarde par les artères coronaires, le reste part par l'aorte pour être distribué aux organes périphériques.

Rapports

Les rapports du cœur sont :

- **en bas** : le diaphragme,
- **latéralement** : les espaces pleuro-pulmonaires,
- **en avant** : le sternum et le grill costal,
- **en arrière** : le médiastin moyen.

Anatomie fonctionnelle

Les ventricules droit et gauche propulsent le sang de façon synchrone et coordonnée par saccades dans l'artère pulmonaire et l'aorte selon un cycle cardiaque :

- **la vidange** du ventricule empli de sang se fait par contraction de la paroi sous l'influence du système cardio-necteur et est appelée **la systole**,
- **le remplissage** du ventricule vide par dilatation qui fait suite est appelé **la diastole**.

Le sang désoxygéné de l'organisme arrive à l'atrium droit par les veines caves supérieure et inférieure, puis passe dans le ventricule droit puis est expulsé par le ventricule droit dans l'artère pulmonaire pour gagner les poumons, où, grâce aux échanges gazeux avec l'air inspiré, il va se réoxygéner. Le sang réoxygéné issu des poumons revient à l'atrium gauche par les veines pulmonaires : **c'est la petite circulation**.

Le sang oxygéné passe alors de l'atrium gauche au ventricule gauche et est expulsé par le ventricule gauche dans l'aorte. L'aorte envoie des collatérales pour irriguer tous les éléments de l'organisme. La désaturation du sang en oxygène se produira au niveau des capillaires des différentes structures irriguées et le sang désoxygéné sera charrié par les veines selon différents circuits parallèles jusqu'au cœur droit : **c'est la grande circulation.**

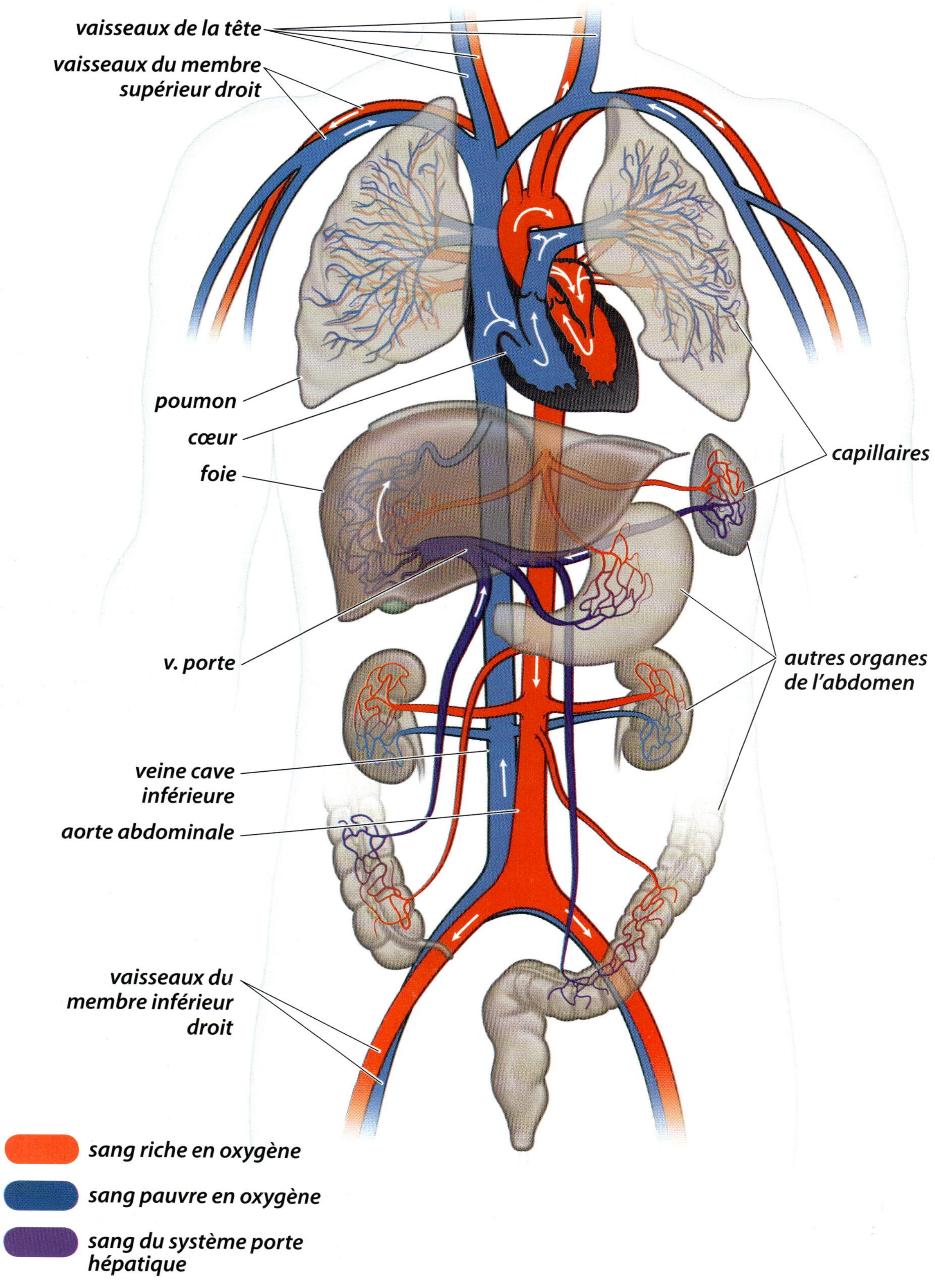

figure 6b-1 : vue globale de la circulation sanguine

APPAREIL CIRCULATOIRE

Définition

Par définition :

- tous les vaisseaux qui s'éloignent du cœur sont des artères,
- tous les vaisseaux qui mènent au cœur sont des veines.

Les vaisseaux capillaires s'interposent entre les artères et les veines au sein des organes.

On distingue également les vaisseaux lymphatiques qui drainent la lymphe et se jettent dans le système veineux.

Système artériel

Grande circulation

Le système artériel de la circulation systémique est sous la dépendance de l'aorte.

L'aorte naît à la base du ventricule gauche au niveau de l'ostium du tronc aortique puis chemine dans le thorax, effectue une crosse vers l'arrière à hauteur de T4 (arc aortique), descend dans le thorax dans le médiastin postérieur, traverse le hiatus aortique du diaphragme en T9 puis chemine en arrière dans l'abdomen jusqu'à sa division en branches terminales en L4.

Sur son trajet, l'aorte va abandonner des collatérales principales qui elles-mêmes se diviseront en collatérales secondaires, tertiaires, etc. pour vasculariser toutes les structures de l'organisme (cf. tabeau suivant).

Portion de l'aorte	Collatérale principale	Collatérales secondaires	Territoire vascularisé
Portion intiale	aa. coronaires droite et gauche		cœur
Arc aortique	tronc artériel brachio-céphalique droit	a. carotide primitive droite a. subclavière	face, cou, cerveau membre supérieur droit
	a. carotide primitive gauche	a. carotide externe a. carotide interne	face et cou cerveau
	a. subclavière gauche	a. vertébrale a. axillaire	cerveau membre supérieur gauche
Aorte thoracique (partie dorsale)	a. dorsale thoracique	branche dorsale branche ventrale	moelle spinale, muscles du dos, peau paroi du dos
Aorte thoracique (partie latérale)	aa. phréniques supérieures droite et gauche		diaphragme

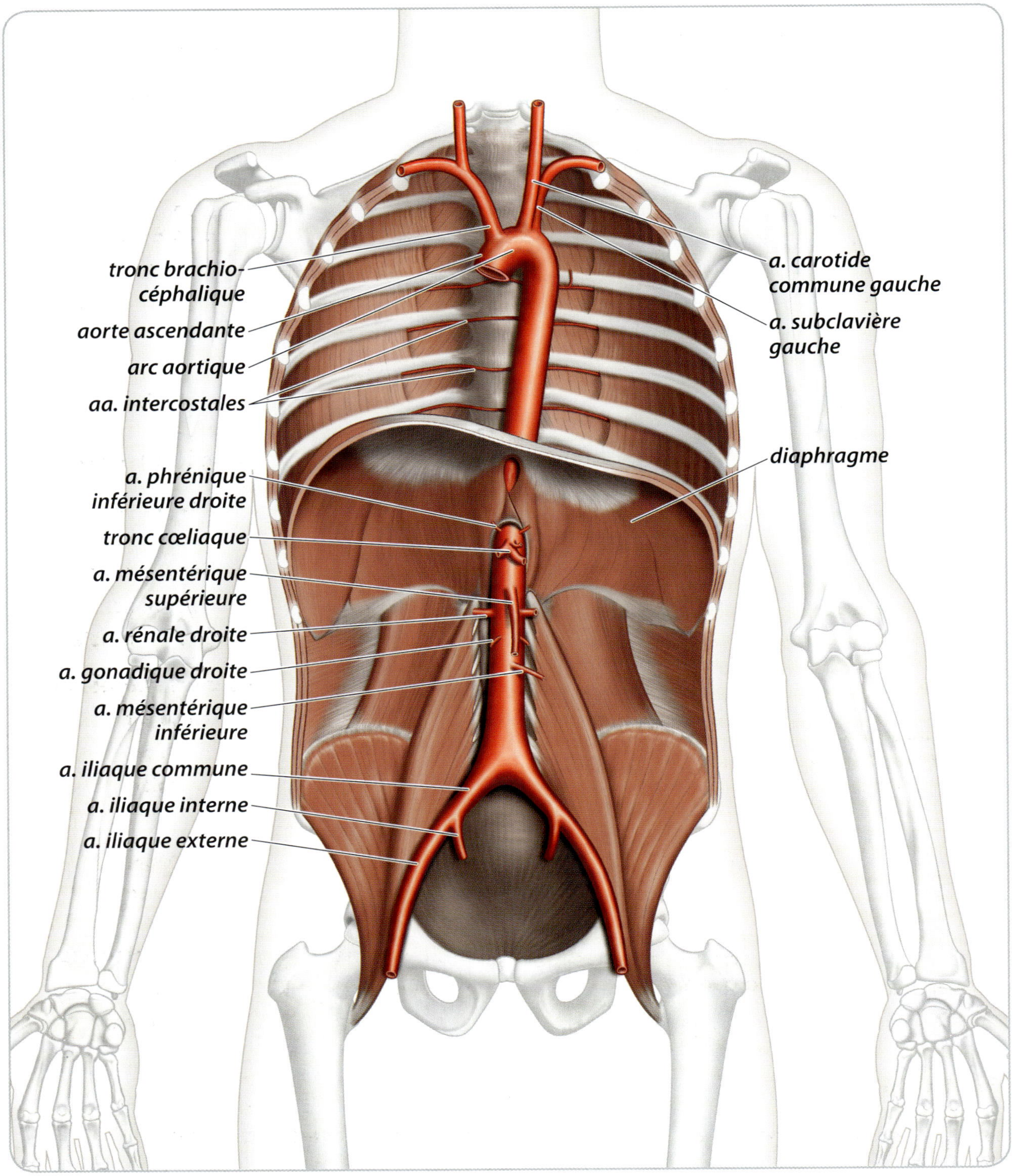

figure 6b-2 : aorte et ses principales collatérales

Aorte thoracique (partie ventrale)	aa. bronchiques droite et gauche		bronches
	aa. œsophagiennes droite et gauche		œsophage
	aa. péricardiques droite et gauche		péricarde
Aorte abdominale (partie dorsale)	a. dorsale lombaire	branche dorsale branche ventrale	moelle spinale, muscles du dos, peau paroi du dos
Aorte abdominale (partie latérale)	aa. phréniques inférieures droite et gauche		diaphragme
	aa. rénales droite et gauche		rein
	aa. surrénales droite et gauche		glandes surrénales
	aa. génitales droite et gauche		ovaires ou testicules
Aorte abdominale (partie ventrale)	tronc cœliaque	a. splénique a. gastrique gauche a. hépatique commune	rate, pancréas estomac duodénum , foie
	a. mésentérique supérieure	aa. pancréatico-duodénales inférieures aa. jéjuno-iléales a. colique droite a. iléo-colique	pancréas duodénum jéjunum iléon colon
	a. mésentérique inférieure	a. colique gauche tronc des aa. sigmoïdiennes a. rectale supérieure	colon rectum
Terminaison	aa. iliaques primitives droite et gauche	a. iliaque externe a. iliaque interne	membres inférieurs petit bassin
	a. sacrale		canal anal

Petite circulation

Le système artériel de la petite circulation est sous la dépendance de l'artère pulmonaire.

L'artère pulmonaire naît à la base du ventricule droit au niveau de l'ostium du tronc pulmonaire. Elle a un court trajet ascendant en avant de l'aorte thoracique ascendante, puis se divise à la hauteur de T5 sous l'arc aortique en une artère pulmonaire droite et une artère pulmonaire gauche qui vont entrer dans le poumon et se ramifier jusqu'aux alvéoles pulmonaires.

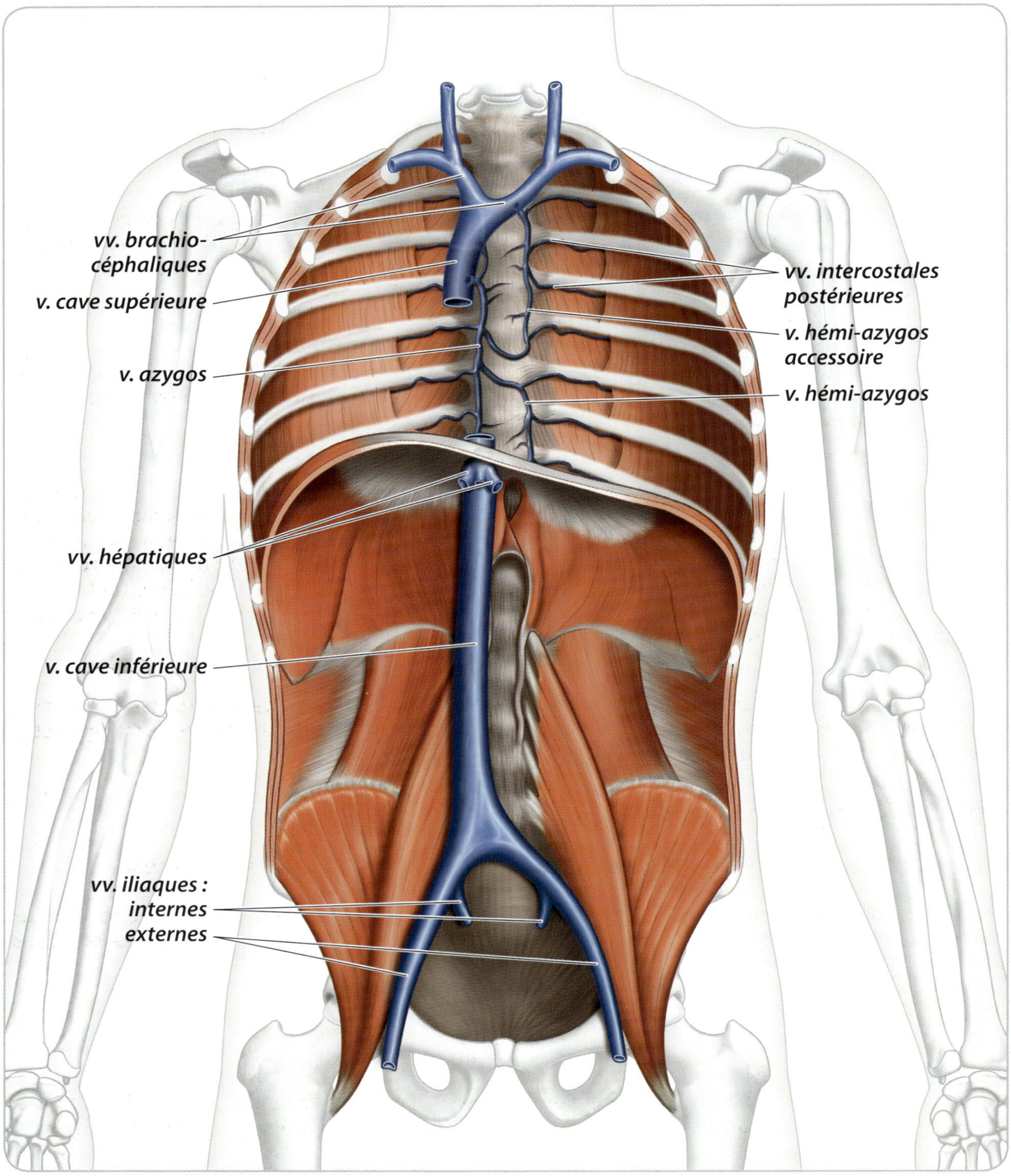

figure 6b-3 : système cave et système azygos

Système veineux

Grande circulation

On distingue 3 systèmes veineux parallèles qui aboutissent tous, *in fine*, dans le système veineux cave qui se jette dans le cœur droit.

- **Le système cave** :
  - **supérieur** : les veines jugulaire interne et sub-clavière qui drainent le sang désoxygéné de la tête, du cou et du membre supérieur confluent pour former les troncs veineux brachiocéphaliques droit et gauche qui eux-mêmes se réunissent pour former la veine cave supérieure qui se jette dans l'atrium droit,
  - **inférieur** : les veines iliaques internes (drainant le sang désoxygéné du petit bassin) et externes (drainant le sang désoxygéné du membre inférieur) confluent pour former les veines iliaques primitives qui elles-mêmes se réunissent pour former la veine cave inférieure qui se jette dans l'atrium droit. Tout au long de son trajet, la veine cave inférieure reçoit des veines drainant les organes pelviens, abdominaux et thoraciques.
- **Le système porte** (système veineux débutant et finissant par des capillaires) :
  - le principal système porte se situe au niveau du tube digestif, il s'agit de **la veine porte** qui naît de la confluence de la veine mésentérique supérieure et du tronc spléno-mésaraïque lui-même formé de la confluence de la veine splénique et de la veine mésentérique inférieure qui drainent le sang désoxygéné des principaux viscères abdominaux. La veine porte aboutit au foie où elle se ramifie jusqu'aux lobules hépatiques, apportant pour détoxication aux hépatocytes tout le sang désoxygéné du système digestif. Ce sang détoxifié est ensuite rejeté par les veines sus-hépatiques dans la veine cave inférieure,
  - on distingue également un système porte rénal et hypophysaire.
- **Le système azygos** : série de veines longitudinales drainant le sang de la paroi de l'organisme, s'anastomosant entre elles pour former à droite la veine azygos et à gauche la veine hémiazygos et la veine hémiazygos accessoire, et se jetant dans la veine cave supérieure.

Petite circulation

Les veines pulmonaires sont les seules veines de l'organisme à transporter du sang oxygéné.

Elles naissent de la confluence des capillaires pulmonaires et se regoupent pour former 4 troncs veineux (2 supérieurs et 2 inférieurs) qui quittent le poumon par le pédicule pulmonaire et viennnent se jeter dans la paroi de l'atrium gauche.

Système lymphatique

Le système lymphatique est un système parallèle au retour veineux systémique qui draine dans les territoires capillaires le liquide interstitiel : **la lymphe**, correspondant au drainage du secteur conjonctif de la peau et des organes.

La lymphe est véhiculée par les vaisseaux lymphatiques (sur lesquels sont branchés des filtres biologiques : les lymphonoeuds) qui confluent dans une voie terminale : le conduit thoracique qui lui-même se jette dans le système veineux cave.

APPAREIL RESPIRATOIRE

VOIES AÉRIENNES

POUMONS

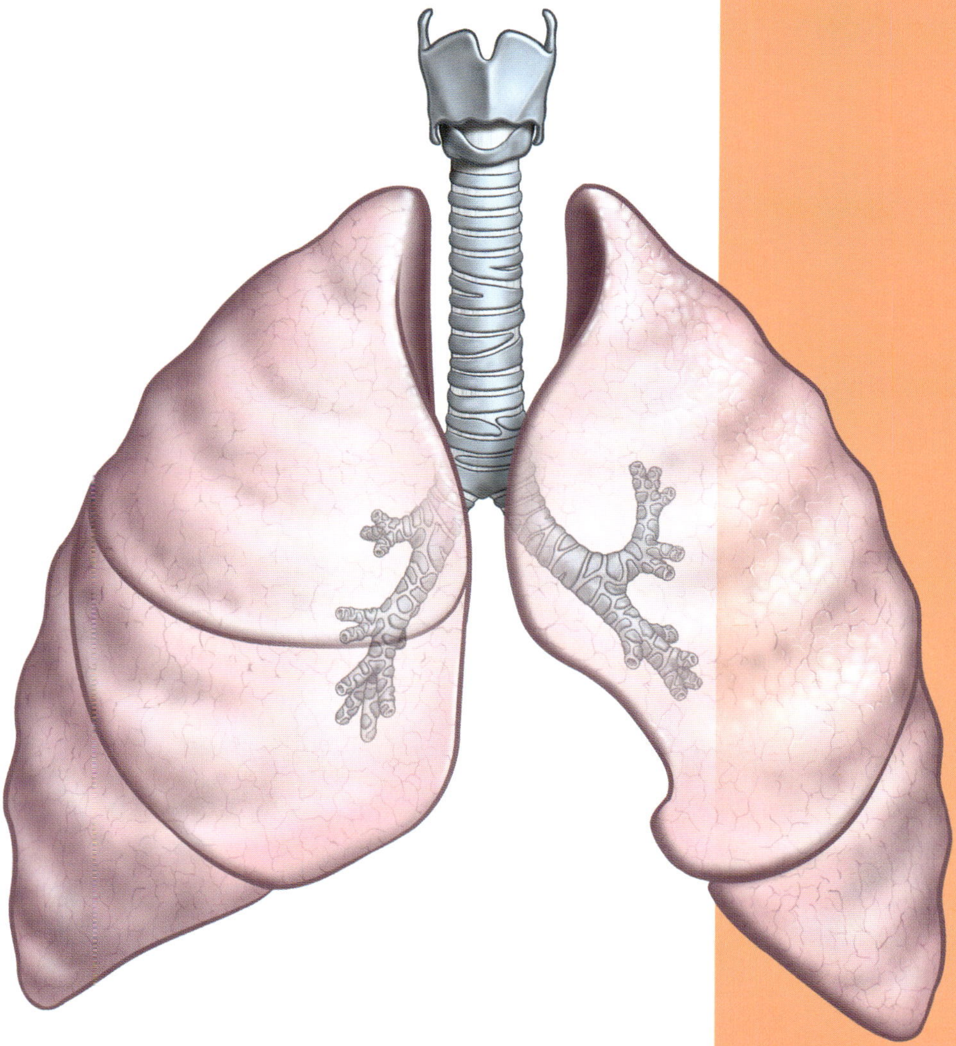

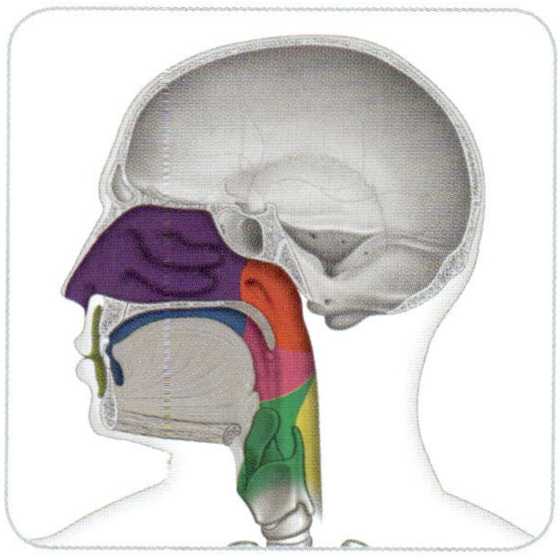

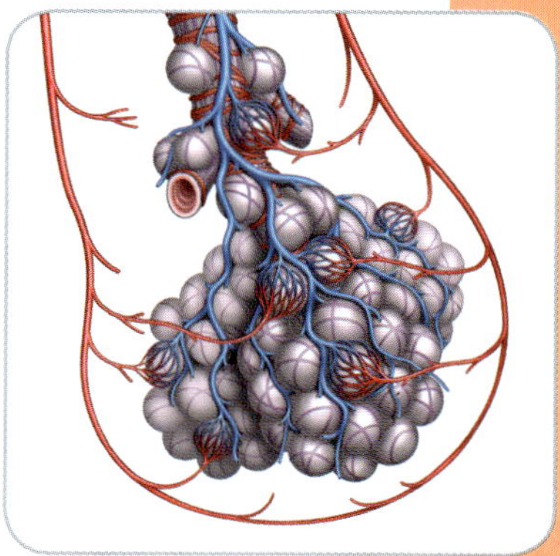

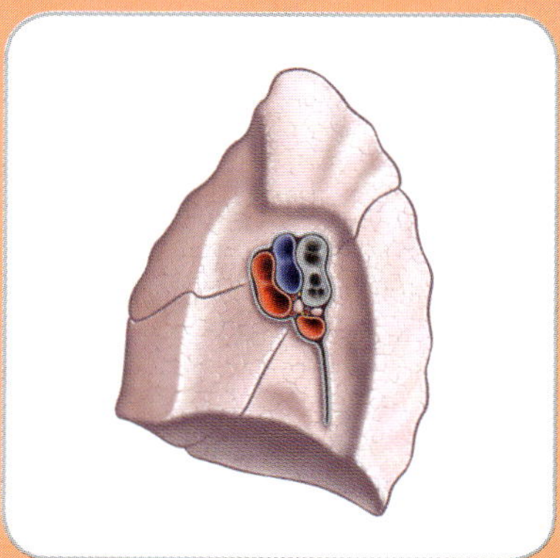

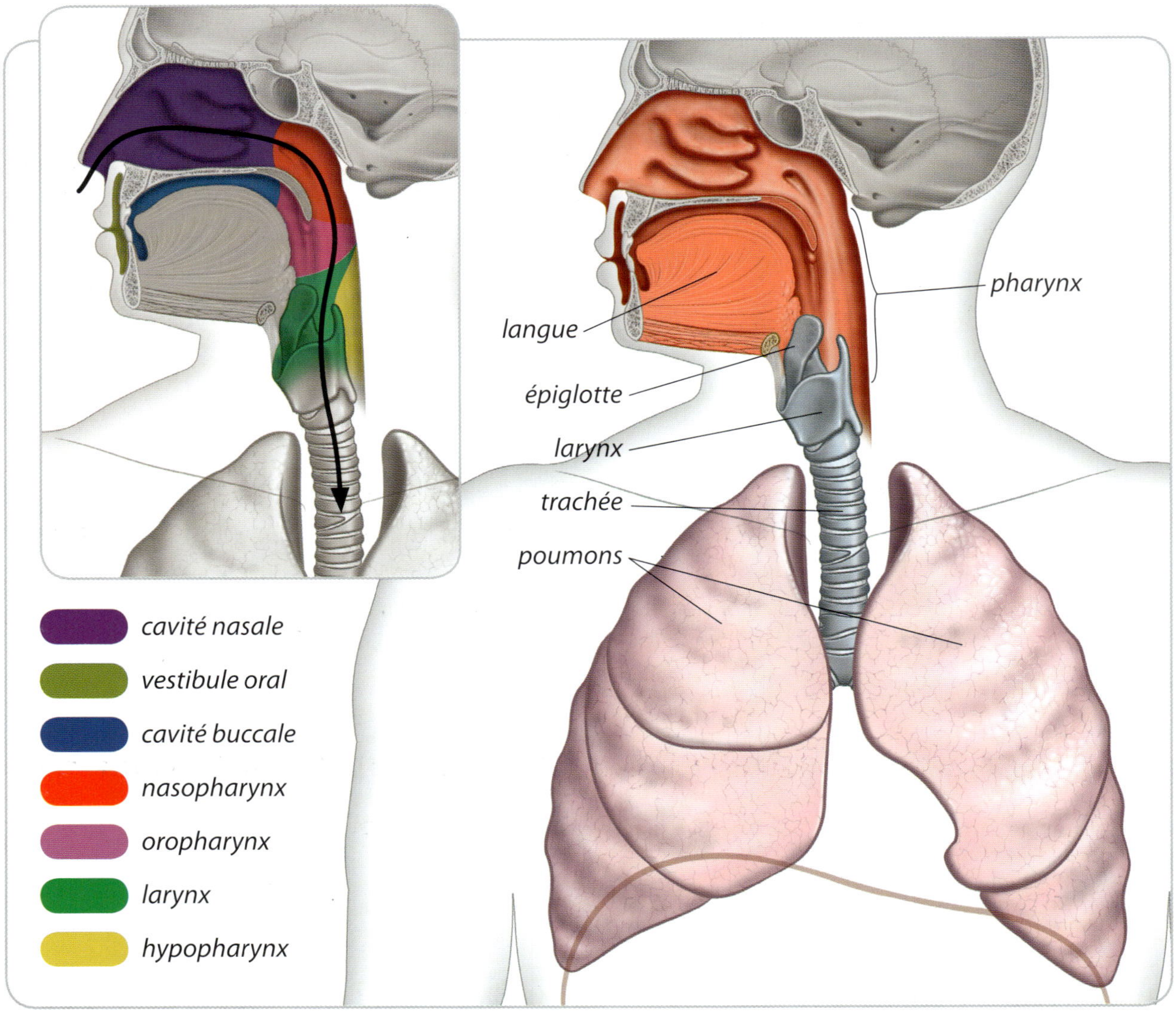

figure 7a-1 : vue globale de l'appareil respiratoire

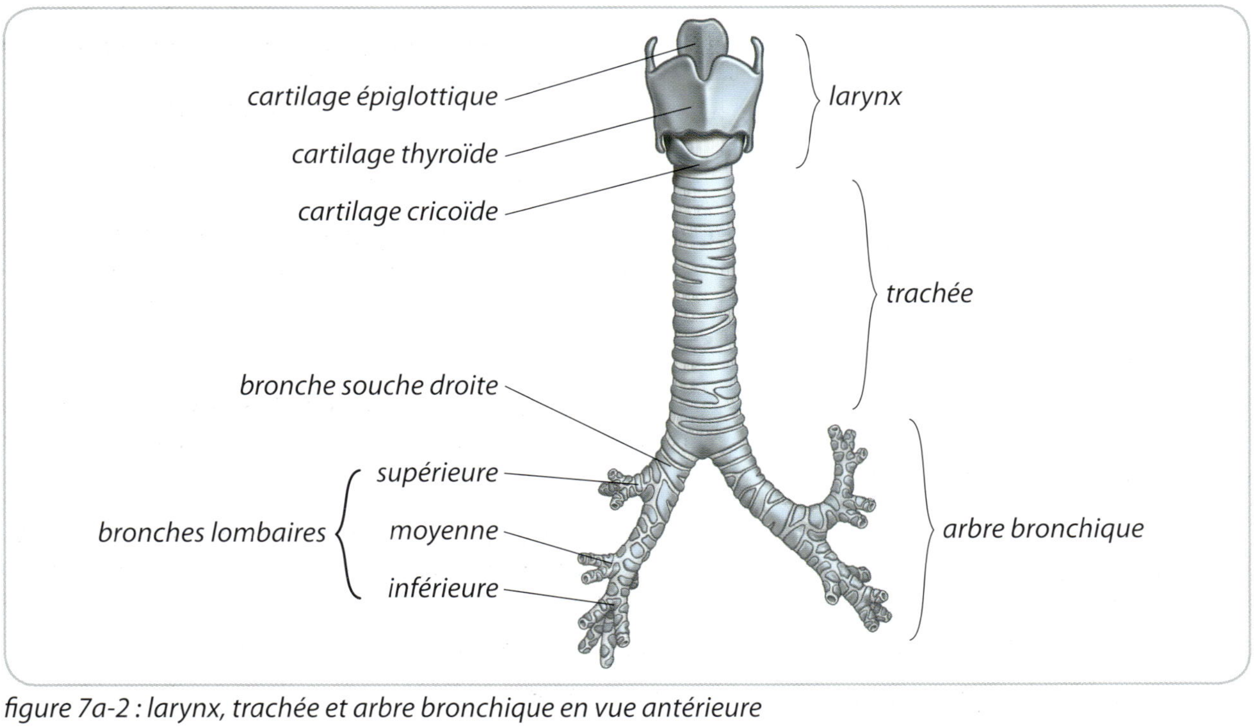

figure 7a-2 : larynx, trachée et arbre bronchique en vue antérieure

INTRODUCTION

L'appareil respiratoire est l'appareil de la respiration, c'est à dire du transport des gaz.

Il est composé par **les voies aériennes respiratoires** (fosses nasales, pharynx, larynx, trachée, bronches) conduisant l'air et par **les poumons** servant aux échanges gazeux entre l'air et le sang au niveau des alvéoles pulmonaires.

VOIES AÉRIENNES

Définition

Les voies aériennes sont les voies qui conduisent l'air. Elles sont subdivisées en deux parties :

- **Les voies aériennes supérieures** : le nez, l'arrière-nez (nasopharynx), la bouche, l'arrière-bouche (oropharynx) et le larynx.
- **Les voies aériennes inférieures** : la trachée et l'arbre bronchique.

Situation

Les voies aériennes supérieures se situent au-dessus de la trachée, dans la région de la face et du cou.

Les voies aériennes inférieures se situent dans la région cervicale et thoracique.

Anatomie descriptive

Voies aériennes supérieures

Les fosses nasales sont deux cavités creusées dans le massif osseux de la face et séparées par une cloison : **le septum nasal**.
Le nasopharynx (ou rhinopharynx) est la partie supérieure du pharynx (conduit musculo-membraneux étendu verticalement en avant du rachis cervical) située en arrière de la cavité nasale.
La cavité buccale est comprise entre les maxillaires et la mandibule et s'étend de l'orifice buccal en avant à l'oropharynx en arrière.
L'oropharynx est la partie moyenne du pharynx située en arrière de la cavité buccale. C'est un carrefour entre les voies respiratoires et les voies digestives.
Le larynx est un conduit cartilagineux (cartilage cricoïde, thyroïde, épiglottique, arythénoïde) relié par des membranes et des ligaments et actionné par des muscles. C'est également l'organe de la phonation.

Voies aériennes inférieures

La trachée est un conduit élastique fait d'anneaux superposés en forme de U fermé en arrière par un muscle. Elle s'étend en haut du cartilage cricoïde du larynx en regard de C6 jusqu'à sa division terminale en deux bronches souches en regard de T5, en bas.

Les bronches souches sont issues de la division de la trachée. La bronche souche droite est plus verticale que la gauche formant avec la ligne médiane un angle de 25-30°. Les bronches souches entrent dans le poumon par le pédicule pulmonaire et vont se ramifier en :

- à droite : une bronche lobaire supérieure, moyenne et inférieure,
- à gauche : une bronche lobaire supérieure, et inférieure.

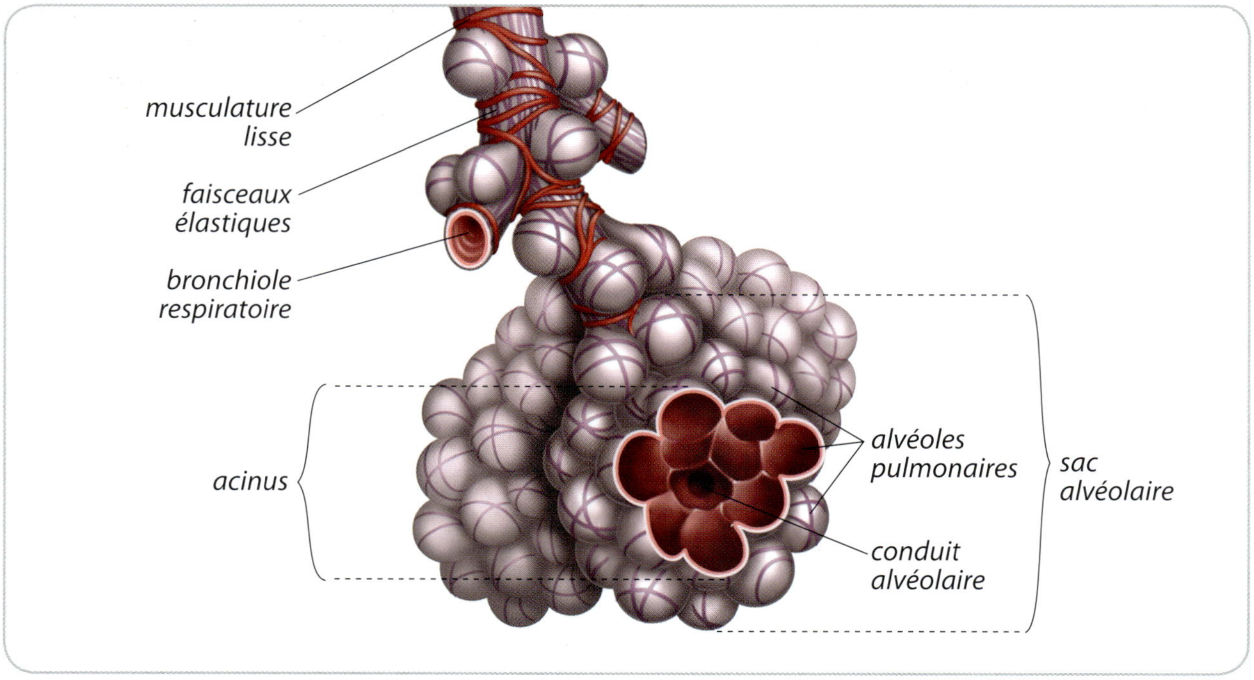

figure 7a-3 : arbre alvéolaire

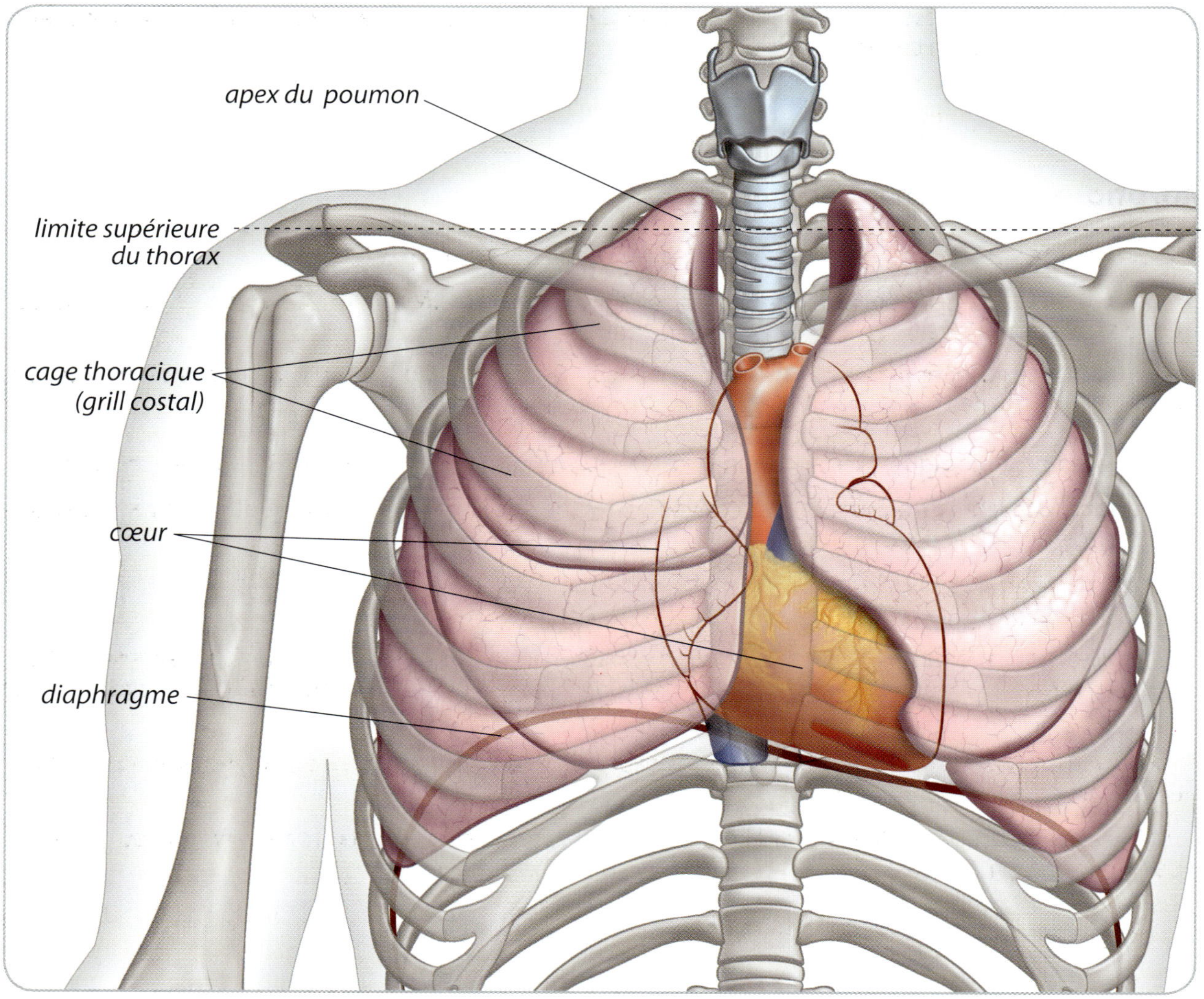

figure 7b-1 : poumons et rapports thoraciques

Chaque bronche lobaire se divisera elle-même en dix bronches segmentaires qui se diviseront à leur tour en bronches sub-segmentaires puis en bronchioles pulmonaires : fins conduits dépourvus de cartilages se terminant par une dilatation : **le sac alvéolaire**, petit sac terminal se gonflant à l'inspiration et se vidant à l'expiration, entouré par des capillaires. Le sac alvéolaire est constitué **d'alvéoles pulmonaires**, correspondant aux reliefs de la paroi du sac alvéolaire. C'est au niveau de ces alvéoles pulmonaires que se feront les échanges gazeux avec le sang des capillaires pulmonaires.

POUMONS

Définition

Les poumons sont le lieu des échanges gazeux entre l'air inspiré et le sang.

Ils contiennent la partie terminale des voies aériennes inférieures : **l'arbre bronchique**.

Situation

Les poumons sont situés dans le thorax (cf. appareil cardio-circulatoire) de part et d'autre du médiastin.

Les poumons sont moulés sur le grill costal. Leur sommet ou **apex** est situé au-dessus de la limite supérieure du thorax dans la région cervicale sub-clavière.

Anatomie descriptive

Morphologie externe

Il existe 2 poumons : droit et gauche dont la conformation n'est pas symétrique :

- **le poumon droit possède 3 lobes** (supérieur, moyen et inférieur) séparés par deux scissures : horizontale et oblique,
- **le poumon gauche possède 2 lobes** (supérieur et inférieur) séparés par une scissure : la scissure oblique.

Sur un plan morphologique, chaque poumon a une forme conique avec 3 faces, 3 bords et un apex.

- **La face latérale (dite costale**) est convexe, moulée sur la paroi thoracique et recouverte par une enveloppe de protection : **la plèvre costale**.
- **La face médiale** qui est elle-même subdivisée en 2 parties :
  - une partie vertébrale qui porte l'empreinte du rachis thoracique,
  - une partie médiastinale qui correspond au hile, région de passage de tous les éléments entrant ou sortant du poumon regroupés en pédicules ; ce passage est permis par une interruption de **la plèvre médiastinale**.
- **La face inférieure ou base** (dite diaphragmatique) est concave, moulée sur le diaphragme dont elle est séparée par **la plèvre diaphragmatique**.
- **L'apex** qui fait saillie au-dessus de l'orifice supérieur du thorax et dont la limite inférieure est marquée par le sillon de la 1re côte.

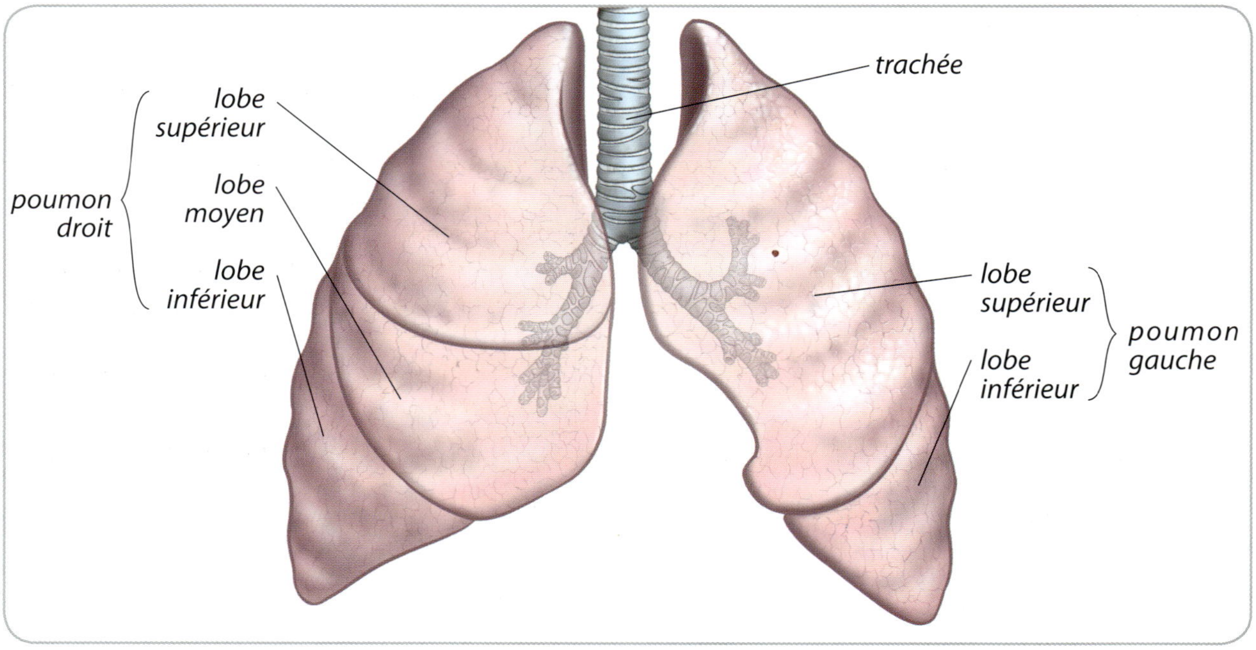

figure 7b-2

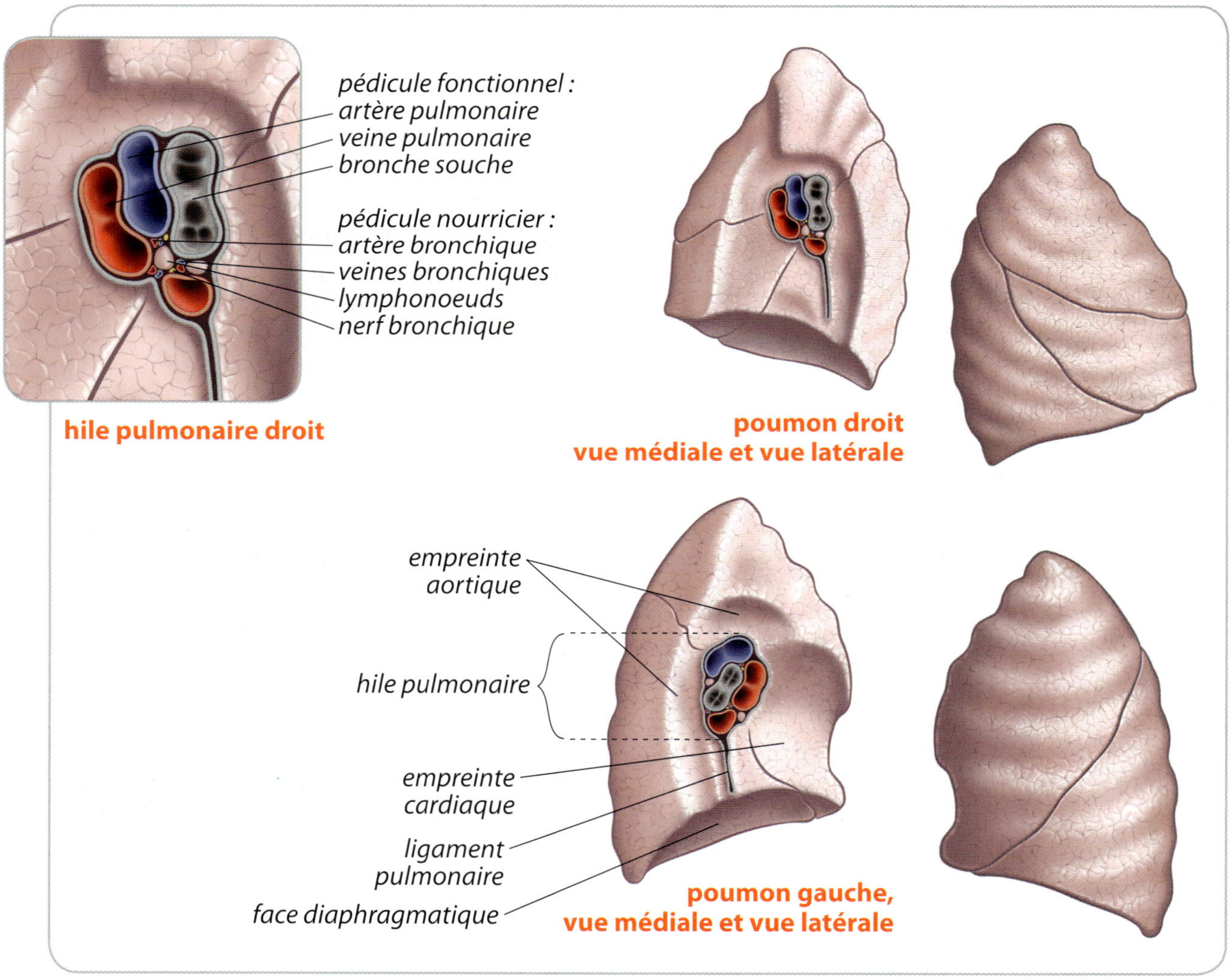

figure 7b-3

Morphologie interne

Le pédicule pulmonaire est constitué par les éléments pénétrant ou sortant du poumon au niveau du hile pulmonaire. On distingue :

▶ **Un pédicule fonctionnel**, destiné aux échanges gazeux (ou hématose). Ce pédicule fonctionnel est constitué de :

- **la bronche souche** qui continuera dans le poumon sa division jusqu'aux alvéoles pulmonaires,
- **l'artère pulmonaire** droite ou gauche, branche de division du tronc de l'artère pulmonaire, qui à son tour, va se diviser en suivant la division de l'arbre bronchique jusqu'à donner les artérioles pulmonaires,
- **les veines pulmonaires** supérieures et inférieures issues de la réunion des veinules pulmonaires en troncs veineux segmentaires, puis lobaires, puis pulmonaires.

▶ **Un pédicule nourricier**, destiné à la nutrition et au drainage du parenchyme pulmonaire. Ce pédicule nourricier est composé de :

- **l'artère bronchique**, branche de l'aorte,
- **les veines bronchiques**,
- **les lymphonœuds bronchiques** (système lymphatique),
- **les nerfs bronchiques**.

Le parenchyme pulmonaire est subdivisé en **lobes**, **segments**, **lobules** et **acini** par des travées (ou septum) de membrane conjonctive. Cette division suit la division de l'arbre bronchique avec :

▶ 3 lobes à droite, 2 lobes à gauche (suivant la division des bronches lobaires) ;

▶ 10 segments à droite et à gauche (suivant la division en 10 bronches segmentaires des bronches lobaires), chaque segment est :

- ventilé par une bronche segmentaire,
- vascularisé par une artère bronchique segmentaire,
- drainé par une veine bronchique intersegmentaire.

▶ les lobules pulmonaires prédominant à la périphérie du poumon et contenant les bronchioles ;

▶ **les acini** : unités terminales des lobules qui contiennent les sacs alvéolaires où se font les échanges entre l'air contenu dans le sac et le sang des capillaires au contact. Les acini ne possèdent pas de limites septales (voir figure 7a-3).

Morphologie structurelle

Le poumon est enveloppé par une séreuse de protection : **la plèvre**.

On distingue **un feuillet viscéral** qui recouvre directement le poumon et **un feuillet pariétal** qui est en rapport avec la cavité pleurale (plèvre costale, médiastinale, vertébrale et diaphragmatique).

Le feuillet viscéral se réfléchit avec le feuillet pariétal au niveau du hile pulmonaire qui n'est donc pas recouvert de plèvre. La plèvre viscérale revêt également les scissures.

Vascularisation

La vascularisation artérielle du poumon est assurée par **l'artère bronchique**, la vascularisation veineuse par **les 2 veines bronchiques** (postérieure et antérieure) qui se jettent dans les veines azygos qui elles-mêmes se jettent dans la veine cave inférieure.

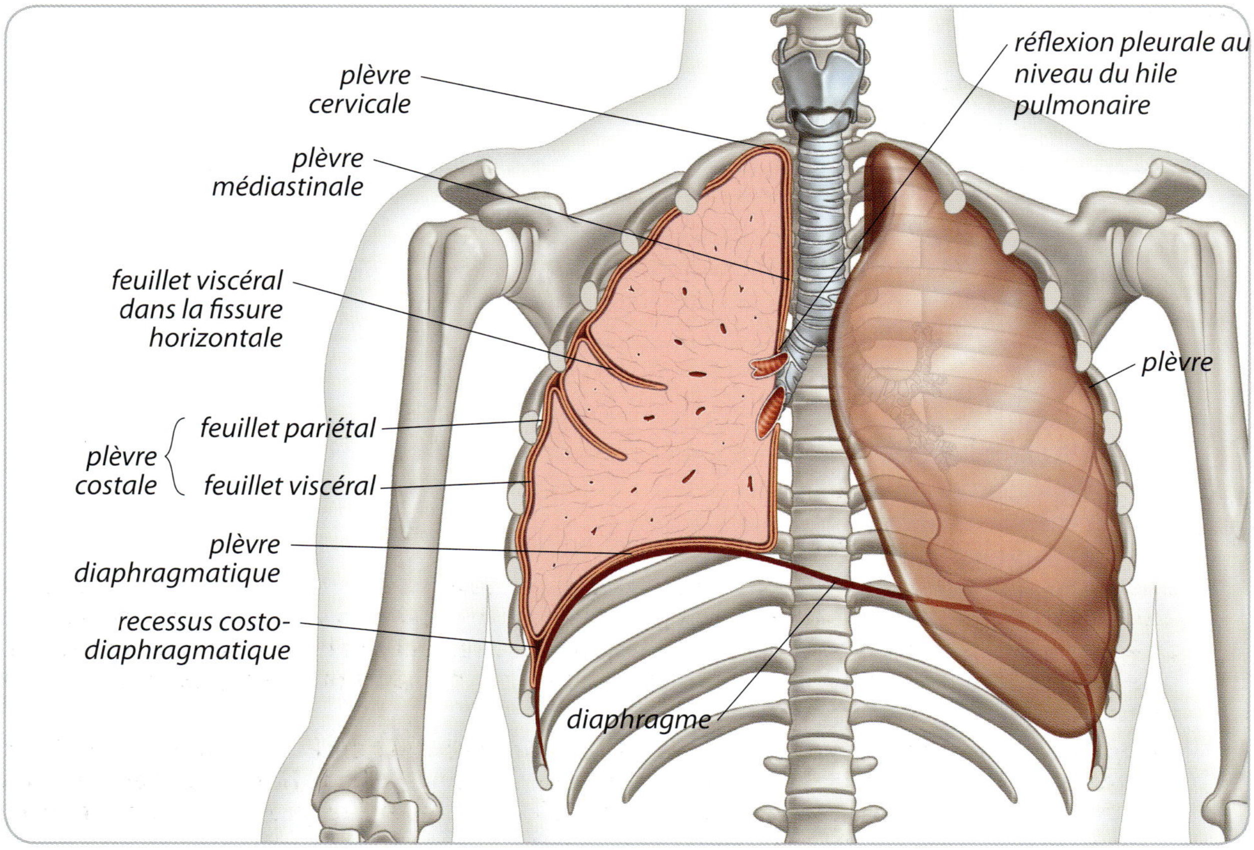

figure 7b-4 : plèvre

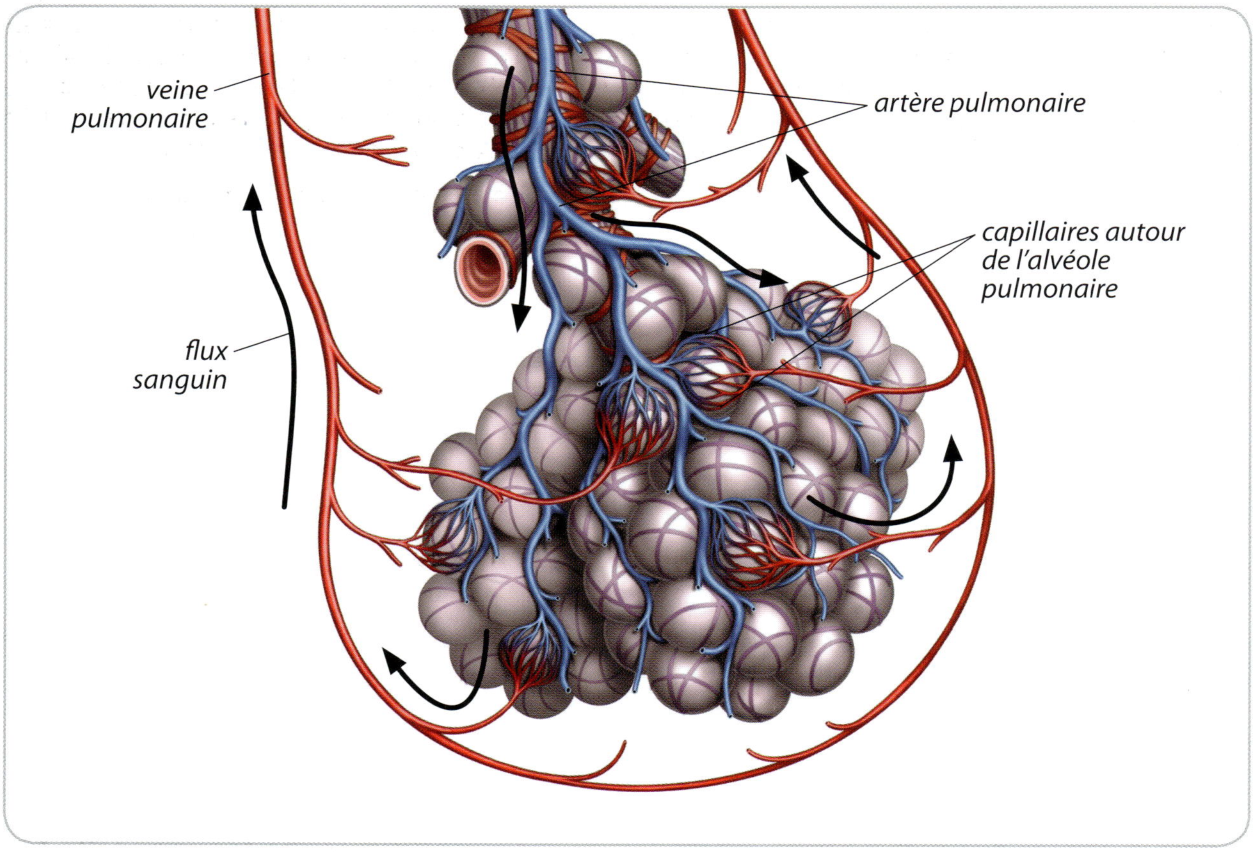

figure 7b-5 : vascularisation des alvéoles pulmonaires

Rapports

Les rapports du poumon sont :

- en haut : l'orifice supérieur du thorax,
- en bas : le diaphragme,
- en dedans : le médiastin,
- en dehors : la paroi thoracique latérale (grill costal).

Anatomie fonctionnelle

Les poumons sont les organes de la respiration.

La respiration implique trois étapes distinctes.

- **La ventilation** avec deux phases :
  - **une phase d'inspiration** qui permet de véhiculer au travers des voies aériennes l'air riche en azote et en oxygène jusqu'aux alvéoles pulmonaires. Cette inspiration se fait par expansion active de la cavité thoracique sous l'action des muscles inspiratoires, principalement le diaphragme, ainsi que les muscles intercostaux externe et intime et en cas d'inspiration forcée, les muscles de la ceinture scapulaire,
  - **une phase d'expiration** : phase de relâchement musculaire passif qui permet l'expulsion, toujours au travers des voies aériennes de l'air toujours riche en azote, mais plus riche en Co2 et appauvri en oxygène. Seule une expiration forcée mettra en jeu les muscles expiratoires accessoires (muscles intercostaux internes, muscles de la paroi thoracique).
- **L'hématose** qui est l'étape des échanges gazeux entre les sacs alvéolaires et les capillaires pulmonaires. La zone d'échange et de contact se nomme **la membrane alvéolo-capillaire**, dont la surface dépliée représente plus de 100 m^2. Les artérioles issues de la division de l'artère pulmonaire transportent du sang déoxygéné. Elles se continuent avec les capillaires jusqu'aux acini. Un transfert entre le gaz carbonique présent dans le sang capillaire et l'oxygène apporté par l'air inspiré présent dans les alvéoles se fait alors grâce à la fusion des membranes basales des capillaires et de la membrane alvéolaire. Le sang ainsi réoxygéné est transporté par les veines pulmonaires jusqu'au cœur gauche. Le gaz carbonique transféré dans le sac alvéolaire est évacué à l'extérieur lors de l'expiration.
- des phénomènes **d'oxydation pulmonaire cellulaire** nécessitant la présence d'oxygène.

ANATOMIE GÉNÉRALE

CHAPITRE 8

APPAREIL DIGESTIF

TUBE DIGESTIF

GLANDES ANNEXES

VASCULARISATION DIGESTIVE

PÉRITOINE

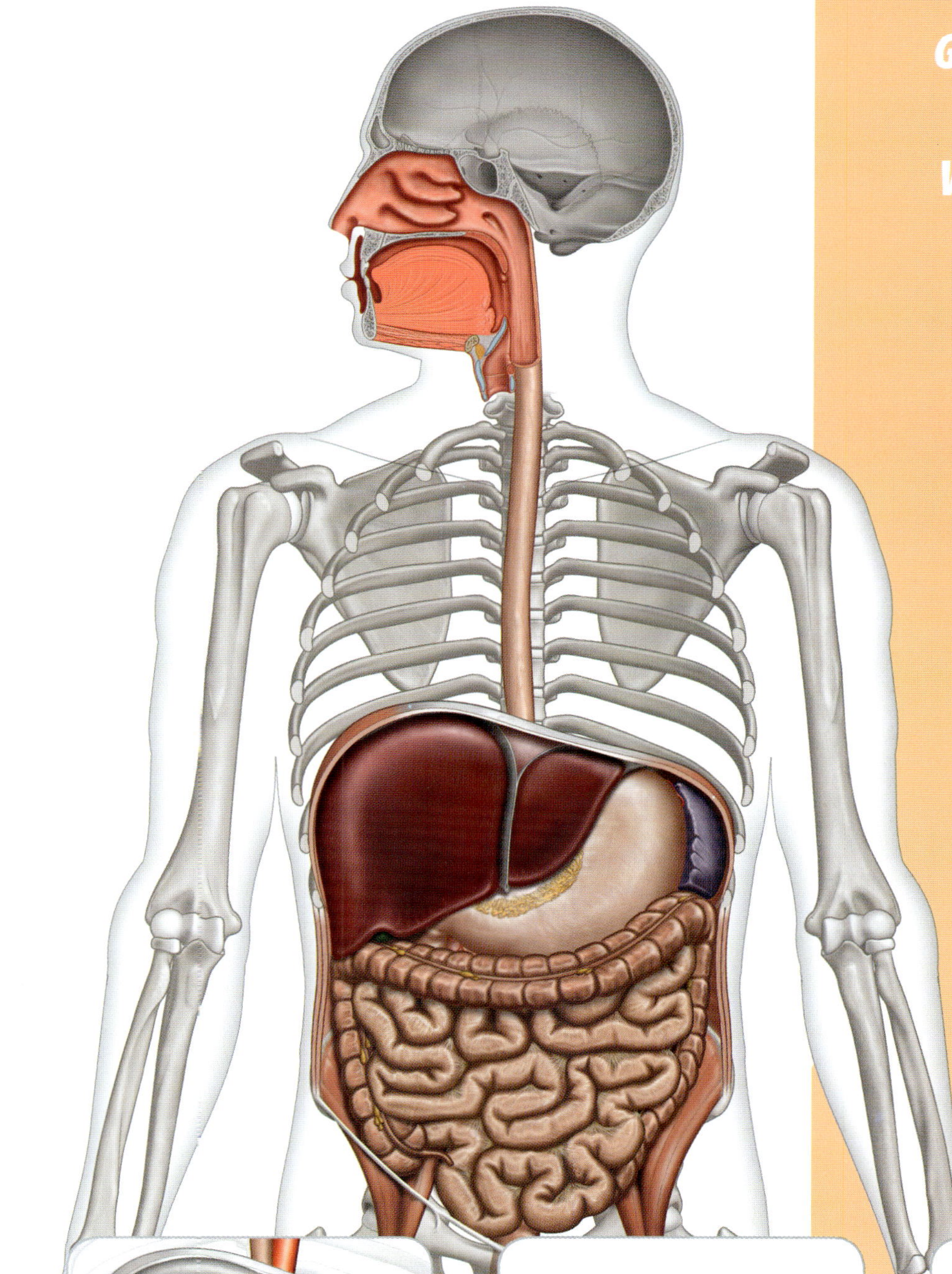

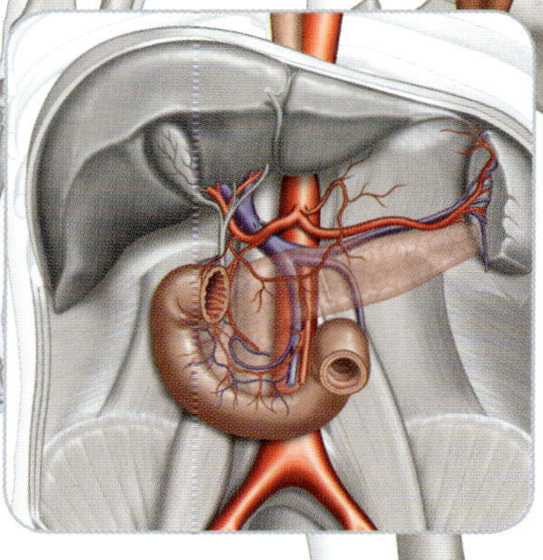

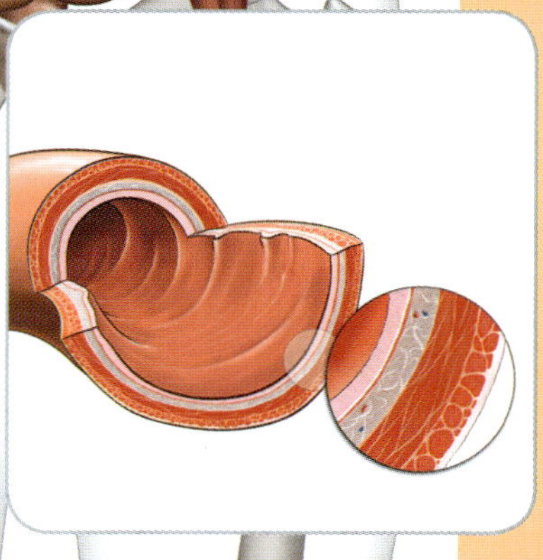

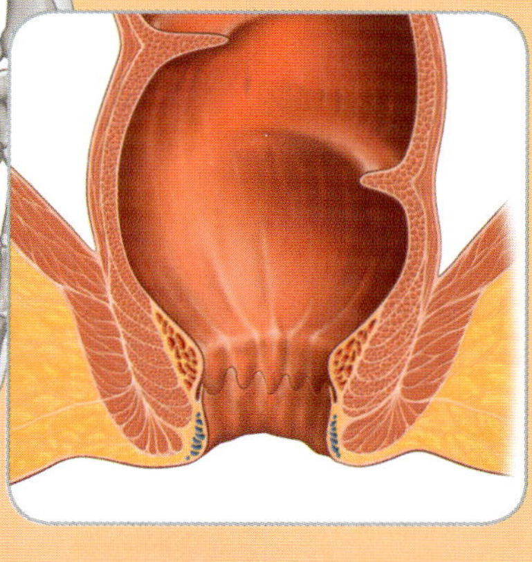

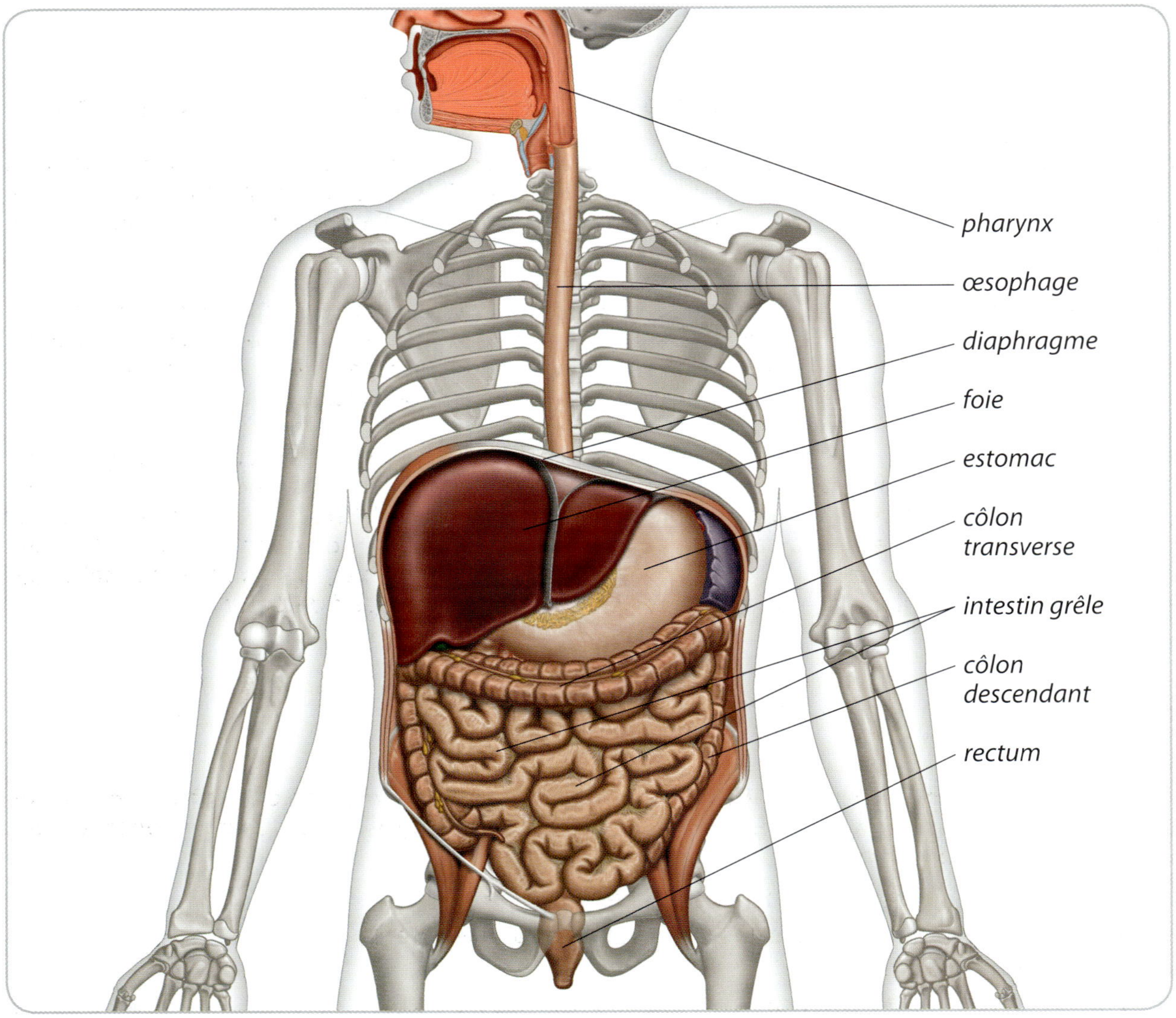

figure 8a-1 : vue globale de l'appareil digestif - vue antérieure

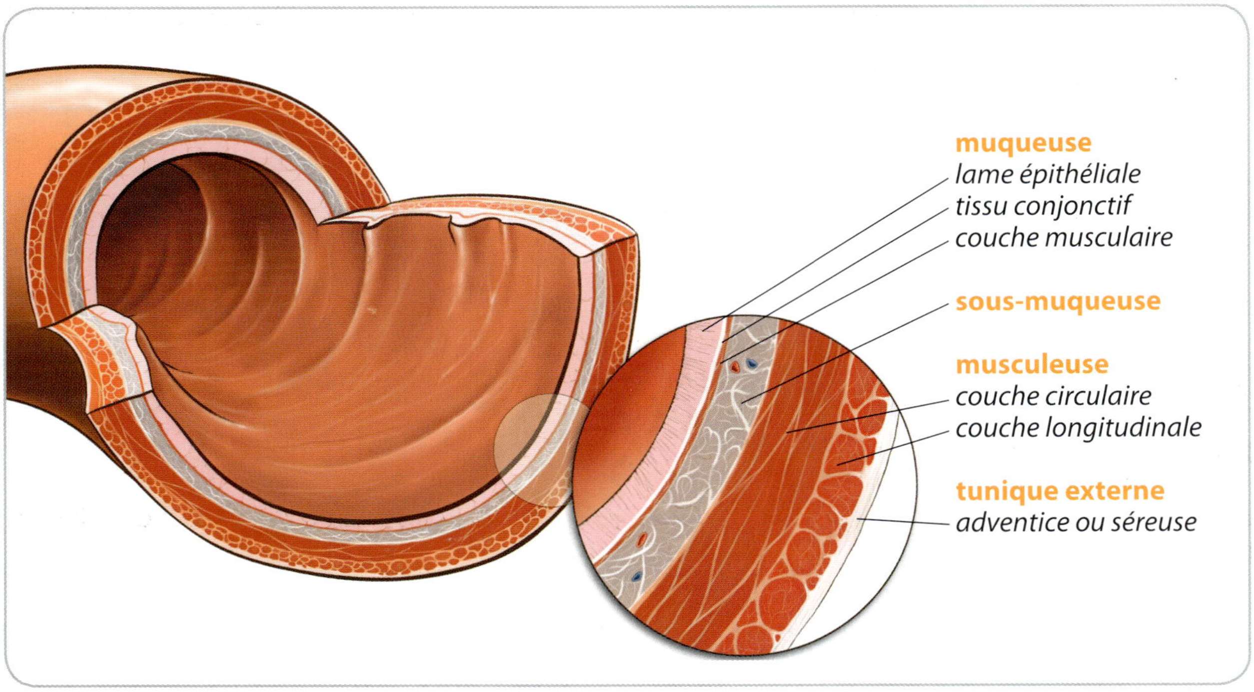

figure 8a-2 : tube digestif

DÉFINITION

L'appareil digestif regroupe les organes dont la fonction est d'assurer l'alimentation et la digestion.

La digestion correspond à la dégradation enzymatique puis à l'absorption des produits de dégradation : glucides, protides, lipides et oligo-éléments. L'appareil digestif permet ainsi d'utiliser la nourriture pour apporter à l'organisme l'eau et l'énergie nécessaires à son fonctionnement, sa croissance et son entretien.

Les aliments sont ingérés dans la cavité orale, où ils sont broyés par les dents à l'aide des lèvres et de la langue. Les glandes salivaires, annexées à la cavité orale, les imbibent de salive qui les lubrifie et les dégrade. Le bol alimentaire ainsi constitué est ensuite dégluti, par petits morceaux, par le pharynx vers le tube digestif. ***(La cavité orale et le pharynx sont traités dans le chapitre tête et cou.)***

Le tube digestif commence par **l'œsophage**, puis par **l'estomac** où se poursuit la dégradation enzymatique. Les glandes annexées au tube digestif : **le foie** et **le pancréas** sécrètent dans le duodénum des substances qui participent à la dégradation enzymatique et à l'absorption des nutriments. Les nutriments sont absorbés au niveau de **l'intestin grêle**. **Le gros intestin** ou côlon fait suite à l'intestin grêle et a pour rôles principaux : l'absorption de l'eau et des électrolytes, la formation des selles par fermentation et putréfaction, et le transport des selles jusqu'à **l'anus** appelé défécation.

TUBE DIGESTIF

Le tube digestif est un tuyau musculaire recouvert d'un épithélium dont la structure diffère en fonction de chaque segment. Il a surtout un rôle d'absorption et sa paroi est constituée de tuniques concentriques, qui sont de dedans en dehors :

- **La muqueuse**, interne, formée de trois couches :
  - la lame épithéliale, qui diffère selon les segments du tube digestif,
  - la lamina propria (tissu conjonctif),
  - la lamina muscularis mucosae (couche musculaire muqueuse).
- **La sous-muqueuse** est formée de tissu conjonctif. Sa vascularisation et son innervation sont riches.
- **La musculeuse**, plus souvent formée de deux couches de muscle lisse (sauf pour l'estomac avec 3 couches) :
  - une couche circulaire interne,
  - une couche longitudinale externe.
- **La tunique externe est** :
  - soit **un adventice**, formé de tissu conjonctif, qui sépare l'organe des organes de voisinage,
  - soit **une séreuse**, appelée péritoine viscéral.

L'œsophage

Définition / Situation

Segment crânial du tube digestif, **l'œsophage** est un canal musculo-membraneux situé entre le pharynx et l'estomac.

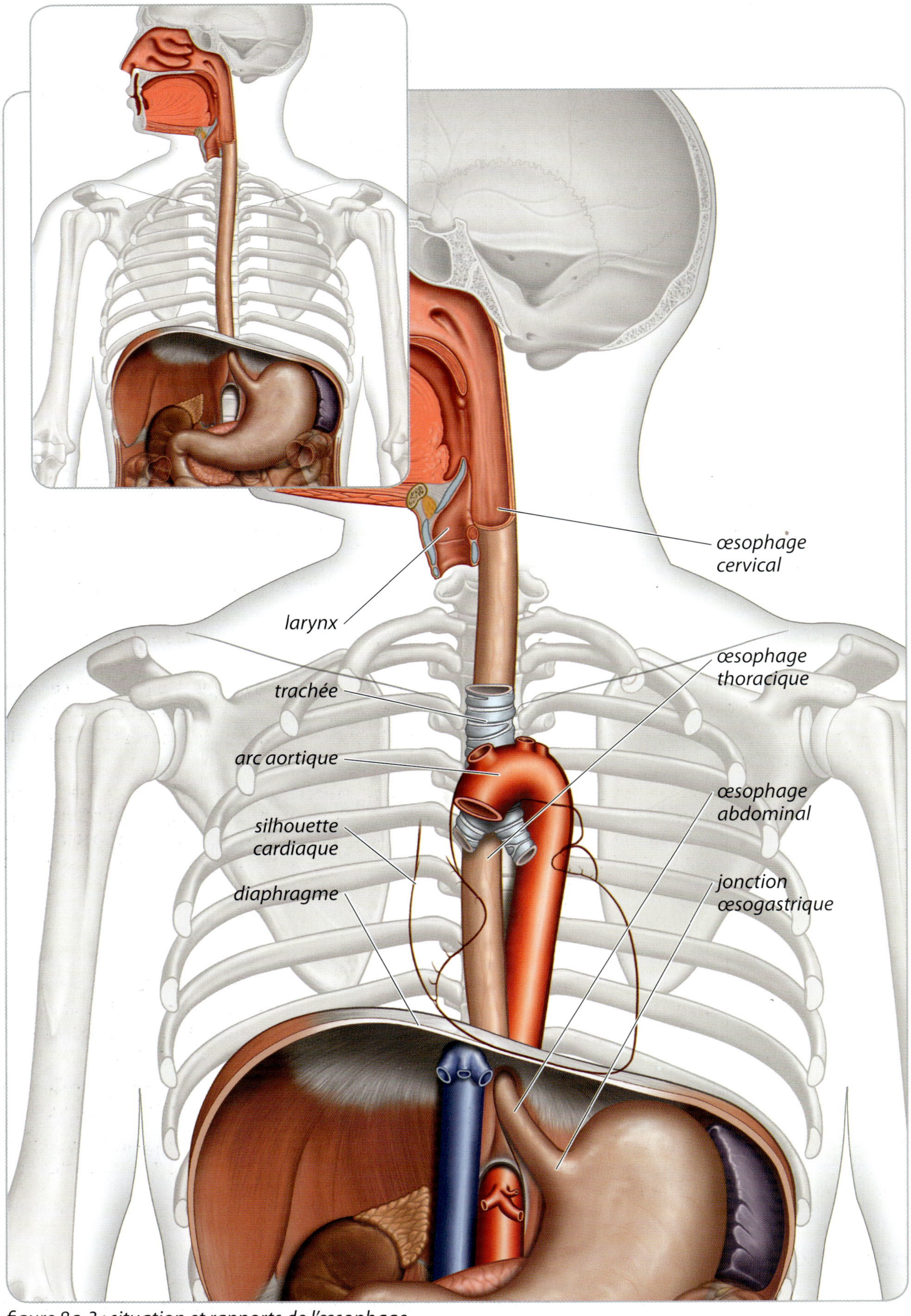

figure 8a-3 : situation et rapports de l'œsophage

Morphologie externe

L'œsophage a une longueur moyenne de 25 cm, découpée en trois portions.

- **Cervicale** (L = 5 cm) : elle naît à la hauteur de C6, au niveau de la bouche œsophagienne. Elle se termine à l'orifice supérieur du thorax (Th 2).
- **Thoracique** (L = 17 cm) : elle est située dans le médiastin postérieur. Elle se termine lors de la traversée diaphragmatique (hiatus œsophagien) à hauteur de Th 10.
- **Abdominale** (L = 3 cm) : elle se termine au niveau du cardia.

Morphologie interne

La paroi de l'œsophage est constituée de 4 tuniques : **muqueuse**, **sous-muqueuse**, **musculeuse** et **adventice**, sauf au niveau abdominal où elle est entourée de péritoine viscéral. La muqueuse est la tunique la plus épaisse et la plus résistante.

Rapports

Le long de son trajet, l'œsophage est appliqué contre la colonne vertébrale. Globalement vertical il est déporté à gauche au niveau cervical et à droite entre Th 4 et Th 7, refoulé par l'arc aortique.

- **L'œsophage cervical** est situé en arrière de la trachée et en dedans des nerfs laryngés inférieurs et des lobes thyroïdiens.
- **L'œsophage thoracique** est en rapport latéralement avec les nerfs vagues droit et gauche. On lui décrit 3 segments.
  - **Dans le segment supérieur**, il est en avant du rachis, en arrière de la trachée et longé à gauche par le conduit thoracique et l'artère subclavière gauche.
  - **Dans le segment moyen** (à partir de Th4), il est entre la crosse aortique à gauche et celle de l'azygos à droite puis en arrière de la bifurcation trachéale et du pédicule pulmonaire gauche.
  - **Dans le segment inférieur** (sous les veines pulmonaires), il est en avant du rachis et en arrière de l'atrium gauche.
- **L'œsophage abdominal** est en arrière du lobe gauche du foie, en avant du pilier gauche du diaphragme et de l'aorte abdominale. Son bord gauche est en rapport avec le ligament triangulaire gauche du foie, et le bord droit avec le petit omentum. Au contact de la musculeuse se trouvent le nerf vague gauche en avant et le nerf vague droit en arrière. Dans sa portion abdominale, il descend obliquement en bas et à gauche sur 3 cm et rejoint **la jonction œsogastrique** ou **cardia**.

Vascularisation

- L'œsophage est vascularisé par les artères œsophagiennes supérieures issues des artères thyroïdiennes inférieures, par des artères œsophagiennes moyennes issues de l'aorte thoracique et des artères œsophagiennes inférieures issues des artères phréniques inférieures et gastrique gauche.
- Les veines œsophagiennes inférieures réalisent des anastomoses porto-caves car certaines se jettent dans la veine cave alors que d'autres se jettent dans la veine porte par la veine gastrique gauche.
- Le drainage lymphatique se fait au cou vers les nœuds jugulaires internes et laryngés inférieurs, dans le thorax vers les nœuds latéro-trachéaux, trachéo-bronchiques inférieurs et médiastinaux postérieurs puis dans l'abdomen par les nœuds gastriques gauches.

Innervation

L'innervation de l'œsophage est végétative, sympathique (ganglion cervico-thoracique, plexus solaire) et parasympathique (nerfs vagues).

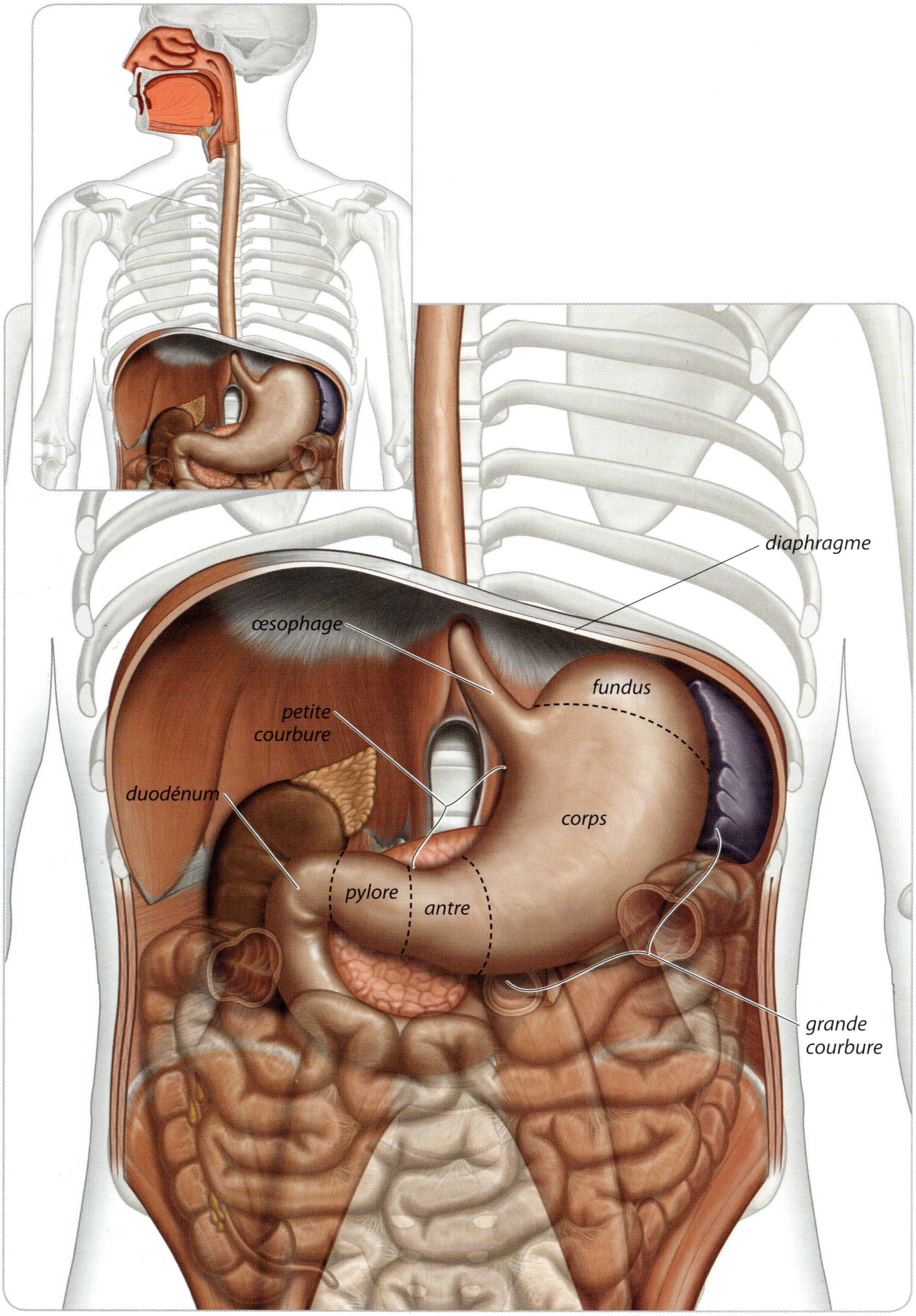

figure 8a-4 : situation et morphologie de l'estomac

L'estomac

Définition / Situation

Segment dilaté du tube digestif où débute la digestion des aliments déglutis.

Il commence au **cardia** et se termine au **pylore**, sphincter qui le sépare du duodénum.

Il est situé dans la cavité péritonéale, à l'étage sus-mésocolique, dans la loge sous-phrénique gauche.

Morphologie externe

Situé dans un plan frontal, l'estomac a deux faces (antérieure et postérieure), deux courbures ou bords (droit et gauche) et trois parties (fundus, corps et antre).

- **La petite courbure** ou bord droit débute au cardia, descend verticalement dans ses deux premiers tiers puis décrit un coude vers la droite, l'incisure angulaire, pour devenir horizontale dans son tiers distal. L'incisure angulaire est située en avant et un peu au-dessous de l'origine du tronc cœliaque.
- **La grande courbure** ou bord gauche commence par l'incisure cardiale, remonte sous la coupole diaphragmatique gauche en formant le fundus (grosse tubérosité) puis descend verticalement avant de s'horizontaliser au niveau de l'incisure angulaire pour se terminer au pylore.
- **Le fundus** est la portion située au-dessus d'une ligne horizontale fictive passant par le cardia.
- **Le corps**, partie la plus importante de l'estomac, est située entre les deux parties verticales des courbures.
- **L'antre** est la partie horizontale, dilatée, située sous l'incisure angulaire et précède le pylore.
- **Le pylore** est un sphincter lisse qui régule l'évacuation du chyme gastrique dans le duodénum.

Morphologie interne

La paroi de l'estomac est composée de dehors en dedans :

- d'**une tunique séreuse** (péritoine viscéral),
- d'**une tunique musculaire triple** (longitudinale externe, circulaire moyenne, oblique interne),
- d'**une tunique sous-muqueuse**,
- d'**une tunique muqueuse**.

Rapports

- La face antérieure de l'estomac est recouverte dans sa partie supérieure par la paroi thoracique gauche et dans sa partie inférieure par la paroi abdominale.
- La partie supérieure est en contact avec le diaphragme.
- Entre l'estomac et le diaphragme se trouve le lobe gauche du foie.
- La paroi postérieure est en rapport en arrière avec le diaphragme et son pilier gauche, et la glande surrénale gauche.
- La paroi postérieure limite en avant la bourse omentale qui permet à l'estomac de s'expendre. Par son intermédiaire, l'estomac est en rapport avec le corps et la queue du pancréas et avec la face gastrique de la rate.
- La petite courbure est unie au foie par le petit omentum.
- La grande courbure est reliée en haut au diaphragme par le ligament gastro-phrénique, plus bas avec la rate par le ligament gastro-splénique, et en bas au côlon transverse par le grand omentum.

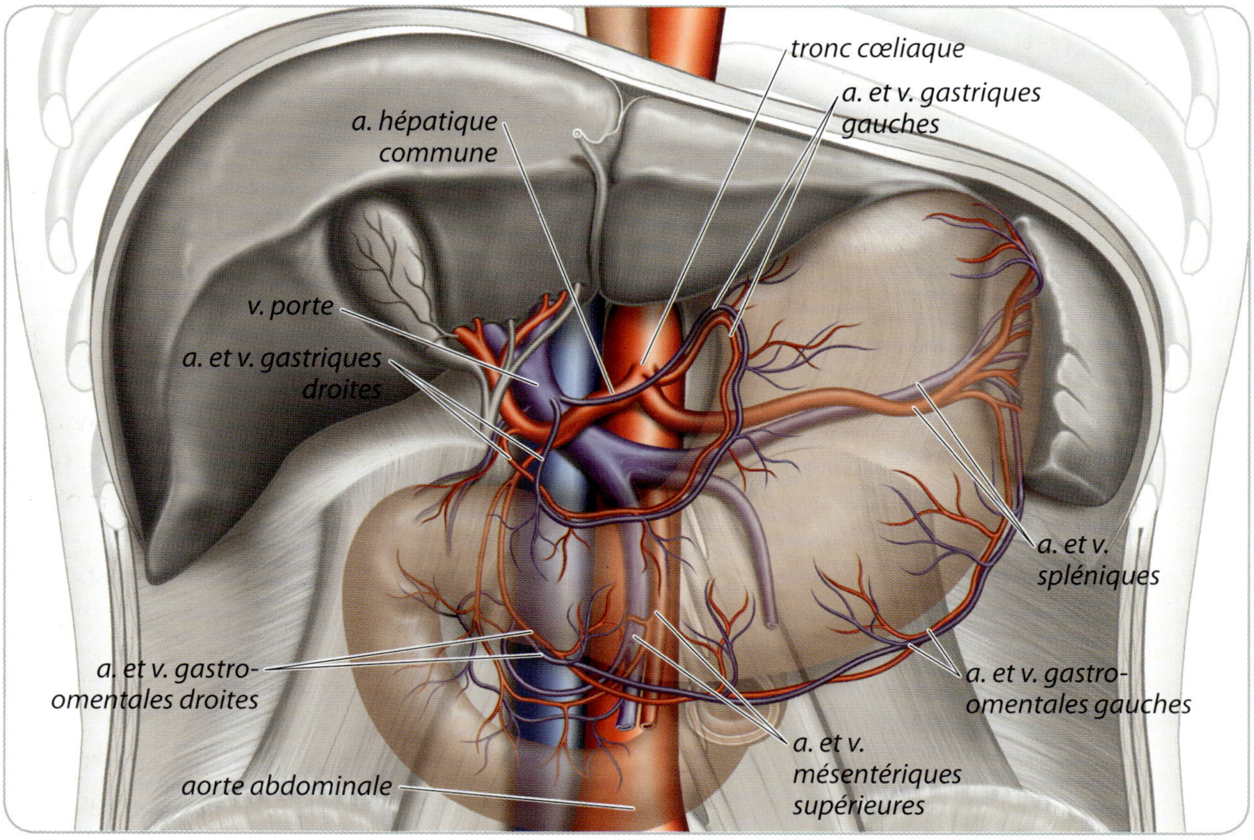

figure 8a-5 : vascularisation de l'estomac (foie relevé)

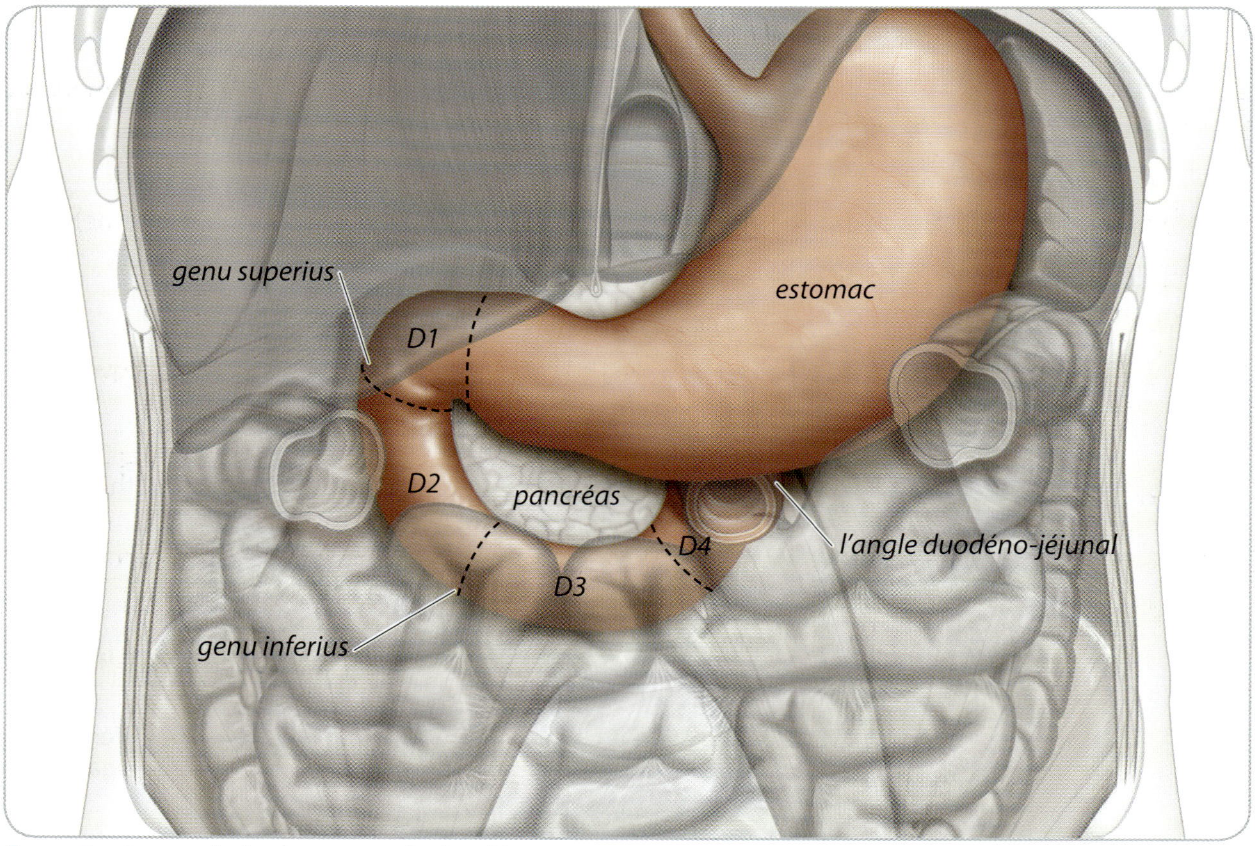

figure 8a-6 : morphologie externe du duodénum

Vascularisation

La vascularisation artérielle est sous la dépendance des trois branches du **tronc cœliaque** qui constituent deux arcades.

- L'arcade de la petite courbure est formée par l'anastomose des branches de l'artère gastrique gauche avec les branches de l'artère gastrique droite.
- L'arcade de la grande courbure est formée par l'anastomose entre l'artère gastro-omentale droite et l'artère gastro-omentale gauche.
- Le fundus est vascularisé par les artères gastriques courtes et par les branches œsophagiennes des artères spléniques et gastrique gauche.
- Les veines sont satellites des artères et portent le même nom. Elles se drainent majoritairement dans la veine porte. Il existe des anastomoses porto-caves par les veines cardio-tubérositaires.
- Les lymphonœuds sont situés sur le trajet des artères et le drainage est divisé en 3 territoires : gastrique gauche, splénique et hépatique. Ces territoires se chevauchent.

Innervation

L'estomac est innervé par les nerfs vagues et le nerf grand splanchnique via le plexus cœliaque.

Le duodénum

Définition / Situation

Segment initial de l'intestin grêle. Il fait suite à l'estomac après le pylore.

Il est le déversoir du contenu gastrique, et des sécrétions biliaires et pancréatiques. Contrairement au reste de l'intestin grêle, il est profond, fixe et rétropéritonéal (sauf dans son segment initial).

Morphologie externe

Il comprend quatre parties :

- **le premier duodénum (D1)** horizontal fait suite au pylore.
- **le deuxième duodénum (D2)** vertical chemine au bord droit de la côlonne vertébrale, de L1 au disque L3-L4.
- **le troisième duodénum (D3)** est horizontal.
- **le quatrième duodénum (D4)** ascendant se termine par un angle aigu : l'angle duodéno-jéjunal au niveau de L2.

D1 et D2 forment un angle droit appelé **genu superius**. D2 et D3 forment un angle droit appelé **genu inferius**.

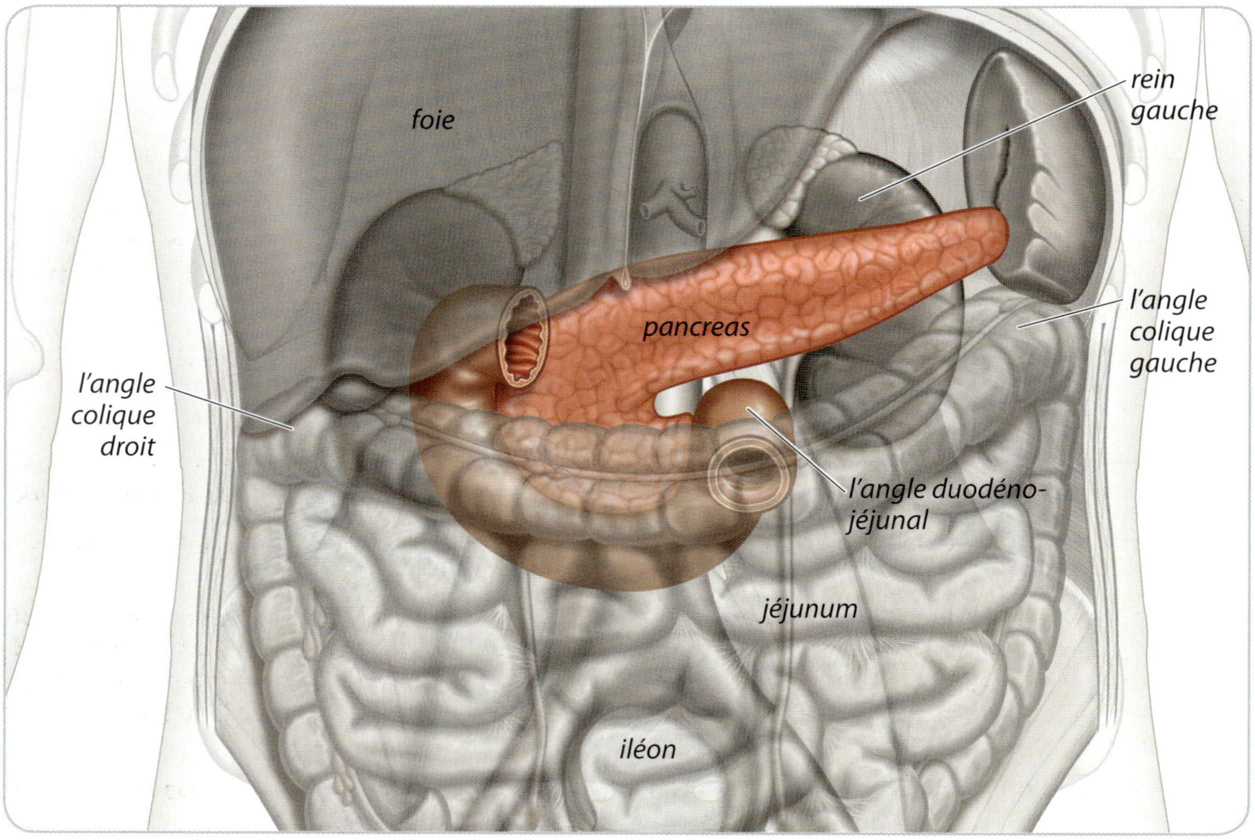

figure 8a-7 : rapports du cadre duodénal

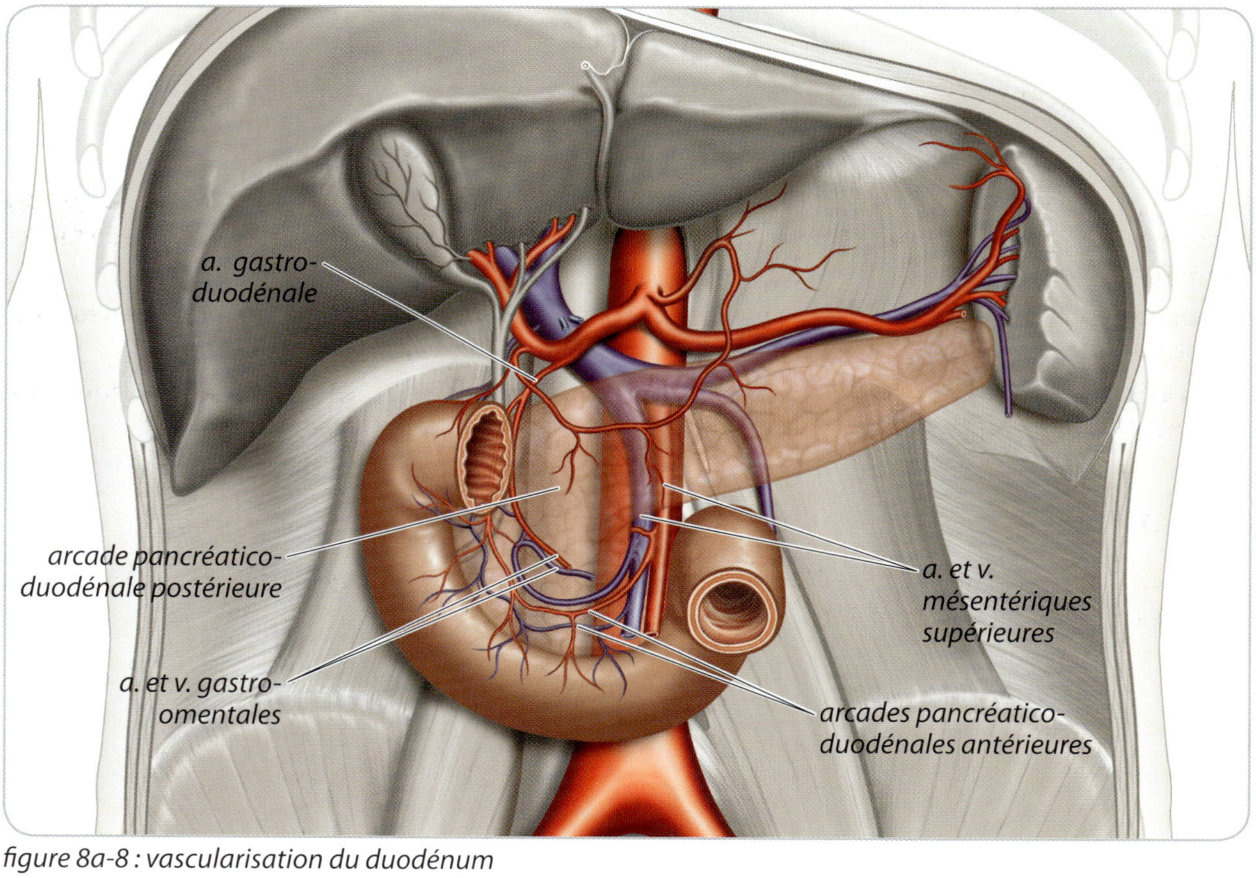

figure 8a-8 : vascularisation du duodénum

Morphologie interne

La paroi est constituée de 4 tuniques.

La muqueuse duodénale a les mêmes caractéristiques que les autres segments de l'intestin grêle.

Dans la partie médiale du deuxième duodénum, la muqueuse duodénale est marquée par la papille mineure, abouchement du conduit pancréatique accessoire et par la papille majeure en dessous de la précédente, abouchement du conduit pancréatique et du conduit cholédoque réunis au niveau de l'ampoule hépato-pancréatique.

Rapports

Le cadre duodénal est solidaire de la tête du pancréas qu'il entoure, formant ainsi **le bloc duodénopancréatique** qui est fixé au plan postérieur par le fascia d'accolement duodénopancréatique.

- D1 comprend un segment mobile et un segment fixe séparés par l'artère gastro-duodénale, qui passe en arrière de D1 et en avant de la tête du pancréas.
- D2, situé en dehors de la tête du pancréas, répond en arrière à la veine cave inférieure, au pédicule rénal et génital droit. En avant, la racine du mésocôlon transverse est oblique de bas en haut et de droite à gauche et sépare le bloc duodénopancréatique en une partie sus-mésocolique en rapport en avant et en dehors avec le foie et une partie sous-mésocolique en rapport avec l'intestin grêle et le côlon ascendant.
- D3, situé sous la tête du pancréas, est en arrière de la racine du mésentère mais en avant de la veine cave inférieure, de l'aorte et de l'origine de l'artère mésentérique supérieure.
- D4, situé en dehors du crochet pancréatique, est en rapport en avant avec le côlon transverse en haut et avec le grêle en bas. En arrière, il est en rapport avec le pédicule rénal et génital gauche. En dehors, il est en rapport avec le rein gauche et dans le mésocôlon avec la veine mésentérique inférieure et l'artère colique gauche.

Vascularisation

Elle est commune à la portion céphalique du pancréas et au duodénum.

- Le duodénum est vascularisé par deux arcades duodéno-pancréatiques qui naissent de l'artère gastro-duodénale et s'anastomosent avec une artère pancréatico-duodénale inférieure issue de l'artère mésentérique supérieure.
- Les veines forment deux arcades veineuses qui anastomosent la veine mésentérique supérieure à la veine porte.
- La vascularisation lymphatique comprend 4 territoires : corporéo-caudal, intercoelio-mésentérique, rétro-cholédocien et inter-coelio-mésentérique.

Innervation

L'innervation est végétative, assurée par le plexus cœliaque. Les afférences parasympathiques sont sécrétoires et les afférences sympathiques sont nociceptives.

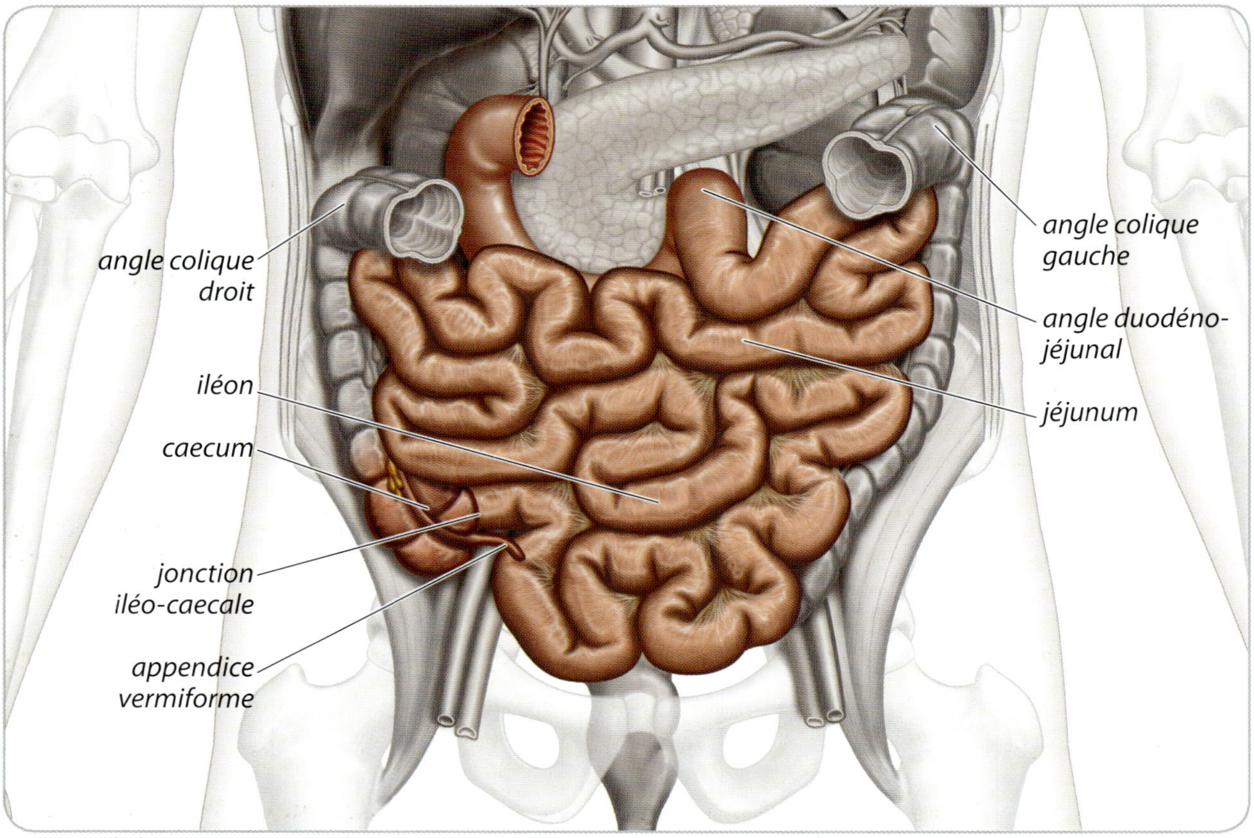

figure 8a-9 : jéjunum et iléon

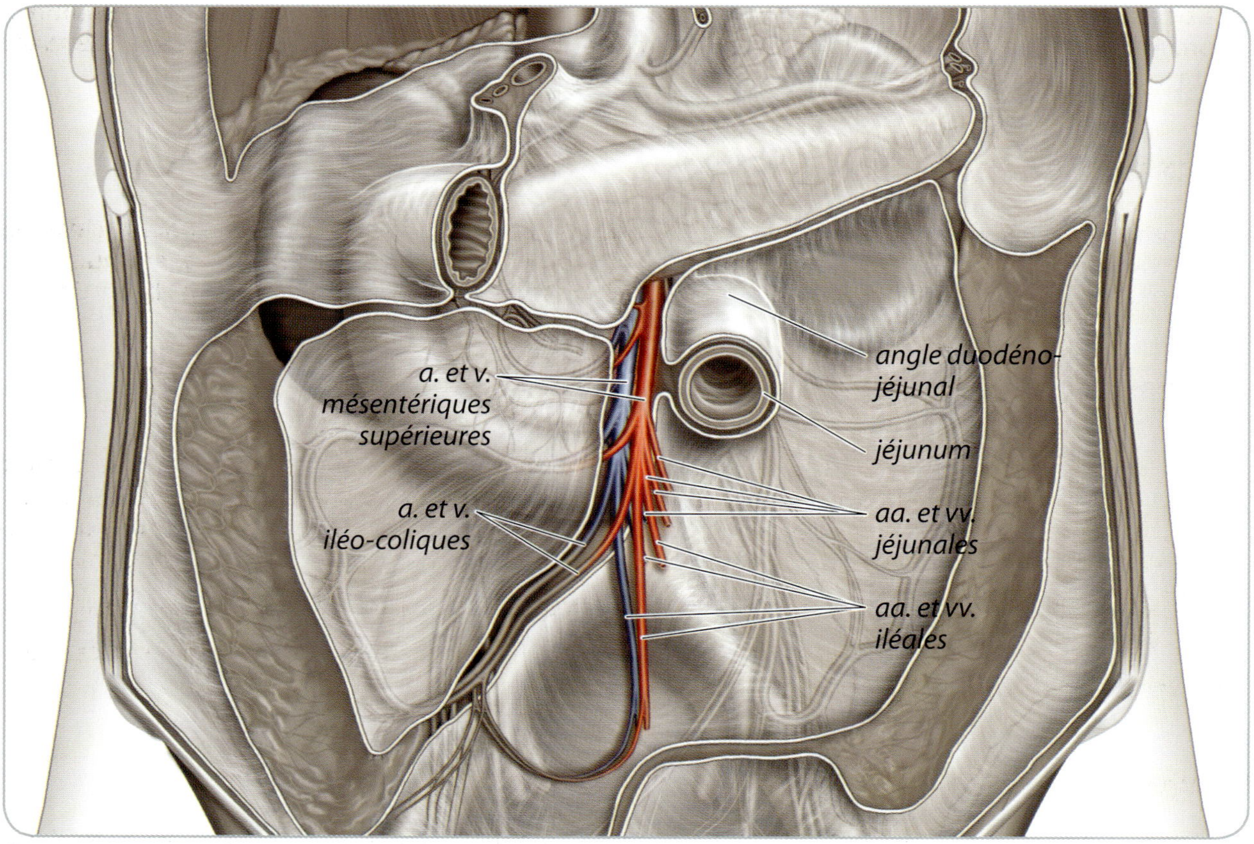

figure 8a-10: vascularisation de l'intestin grêle

Le jéjunum et l'iléon

Définition / Situation

Le jéjunum et l'iléon sont les segments mobiles de l'intestin grêle, situés à l'étage sous-mésocolique et totalement intrapéritonéaux. Leur rôle est l'absorption des nutriments.

Le jéjunum naît à l'angle duodénojéjunal situé en haut et à gauche de l'étage sous-mésocolique.

Morphologie externe

Jéjunum et iléon déploient 6 à 8 m de longueur sous forme d'anses repliées jusqu'à la valve iléocaecale située en bas et à droite.

Le jéjunum et l'iléon n'ont pas de limites précises. Les premières anses, allongées horizontalement et situées dans la partie supérogauche de l'étage sous-mésocolique forment **le jéjunum**. Les dernières anses, groupées verticalement en bas et à droite constituent **l'iléon**.

Les anses sont entourées de péritoine et le mésentère les relie en arrière au péritoine pariétal postérieur.

Moyens de fixité

Chaque anse a un bord libre ou anti-mésentérique en rapport avec la paroi abdominale ou les autres anses, et un bord adhérent au mésentère ou bord mésentérique. Le péritoine viscéral se continue avec les feuillets péritonéaux du mésentère.

La racine du mésentère est située entre l'angle duodénojéjunal et la dernière anse. Elle constitue une ligne brisée faite de 3 segments, d'une longueur de 15 cm sur laquelle s'insèrent les 6 m de jéjunum et d'iléon. An niveau de la racine les feuillets péritonéaux du mésentère se réfléchissent avec le péritoine pariétal postérieur.

Morphologie interne

La paroi est constituée de 4 tuniques. La tunique externe est la séreuse péritonéale qui se poursuit avec les feuillets péritonéaux du mésentère sur le bord mésentérique de l'intestin. Des plis circulaires (muqueuse et sous-muqueuse) avec villosités et micro-villosités (muqueuse) augmentent la surface d'absorption.

Vascularisation

- Jéjunum et iléon sont vascularisés par des branches collatérales du bord gauche de l'artère mésentérique supérieure : artères jéjunales et iléales. Ces artères s'anastomosent entre elles et forment des arcades successives sur 4 ou 5 niveaux. La dernière arcade appelée vaisseau parallèle est la source des vaisseaux droits qui vascularisent chaque anse. La vascularisation des vaisseaux droits est terminale.
- Les veines, disposées de façon superposable, se drainent dans la veine mésentérique supérieure.
- Le drainage lymphatique se fait par les lymphonœuds juxta-intestinaux, intermédiaires et centraux vers les troncs intestinaux qui se jettent dans le conduit thoracique.

Innervation

L'innervation est double : intrinsèque et extrinsèque. L'innervation extrinsèque est assurée par le plexus solaire et le plexus mésentérique supérieur. Elle contrôle l'innervation intrinsèque.

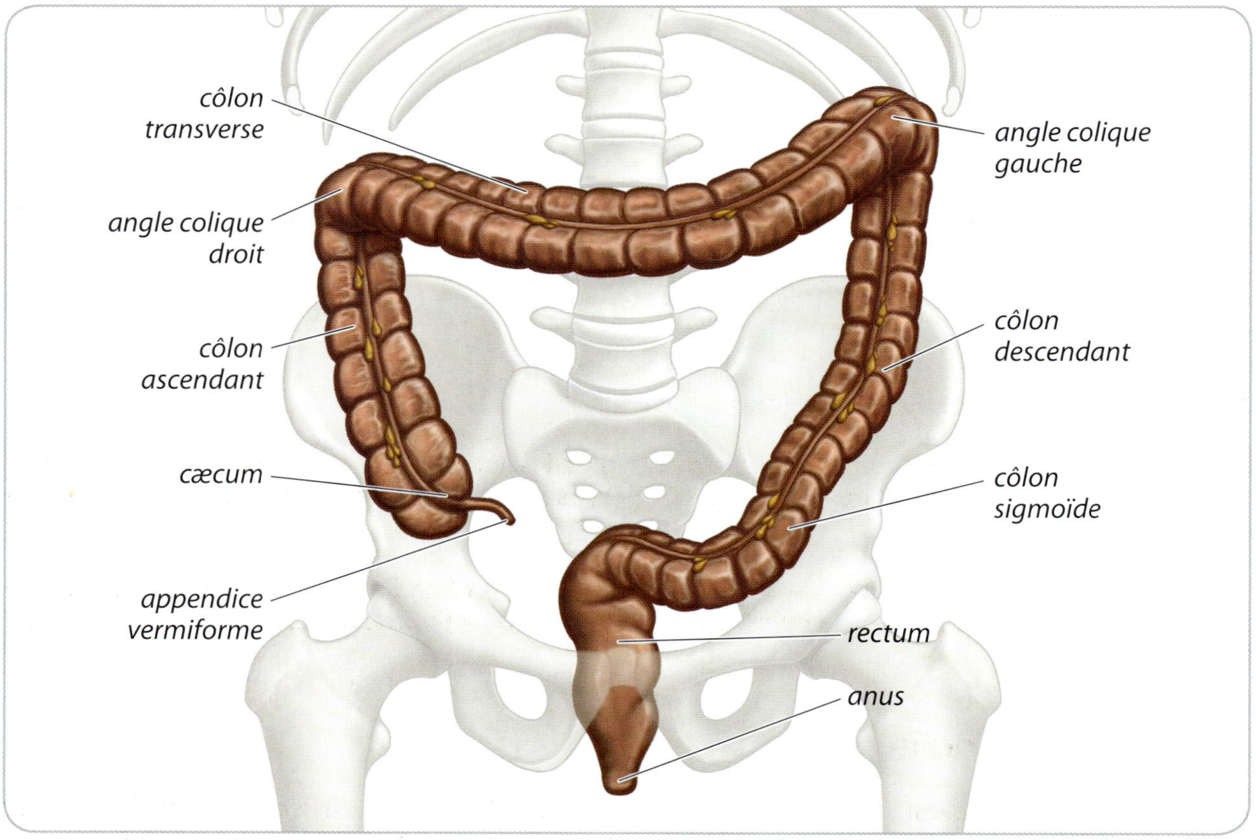

figure 8a-11 : situation et morphologie du côlon

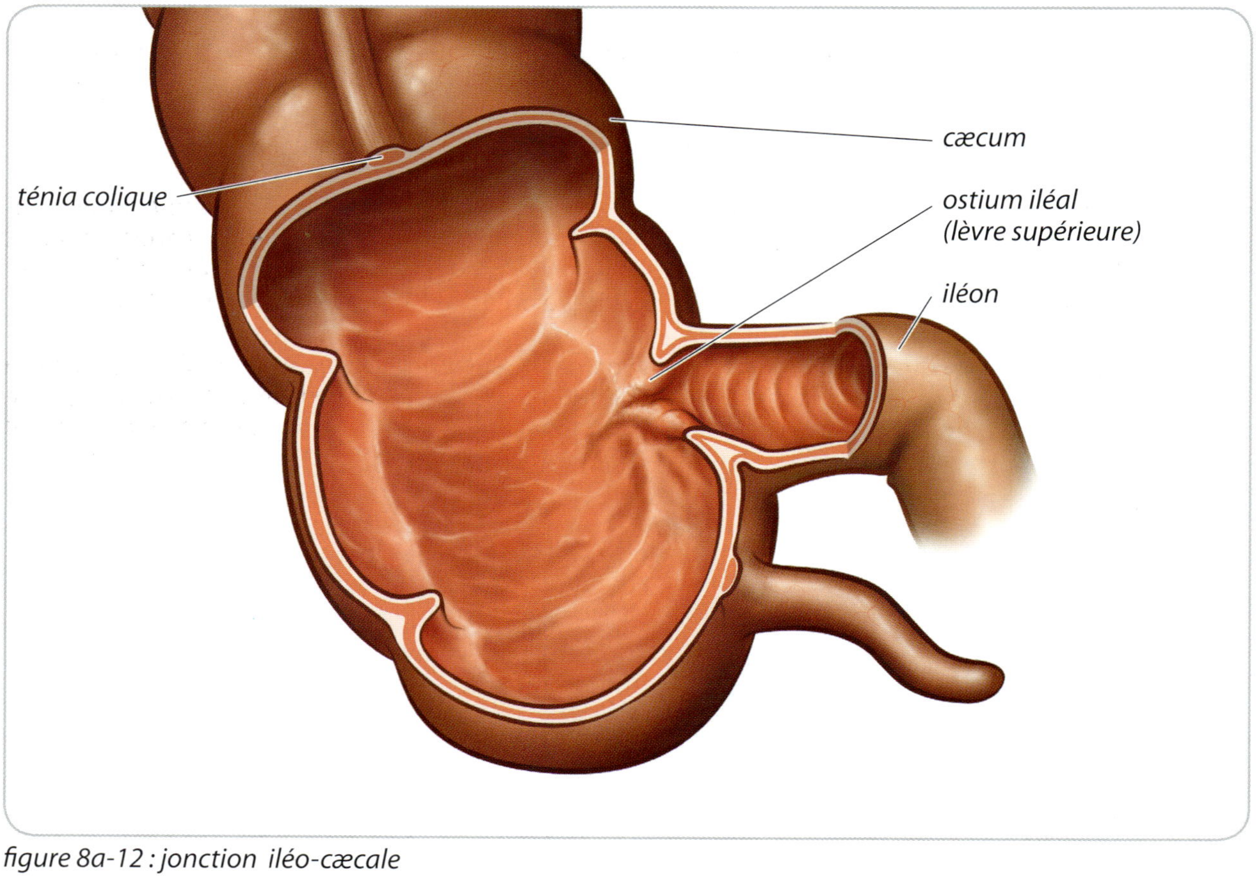

figure 8a-12 : jonction iléo-cæcale

Le côlon et l'appendice vermiforme

Définition / Situation

Segment du tube digestif étendu de **la valvule iléo-cæcale** à **la charnière recto-sigmoïdienne**, le côlon est constitué de 5 segments : cæco-appendice, côlon ascendant, côlon transverse, côlon descendant et côlon sigmoïde. Il a pour rôle principal la réabsorption de l'eau.

Morphologie externe

Le côlon forme un cadre qui entoure le jéjunum et l'iléon.

Il fait suite à l'iléon par l'ostium iléal situé au bord supérieur de la paroi interne du cæcum, et qui comporte la valvule iléo-cæcale ou iléo-colique formée de 2 valves : supérieure et inférieure. La valvule iléo-cæcale constitue un système anti-reflux.

La couche musculaire longitudinale externe est constituée de 3 bandelettes coliques (ou tænia coli) visibles à la surface du côlon. Sous la jonction iléo-colique, le côlon forme un cul de sac : **le cæcum** qui reçoit **l'appendice vermiforme**.

Appendice vermiforme

L'appendice vermiforme est une formation lymphoïde cylindrique et creuse de 6-8 cm de long sur 4-8 mm de diamètre. Il est implanté au niveau du cæcum à la réunion des trois bandelettes coliques, 3 cm en dessous de l'ostium iléal.

L'appendice, organe péritonisé, est relié au mésentère par le méso-appendice, qui contient les vaisseaux appendiculaires.

- L'appendice est vascularisé par l'artère appendiculaire qui naît de l'artère cæcale postérieure.
- La veine appendiculaire se jette dans la veine cæcale postérieure.
- Les lymphonœuds appendiculaires se drainent vers les lymphonœuds iléo-coliques.

En situation modale, l'appendice descend le long de la face médiale du cæcum. Il répond latéralement au cæcum, médialement à l'iléon, en avant à la paroi abdominale, en arrière à la fosse iliaque droite et aux vaisseaux iliaques externes. La base appendiculaire se projette sur la paroi abdominale antérieure au milieu d'une ligne joignant l'épine iliaque antéro-supérieure droite à l'ombilic (point de Mac Burney).

On lui décrit une base, un corps et une pointe. De siège habituellement latérocæcal médial, l'appendice a une position variable précæcale, rétrocæcale (en arrière du cæcum), sous-hépatique, mésocoeliaque (la pointe est au milieu des anses grêles), ou pelvienne (l'extrémité est dans le pelvis parfois au contact de l'ovaire droit).

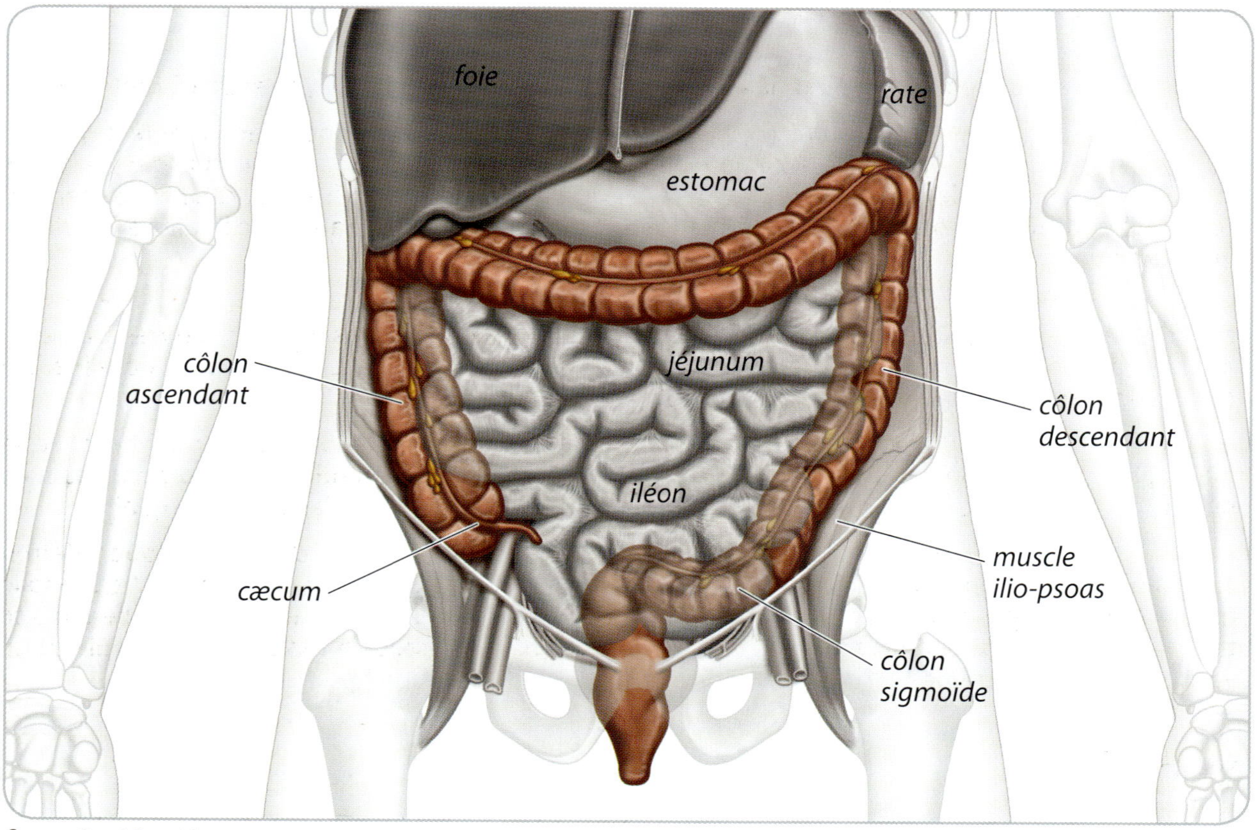

figure 8a-13 : côlon et rapports

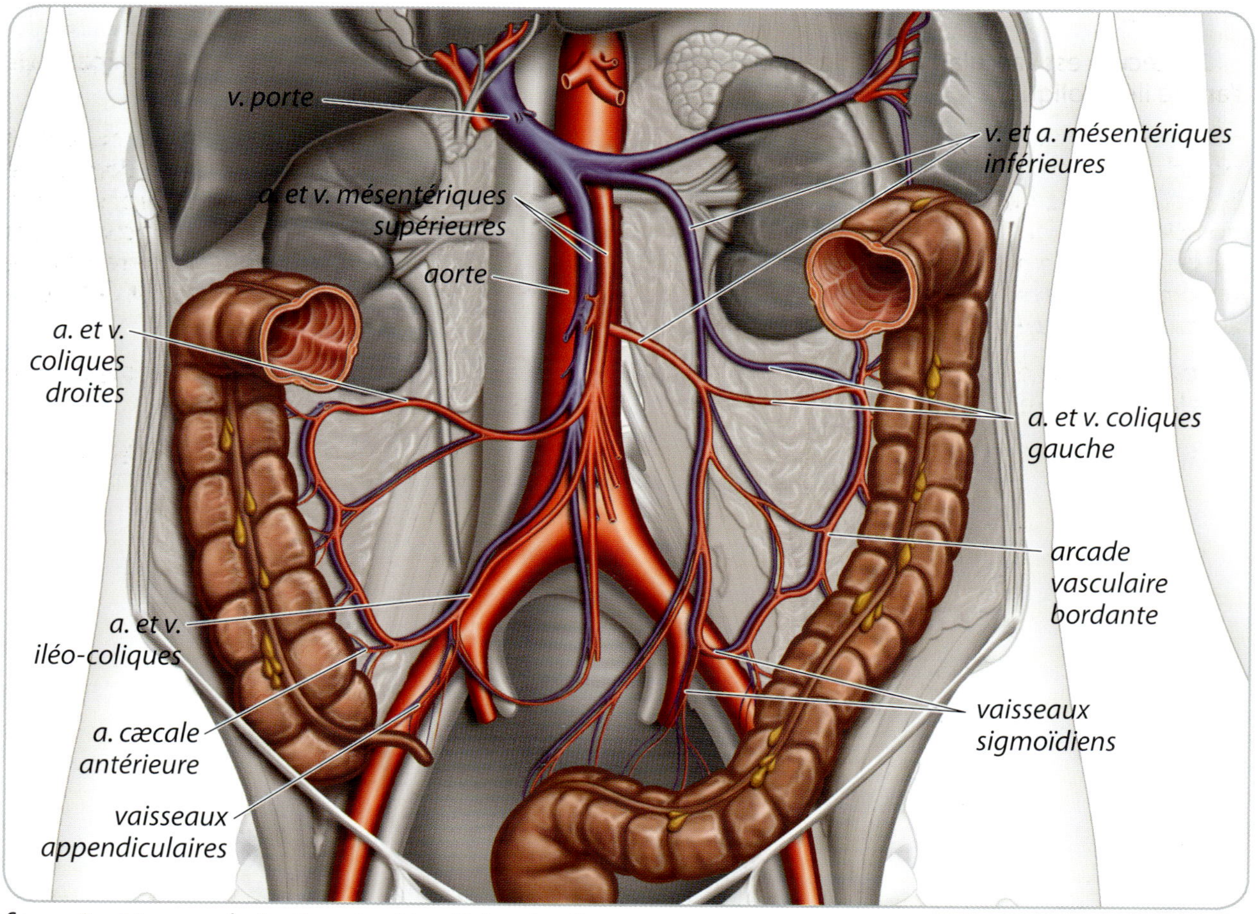

figure 8a-14 : vascularisation du côlon (foie relevé)

Rapports et moyens de fixité

- **Le cæcum** est le premier segment du côlon. Il est mobile car il n'a ni méso, ni fascia d'accolement.

- **Le côlon ascendant** ou côlon droit fait suite au cæcum et monte verticalement jusqu'à **l'angle colique droit** ou angle hépatique, en rapport avec le bord inférieur du foie. Le côlon ascendant est fixe, car le mésocôlon ascendant est accolé à la paroi postérieure (fascia d'accolement coloparíétal droit). Le côlon ascendant est en rapport en arrière et en haut avec la partie inférieure du cadre duodénal.

- **Le côlon transverse** fait suite au côlon ascendant et s'étend jusqu'à **l'angle colique gauche** ou angle splénique car il est situé sous la base de la rate et la queue du pancréas. Le côlon transverse est mobile. Le mésocôlon transverse a une racine transversale, oblique en haut et à gauche qui sépare la cavité péritonéale en étage sus- et sous- mésocolique.

- **Le côlon descendant** ou côlon gauche fait suite à l'angle gauche. Le côlon descendant est fixe, le mésocôlon gauche étant accolé à la paroi. De chaque côté les côlons ascendant et descendant sont en rapport en arrière avec le muscle psoas, en dedans avec le rein, l'uretère et les vaisseaux génitaux.

- **Le côlon sigmoïde** fait suite au côlon descendant, et commence en regard de la ligne arquée (détroit supérieur) et se termine au niveau de la troisième vertèbre sacrée (S3). Il a une forme de S et est mobile autour de deux racines : une racine primaire, verticale qui contient les vaisseaux rectaux supérieurs se termine au pôle supérieur du rectum, et une racine secondaire, oblique en bas et à gauche, qui suit les vaisseaux iliaques externes.

Vascularisation

- Le côlon ascendant est vascularisé par l'artère iléo-colique et l'artère colique droite, branches collatérales du bord droit de l'artère mésentérique supérieure, jusqu'au tiers moyen du côlon transverse.

- Le cæcum est vascularisé par des artères cæcales antérieure et postérieure, branches terminales de l'artère iléo-colique.

- Le reste du côlon est vascularisé par l'artère colique gauche et le tronc des artères sigmoïdiennes branches collatérales de l'artère mésentérique inférieure. Chaque artère à destinée colique donne une branche supérieure et inférieure qui, anastomosées entre elles forment une arcade vasculaire bordante du côlon allant de l'artère iléo-colique à l'artère sigmoïdienne inférieure. Deux branches inconstantes de l'artère mésentérique supérieure complètent parfois la vascularisation du côlon. L'artère colique moyenne située entre l'artère iléo-colique et l'artère colique droite pour le côlon ascendant et l'artère colica media entre les artères coliques droite et gauche pour le côlon transverse.

- Les veines, à la disposition analogue, se jettent dans les veines mésentérique inférieure et supérieure vers la veine porte.

- Le drainage lymphatique se fait par des lymphonoeuds le long des artères jusqu'à leur origine.

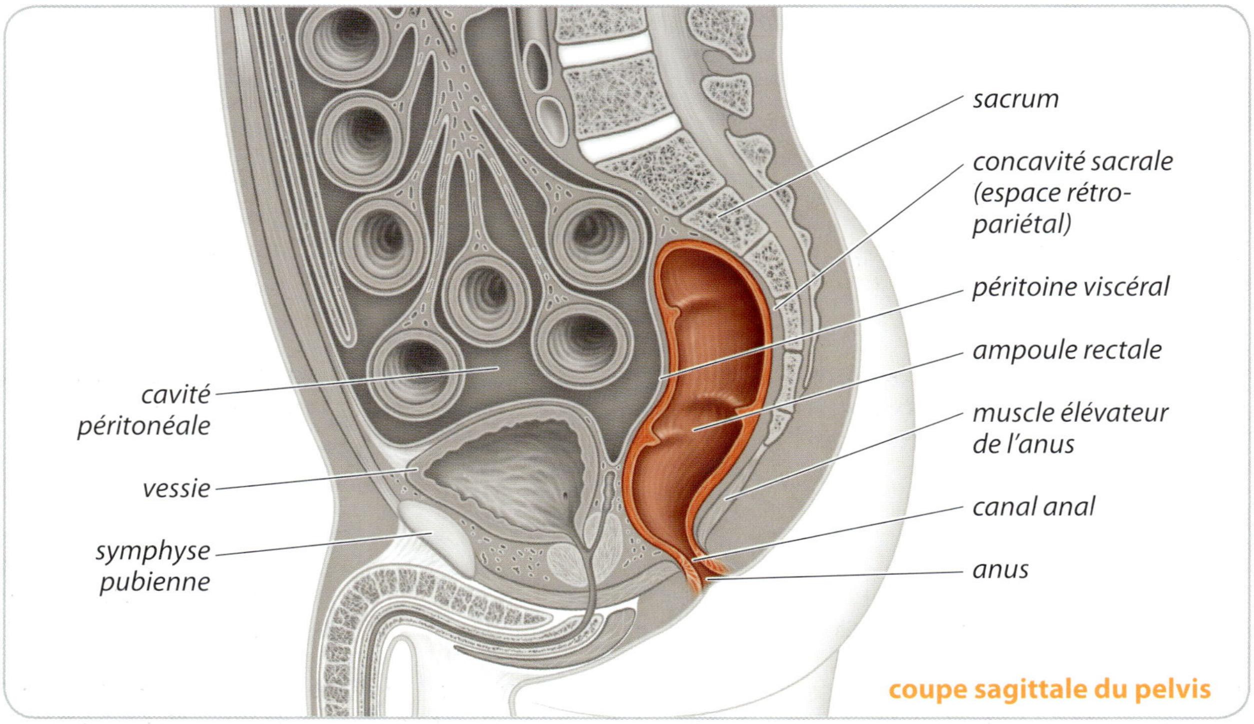

figure 8a-15 : situation du rectum (chez l'homme)

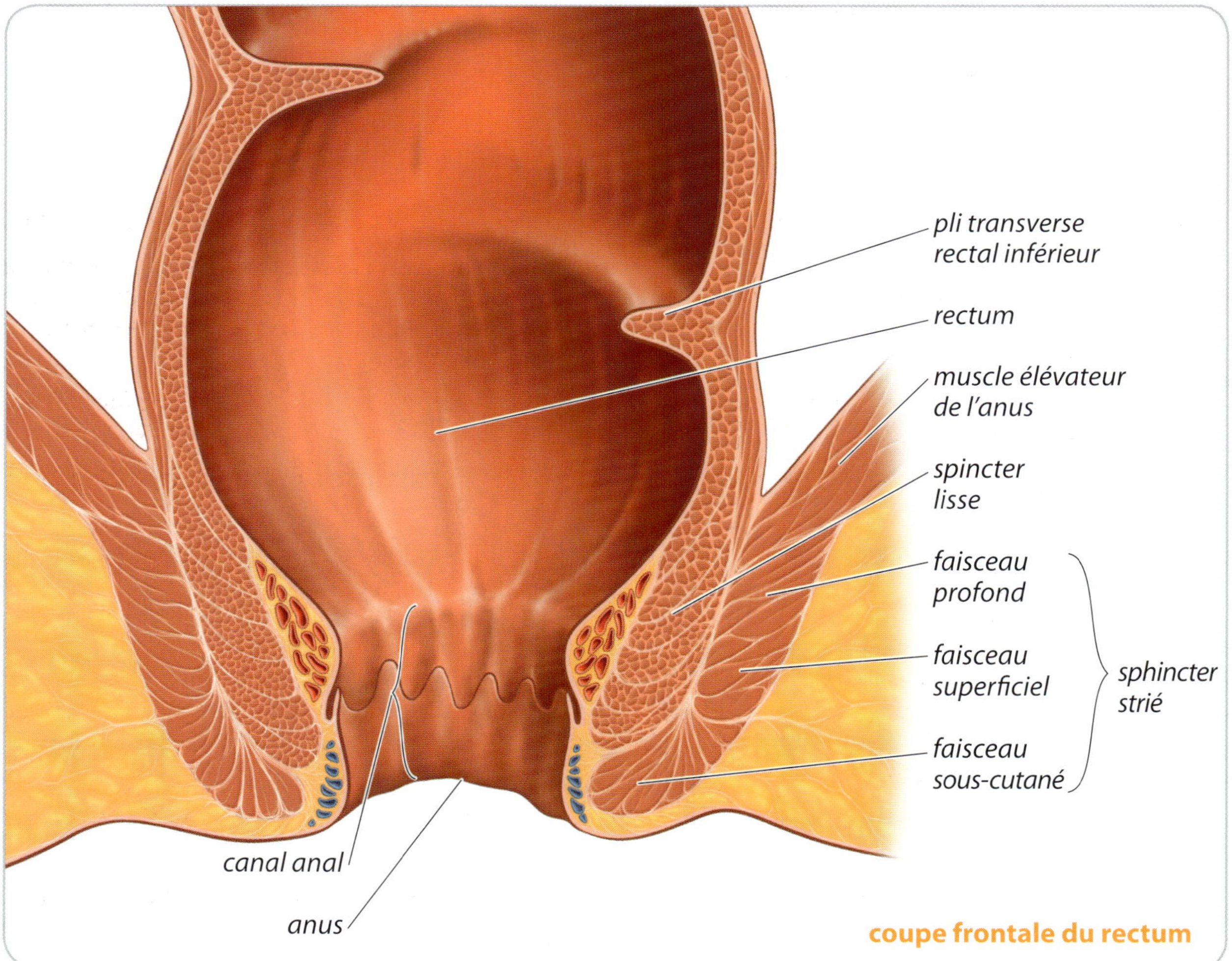

figure 8a-16 : rectum et canal anal

Le rectum et le canal anal

Définition

Le rectum et le canal anal constituent le segment terminal du tube digestif.

Le rectum ou ampoule rectale est le segment pelvien et forme un réservoir contractile. **Le canal anal** est le segment périnéal muni d'un double sphincter assurant la continence anale. Ils sont séparés par le muscle élévateur de l'anus au niveau de l'angle ano-rectal.

Le rectum fait suite au côlon sigmoïde. Il est moulé sur la concavité sacrale, médiane et globalement vertical dans un plan frontal d'où son nom (rectum en latin veut dire droit). Il commence en regard de S3, et est dépourvu de bandelettes ce qui le différencie du côlon.

Morphologie externe

D'une longueur de 15 cm, le rectum a une partie supérieure recouverte de péritoine viscéral (partie péritonisée) et une partie non péritonisée (partie sous-péritonéale).

Dans le plan sagittal, rectum et canal anal forment deux courbures : une courbure sacrale (le rectum est plaquée contre le sacrum), et une courbure périnéale au niveau de laquelle le rectum se poursuit par le canal anal. La courbure périnéale (ou angle ano-rectal) fait un angle de 100° vers le bas et l'arrière et correspond au passage du rectum à travers le diaphragme pelvien, et principalement au tonus du faisceau puborectal du muscle élévateur de l'anus.

D'une longueur de 4 cm, le canal anal descend dans le périnée jusqu'à la marge anale.

Rapports

Le rectum dans sa partie sous-péritonéale est situé au sein d'une loge fibreuse formée par quatre parois.

- L'ambiance cellulo-lymphatique qui entoure le rectum au sein de la loge est limitée par un mince feuillet conjonctif, appelé **fascia pelvien viscéral**. Ce feuillet définit ce que l'on appelle en chirurgie le mésorectum bien que ne répondant pas à la définition anatomique d'un méso (lame porte-vaisseaux cheminant entre deux feuillets de péritoine).
- En avant **le fascia pelvien viscéral** se confond avec la paroi antérieure de la loge rectale formée par la cloison rectovaginale chez la femme ou l'aponévrose prostato-péritonéale chez l'homme.
- En arrière la paroi postérieure de la loge rectale est constituée par **le fascia présacral** qui définit avec le sacrum l'espace rétrorectal.
- Latéralement la loge rectale est constituée par **les lames sacrorectogénitopubiennes** qui s'étendent sagittalement d'arrière en avant et contiennent les plexus nerveux pelviens latéraux (plexus hypogastrique inférieur).

Le canal anal est entouré de deux sphincters responsables de la continence anale, un sphincter musculaire lisse à commande inconsciente végétative, et un sphincter strié à commande volontaire. Le sphincter lisse est un épaississement de la couche musculaire circulaire interne, qui s'étend de la ligne anorectale à la ligne anocutanée. Le sphincter strié a trois faisceaux.

- **Le faisceau profond** est indissociable du faisceau puborectal du muscle élévateur de l'anus, qui forme la fronde responsable de la courbure périnéale.
- **Le faisceau superficiel** concave vers l'arrière est fixé en arrière au ligament anococcygien, et en avant au noyau central du périnée.
- **Le faisceau sous-cutané** entoure la zone cutanée sous le sphincter interne. La sensibilité de la muqueuse anale est un élément fondamental de la continence.

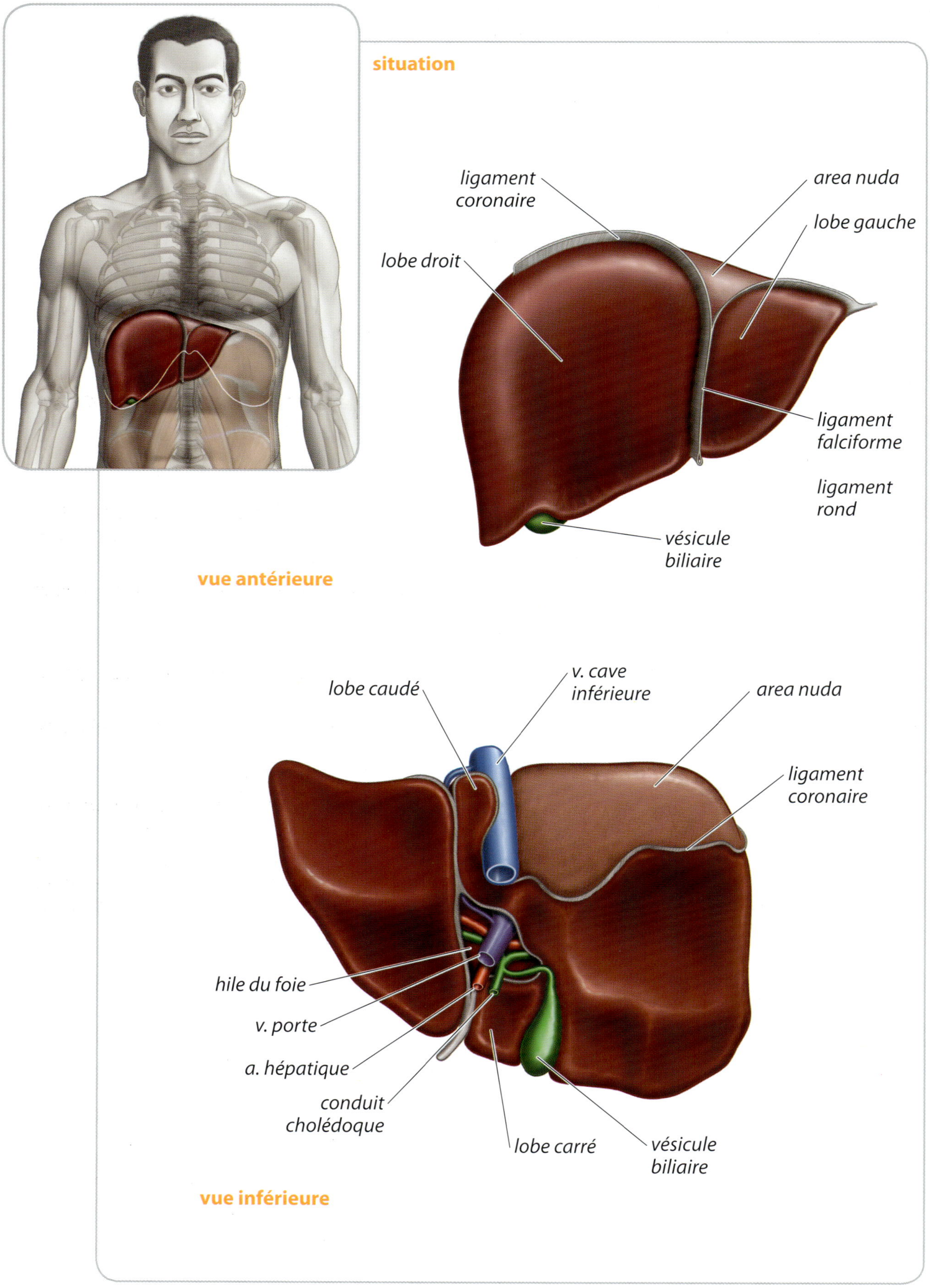

figure 8b-1 : morphologie externe et situation du foie

GLANDES ANNEXES

Le foie

Définition / Situation

Le foie est la plus volumineuse glande annexe du tube digestif et est à la fois exocrine et endocrine.

Le foie fabrique et excrète la bile dans l'intestin. Les pigments biliaires sont le produit de dégradation de l'hémoglobine et participent à l'absorption intestinale des lipides.

Le foie joue également un rôle fondamental dans le métabolisme du glucose, des protéines et de la coagulation.

Il est situé dans l'hypochondre droit, à l'étage sus-mésocolique, sous la coupole diaphragmatique droite.

Morphologie externe

Le foie pèse 1500 g, a une couleur rouge brun et est recouvert d'une capsule fibreuse. De forme ovoïde à grand axe transversal, il mesure 28 cm de large, 8 cm de haut et 16 cm d'avant en arrière. On lui décrit 3 faces (diaphragmatique, viscérale dorsale et viscérale caudale) et 3 bords.

- **La face diaphragmatique** est convexe et lisse divisée par le ligament suspenseur du foie (ligament falciforme) en deux lobes inégaux, droit et gauche.
- **La face viscérale caudale** est irrégulière et marquée par 3 sillons :
  - **le sillon gauche** est constitué par la fissure du ligament rond en avant du hile hépatique et par le ligament veineux en arrière,
  - **le sillon droit** est constitué par la fosse de la vésicule biliaire qui unit le bord antérieur du foie au hile hépatique,
  - **le sillon transverse** est constitué par le hile et unit les sillons droit et gauche.

  On définit ainsi le lobe gauche en dedans du sillon gauche, le lobe droit en dehors du sillon droit et entre ces deux sillons le lobe carré en avant du sillon transverse et le lobe caudé en arrière.
- **La face viscérale dorsale**, verticale, est marquée par le sillon du ligament veineux et le sillon de la veine cave inférieure qui délimite le lobe caudé. Elle est également marquée en périphérie par la réflexion péritonéale postérieure appelée ligament coronaire. En dedans des limites du ligament coronaire, le foie est dépourvu de péritoine viscéral formant **l'area nuda**.

Moyens de fixité

Le foie est fixé par des attaches péritonéales :

- **le ligament coronaire**, prolongé par les ligaments triangulaires,
- **le ligament falciforme**,
- **le petit omentum**.

Il est surtout fixé à la veine cave inférieure.

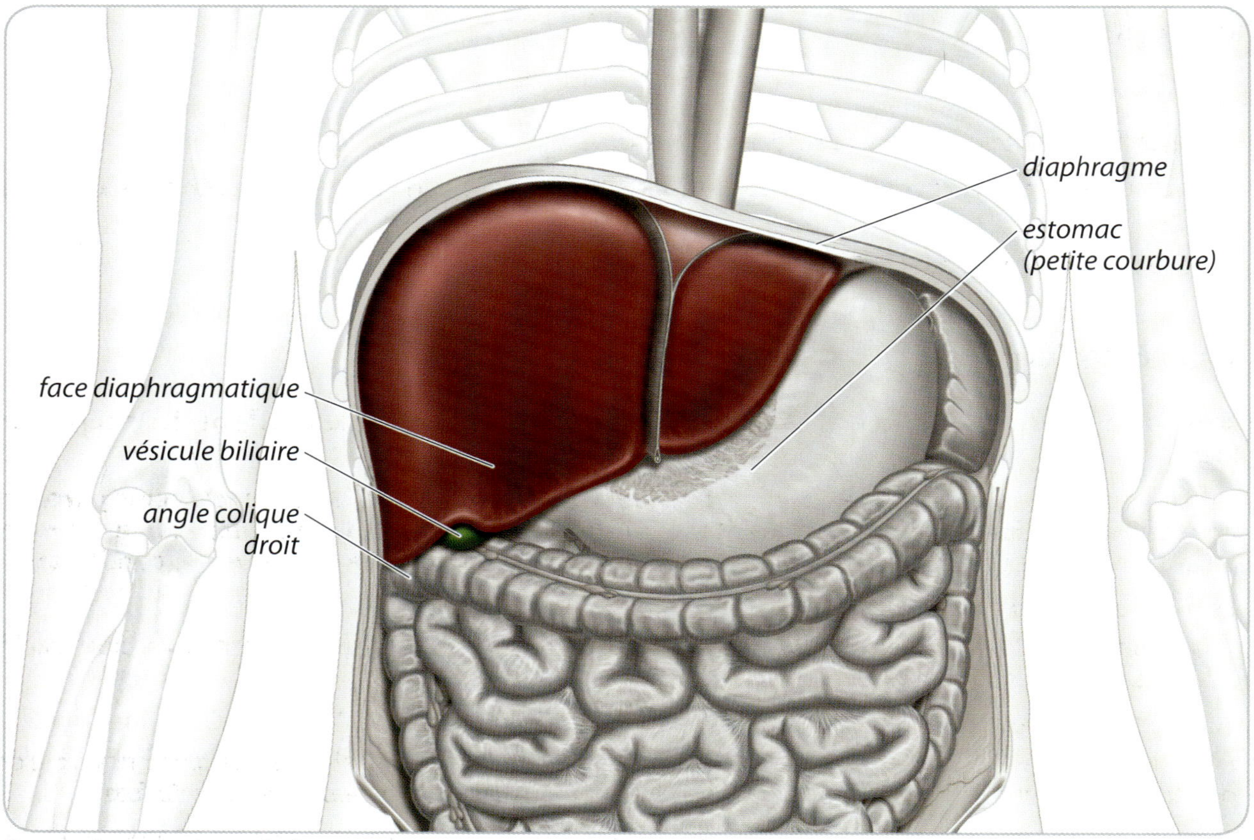

figure 8b-2 : rapports du foie

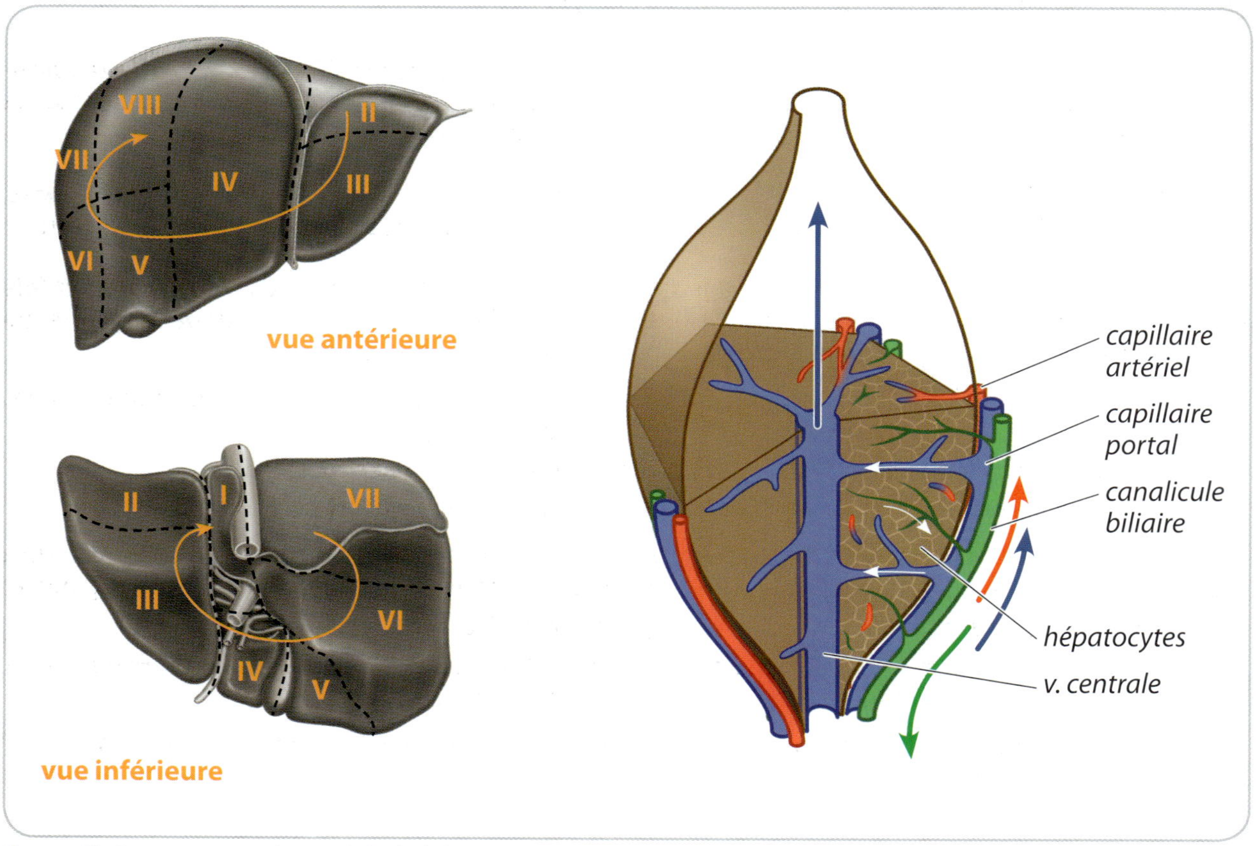

figure 8b-3 : segmentation et lobule hépatiques

Rapports

Le foie est en rapport :

- par sa face diaphragmatique avec le diaphragme,
- par sa face viscérale caudale, au niveau du lobe droit avec le rein droit, le genu superius et l'angle colique droit,
- et au niveau du lobe gauche avec l'estomac.

Vascularisation

Le foie a deux pédicules vasculaires : le pédicule inférieur ou pédicule hépatique et le pédicule supérieur veineux.

- **Le pédicule hépatique** pénètre par le hile hépatique (ou porte du foie) et contient **la veine porte** en arrière, **l'artère hépatique** propre en avant et à gauche de la veine porte, **le canal hépatique** commun en avant et à droite de la veine porte. Celui-ci permet l'excrétion de la bile du foie vers le duodénum.

  Le pédicule hépatique assure une vascularisation double :
  - **fonctionnelle,** par la veine porte hépatique qui draine vers le foie les substances absorbées par le tube digestif sous-diaphragmatique, la rate et le pancréas,
  - **nutritive,** par l'artère hépatique propre qui apporte le sang riche en O_2.
- **Le pédicule veineux** est constitué par les trois veines hépatiques principales : gauche, moyenne et droite qui se jettent dans la veine cave inférieure au niveau du bord postéro-supérieur du foie.

  Une partie du sang veineux hépatique se jette dans la veine cave inférieure rétrohépatique par des veines hépatiques accessoires issues des segments hépatiques adjacents.

Morphologie interne et segmentation hépatique

L'unité fonctionnelle élémentaire du foie est **le lobule hépatique** constitué d'hépatocytes réunis autour d'une veine centrale, affluente des veines hépatiques, et séparé des autres lobules par des espaces périlobulaires qui contiennent un canalicule biliaire, un capillaire artériel et un capillaire portal.

La segmentation hépatique, basée sur la distribution portale, permet de distinguer 8 territoires vasculaires, numérotés de I à VIII dans le sens antihoraire sur la face inférieure du foie, appelés segments hépatiques.

Chaque branche de la veine porte irrigue une partie droite et une partie gauche du foie (foie droit et foie gauche) séparés par la fissure portale principale dans laquelle chemine la veine hépatique moyenne qui se projette de l'échancrure cystique au bord gauche de la veine cave inférieure.

- **La branche portale droite** se divise en deux branches pour les secteurs postérieur et ventral séparés par la fissure portale droite qui contient la veine hépatique droite :
  - **le secteur postérieur** comprend les segments VI (antérieur) et VII (postérieur),
  - **le secteur ventral** comprend les segments V (antérieur) et VIII (postérieur).
- **La branche portale gauche** se divise en deux branches pour les secteurs médian et latéral séparés par la fissure portale gauche qui contient la veine hépatique gauche et coupe en deux le lobe gauche.
  - **le secteur latéral** comprend le segment II, partie postérieure du lobe gauche,
  - **le secteur médian** comprend les segments III et IV (qui comprend le lobe carré) séparés par la scissure ombilicale, matérialisée par le ligament suspenseur du foie.
- **Le secteur dorsal** est alimenté par les deux branches portales ; situé à la face inférieure du foie, il correspond au segment I (lobe caudé).

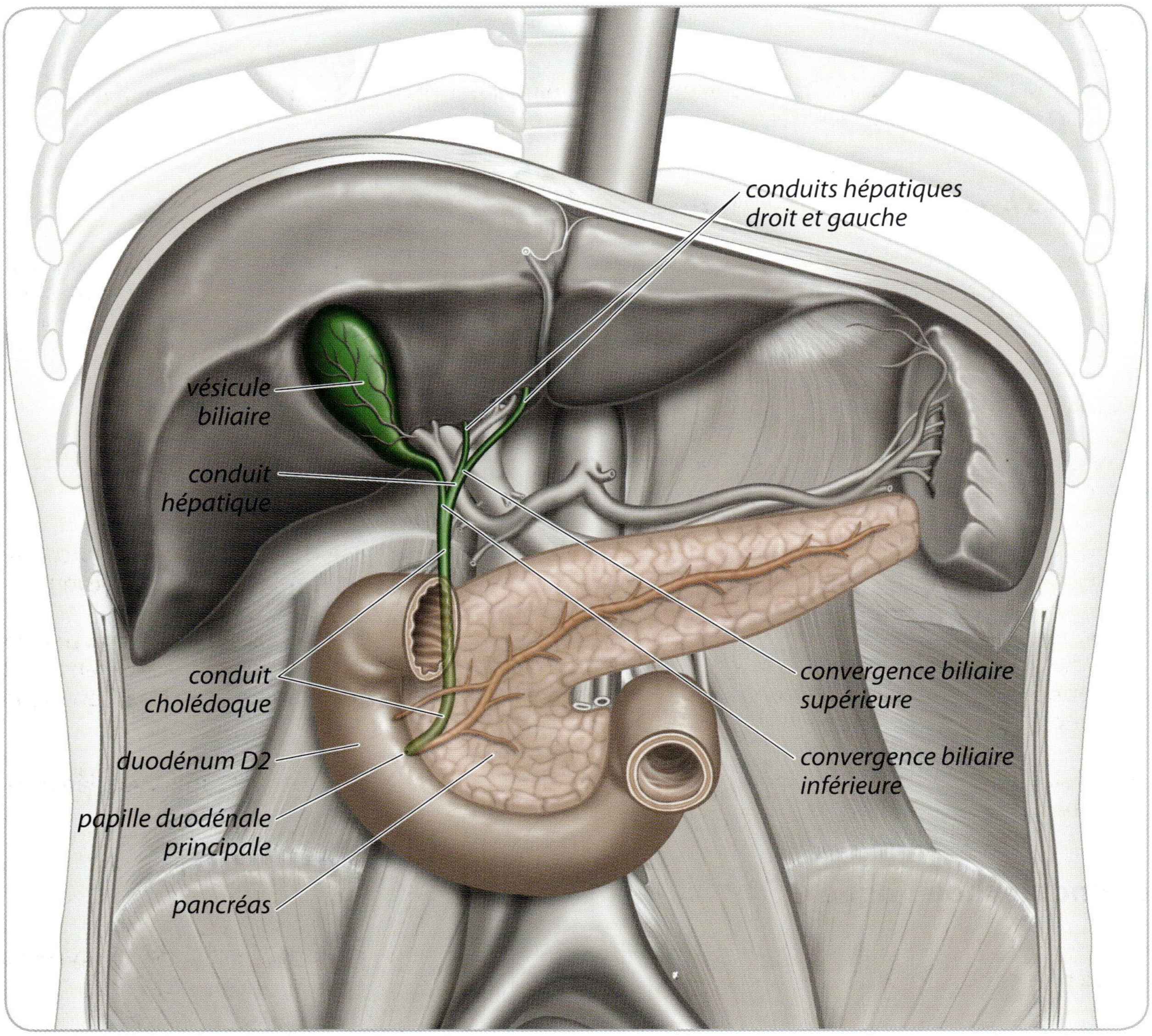

figure 8b-4 : voies biliaires (foie relevé)

Les voies biliaires

Ce sont l'ensemble des conduits qui transportent la bile vers l'intestin. On distingue les voies biliaires intrahépatiques et extrahépatiques.

Les voies biliaires intrahépatiques

Les voies biliaires intrahépatiques ont une distribution comparable à la segmentation portale. La réunion des conduits segmentaires forme des conduits sectoriels puis un conduit hépatique droit et un conduit hépatique gauche. Ces deux conduits deviennent extrahépatiques au sein de la porte du foie.

Le conduit hépatique

La réunion des conduits hépatiques droit et gauche est appelée **convergence biliaire supérieure** et permet la formation du **conduit hépatique**.

Au niveau de la porte du foie, la convergence biliaire supérieure est située sur le flanc droit de la bifurcation portale, au-dessus de la bifurcation de l'artère hépatique commune, entre ses 2 branches de division.

Le conduit hépatique mesure 5 mm de diamètre et chemine sur 3 à 4 cm en bas à gauche et un peu en arrière dans le bord droit du petit omentum sur le bord antéro-droit de la veine porte ; il passe en avant de la branche droite de l'artère hépatique commune puis descend parallèlement à l'artère hépatique commune à droite et au conduit cystique à gauche.

Le conduit hépatique se termine lorsqu'il s'unit avec le conduit cystique pour former le conduit cholédoque au niveau de **la convergence biliaire inférieure**.

Le conduit cholédoque

Ce conduit formé au niveau de la convergence biliaire inférieure se termine à la papille duodénale majeure lorsqu'il se jette dans le deuxième duodénum.

D'un diamètre de 5-6 mm, il descend selon une courbe concave à droite et en avant, sur 5 cm, dans le bord droit du petit omentum en avant de la veine porte, puis en arrière du bloc duodéno-pancréatique, enfin dans la tête du pancréas avant de s'aboucher dans la partie médiale de la paroi du deuxième duodénum.

Cet abouchement se fait au niveau de la papille duodénale majeure par l'intermédiaire de **l'ampoule biliopancréatique** où il se réunit avec le conduit pancréatique.

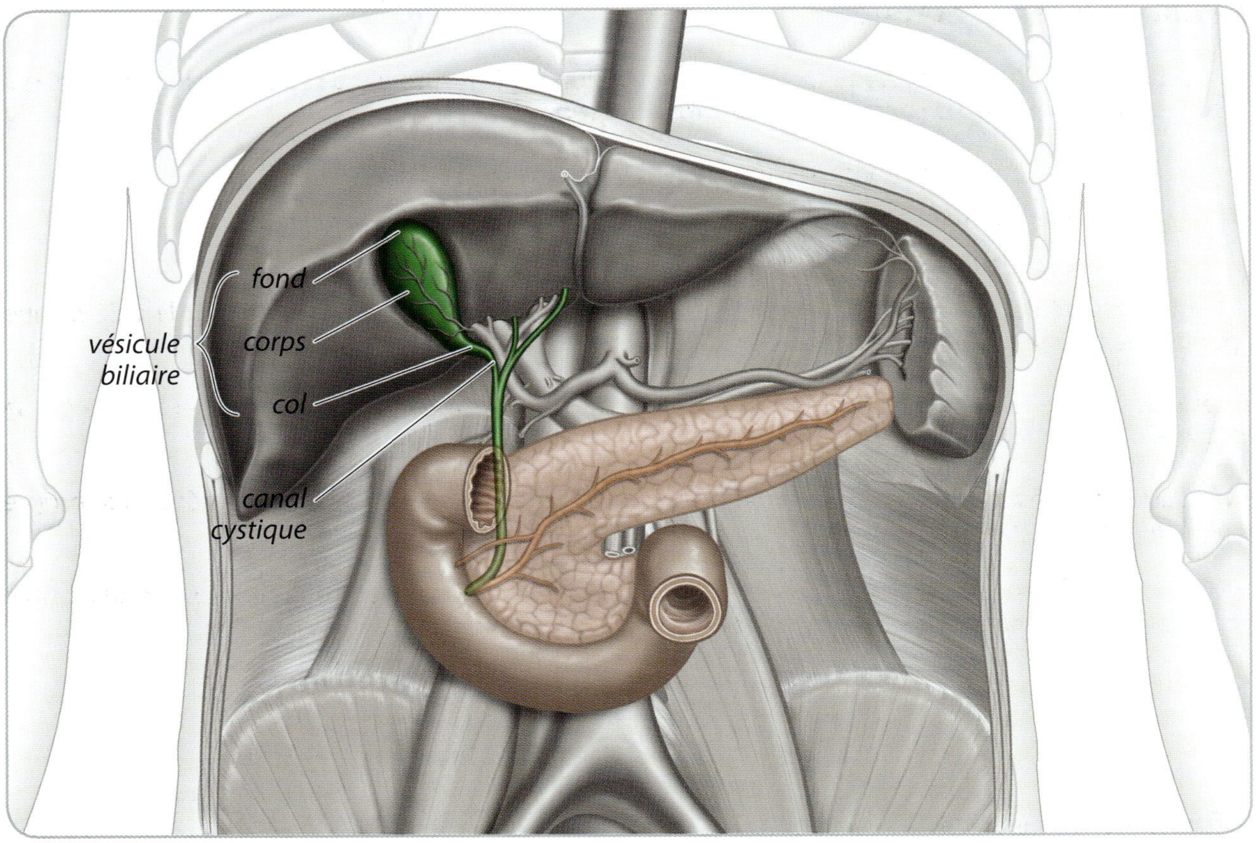

figure 8b-5 : voies biliaires (foie relevé)

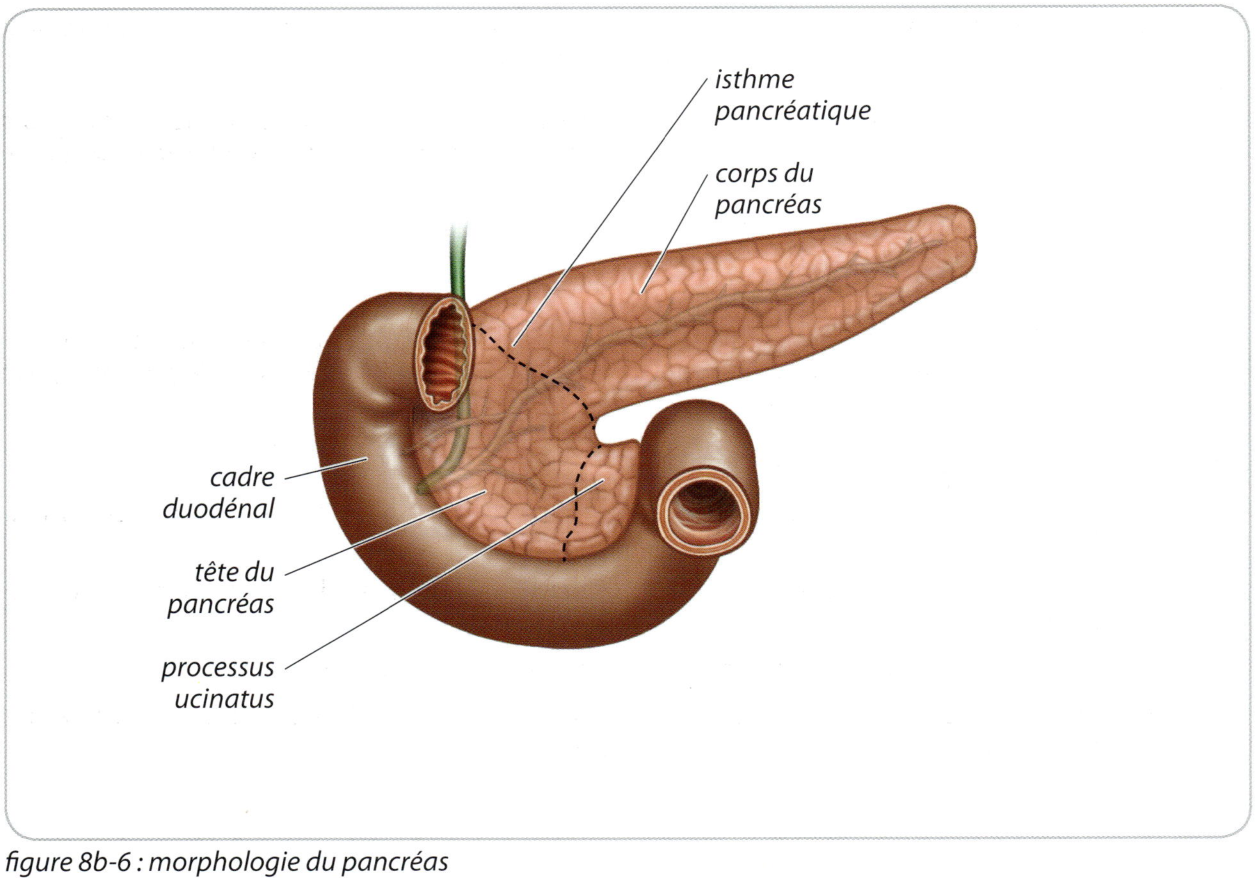

figure 8b-6 : morphologie du pancréas

La voie biliaire accessoire

La vésicule biliaire est un réservoir branché en dérivation sur les conduits biliaires extrahépatiques qui constitue, avec le conduit cystique, la voie biliaire accessoire.

La vésicule mesure 8-10 cm de long, 3-4 cm de diamètre et a trois parties :

- **le fond**, renflé, creuse le bord antérieur du foie au niveau de l'échancrure cystique,
- **le corps** occupe la fosse de la vésicule biliaire,
- **le col**, coudé, forme un siphon avant le conduit cystique qui rattache la vésicule à la voie biliaire principale au niveau de la convergence biliaire inférieure.

La vésicule biliaire est plaquée à la face inférieure du foie par le péritoine viscéral hépatique qui la recouvre.

La vésicule biliaire est vascularisée par l'artère cystique issue le plus souvent de l'artère hépatique propre ou de l'une de ses branches.

Les veines cystiques se drainent vers la veine porte. Le drainage lymphatique se fait vers les nœuds du hile hépatique ou par le nœud lymphatique du col vers les nœuds du pédicule hépatique.

Le pancréas

Définition / Situation

Le pancréas est une glande exocrine et endocrine située en avant du rachis lombaire (L1 et L2) et reliée au duodénum par ses canaux excréteurs et sa vascularisation.

Le pancréas exocrine secrète des enzymes (lipase, amylase, pro-enzymes pour former des protéases) impliqués dans la dégradation des lipides, des glucides et des protides.

Sa partie endocrine qui a un rôle majeur dans le métabolisme glucidique est constituée par les îlots pancréatiques qui secrètent l'insuline et le glucagon et sont en grande partie concentrés dans la queue du pancréas.

Morphologie externe

Glande de couleur blanc rosé, allongée transversalement et aplatie d'avant en arrière ayant une direction oblique de bas en haut et de droite à gauche depuis le cadre duodénal jusqu'à la rate, le pancréas pèse 80 g, mesure 20 cm de long, 5 cm de haut et 2 cm d'épaisseur.

De droite à gauche, on lui décrit 4 parties :

- **la tête** du pancréas, enchâssée dans le cadre duodénal, émet de sa partie inférieure un prolongement transversal :
- **le processus uncinatus** ou crochet du pancréas qui se porte vers la gauche en arrière des vaisseaux mésentériques supérieurs ;
- **l'incisure** du pancréas ou isthme pancréatique, partie étroite, relie la tête au corps ;
- **le corps** du pancréas est séparé de la queue par l'échancrure formée au bord supérieur par les vaisseaux spléniques lorsqu'ils passent en avant de la glande.

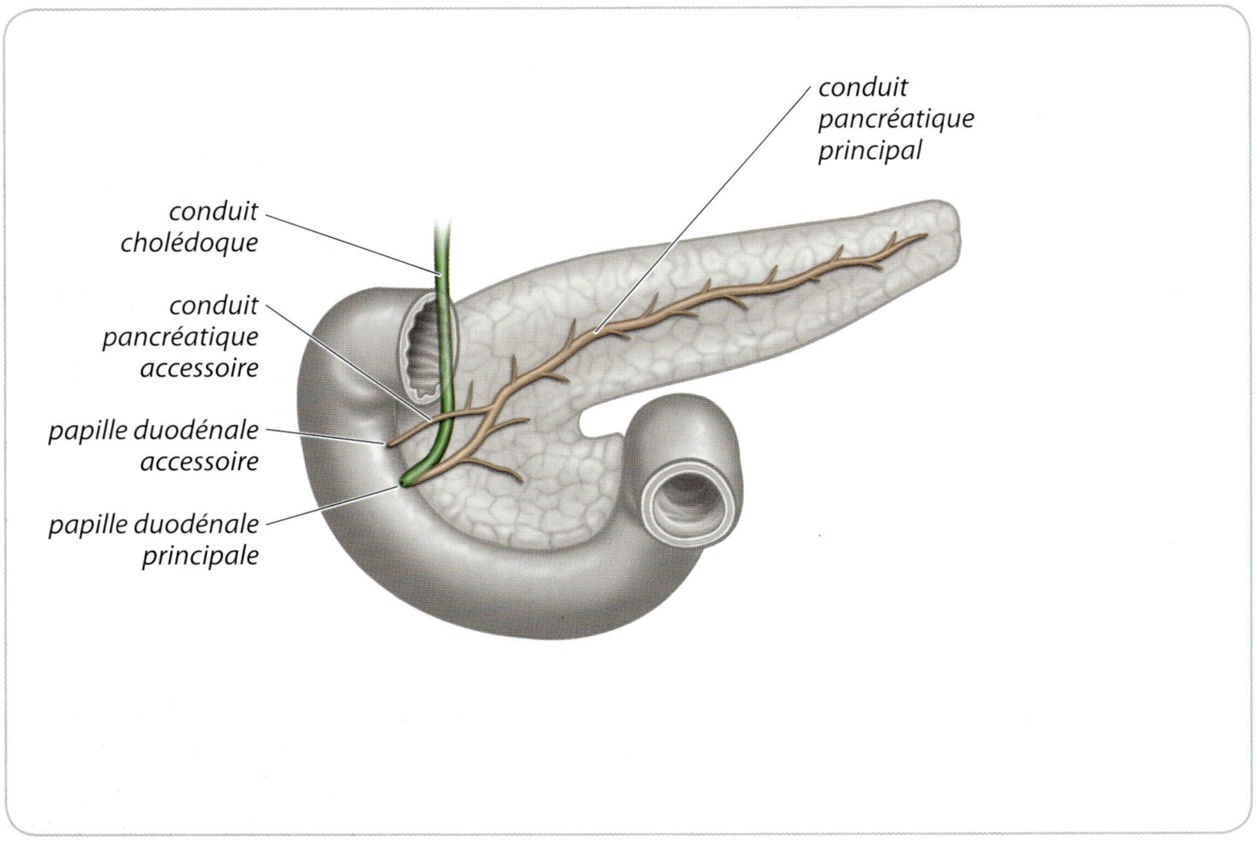

figure 8b-7 : conduits pancréatiques

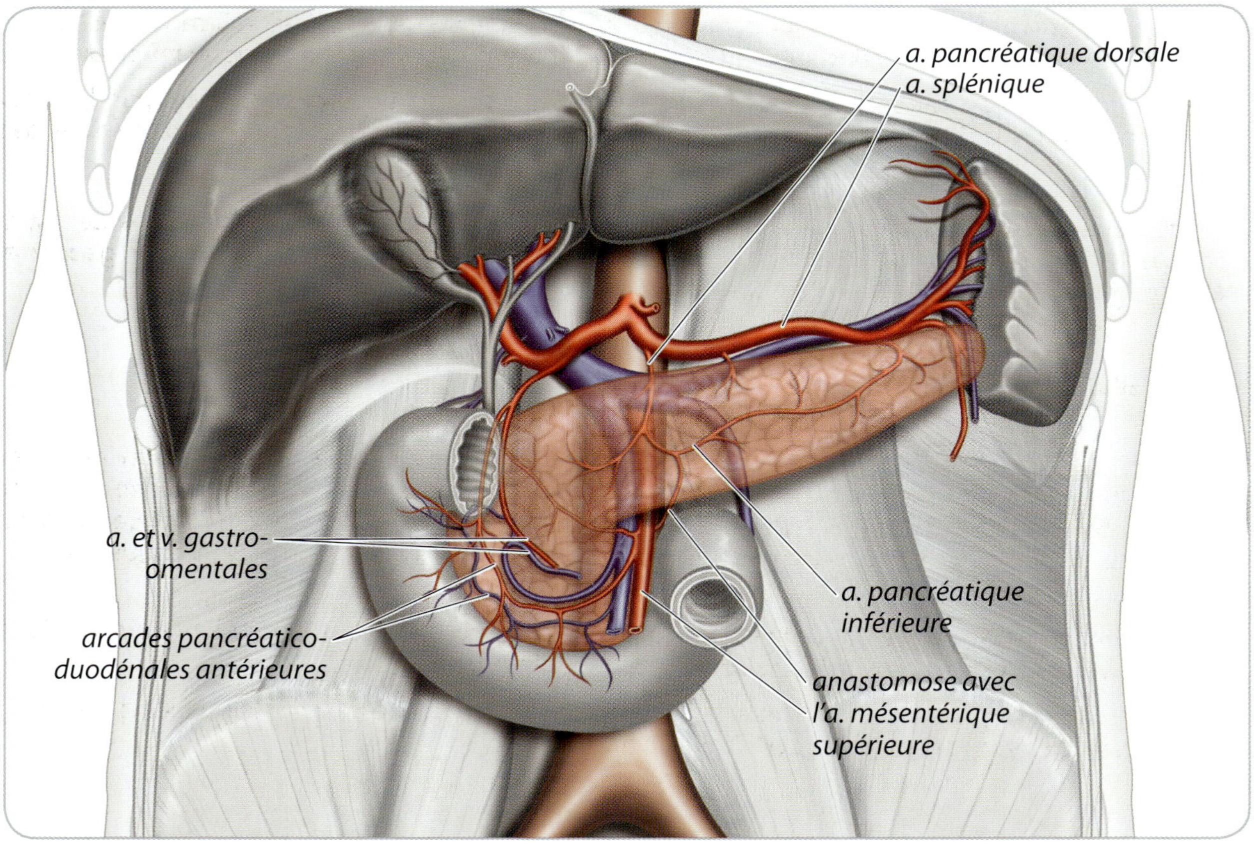

figure 8b-8 : vascularisation du pancréas

Morphologie interne et conduits excréteurs

Le pancréas possède deux conduits excréteurs : le conduit pancréatique principal et le conduit pancréatique accessoire.

▸ **Le conduit pancréatique principal** naît au niveau de la queue du pancréas, parcourt le corps du pancréas dans l'axe de la glande puis s'infléchit en bas à droite et en arrière alors qu'il traverse la tête du pancréas avant de s'aboucher dans l'ampoule biliopancréatique qui s'ouvre dans la paroi duodénale au niveau de la papille duodénale majeure lorsqu'il se réunit avec le cholédoque.

Le conduit pancréatique a un diamètre de 3 à 4 mm dans la tête du pancréas. Il reçoit des conduits collatéraux qui drainent la plus grande partie de la glande pancréatique.

▸ **Le conduit pancréatique accessoire** naît au niveau du coude formé par le conduit pancréatique et semble en prolonger la direction. Il traverse horizontalement la tête du pancréas, et vient s'aboucher dans le deuxième duodénum, 3 cm au-dessus du conduit pancréatique, au niveau de la papille duodénale mineure.

Il est en rapport avec le conduit pancréatique avec lequel il est anastomosé à sa naissance et dont il est fonctionnellement un affluent.

Rapports

▸ La tête du pancréas est enchâssée dans le cadre duodénal ; la face antérieure est partagée en deux par la racine du mésocôlon transverse en une partie supra-mésocolique et une partie infra-mésocolique.

▸ La face postérieure est croisée en haut par le conduit cholédoque. Le bloc duodéno-pancréatique est fixé en arrière par le fascia rétropancréatique qui unit le péritoine duodénopancréatique au péritoine pariétal postérieur.

▸ L'incisure pancréatique est en rapport en arrière avec l'artère, la veine mésentérique supérieure et la naissance de la veine porte et en avant avec le pylore.

▸ Le corps du pancréas est en rapport en avant avec la bourse omentale et la face postérieure de l'estomac, en arrière avec la veine splénique et sa jonction avec la veine mésentérique inférieure.

▸ En arrière de ces vaisseaux, le corps du pancréas adhère au plan postérieur par le fascia rétropancréatique qui le sépare de l'aorte, du pédicule rénal, du rein et de la glande surrénale gauche.

▸ Le corps du pancréas est parcouru à son bord supérieur par l'artère splénique.

▸ La queue du pancréas, recouverte par les deux feuillets du ligament pancréatico-splénique, est en rapport avec le hile de la rate en dehors, avec les vaisseaux spléniques en avant, avec le rein gauche en arrière et avec l'angle colique gauche en dessous.

Vascularisation

▸ La tête du pancréas est vascularisée par deux arcades duodéno-pancréatiques qui naissent de l'artère gastro-duodénale et s'anastomosent avec une artère pancréatico-duodénale inférieure née de l'artère mésentérique supérieure. Le corps et la queue sont vascularisés par des rameaux de l'artère splénique et par des rameaux issus de l'artère pancréatique inférieure, branche de l'artère mésentérique inférieure située au bord inférieur de la glande.

▸ Les veines ont un trajet parallèle aux artères. Deux arcades veineuses duodéno-pancréatiques anastomosent la veine mésentérique supérieure à la veine porte.

▸ Le drainage lymphatique se fait vers les lymphonœuds spléniques, mésentériques supérieurs ou hépatiques puis vers les lymphonœuds juxta-aortiques.

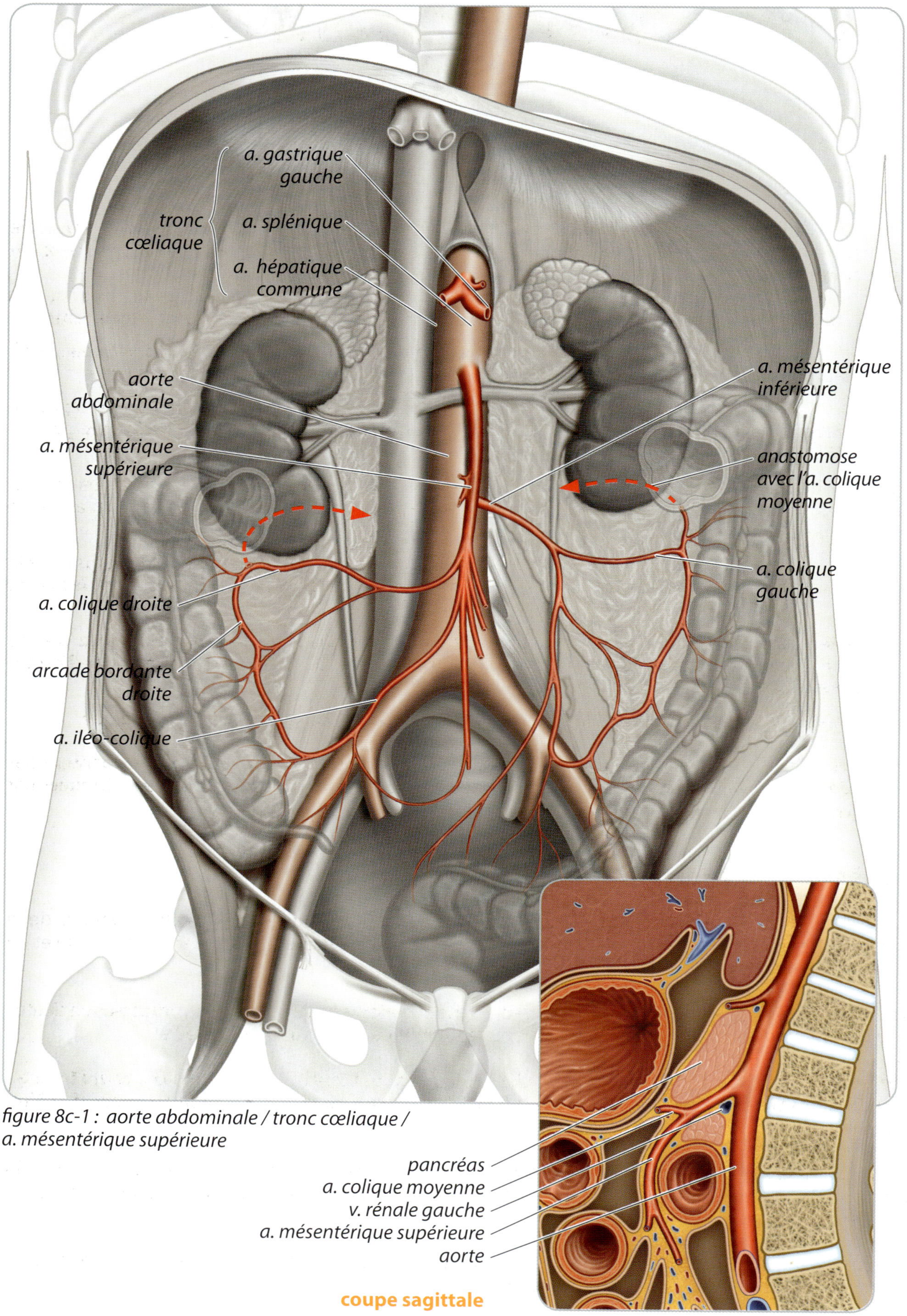

figure 8c-1 : aorte abdominale / tronc cœliaque / a. mésentérique supérieure

coupe sagittale

VASCULARISATION DIGESTIVE

Vascularisation artérielle

Le tronc cœliaque

Le tronc cœliaque est issu de l'aorte abdominale au niveau de la vertèbre Th12 juste après la traversée diaphragmatique de l'aorte thoracique qui devient abdominale en avant des piliers fibreux du diaphragme.

Il donne trois branches : l'artère hépatique commune, l'artère splénique et l'artère gastrique gauche.

- **L'artère gastrique gauche** se dirige en haut et à gauche en soulevant un repli péritonéal (le pli gastro-pancréatique) avant de participer au cercle artériel de la grande courbure gastrique.
- **L'artère hépatique commune** se dirige en bas et à droite en soulevant un repli (pli hépatico-pancréatique) avant de se poursuivre par **l'artère hépatique propre** après l'origine de **l'artère gastro-duodénale** qui passe en arrière du premier duodénum.

  L'artère hépatique propre remonte sur la face antérogauche du pédicule hépatique pour vasculariser le foie. De cette artère naît **l'artère gastrique droite** qui par un trajet rétrograde va participer au cercle artériel de la grande courbure gastrique avec l'artère gastrique gauche.
- **L'artère splénique** descend en bas et à gauche, chemine en arrière puis au-dessus du corps et de la queue du pancréas avant de se diviser en ses branches terminales à destinée splénique dans le hile de la rate.

  De cette artère naît **l'artère gastro-omentale** gauche qui participe au cercle artériel de la grande courbure gastrique avec **l'artère gastro-omentale droite**, une des branches terminales de **l'artère gastro-dudoénale**.

  De l'artère splénique naissent également **les artères gastriques courtes** à destinée fundique.

Le territoire de vascularisation du tronc coeliaque est relié à celui de l'artère mésentérique supérieure par les arcades duodéno-pancréatiques qui vascularisent le bloc duodéno-pancréatique et sont formées par des branches de l'artère gastro-duodénale.

L'artère mésentérique supérieure

L'artère mésentérique supérieure naît de la face antérieure de l'aorte abdominale à hauteur de la vertèbre L1 et forme avec l'aorte une pince pour la veine rénale gauche qui passe en arrière d'elle et en avant de l'aorte.

Après ce trajet rétropancréatique, l'artère mésentérique supérieure passe en avant du processus uncinatus du pancréas en rapport avec la veine mésentérique supérieure qui chemine à sa droite.

L'artère passe ensuite dans le mésentère où elle se divise en ses branches terminales pour **tout l'intestin grêle, le cæcum et l'appendice** (artère iléo-colique), **le côlon ascendant** jusqu'au **tiers moyen du côlon transverse** (artère colique droite).

Le territoire mésentérique supérieur est relié au territoire de l'artère mésentérique inférieure par **l'arcade vasculaire bordante du côlon** qui relie les artères iléo-coliques et coliques droites aux artères coliques gauche et sigmoïdiennes.

Le territoire mésentérique supérieur est relié au territoire du tronc coeliaque par les arcades duodéno-pancréatiques décrites au paragraphe précédent.

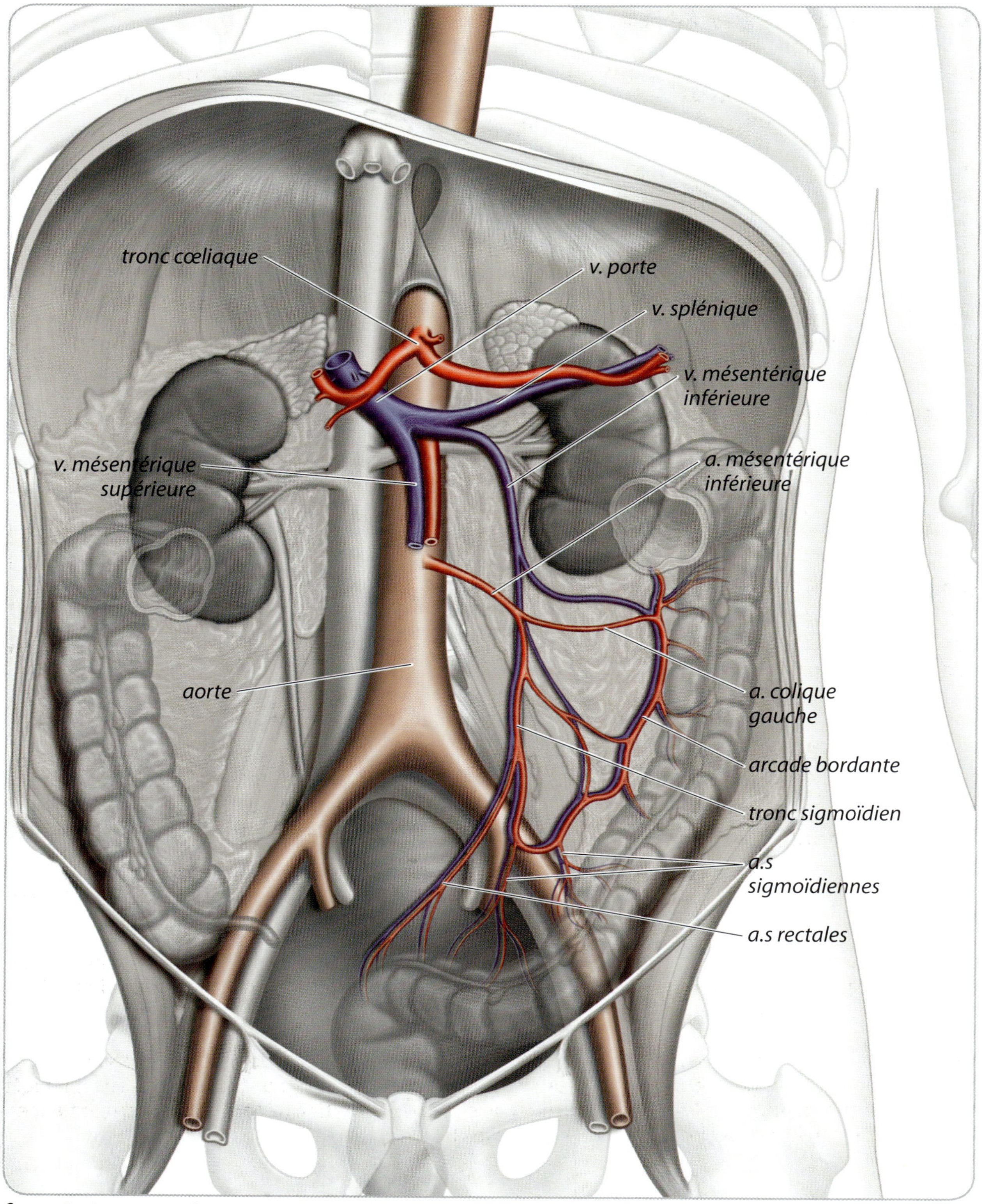

figure 8c-2 : v. porte / a. mésentérique inférieure

L'artère mésentérique inférieure

L'artère mésentérique inférieure est issue de la face antérieure de l'aorte abdominale sous le troisième duodénum au niveau de la vertèbre L4. C'est la plus petite et la dernière des branches aortiques à destinée digestive. Elle descend en bas et à gauche dans le mésocôlon gauche.

Elle donne l'artère colique gauche pour **l'angle colique gauche** et **les deux tiers gauche du côlon transverse** et le tronc des artères sigmoïdiennes pour la vascularisation du **côlon descendant et sigmoïdien**.

La terminaison de l'artère mésentérique inférieure se fait au niveau de **la face postérieure du rectum** ou elle se divise en deux artères rectales inférieures.

L'artère mésentérique inférieure est reliée à l'artère mésentérique supérieure par **l'arcade bordante colique**.

Elle est aussi reliée à l'artère iliaque interne par **les artères rectales moyennes et inférieures**.

La veine porte, le système porte

Définition

Le sang veineux issu des parties sous-diaphragmatiques du tube digestif de la rate et du pancréas se draine vers le fo e par la veine porte.

On appelle système porte un réseau vasculaire qui relie deux réseaux capillaires entre eux.

Le réseau veineux qui relie les organes digestifs au foie est donc appelé système porte hépatique.

Situation / Trajet

La veine porte naît à la face postérieure de l'isthme pancréatique de la réunion des veines splénique, mésentérique inférieure et mésentérique supérieure.

Elle chemine selon un trajet rétropancréatico-duodénal, omental au sein du pédicule hépatique puis hilaire dans la porte du foie. Le trajet est oblique en haut, à droite et en avant et mesure environ 10 cm pour un diamètre de 15 mm.

La veine porte se termine au niveau de la porte du foie lorsqu'elle se divise en deux branches : une branche droite courte qui prolonge la direction du tronc et une branche gauche plus longue formant un angle ouvert avec la précédente. Ces branches se divisent selon la segmentation hépatique puis se ramifient en un réseau capillaire formé par les veines des espaces portes.

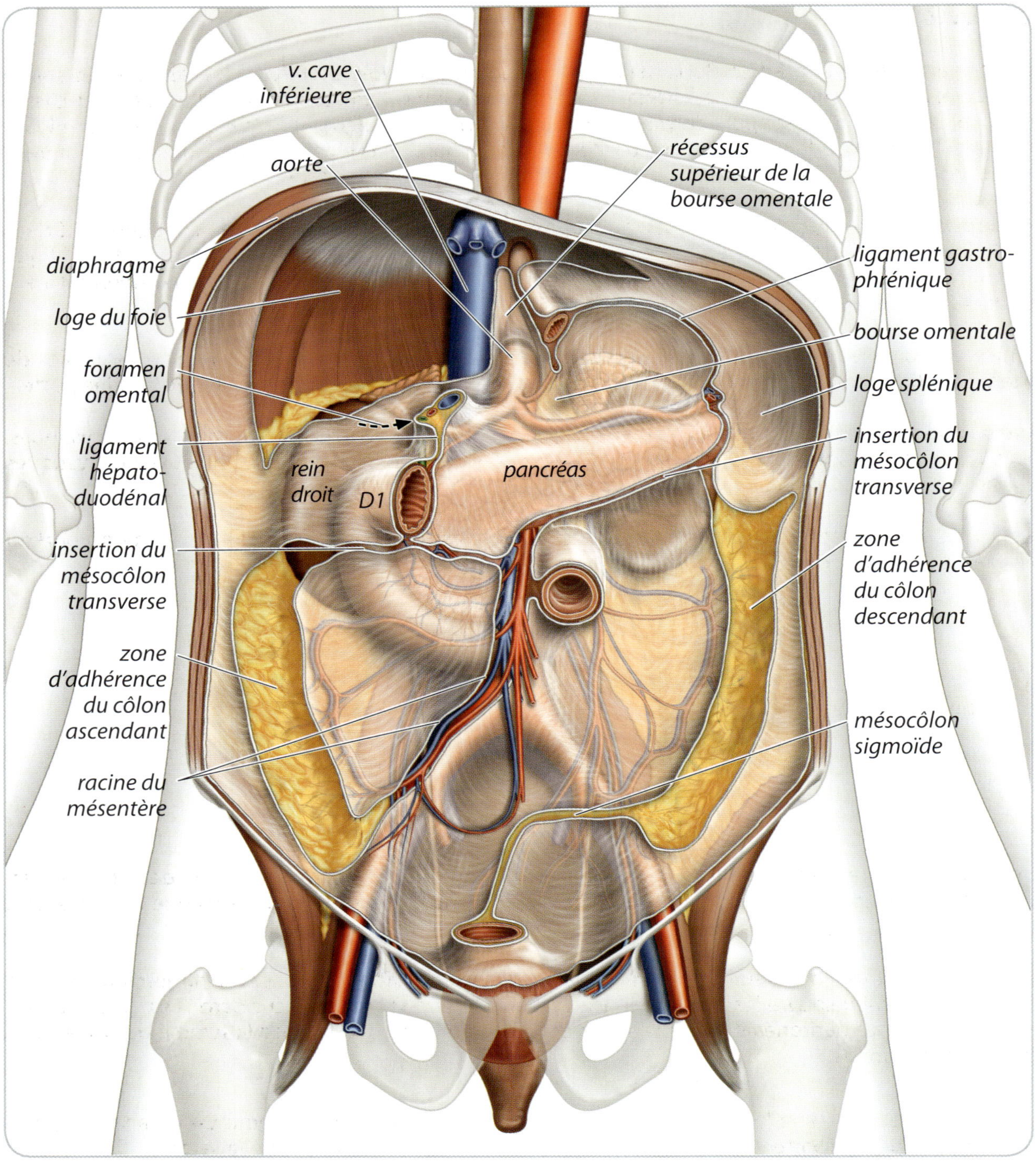

figure 8d-1 : péritoine pariétal postérieur

Rapports

Dans sa partie rétropancréatico-duodénale, la veine porte est située à droite de l'artère mésentérique supérieure, à gauche et en bas de l'artère hépatique commune et du conduit cholédoque dont elle se rapproche progressivement pour former le triangle interporto-cholédocien, triangle à base inférieure situé en arrière du duodénum à la partie droite de la veine porte. La veine porte est située en avant de la veine cave inférieure séparée par le fascia d'accolement duodénopancréatique.

Au sein du segment omental, la veine porte occupe la partie postérieure du pédicule hépatique situé dans le bord libre du petit omentum. En avant et à droite se situe la voie biliaire principale (conduit hépatique commun et canal cholédoque). En avant et à gauche d'elle se situe l'artère hépatique commune. En arrière se situe la veine cave inférieure séparée d'elle par le foramen omental.

Au niveau hilaire, les branches d'origine du conduit hépatique commun et les branches terminales de l'artère hépatique commune sont situées à la face antérieure des branches terminales de la veine porte.

La veine porte reçoit au niveau de son tronc les veines gastrique gauche, gastrique droite, veines cystiques, veine pancréatico-duodénale supérieure et droite. La branche terminale droite reçoit les veines cystiques issues du fond vésiculaire.

La branche gauche reçoit le ligament veineux reliquat du conduit veineux fœtal et le ligament rond du foie reliquat de la veine ombilicale.

PÉRITOINE

Disposition générale / définitions

Le péritoine est une membrane séreuse (comme la plèvre et le péricarde), formée de deux feuillets en continuité l'un avec l'autre, qui tapisse la face profonde de la cavité abdomino-pelvienne et les viscères qu'elle contient.

Le péritoine est formé d'un feuillet pariétal qui tapisse la face profonde de la cavité abdominale et d'un feuillet viscéral qui recouvre les viscères constituant la tunique séreuse de leur paroi. Les deux feuillets délimitent la cavité péritonéale virtuelle, close chez l'homme et ouverte chez la femme au niveau des pavillons des trompes.

- On appelle **méso** une lame faite de deux feuillets péritonéaux qui raccorde un organe à la paroi postérieure et lui apporte vascularisation et innervation, c'est une lame porte-vaisseaux.
- On appelle **fascia** la fusion d'une face d'un méso avec le péritoine pariétal.
- Un **ligament** ou **omentum** est formé de deux feuillets qui unissent deux organes entre eux ou un organe à la paroi mais sans contenir de vaisseaux.

Le péritoine pariétal est séparé de la paroi abdominale par les espaces extra-péritonéaux :

- **espace pré-péritonéal** en avant,
- **espace rétro-péritonéal** en arrière,
- **espace sous-péritonéal** en bas.

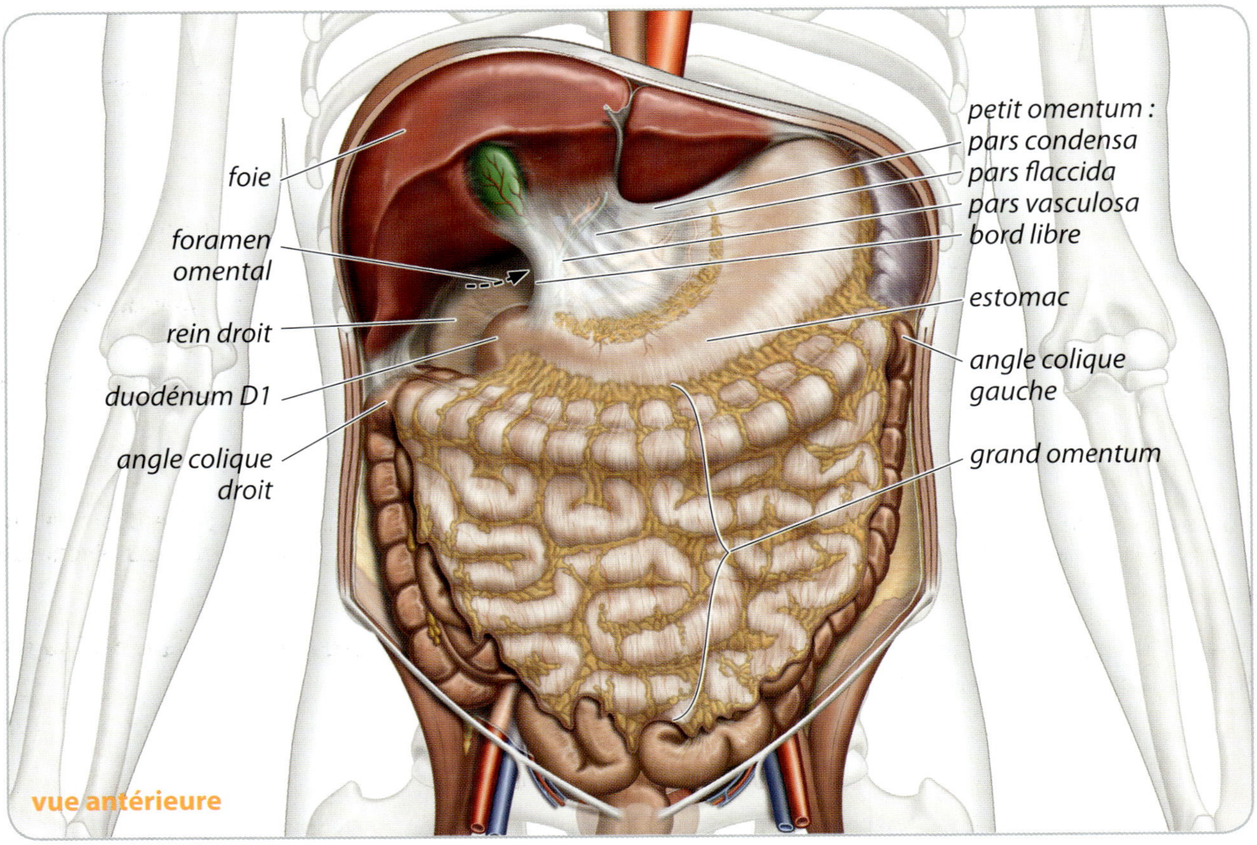

figure 8d-2 : petit et grand omentum (foie relevé)

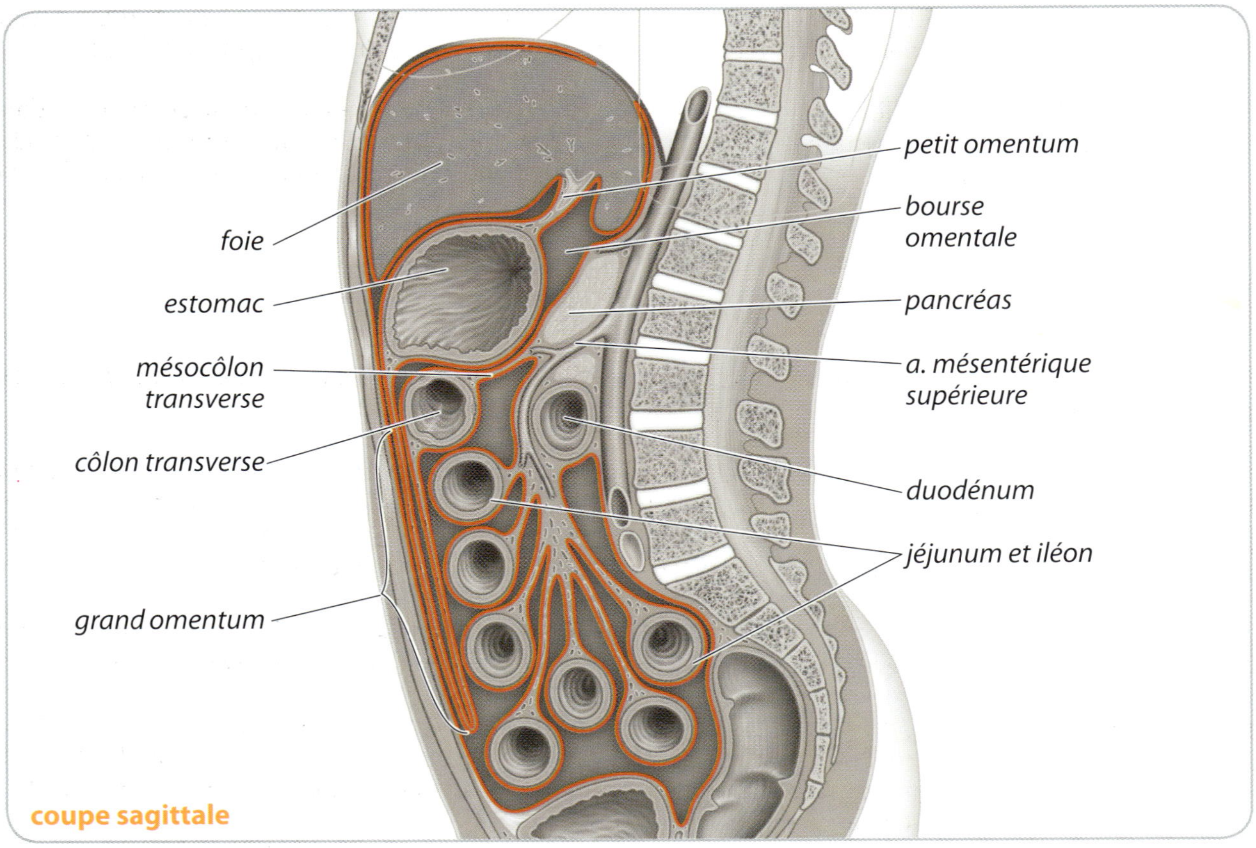

figure 8d-3 : péritoine

Le petit omentum

Le petit omentum est une lame péritonéale quadrilatère à deux feuillets qui unit le foie au diaphragme, à l'œsophage abdominal, à l'estomac et au premier duodénum.

Orienté transversalement, il a deux faces et quatre bords.

- **Le bord hépatique** va du ligament veineux à la porte du foie incluse dans ses deux feuillets qui se continuent par le péritoine viscéral hépatique.
- **Le bord œso-gastro-duodénal** va du bord droit de l'œsophage abdominal au premier duodénum.
- Le péritoine de la face antérieure se réfléchit au niveau du **bord droit du ligament hépato-duodénal** - ou **bord libre** - pour former le péritoine de la face postérieure qui tapisse la paroi antérieure de la bourse omentale.
- **Le bord diaphragmatique**, supérieur, va du bord hépatique au diaphragme.

D'un aspect épais au niveau du ligament hépato-duodénal, appelé **pars vasculosa**, le petit omentum est translucide au niveau du ligament hépato-gastrique, ou **pars flaccida,** et encore épais au niveau du ligament hépato-œsophagien, ou **pars condensa**.

Le pédicule hépatique chemine dans la pars vasculosa, les nerfs gastro-hépatiques issus du nerf vague gauche dans la pars condensa.

Le grand omentum

Le grand omentum est un accolement de feuillets qui unit l'estomac au côlon transverse et retombe par son bord libre sur les anses grêles comme un tablier. Il est constitué par l'accolement sur lui-même des deux feuillets qui forment le cul-de-sac inférieur de la bourse omentale.

De forme quadrilatère, son bord supérieur est uni à la grande courbure gastrique. Le grand omentum s'accole au mésocôlon transverse et au côlon transverse formant ainsi le ligament gastro-colique.

En bas, son bord inférieur est libre dans la cavité péritonéale. Son bord droit recouvre le côlon ascendant et est fixé à la paroi par le ligament pariéto-colique droit au niveau de l'angle colique droit. Le bord gauche recouvre le côlon descendant et est fixé à la paroi par le ligament phrénico-colique au niveau de l'angle colique droit au pôle inférieur de la rate.

La bourse omentale

La bourse omentale est un diverticule de la cavité péritonéale développé dans le mésogastre postérieur en arrière de l'estomac.

Cavité virtuelle, elle est limitée en arrière par le péritoine pariétal postérieur, en avant par le péritoine de la face postérieure du petit omentum en continuité avec celui de la face postérieure de l'estomac et du premier duodénum, en bas par la réflexion du péritoine qui forme le ligament gastro-colique, à gauche par le ligament pancréaticosplénique en arrière et le ligament gastro-splénique en avant.

L'entrée de la bourse omentale ou **foramen omental** est située au niveau du bord libre du petit omentum en arrière du pédicule hépatique, en avant de la veine cave inférieure et du lobe caudé.

Le vestibule, plus à gauche, est situé en arrière du petit omentum et du duodénum et il est séparé de la bourse omentale proprement dite par le foramen de la bourse omentale situé entre le pli hépatico-pancréatique (faux de l'artère hépatique) en bas et à droite et le pli gastro-pancréatique (faux de l'artère gastrique gauche) en haut et à gauche.

CHAPITRE 9

APPAREIL URINAIRE

REINS

VOIE EXCRÉTRICE SUPÉRIEURE (VES)

VESSIE

URÈTRE

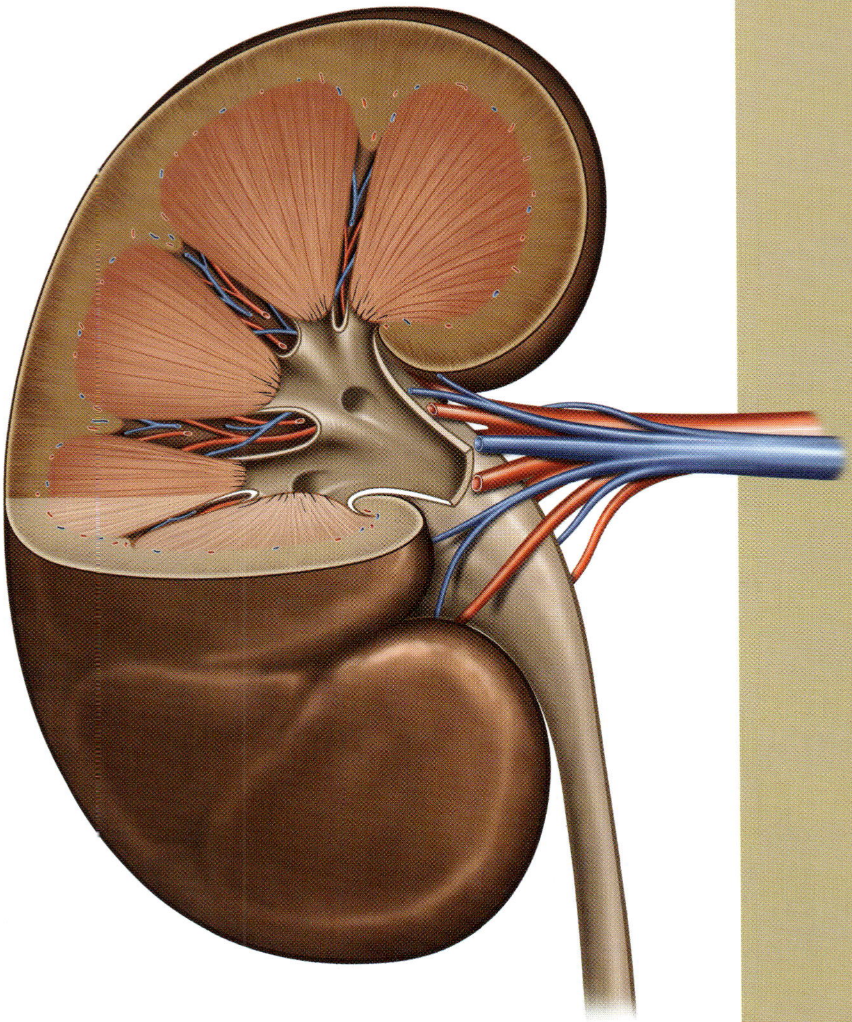

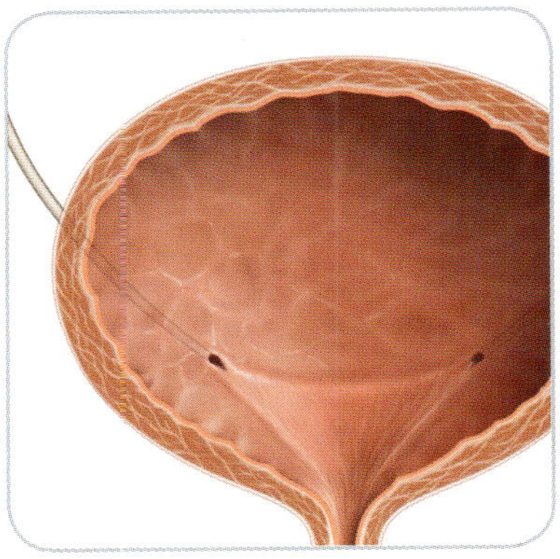

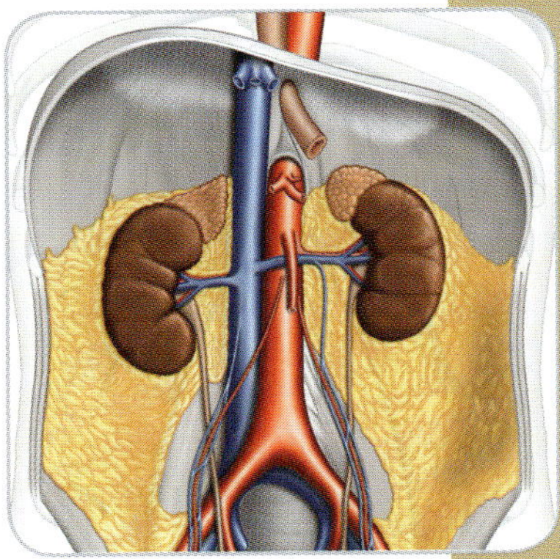

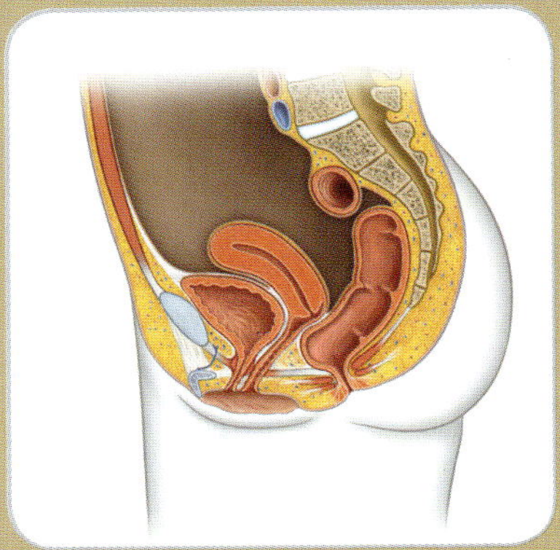

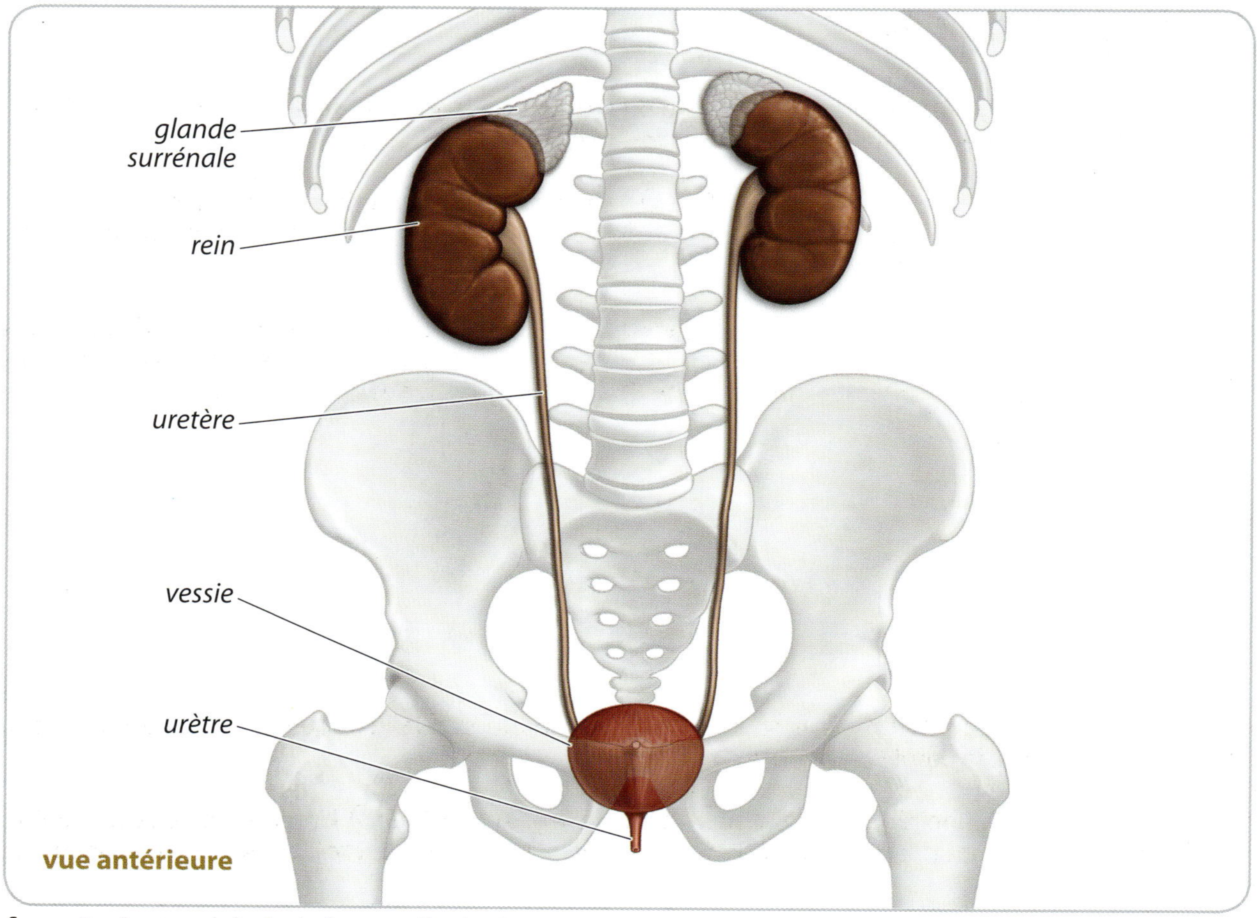

figure 9a-1 : vue globale de l'appareil urinaire

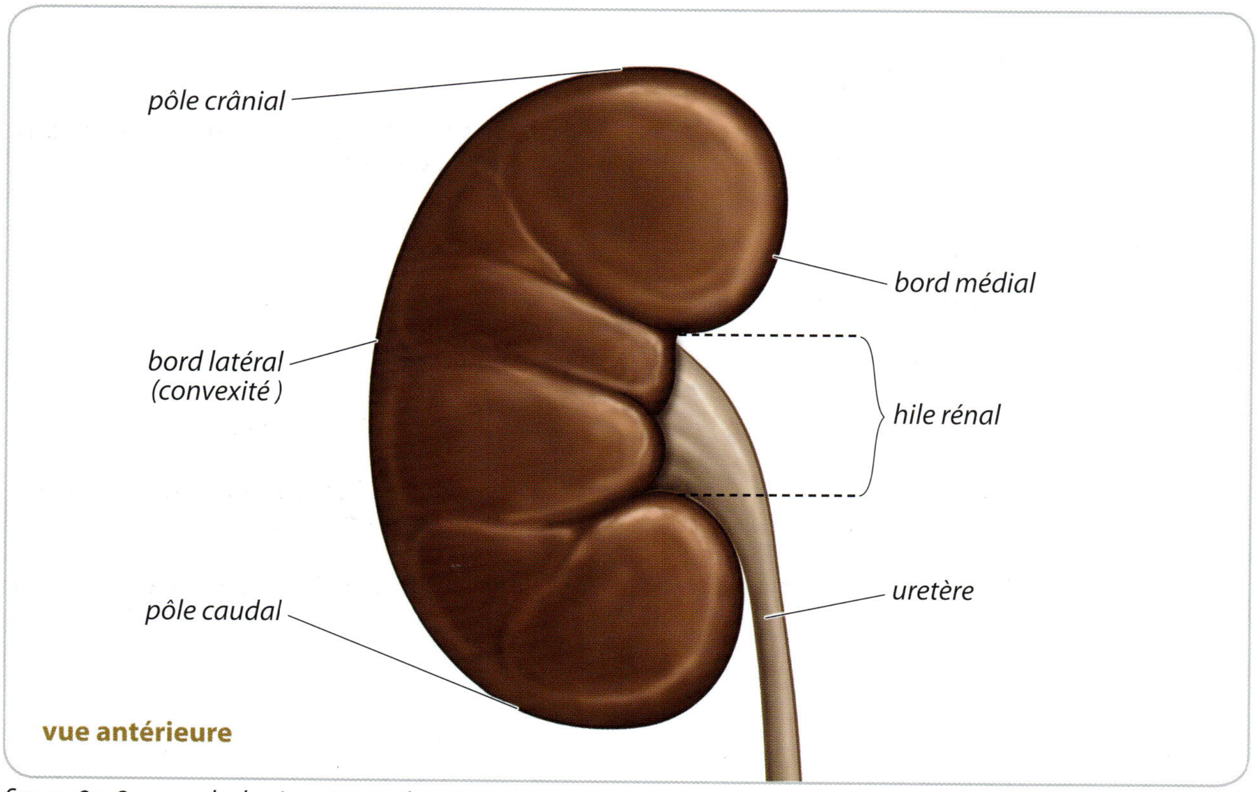

figure 9a-2 : morphologie externe du rein

DÉFINITION

L'appareil urinaire regroupe l'ensemble des organes qui participent à la sécrétion des urines, à leur excrétion, à leur stockage et à leur élimination au cours de la miction.

Les reins et la voie excrétrice supérieure (VES) sont des entités anatomiques paires et bilatérales, qui constituent le haut appareil urinaire. Les fonctions du haut appareil urinaire sont la sécrétion de l'urine par les reins, puis son excrétion par la VES.

La VES est divisée en VES intrarénale : calices et pelvis rénal, et VES extrarénale : les uretères. Ces derniers s'abouchent dans la vessie, qui constitue avec l'urètre le bas appareil urinaire, entité anatomique impaire et médiane. Le bas appareil urinaire a pour fonction le stockage des urines entre les mictions.

REINS

Situation

Les reins sont situés de part et d'autre de la colonne vertébrale, dans une loge rénale, appartenant à la région lombaire contre la paroi postérieure de l'abdomen.

La région lombaire est une région rétro-péritonéale, paire et symétrique. À l'intérieur de chaque région lombaire, les reins ne sont pas parfaitement symétriques, puisque le rein droit est situé plus bas que le rein gauche.

La loge rénale est délimitée par le fascia rénal, qui est une condensation du tissu conjonctif rétro-péritonéal. Elle contient le rein, son pédicule, la glande surrénale et la capsule adipeuse du rein.

Morphologie externe

Les reins sont des organes pleins, dont le parenchyme sécrète l'urine. Ils possèdent une cavité centrale appelée le sinus rénal. Chaque rein a la forme d'un ovoïde aplati, constitué de :

- **deux faces** : ventrale et dorsale,
- **deux bords** : latéral et médial,
- **deux extrémités ou pôles** : crânial et caudal.

Le bord latéral, régulier et convexe, est appelé **convexité du rein**.

Le bord médial, échancré, est creusé d'une cavité à sa partie moyenne : **le sinus rénal**.

L'ouverture du sinus rénal est appelée **hile rénal**. Le hile rénal contient les éléments du pédicule rénal et délimite la VES intra- et extra-rénale, appelée également VES intra-et extrasinusale.

Chez l'adulte jeune, leurs dimensions moyennes sont : 12 cm de hauteur, 6 cm de largeur, et 3 cm d'épaisseur.

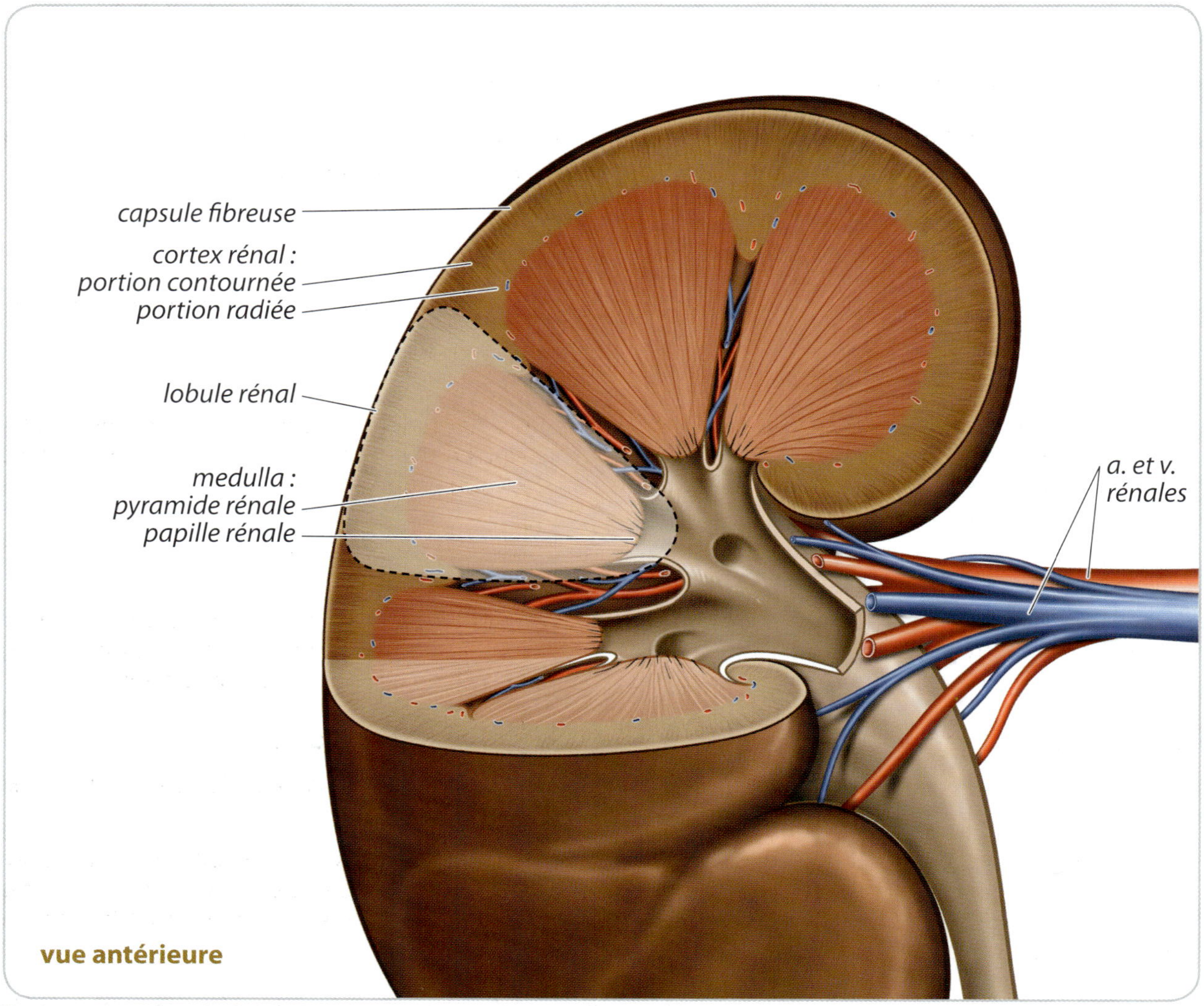

figure 9a-3 : morphologie interne du rein

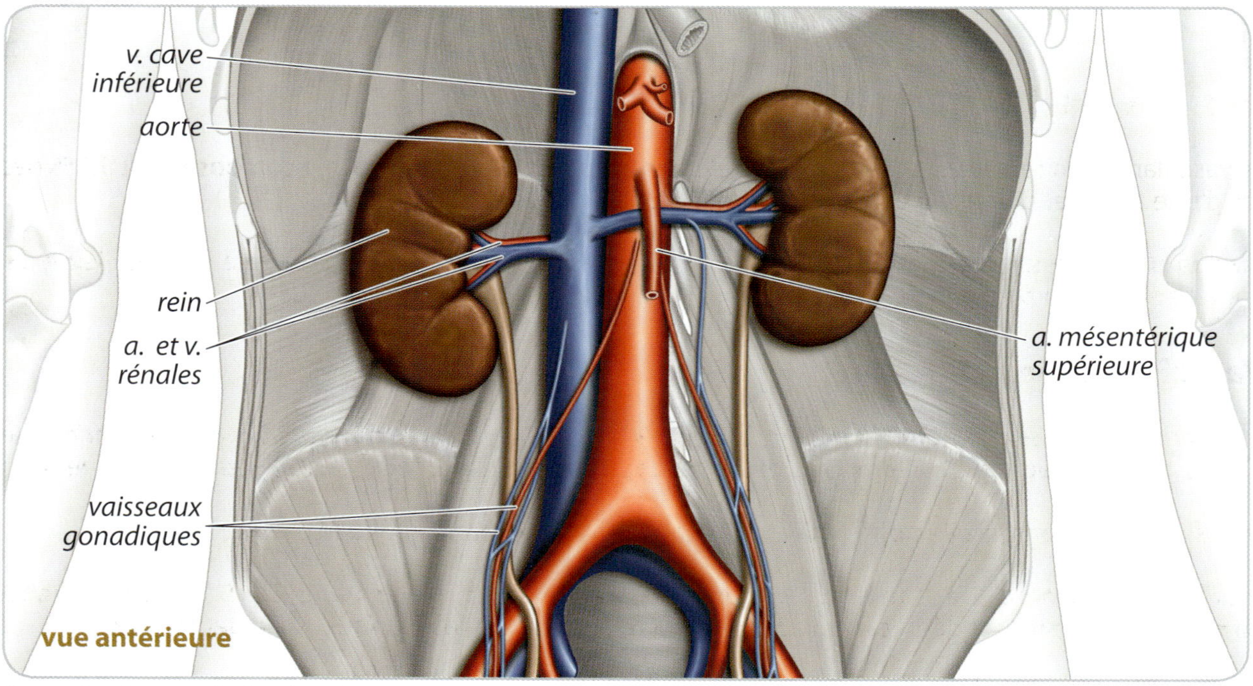

figure 9a-4 : vascularisation des reins

Morphologie interne

Les reins sont constitués d'un parenchyme qui entoure le sinus rénal.

Le parenchyme rénal est recouvert d'une capsule fibreuse, solide, peu extensible, qui lui adhère faiblement. Il est constitué d'**une médulla rénale**, centrale, et d'**un cortex rénal**, périphérique.

La médulla rénale

La médulla rénale est constituée de zones triangulaires appelées pyramides rénales (ou pyramides de Malpighi).

Les pyramides rénales contiennent des tubules rénaux et les tubules collecteurs droits. Elles sont de couleur rouge foncé et sont striées parallèlement au grand axe du triangle. Elles sont au nombre de 8 à 10 par rein en moyenne. Leur sommet fait saillie dans le sinus rénal et forme les papilles rénales dans lesquelles s'ouvrent les foramens papillaires, terminaison des tubules rénaux.

Le cortex rénal

Le cortex rénal est la zone de filtration glomérulaire. Il est de couleur rougeâtre et de consistance friable. Il mesure 1 cm d'épaisseur entre la base des pyramides rénales et la capsule. Il s'insinue entre les pyramides, et chaque segment de cortex rénal interpyramidal est appelé colonne rénale (ou colonne de Bertin).

Le cortex rénal est constitué d'**une portion contournée** et d'**une portion radiée**.

- **La portion contournée** constitue le cortex superficiel, au contact de la capsule. Elle contient **les corpuscules rénaux** (ou corpuscules de Malpighi).
- **La portion radiée** est située au contact de la base des pyramides rénales. Elle est constituée de nombreux faisceaux striés : **les pyramides corticales** (ou pyramides de Ferrein), qui sont des prolongements des stries de la médulla rénale correspondant à une condensation des tubules rénaux droits et de leur vascularisation.

Chaque pyramide rénale, avec la zone de cortex rénal qui l'entoure et la prolonge jusqu'à la capsule du rein, forme **un lobule rénal**, raison pour laquelle il existe une lobulation des reins chez l'enfant, qui disparaît chez l'adulte.

Vascularisation

La vascularisation rénale est assurée par les éléments du pédicule rénal, qui est composé dans 75 % des cas d'une artère et d'une veine. La vascularisation du rein est de type terminal.

Au sein du pédicule, l'artère rénale est l'élément le plus postérieur et la veine rénale est antérieure. Le nombre et le trajet des ramifications du pédicule rénal sont très variables.

Vascularisation artérielle

Les 2 artères rénales ont pour origine les faces latérales de l'aorte abdominale. Elles naissent au même niveau, tiers inférieur de L1, à environ 2 cm en dessous de l'origine de l'artère mésentérique supérieure.

Elles se portent transversalement, obliques en bas et en arrière, vers chaque hile rénal.

Leur diamètre est de 6 à 8 mm et leur longueur de 3 à 4 cm à gauche, et de 5 à 6 cm à droite. Physiologiquement, leur débit est de 1,2 l/min, ce qui correspond à environ 20 % du débit cardiaque.

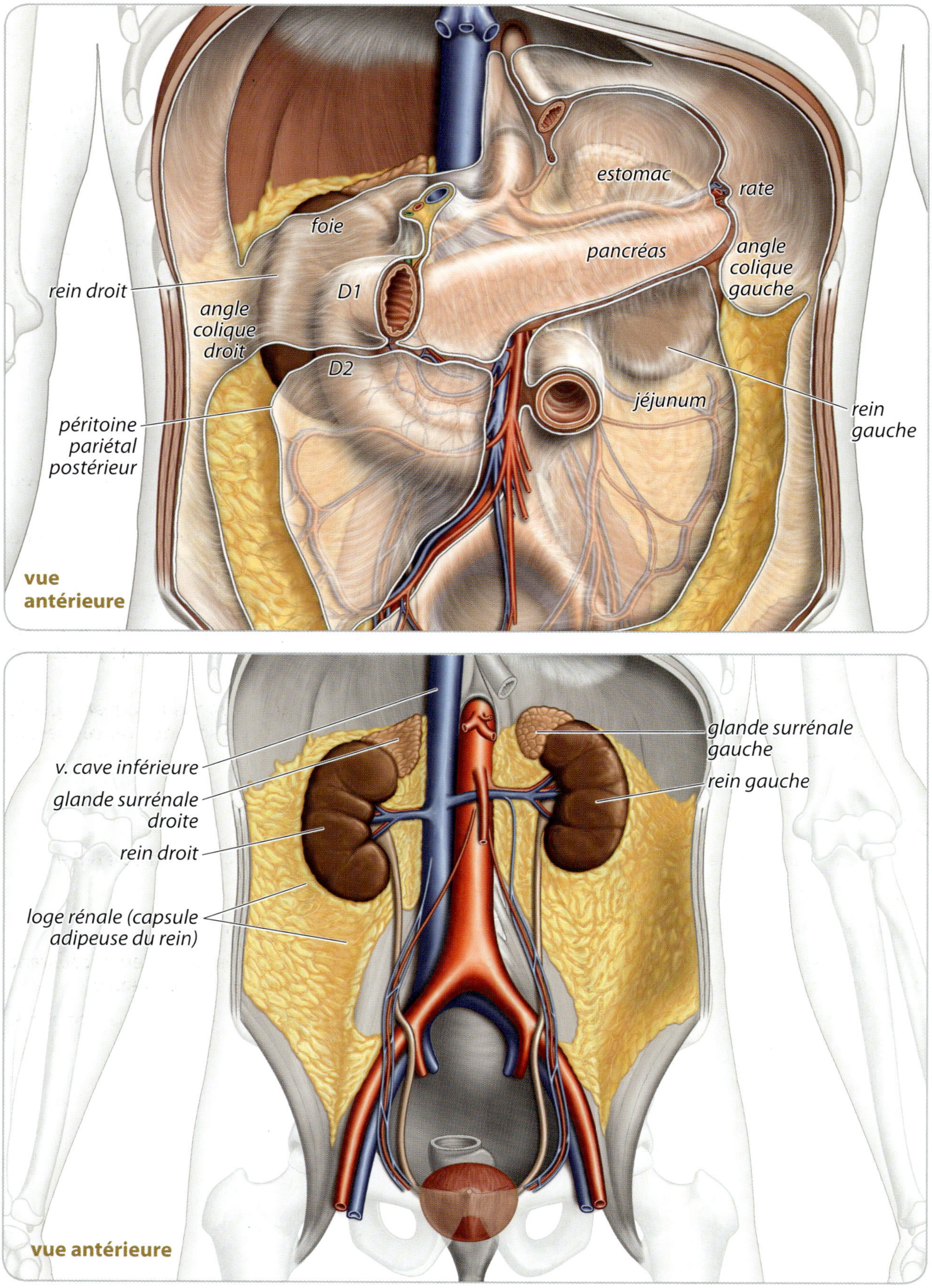

figure 9a-5 : rapports des reins

Vascularisation veineuse

Chaque veine rénale a pour origine la réunion des veines intrarénales à l'intérieur du sinus rénal.

Le diamètre des veines rénales est de 10 mm, et leur longueur de 2 à 3 cm à droite et de 7 à 8 cm à gauche. Physiologiquement, le débit des 2 veines rénales représente un tiers du débit de la veine cave inférieure.

Les veines rénales se terminent perpendiculairement sur les faces latérales de la veine cave inférieure, à la hauteur du disque L1-L2.

À droite, la veine rénale se jette directement dans la veine cave inférieure. À gauche, la veine, plus longue, croise perpendiculairement la face ventrale de l'aorte abdominale en passant en arrière de l'artère mésentérique supérieure, dans la pince aorto-mésentérique.

Rapports

À droite

- La glande surrénale recouvre le pôle supérieur et le bord médial suprahilaire du rein. Elle se glisse en arrière de la veine cave inférieure.
- Le pôle supérieur du rein répond au bord latéral de la veine cave inférieure, lorsque celle-ci s'incline vers la droite pour passer en arrière du foie.
- Le 2e duodénum recouvre la face antérieure du pédicule rénal et la veine cave inférieure.
- L'angle colique recouvre plus ou moins la face antérieure du rein. A ce niveau la paroi colique est séparée du fascia rénal par un fascia d'accolement résultant de la soudure entre le péritoine pariétal en avant de la loge rénale, et le péritoine viscéral colique.
- Le foie répond également à la surface antérieure de la loge rénale, qui n'est pas recouverte par le colon ou le duodénum. Entre le foie et la moitié supérieure de la loge rénale s'insinue un cul-de-sac péritonéal : **le récessus hépato-rénal**.

À gauche

- La glande surrénale recouvre le bord médial suprahilaire du rein et repose sur le pédicule rénal.
- La portion supérieure de la loge rénale est en rapport avec la rate.
- La queue du pancréas est en rapport avec le pôle supérieur et le hile du rein.
- C'est à la partie moyenne de la face antérieure du rein que le feuillet péritonéal postérieur recouvrant la queue du pancréas se réfléchit sur le péritoine pariétal postérieur recouvrant la loge rénale.
- L'angle colique gauche passe en avant du rein gauche et se continue, sous la base de la rate par le colon descendant.
- La loge rénale répond ainsi au mésocôlon descendant.

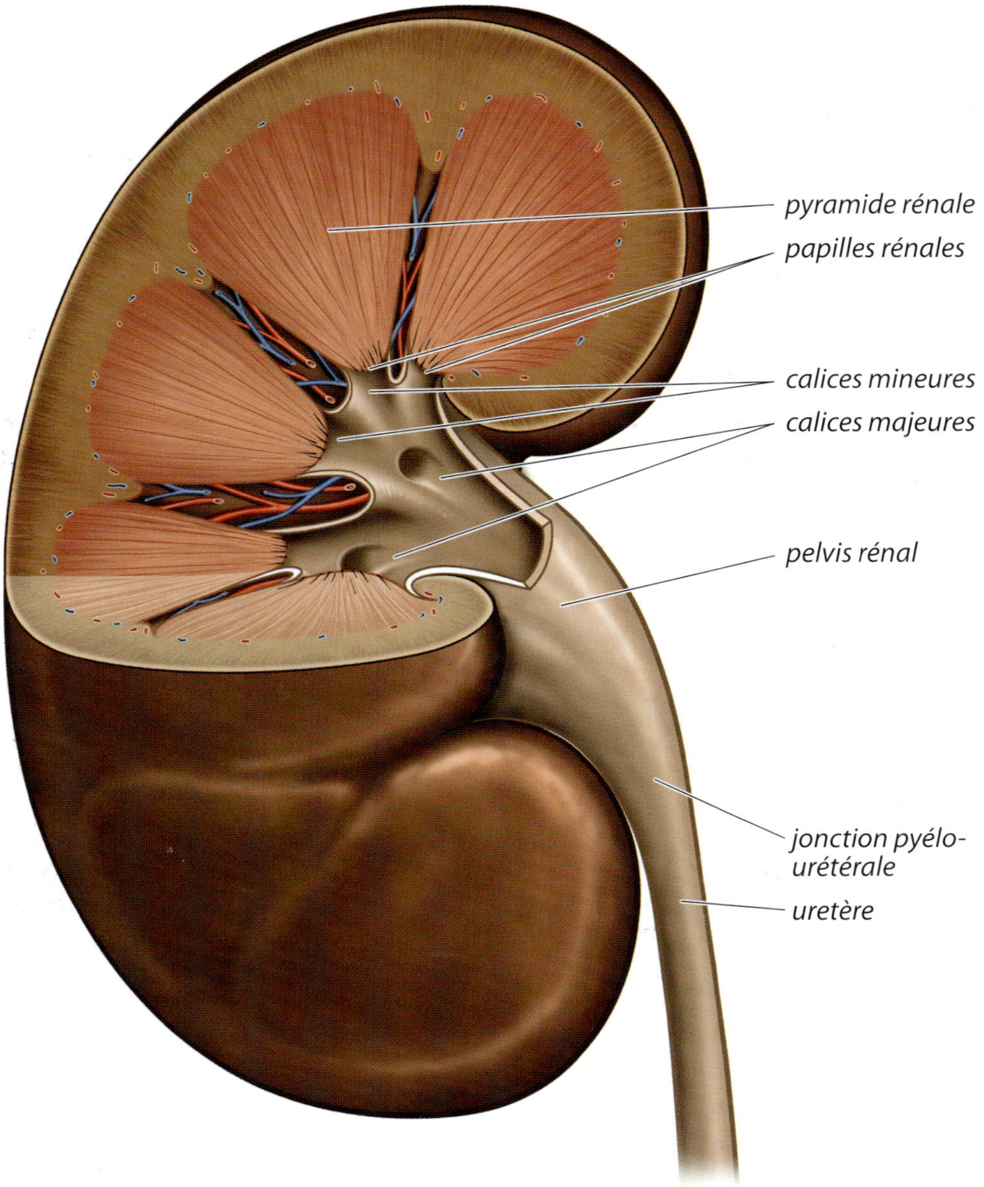

figure 9b-1 : calices rénaux

VOIE EXCRÉTRICE SUPÉRIEURE (VES)

De chaque côté, la VES est constituée de la VES intrarénale ou intrasinusale : calices et pelvis rénal (ou pyélon), et de la VES extrarénale qui lui fait suite : l'**uretère**.

Calices et pelvis rénal

Les calices sont divisés en calices mineurs et majeurs.

- **Les calices mineurs** sont la partie initiale de la VES intrarénale et recueillent les urines excrétées par les papilles rénales.
- **Les calices majeurs** leur font suite et recueillent les urines sécrétées par les calices mineurs. Ils se jettent dans le pelvis rénal, cavité excrétrice centrale du sinus.

Les calices mineurs sont des conduits moulés sur les papilles rénales. Ils forment ainsi des cavités convexes vers l'extérieur, dont le nombre est égal à celui des papilles rénales (8 à 10).

Les calices majeurs sont formés par la confluence de deux à quatre calices mineurs. D'un nombre variant de 2 à 5, les calices majeurs sont disposés dans le plan frontal du rein. La longueur et la largeur des calices majeurs est variable, mais ils confluent tous vers le pelvis rénal.

Le pelvis rénal a une forme triangulaire. Il est aplati d'avant en arrière et possède :

- **deux faces** : antérieure et postérieure,
- **un bord médial** presque vertical,
- **un bord inférieur** horizontal et concave,
- **un sommet**, inférieur, qui répond à l'abouchement de l'uretère pour former la **jonction pyélo-urétérale**,
- **une base**, qui reçoit les calices majeurs dans le sinus rénal.

Au total, la capacité de la VES intrarénale est faible, inférieure à 3 cc. Sa fonction excrétrice est permanente en collectant les urines sécrétées par les reins, mais elle ne constitue pas un réservoir des urines. La fonction de stockage est entièrement assurée par la vessie.

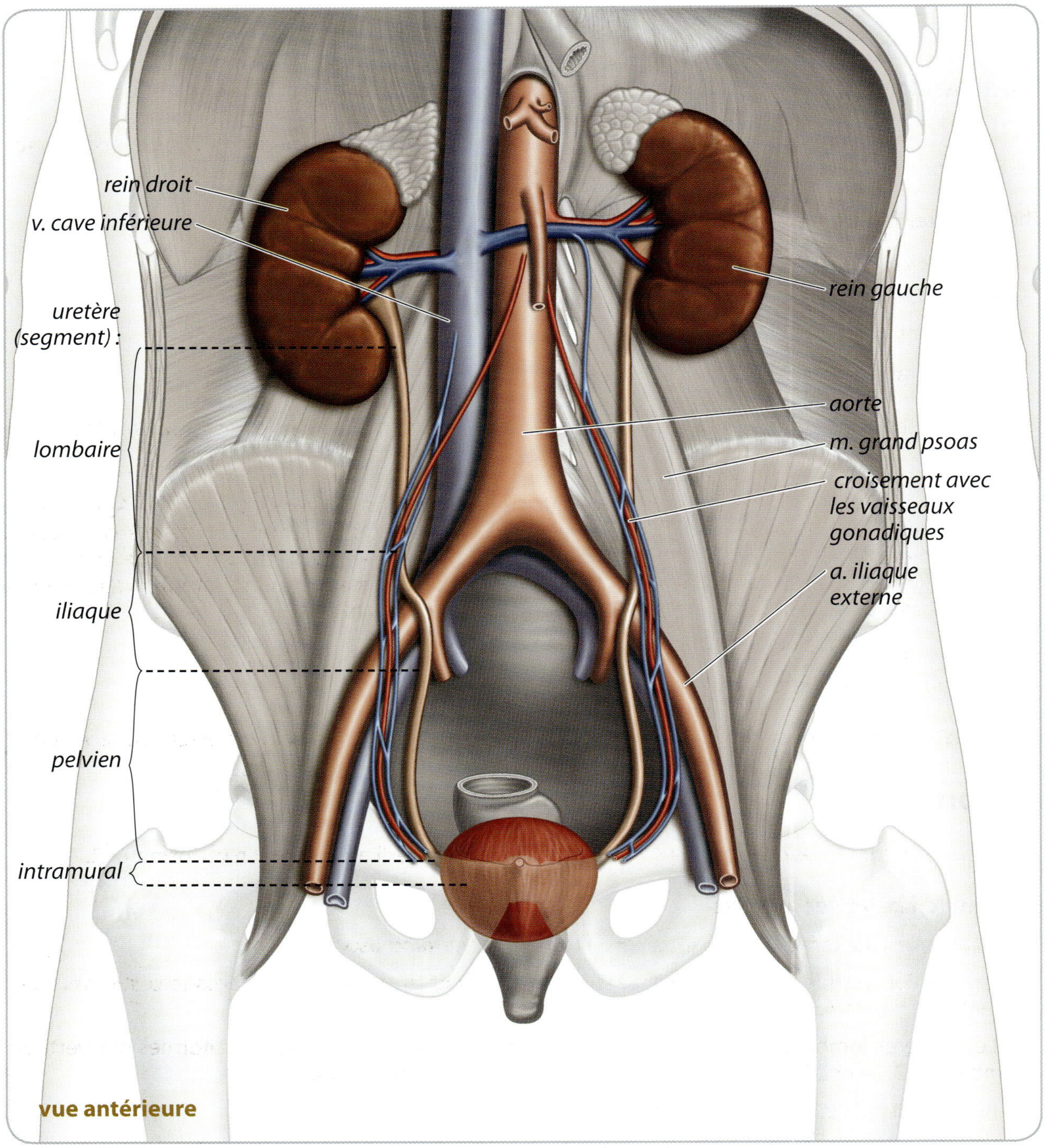

figure 9b-2 : rapports des uretères (chez l'homme)

Uretères

Morphologie

Les uretères, droit et gauche, sont les conduits urinaires qui relient les pelvis rénaux à la vessie. Ils sont étendus entre la jonction pyélo-urétérale et le méat urétéral dans la vessie.

Chez l'adulte, ils mesurent 25 à 30 cm de long. Ils sont divisés en 4 segments :

- lombaire (10 à 12 cm),
- iliaque (3 à 4 cm),
- pelvien (10 à 12 cm),
- intramural (2 cm).

Ils se terminent dans la vessie par un trajet oblique sous-muqueux et participent à la constitution du trigone vésical.

Le trajet des uretères est sinueux, et leur courbe inférieure, pelvienne, est la plus prononcée. Appliqués sur le muscle grand psoas, ils descendent à peu près verticalement jusqu'au détroit supérieur. À ce niveau, ils décrivent une courbe à convexité antérieure, qui épouse celle des vaisseaux iliaques. Ensuite, ils suivent la paroi du pelvis et la concavité sacrée en décrivant une courbe à concavité antéro-interne qui les conduit jusqu'à la vessie. Le long de leur trajet, ils présentent deux rétrécissements :

- à leur origine, au niveau de la jonction pyélo-urétérale,
- dans leur portion intramurale.

Sur tout leur trajet, ils sont animés d'un péristaltisme qui permet à l'urine de progresser vers la vessie.

Rapports

Les rapports des uretères diffèrent selon leur segment : lombaire, iliaque, pelvien ou intramural.

Segment lombaire des uretères

- Ils reposent sur le fascia iliaque qui recouvre le muscle grand psoas.
- La jonction pyélo-urétérale se projette habituellement en regard du processus costiforme de la 2e vertèbre lombaire.
- Les uretères lombaires se projettent ensuite sur la pointe des processus costiformes des vertèbres lombaires L3, L4 et L5, dont ils sont séparés par les muscles grand psoas.
- Ils croisent la face antérieure des nerfs génito-fémoraux.
- Leurs rapports antérieurs sont différents à droite et à gauche :
  - à droite, il est recouvert par le mésocôlon ascendant,
  - à gauche par le mésocôlon descendant.
- De chaque côté, ils croisent les vaisseaux gonadiques pour se placer en dedans de ces vaisseaux en dessous du croisement.
- Latéralement, ils sont en rapport avec le pôle inférieur des reins puis avec le muscle grand psoas.
- Médialement, l'uretère droit est à 2 cm de la veine cave inférieure.
- À gauche il longe à distance l'angle duodéno-jéjunal, l'aorte abdominale, l'artère colique gauche et l'artère mésentérique inférieure.

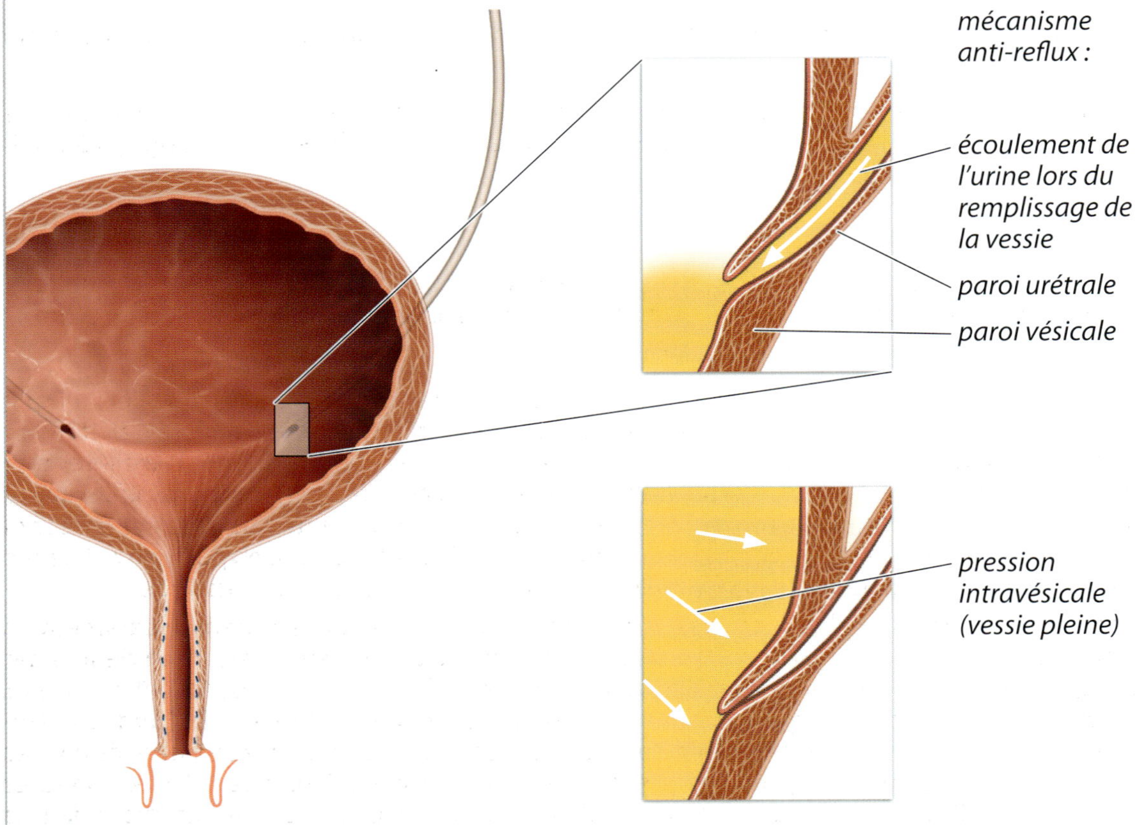

figure 9b-3 : segment intra-mural des uretères

Segment iliaque des uretères

- À leur entrée dans le détroit supérieur, les uretères passent en avant des vaisseaux iliaques.
- En général, l'uretère droit passe en avant de l'artère iliaque externe, et l'uretère gauche croise l'iliaque primitive.
- En dehors, ils répondent au bord médial des muscles grand psoas et aux vaisseaux génitaux qui leur restent parallèles.
- En avant, l'uretère droit est croisé par l'extrémité inférieure du mésentère et par la terminaison de l'artère iléo-colique. Du côté gauche, il est recouvert par la racine secondaire du mésosigmoïde, puis par le péritoine pariétal pelvien.

Segment pelvien des uretères

Lors de leur entrée dans le petit bassin, les uretères décrivent une courbe concave en avant et en dedans. Ils présentent une portion pariétale, puis viscérale. Les rapports sont différents en fonction du sexe.

- **Chez la femme**
  - **Dans leur segment pariétal**, les uretères descendent sous le péritoine pariétal pelvien, le long de l'artère iliaque interne. Le plus souvent, l'uretère droit est en avant, et le gauche en dedans de l'artère Ils répondent à l'origine des branches du tronc antérieur des artères iliaques internes : artère ombilicale, artère obturatrice, artère utérine, artère vésicale inférieure, artère vaginale, artère rectale moyenne. Par l'intermédiaire du péritoine pariétal, les rapports antérieurs des uretères sont : les ovaires, les pavillons ampullaires, et un éventuel appendice vermiculaire en position pelvienne du côté droit. Leur segment pariétal se termine dans le paramètre des ligaments larges.
  - **Dans leur segment viscéral**, les uretères s'engagent en avant et en dedans dans le paramètre. À environ 2 cm en dehors du col utérin, les artères utérines qui étaient en arrière et en dehors des uretères, font une crosse, croisent leur face ventrale pour se diriger en dedans. Au même niveau, les artères vaginales accompagnées de veines utérines et vaginales longent le bord postéro-médial des uretères puis croisent leur face dorsale. Les uretères sont ensuite accompagnés par des rameaux antérieurs du plexus hypogastrique inférieur et des ramifications artérielles et veineuses vésico-vaginales. Ils passent ensuite, en dehors du fornix vaginal postérieur et pénètrent dans la paroi vésicale postérieure.
- **Chez l'homme**
  - **Dans leur segment pariétal**, les uretères descendent également sous le péritoine pariétal pelvien, le long des artères iliaques internes. Les branches du tronc antérieur des artères iliaques internes sont différentes : artère ombilicale, artère obturatrice, artère vésicale inférieure, artère rectale moyenne. En dedans, les uretères sont en rapport avec les faces latérales du rectum dont ils sont séparés par le plexus hypogastrique inférieur.
  - **Dans leur segment viscéral**, les uretères s'engagent également en avant et en dedans, en arrière des artères ombilicales. Ils passent en avant du rectum, croisent la face postérieure des conduits déférents, l'artère vésiculo-déférentielle et s'engagent dans la paroi vésicale. En arrière, ils sont séparés des vésicules séminales par la lame antérieure du fascia recto-prostatique.

Segment intra-mural des uretères

- Les uretères traversent la vessie obliquement en bas et en dedans. Leur trajet est long d'environ 2 cm : 1 cm à travers la musculeuse et 1 cm sous la muqueuse.
- Les méats urétéraux sont situés aux extrémités latérales du trigone vésical et sont reliés par une barre musculaire interurétérale. Dans leur traversée musculaire, les fibres de la musculeuse urétérale s'unissent à celles du détrusor.
- La couche musculeuse longitudinale externe s'individualise pour constituer une zone de glissement avec le reste de la paroi urétérale.
- La couche musculeuse longitudinale interne s'épanouit dans le trigone et la barre interurétérale. Leur trajet sous-muqueux est dilaté. Au-dessus de cette dilatation, la paroi de l'uretère est constituée par un repli muqueux hémi-circulaire. Le trajet intramural et sous-muqueux forme un système anti-reflux.

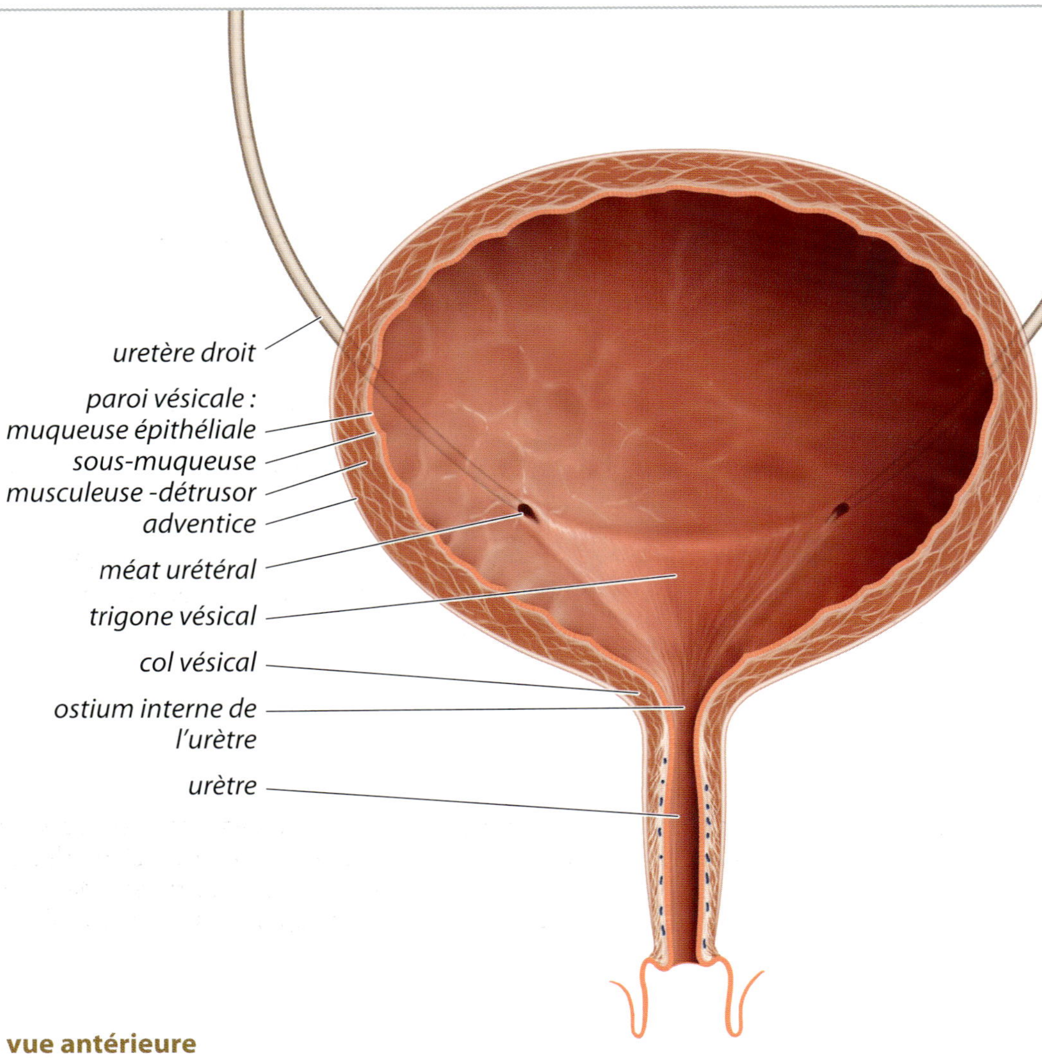

figure 9c-1: vessie chez la femme

VESSIE

Situation

La vessie est un organe sous-péritonéal, situé dans la cavité pelvienne en arrière du pubis.

Morphologie externe

C'est un organe musculaire creux, qui est le lieu de stockage des urines.

Le muscle vésical appelé **détrusor** est un muscle lisse, dont la contraction assure la miction et la vidange complète de la vessie.

La morphologie de la vessie est variable en fonction de son niveau de remplissage. Sa capacité à l'âge adulte est de 350 à 500 ml. Elle a une forme de pyramide triangulaire, étirée vers l'ombilic par **l'ouraque**, reliquat embryonnaire du canal allantoïdien. On lui décrit 3 faces :

- supérieure ou dôme,
- antérolatérale,
- postérieure ou base.

La face supérieure de la vessie se déforme lors de son remplissage jusqu'à devenir convexe lorsqu'elle est pleine. La face postérieure ne se distend pas lors du remplissage. Elle reçoit la terminaison des deux uretères (méats urétéraux). Le col vésical est déclive et communique avec l'urètre au niveau de l'ostium interne de l'urètre. La jonction entre le col vésical et la face postérieure est appelée trigone vésical.

Morphologie interne

Les méats urétéraux sont séparés par la barre interurétérale qui forme une surélévation de la muqueuse facilement reconnaissable en cystoscopie. Cette barre constitue la base du trigone dont le sommet est l'ostium interne de l'urètre, orifice du col vésical constituant l'abouchement de la vessie dans l'urètre.

La paroi vésicale est constituée de 4 tuniques :

- muqueuse,
- sous-muqueuse,
- musculeuse,
- adventice.

La muqueuse est très mince et la musculeuse appelée détrusor est épaisse (1cm).

L'uretère chemine dans le détrusor sur un court trajet (2 cm) en chicane : c'est l'uretère intramural. Ce trajet et la barre interurétérale constituent un système anti-reflux actif et passif.

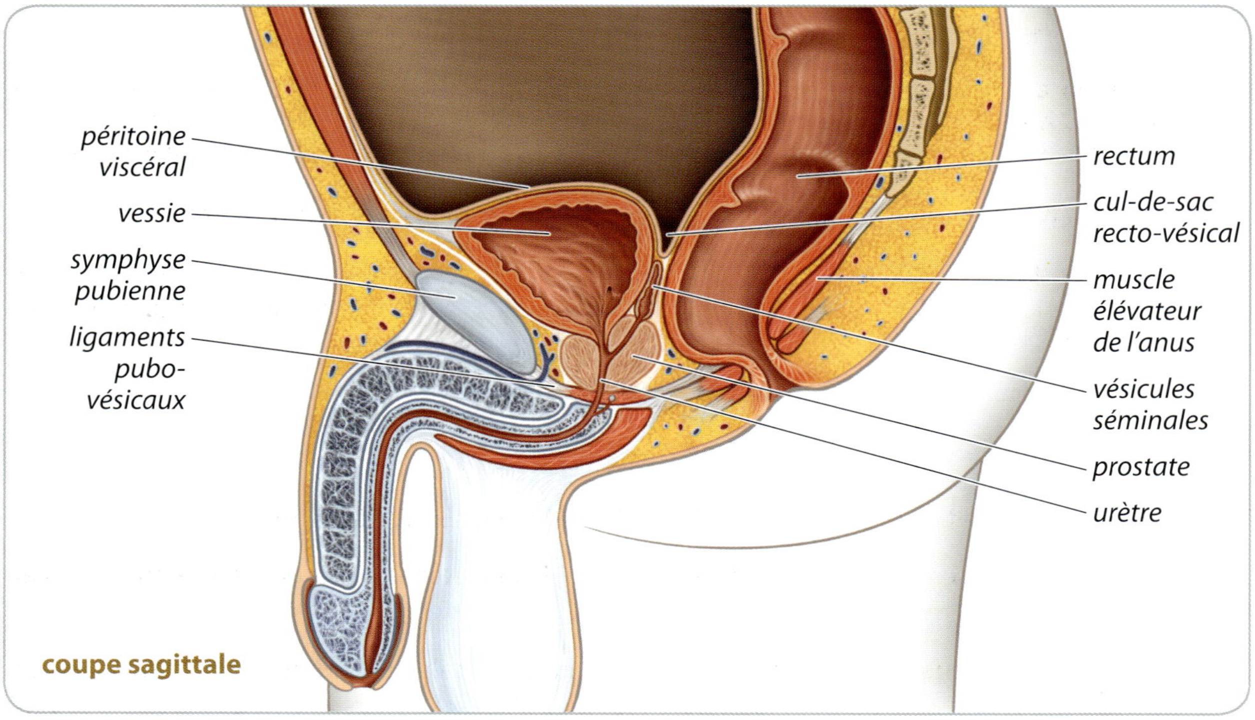

figure 9c-2 : rapports de la vessie chez l'homme

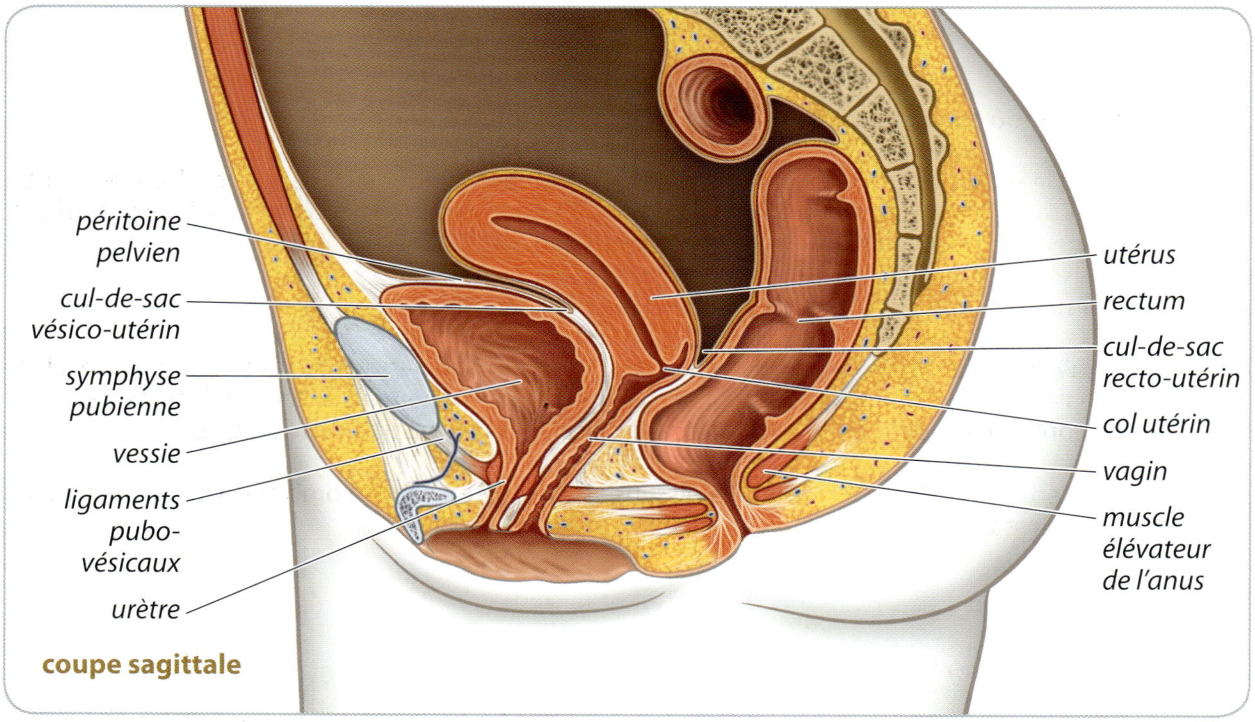

figure 9c-3 : rapports de la vessie chez la femme

Vascularisation

La vascularisation artérielle de la vessie est riche et provient essentiellement du tronc antérieur de l'artère iliaque interne. La première de ses branches est l'artère ombilicale qui donne les artères vésicales supérieures. Les artères vésicales inférieures sont ensuite les principales branches à destinée vésicale.

La vascularisation veineuse rejoint, par des veines homonymes, la circulation iliaque interne.

La vascularisation lymphatique est constituée d'un réseau sous-muqueux et intramusculaire. Les collecteurs lymphatiques rejoignent essentiellement les lymphonœuds vésico-inférieurs, iliaques internes et iliaques primitifs.

Innervation

L'innervation est végétative et est assurée par les afférences du plexus hypogastrique inférieur.

Le système sympathique permet la continence en relachant le détrusor et en contractant le col vésical et le sphincter lisse.

Le système parasympathique permet la miction et la vidange vésicale en contractant le détrusor et en relâchant le sphincter lisse.

Rapports

Chez l'homme

Le col de la vessie est au contact de la base de la prostate.

En arrière de la vessie se trouve une partie de l'appareil génital masculin, constituée des conduits déférents et des vésicules séminales paires et symétriques, et encore plus en arrière le rectum. Le dôme vésical est recouvert par le péritoine pelvien qui forme le cul-de-sac recto-vésical.

En avant, les ligaments pubo-vésicaux attachent le col vésical au pubis.

Sur la face ventrale de la vessie se trouve le fascia ombilico-vésical qui est tendu de la vessie à l'ombilic. Il est limité latéralement par les ligaments ombilicaux latéraux où chemine la terminaison des artères ombilicales et il contient en son centre le ligament ombilical médian, vestige de l'ouraque.

L'espace rétropubien (de Retzius) est la région graisseuse située entre le fascia ombilico-vésical et le fascia transversalis. C'est un espace de glissement de la vessie.

Chez la femme

Les rapports postérieurs sont différents.

La vessie repose en arrière sur la face antérieure du vagin, le col utérin et l'isthme utérin.

Le dôme vésical est recouvert par le péritoine pelvien qui forme le cul-de-sac vésico-utérin.

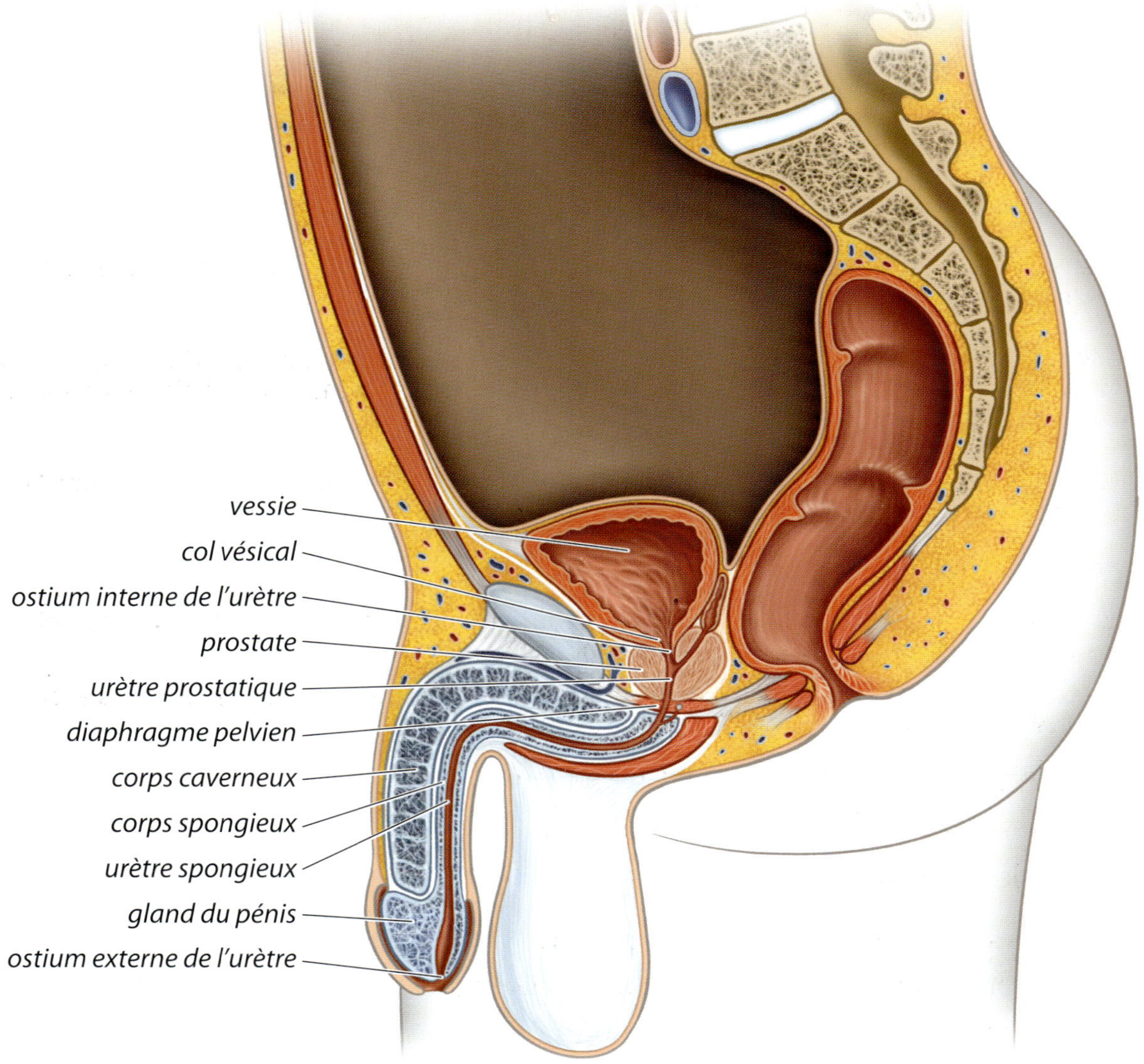

figure 9d-1: urètre chez l'homme

URÈTRE

Chez l'homme

Morphologie externe

L'urètre est un conduit urogénital excréteur de la vessie au moment de la miction, qui livre le passage au sperme au moment de l'éjaculation.

À partir de l'ostium interne de l'urètre, il traverse la prostate (urètre prostatique), le diaphragme pelvien (urètre membranacé) et le corps spongieux (urètre spongieux). Il se termine à l'extrémité du gland du pénis au niveau de l'ostium externe de l'urètre.

Les deux premières portions constituent l'urètre postérieur qui est fixe ; l'urètre spongieux forme l'urètre antérieur mobile. La longueur moyenne de l'urètre est de 17 cm.

Le trajet de l'urètre a une forme en S.

- **Une première courbure**, périnéale, est en dessous et en arrière du bord inférieur du pubis et se termine lorsque l'urètre membranacé devient spongieux.
- **La deuxième courbure** pénienne est située au niveau de l'urètre spongieux en dessous et en avant du bord inférieur du pubis.
- Lorsque la verge est en érection, la deuxième courbure disparaît.

Morphologie interne

La paroi de l'urètre est composée de dehors en dedans :

- de couches musculaires lisses longitudinales et circulaires,
- d'une sous-muqueuse richement vascularisée,
- d'un épithélium de type urothélial dans sa partie prostatique. L'épithélium se transforme ensuite progressivement pour devenir de type squameux.

L'urètre présente trois dilatations : **prostatique** (sinus prostatique), **spongieuse proximale** (cul de sac bulbaire) et **pénienne distale** (fosse naviculaire).

L'urètre membranacé est entouré par un muscle sphincter externe, strié, et traverse le périnée en arrière du ligament transverse du périnée.

Vascularisation et innervation

L'urètre est vascularisé par les artères vésicales et prostatiques (branches des artères iliaques internes) et les artères bulbo-urétrales (branches des artères pudendales internes).

Le drainage veineux se fait vers le plexus veineux pré-prostatique, les veines vésicales et pudendales.

Le drainage lymphatique aboutit aux ganglions iliaques internes et externes.

Il est innervé par des branches issues des plexus hypogastriques et des nerfs pudendaux.

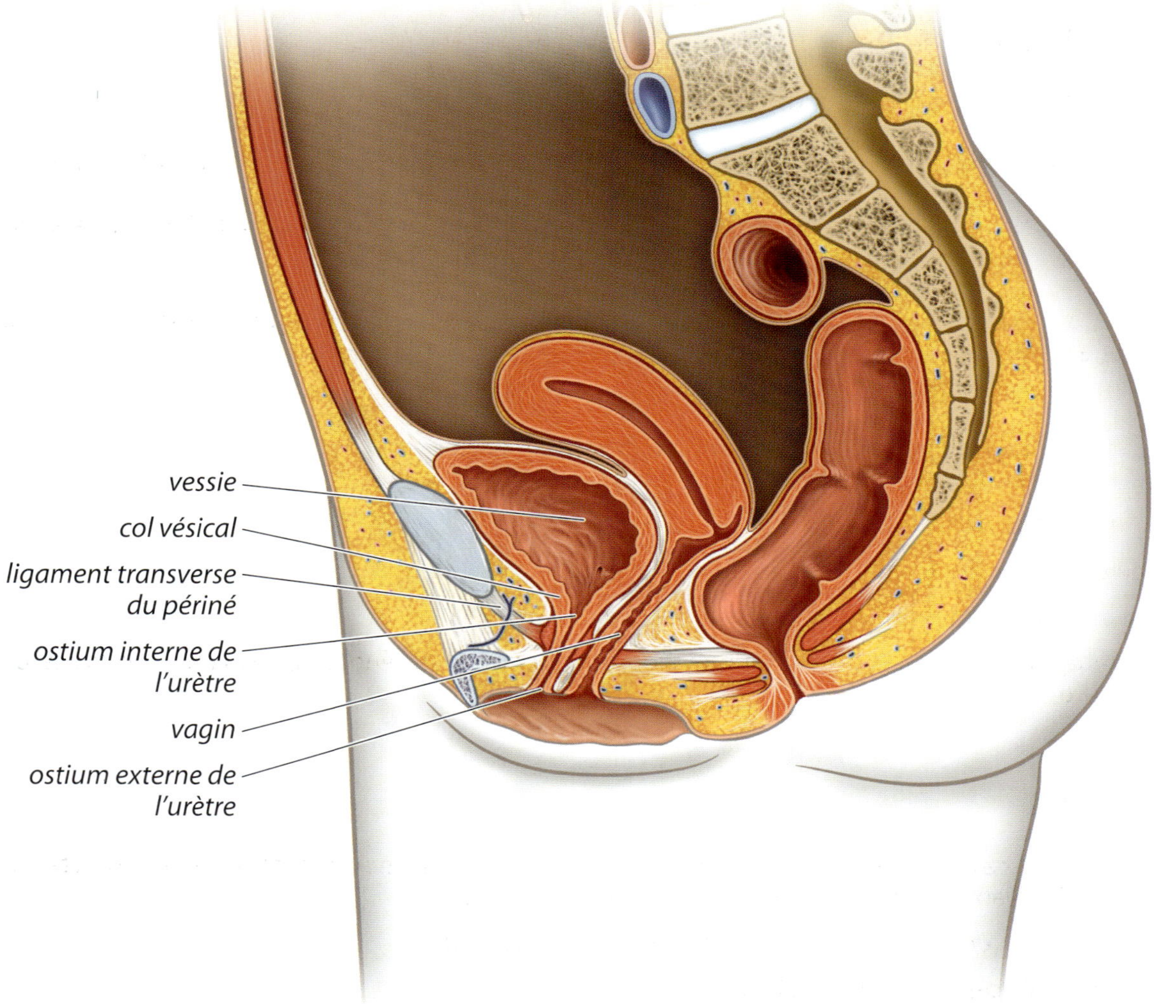

figure 9d-2 : urètre chez la femme

Chez la femme

Morphologie externe

L'urètre est exclusivement le conduit excréteur de la vessie.

Il est composé d'une portion pelvienne supralévatorienne et d'une portion périnéale infralévatorienne.

Son trajet décrit une courbe légèrement concave en avant autour du bord inférieur de la symphyse pubienne.

Il mesure en moyenne 3 cm de long et se termine dans la vulve au niveau du vestibule de l'urètre. Il présente à ce niveau un orifice : l'ostium externe de l'urètre.

Morphologie interne

La paroi est composée de dehors en dedans :

- de couches musculaires lisses,
- d'une sous-muqueuse richement vascularisée,
- d'un épithélium à cellules transitionnelles dans sa partie supérieure et squameux dans sa portion inférieure.

Rapports

Il repose sur la face antérieure du vagin. Il est entouré dans son tiers moyen par le muscle sphincter externe de l'urètre. En avant, l'urètre est en rapport avec, de haut en bas :

- le pubis, auquel il est relié par les ligaments pubo-urétraux,
- l'espace rétro-pubien (de Retzius),
- les veines du plexus pré-vésical ,
- le ligament transverse du périnée.

L'urètre traverse ensuite le périnée pour rejoindre le triangle antérieur du périnée entouré des corps caverneux du clitoris et du bulbe vestibulaire. L'ostium externe de l'urètre se trouve 2 cm en arrière du clitoris.

Vascularisation et innervation

L'urètre est vascularisé par les artères vésicales, les artères vaginales et les artères bulbo-urétrales.

Le drainage veineux se fait vers les veines vésicales et vaginales.

Le drainage lymphatique aboutit aux ganglions iliaques internes et externes.

Il est innervé par les branches des plexus hypogastriques et des nerfs pudendaux.

INDEX

A

B

C

CPI
AUBIN IMPRIMEUR

Achevé d'imprimer en septembre 2011
N° d'impression P 74762
Dépôt légal, septembre 2011
Imprimé en France